MRI 应用精解图谱

Clinical MRI At Your Fingertips

第4版

主审 （日）高原太郎

主编 （日）堀正明 （日）本杉宇太郎 （日）高桥光幸

主译 何 滨 吴晓颖 洪竞华 林建真

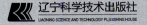
辽宁科学技术出版社
LIAONING SCIENCE AND TECHNOLOGY PUBLISHING HOUSE

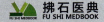
拂石医典
FU SHI MEDBOOK

图书在版编目（CIP）数据

MRI应用精解图谱：第4版 / (日)堀正明, (日)本杉宇太郎, (日)高桥光幸主编；何滨等主译. -- 沈阳:辽宁科学技术出版社, 2025.7. -- ISBN 978-7-5591-4107-1

Ⅰ. R445.2-64

中国国家版本馆CIP数据核字第2025Q0K750号

MRI OUYOUJIZAI DAI4HAN

© TAKAHARA Taro 2021

Originally published in Japan in 2021 by MEDICAL VIEW CO.,LTD

Chinese (Simplified Character only) translation rights arranged

with MEDICAL VIEW CO.,LTD through TOHAN CORPORATION, TOKYO.

著作权登记号　06-2024-28

出版发行：辽宁科学技术出版社

　　　　　北京拂石医典图书有限公司

　　　　　地址：北京海淀区车公庄西路华通大厦B座15层

联系电话：010-88581828

E-mail：fushimedbook@163.com

印 刷 者：东港股份有限公司

经 销 者：各地新华书店

幅面尺寸：185mm×260mm

字　　数：820千字　　　　　　　　　印　　张：32.75

出版时间：2025年7月第1版　　　　　印刷时间：2025年7月第1次印刷

责任编辑：陈　颖　刘轶然　　　　　责任校对：梁晓洁

封面设计：潇　潇　　　　　　　　　封面制作：潇　潇

版式设计：天地鹏博　　　　　　　　责任印制：丁　艾

如有质量问题，请速与印务部联系　　联系电话：010-88581828

定　　价：238.00元

翻译委员会

主　译　何　滨　吴晓颖　洪竞华　林建真

副主译　傅佳鹏　高建可　徐雅娜　陈晓芳　王小乔

　　　　田洪验　巨国强　郭勇跃　林冬梅

译　者　（以姓氏笔画为序）

　　　　王小乔　深圳市第三人民医院

　　　　王改梅　临汾市人民医院

　　　　巨国强　深圳大学附属华南医院

　　　　田洪验　深圳大学附属华南医院

　　　　吴晓颖　南通大学附属医院

　　　　何　滨　广东医科大学附属医院

　　　　陈晓芳　深圳市第三人民医院

　　　　林冬梅　深圳大学附属华南医院

　　　　林建真　深圳市中医院

　　　　洪竞华　东莞市滨海湾中心医院

　　　　徐雅娜　深圳市第三人民医院

　　　　高建可　深圳市第三人民医院

　　　　郭勇跃　西藏自治区人民政府驻成都办事处医院

　　　　傅佳鹏　深圳市第三人民医院

译者序

在医学影像学领域，磁共振成像（MRI）以其无创、无辐射、高分辨率及多参数成像等优势，已成为临床诊断中不可或缺的重要工具。随着技术的不断进步，MRI的应用范围日益广泛，从传统的解剖结构成像扩展到功能成像、代谢成像等多个领域，为疾病的早期发现、准确诊断及疗效评估提供了强有力的支持。在此背景下，《MRI应用精解图谱》的问世，无疑为广大医学影像工作者及科研人员提供了一本极具价值的参考书籍。

本书内容丰富，结构清晰，系统介绍了MRI的基本原理、技术参数、成像技术、伪影抑制方法以及临床应用等多个方面。从k空间的概念到各种先进的成像序列，从脂肪抑制技术到快速成像方法，从脑神经、乳腺、肝脏到血管及其他器官的MRI应用，本书均进行了详尽而深入的阐述。尤为值得一提的是，书中不仅包含了大量的理论知识，还配以丰富的图谱和临床案例，使得读者能够直观理解并掌握MRI的应用精髓。

在翻译本书的过程中，我们力求保持原著的准确性和完整性，同时注重语言的流畅性和可读性。面对书中大量的专业术语和技术细节，我们反复推敲，力求精准传达原意。此外，我们还特别邀请了国内知名的MRI专家进行审校，以确保翻译质量，并增加了一些符合国内临床实践的注释和补充，使本书更加贴近国内读者的需求。

在阅读本书时，读者可以深刻感受到MRI技术的快速发展和广泛应用。例如，在脑神经成像部分，书中详细介绍了扩散张量成像、功能磁共振成像等先进技术，这些技术不仅能够帮助医生准确评估脑神经的功能状态，还能为神经退行性疾病、脑血管病等提供重要的诊断依据。在乳腺成像部分，本书则重点介绍了乳腺MRI在乳腺癌筛查、诊断及疗效评估中的应用，特别是超早期相位成像、ADC值分析等技术，为乳腺癌的早期发现和治疗提供了有力支持。

此外，本书还关注了MRI技术的最新进展，如深度学习在图像重构中的应用、合成MRI技术的探索等，这些新技术为MRI的未来发展开辟了新的方向。同时，书中也不乏对MRI安全管理的深入探讨，提醒我们在追求高质量图像的同时，必须时刻关注患者的安全。

值得一提的是，本书的图谱部分尤为精彩。通过大量的高清图像和详细的标注，读者可以直观地了解到不同成像技术在各种疾病中的表现，这对于提高读者的诊断能力和鉴别诊断思维具有极大的帮助。

总之，《MRI应用精解图谱》是一本集理论性、实用性、前沿性于一体的优秀著作。我们相信，本书的出版将为我国医学影像领域的发展注入新的活力，为广大医学影像工作者及科研人员提供一个宝贵的学习和交流平台。同时，我们也期待更多的国内学者能够在此基础上，不断探索和创新，推动MRI技术在我国的广泛应用和深入发展。

在翻译和出版本书的过程中，我们得到了众多专家和同行的鼎力支持和无私帮助，在此表示衷心的感谢。同时，由于时间仓促和水平有限，书中难免存在不足之处，恳请广大读者批评指正。

最后，希望本书能够成为广大医学影像工作者手中的得力助手，共同为人类的健康事业贡献我们的智慧和力量。

何　滨　吴晓颖　洪竞华　林建真

2025年1月

第4版 | 序言

自 2001 年本书首次出版，至今已走过二十个年头。如今，在 2021 年，这本承载着无数心血的著作迎来了第四版。若将时光倒回 1991 年，那时正值 MRI 技术刚刚兴起，我常常亲自操作 MRI 设备，为优化序列，不惜通宵达旦地拍摄模体，第二天便迅速将改进方案应用到临床实践中。这段难忘的经历，正是本书出版宗旨的生动写照，也让我在之后的日子里始终坚守初心，不曾懈怠。

回顾MRI临床应用的三十余年历程，大约从十年前开始，MRI 技术变得愈发复杂，掌握难度也大幅提升。曾经 "稍作学习便能上手操作" 的时代已然远去，设备逐渐呈现出 "黑箱化" 的趋势。如今，临床应用更多是对厂商提供的方案进行微调成像，人们更加注重提高单日检查量，以及获取新序列用于持续研究。

然而，无论技术如何变迁，我们始终牢记医者使命：必须全心全意为患者服务。这份责任感与自豪感，是我们不断钻研改进的动力源泉。在忙碌的工作中，我们有时会因专注操作而忽略屏幕背后患者及其家属的痛苦。但只要心中闪过 "如果这位患者是我的家人" 的念头，便能调整好心态，以严谨认真的态度对待每一项工作。即便在如今机器自动设定检查窗、人们习惯一键操作的时代，我坚信，仍有许多医者坚守着医疗的本真与热忱。

此次出版的第四版，旨在深入剖析日益深奥的 MRI 技术，助力医者将这份热忱转化为对患者切实的帮助。本书由 ISMRM 座谈会主持人堀正明教授、本杉宇太郎医师及技术总监高桥光幸先生共同参与编撰，并新增了部分章节。在编辑协理北川久女士与堀江朋彦科长的协助下，更有 116 位一线专家共同执笔，力求为读者呈现最专业、最实用的内容。

相较于以往版本，本书有两大显著变化：其一，采用各公司英文首字母标识MRI设备品牌制造商，如佳能（C）、通用电气（G）、日立（H）、飞利浦（P）、西门子（S），让内容展示更加简洁明了；其二，取消词汇表，将术语（略号）说明改为清晰易读的边注形式，方便读者快速查阅。

在此，衷心感谢Medical View公司的Ryutaro Kariya先生和Moe Takahashi女士，在本书编写过程中，他们始终坚持不懈地与编辑和作者保持沟通协调，为本书的顺利出版付出了诸多努力。

希望这本凝聚众人智慧与心血的《MRI应用精解图谱》能成为各位读者在医学道路上的得力助手，为提升 MRI 临床应用水平贡献一份力量。

高原太郎
2021年2月

原著编委会名单

片瀬七朗
杏林大学医学部放射線医学 講師

片平和博
熊本中央病院放射線診断科 部長

加藤広士
新別府病院放射線科

印牧義英
聖マリアンナ医科大学附属研究所ブレスト＆イメージング
先端医療センター附属クリニック放射線科 講師

鎌形康司
順天堂大学大学院医学研究科放射線診断学

神田知紀
神戸大学大学院医学研究科内科系講座放射線診断学

菊地一史
九州大学大学院医学研究院臨床放射線科学分野放射線科

北　美保
府中病院中央放射線部 MRI センター長

北川　久
東京慈恵会医科大学附属病院放射線部

北島美香
熊本大学大学院生命科学研究部医用画像科学講座 教授

工藤與亮
北海道大学大学院医学研究院放射線科学分野画像診断学 教授

久保　均
福島県立医科大学新医療系学部設置準備室 教授

五島　聡
浜松医科大学放射線診断学 教授

巨瀬勝美
株式会社エムアールアイシミュレーションズ代表取締役

後藤政実
順天堂大学保健医療学部診療放射線学科 先任准教授

後藤眞理子
京都府立医科大学大学院医学研究科放射線診断治療学 講師

小林邦典
杏林大学保健学部診療放射線技術学科 特任教授

齋藤　亮
東京慈恵会医科大学附属柏病院放射線部

五月女康作
東京大学大学院総合文化研究科附属進化認知化学研究センター

酒井晃二
京都府立医科大学大学院放射線診断治療学 特任准教授

境野晋二朗
すずかけセントラル病院放射線治療科 部長

篠原広行
東京都立大学 名誉教授 / 昭和大学藤が丘病院放射線科 客員教授

嶋本　裕
品川ブレストクリニック 院長

鈴木雄一
東京大学医学部附属病院放射線部

諏訪　亨
株式会社フィリップス・ジャパン MR ビジネスマーケティング

田岡俊昭
名古屋大学大学院医学研究科革新的生体可視化技術開発産学
共同研究講座 特任教授

高津安男
徳島文理大学大学院工学研究科システム制御工学専攻・
保健福祉学部診療放射線学科 教授

高野　直
順天堂大学医学部附属順天堂医院放射線部

高橋順士
虎の門病院放射線部 科長

高原太郎
東海大学工学部医用生体工学科 教授

竹井直行
GE ヘルスケア・ジャパン株式会社 MR 研究開発室

竹島秀則
キヤノンメディカルシステムズ株式会社研究開発センター
先行技術研究部

竹原康雄
名古屋大学大学院医学系研究科
新規低侵襲画像診断法基盤開発研究寄附講座 教授

田渕　隆
倉敷中央病院医療技術本部 本部長

田村隆行
広島大学病院診療支援部画像診断部門 副部門長

丹治　一
北福島医療センター放射線技術科 科長

土橋俊男
日本医科大学付属病院放射線科（技術）

土屋一洋
埼玉医科大学総合医療センター放射線科 教授

寺田理希
磐田市立総合病院放射線診断技術科 技師長

寺田康彦
筑波大学数理物質系物理工学域 准教授

傳法昌幸
株式会社根本杏林堂企 R&D 室 室長

洞田貫啓一
メディカルスキャニング

土井　司
高清会高井病院放射線科 技師長

栂尾　理
九州大学大学院医学研究院分子イメージング・診断学講座 准教授

戸﨑光宏
相良病院放射線科 部長

中 孝文
川崎幸病院放射線科 主任

長縄慎二
名古屋大学大学院医学系研究科量子医学分野 教授

中村理宣
株式会社フィリップス・ジャパン MR ビジネスマーケティング

丹羽 徹
東海大学医学部専門診療学系画像診断学 教授

沼野智一
東京都立大学健康福祉学部放射線学科 准教授

野田誠一郎
熊本中央病院放射線部

萩原彰文
順天堂大学医学部附属順天堂医院放射線科

畑 純一
東京慈恵会医科大学再生医学研究部基礎・臨床講座 講師

秦 博文
北里大学病院放射線部 副技師長

原岡健太郎
キヤノンメディカルシステムズ株式会社国内営業本部
MRI 営業グループ臨床戦略担当

原田明典
日本赤十字社医療センター放射線科

原留弘樹
北里大学医学部放射線診断科 教授

引地健生
ひろせ会広瀬病院医療技術部放射線科

平井俊範
熊本大学大学院生命科学研究部放射線診断学 教授

平原大助
学校法人原田学園経営企画室

福島 徹
日本赤十字社横浜市立みなと赤十字病院放射線科診断部 部長

福間由紀子
株式会社フィリップス・ジャパン MR クリニカル
アプリケーション

藤間憲幸
北海道大学病院放射線診断科 講師

藤本晃司
京都大学大学院医学研究科放射線医学講座
リアルワールドデータ研究開発講座 特定准教授

藤原康博
熊本大学大学院生命科学研究部医用画像科学 准教授

舟山 慧
山梨大学医学部放射線医学講座

星 由紀子
JCHO 仙台病院放射線部

堀 大樹
新百合ヶ丘総合病院診療放射線科 副主任

堀 正明
東邦大学医療センター大森病院放射線科 教授

増井孝之
聖隷浜松病院 副院長 / 放射線科 部長

町田好男
東北大学大学院医学系研究科画像情報学 教授

町田洋一
亀田総合病院放射線科 部長 / 亀田京橋クリニック診療部 部長

松島孝昌
等潤病院診療技術部放射線科

松田 豪
岩手医科大学医歯薬総合研究所超高磁場 MRI 診断・病態研究部門

本杉宇太郎
甲府共立病院放射線診断科

森 進
Johns Hopkins 大学医学部放射線科 教授

森 菜緒子
東北大学大学院医学系研究科放射線診断学

矢部邦宏
山形県立新庄病院放射線部

山田 惠
京都府立医科大学大学院放射線診断治療学 教授

山本晃義
共愛会戸畑共立病院画像診断センター

横沢 俊
株式会社日立製作所ヘルスケアビジネスユニット革新技術研究所
放射線診断グループ

横山健一
杏林大学医学部放射線医学教室 教授

吉浦 敬
鹿児島大学大学院医歯学総合研究科放射線診断治療学 教授

吉田 礼
栗原市立栗原中央病院放射線科

吉田宗一郎
東京医科歯科大学大学院腎泌尿器外科学 講師

吉満研吾
福岡大学医学部放射線医学 主任教授

米田哲也
熊本大学大学院生命科学研究部医用画像科学 准教授

米山正己
株式会社フィリップス・ジャパン MR クリニカルサイエンス

若山哲也
GE ヘルスケア・ジャパン株式会社 MR 研究開発室

目 录

技术事项

临床应用

技术事项

① k 空间

町田好男

> 磁共振成像的要点。
> 要理解数据采集和图像重建都是基于傅立叶变换。

MRI采集数据是（受检者）图像的空间频率 * 中的数据

这意味着MRI可以直接测量图像的所有空间频率分量的大小，或者说磁共振数据采集本身就是一种傅立叶变换（图1）。

* k空间表示空间频率（波长的倒数，小写是为了与绝对温度K区分开来）。

图1 | MRI中的真实空间和k空间（数据采集和图像重建）

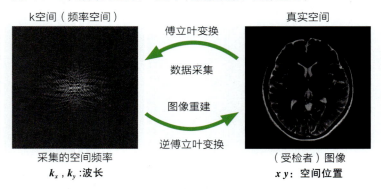

MRI可以直接测量（受检者）图像的空间频率分量的大小。

这意味着什么呢？我想依次解释这个问题。

MR图像和MR信号模型

MR图像是横向磁化强度的空间分布，作为MR信号来源的空间中每一点的横向磁化强度，可视为磁化进动运动的投影分量，并可用复数表示（图2）。

在激发后和采集过程中，图像可立即被视为"实像"，其中每个点的自旋方向都是一致的；而在一般情况下，被视为"复像"，其中每个点的自旋方向不一定相同。测量到的MR信号是视野中所有点的横向磁化的总和（积分）。

图2 | 自旋磁矩在静磁场中的进动和MR信号的表示方法

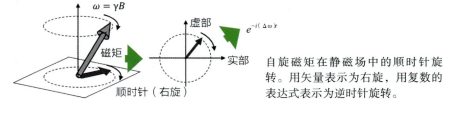

自旋磁矩在静磁场中的顺时针旋转。用矢量表示为右旋，用复数的表达式表示为逆时针旋转。

傅立叶变换

一维傅立叶变换

首先，简要回顾一下一维傅立叶变换。一个一维函数可以用不同频率*的余弦波和正弦波的加权相加来表示*（图3）。

* 以下，以基频整数倍的频率为对象进行说明。

图3 | 一维傅立叶变换

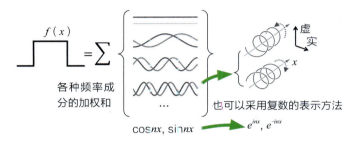

各种频率成分的加权和

$\cos nx, \sin nx$

也可以采用复数的表示方法

e^{inx}, e^{-inx}

在这种情况下，代表每个空间频率分量大小的系数（权重）是通过傅立叶变换确定的。一旦知道这些系数，就可以通过加权加法重建原始函数f（x）。另外，根据欧拉公式，也可以表示为使用exp的复数波的加权加法。

（傅立叶变换用复数表示，可以非常简洁地描述！！）

二维傅立叶变换

与一维函数一样，二维函数也可以用"二维波"的加权相加来表示。图4以函数的形式展示了一幅图像。

图4 | 二维傅立叶变换

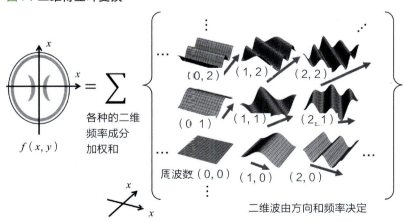

各种的二维频率成分加权和

（0，2）（1，2）（2，2）

（0，1）（1，1）（2，1）

居波数（0，0）（1，0）（2，0）

二维波由方向和频率决定

二维波由传播方向和频率决定。与一维波一样，权重系数是k空间数据（=傅立叶变换数据），代表每个空间频率分量的大小。与一维波一样，它可以被看作是复数波。举例来说，x和y各旋转一圈的波可以用矢量分布来表示。与旋转方向相反的成分被视为"负频率分量"。图5显示了（kx,ky）=（1，1），（−1，−1）对应的数据。

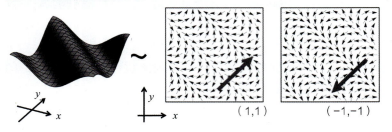

(1,1)　　(−1,−1)

本节讲述的傅立叶变换不仅适用于MRI，还适用于任何二维函数。
下一节，我们将探讨MRI为何与傅立叶变换相兼容。

MRI中梯度磁场的施加和射频接收

回到MRI，我们将回顾梯度磁场和射频线圈的作用。

起主导作用的是梯度磁场

当施加梯度磁场时，相位会随着梯度方向的位置坐标成比例变化（磁化旋转）。由于磁场较高的一侧为顺时针旋转，横向磁化的相位变化如图6所示。这种变化在公式表达上相当于乘以傅里叶变换表达式中的指数项（exp项），决定旋转方向的指数符号为负数（反向旋转）。

图6丨施加梯度磁场时横向磁化的相位变化

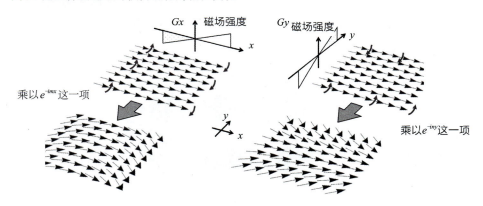

在有了上述准备的基础上，让我们把目光转向原始图像中原本包的含正向扭曲分布的一个波分量，如图7，它是以一定频率沿一定方向旋转的矢量的波分量。如果在相反的方向上施加相同的扭曲量，沿着该方向不同位置的波分量的相位将变得相同，实现在空间上的相位对齐。相关分量的相位排列显示为一维矢量。

图7 | 梯度磁场的作用

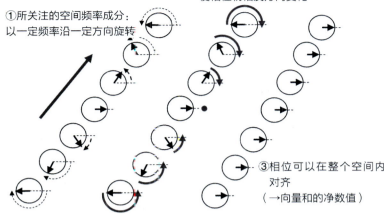

②在该方向上施加梯度磁场，使相位朝相反方向变化

①所关注的空间频率成分：以一定频率沿一定方向旋转

③相位可以在整个空间内对齐
（→向量和的净数值）

射频接收也发挥着重要作月

　　射频线圈是MRI中的探测器，它负责采集整个空间所有部位产生的信号总和，充当信号积分器的作用。通过空间积分，只有相位对齐的相关分量才会保留净信号值，而其他没有相位对齐的频率分量的矢量之和为零。

　　由此，可以了解相关频率分量的幅值。通过用射频线圈观察磁共振信号的强度，同时改变施加的梯度场量（方向和大小），就可以获得成像所需的所有方向和频率对应的k空间数据。

公式表达的摘要（MRI中的数据采集和图像重建）

　　如图8所示，上述解释可以用等式表示。稍后将在图中说明，图像重建原理也是直接推导出来的。

图8 | 通过MRI数据采集和图像重建

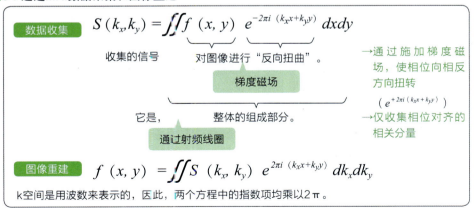

数据收集
$$S(k_x, k_y) = \iint f(x, y)\, e^{-2\pi i\,(k_x x + k_y y)}\, dx\, dy$$
收集的信号　　　　对图像进行"反向扭曲"。

梯度磁场

它是，　　　整体的组成部分。

通过射频线圈

→通过施加梯度磁场，使相位向相反方向扭转
$$\left(e^{+2\pi i\,(k_x x + k_y y)}\right)$$
→仅收集相位对齐的相关分量

图像重建
$$f(x, y) = \iint S(k_x, k_y)\, e^{2\pi i\,(k_x x + k_y y)}\, dk_x\, dk_y$$

k空间是用波数来表示的，因此，两个方程中的指数项均乘以2π。

　　数据收集部分公式的意思是：$S(kx, ky)$ 表示 $f(x, y)$ 中分量（$= e^{-2\pi i\,(k_x x + k_y y)}$）的大小。第二个等式的意思是：$f(x, y)$ 是 $e^{+2\pi i\,(k_x x + k_y y)}$ 与权重 $S(kx, ky)$ 的加权和，它直接等同于图像重建。此外，我们通过关注k空间的单一点来考虑k空间的含义，反之，如果基于真实空间中单一点的信号来思

考，也可以得到同样的结果*。

* 点扩散函数（PSF）描述了空间中的一个点在整个采集和重建过程中的衰减情况，对于描述不同脉冲序列的图像特征非常重要。

> （#）梯度磁场在MR成像中的作用：基础且关键。
> ● 梯度场的大小决定了k空间中的坐标。
> ● 在施加梯度磁场的同时进行连续读取（读出），是沿着施加梯度磁场的方向（也是一种通用规则），以描画k空间。

k空间数据与图像之间的关系

在此基础上，确定了k空间与图像之间的基本关系。

k空间数据与MR图像（低频分量和高频分量）之间的基本关系

k空间的中心区域与图像的低频分量相对应，代表图像的大致轮廓和主要对比度。k空间的外围部分对应高频分量，包含图像清晰度的信息。只用k空间中心数据重建的图像只会出现模糊和振铃现象。

图9 | k空间数据与MR图像之间的关系

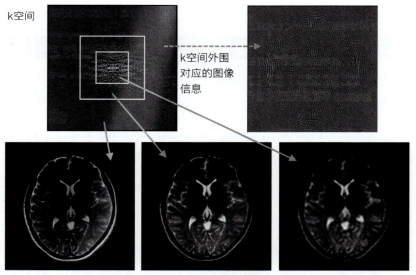

来自所有k空间数据的MR图像　　　k空间中心区域数据生成的MR图像

K空间填充方法

K空间采样轨迹

在施加梯度场的同时读取信号，就会在k空间上形成一个采样轨迹［见上文（#）］。只要收集到一组覆盖k空间的数据，就能得到图像。图10显示了几种采样轨迹示例。其中，笛卡尔采样是最常用的方法。

图10 | k空间采样轨迹示例

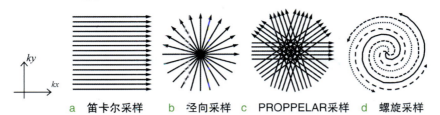

    a   笛卡尔采样   b   径向采样   c   PROPPELAR采样   d   螺旋采样

半傅立叶成像

实函数的傅立叶变换具有原点与对称点互为共轭对称的特性。因此，如果认为视野中的横向磁化方向（相位）是对齐的，就可以通过采集一半k空间数据获得图像（另一半数据利用共轭对称性获得）。这有助于缩短成像时间或TE。在实际操作中，利用采集k空间中心附近的额外数据提前估计相位渐变信息，进行相位校正后再应用共轭对称性估计另一半未采集的k空间数据。

三维傅立叶成像

在傅立叶变换MRI中，三维成像也可以采用同样的思路。此时需考虑三维波，只需在方程中将变量数增加到三个：x、y和z。不过，熟悉矢量的点积符号还是很有用的，因为它允许使用与维度无关的简单表达，熟练掌握后将十分便捷。速度编码和化学位移可以用同样的方法处理，任意的高维成像也可以用统一的方法来考虑。

与更快成像的关系

本节介绍了一些快速成像技术。加快成像速度就是高效获取（或估算）所需的k空间数据。上文所述的半傅立叶成像就是一种加速方法。下文将简要介绍与k空间有关的部分内容。

- 在使用多回波序列进行高速成像时，不同回波上性质不同的MR信号被置于k空间中，这会导致图像生成时的加权系数不一致：k空间外围信号的减少或增加，在图像上会表现为图像模糊或边缘增强，而k空间内信号的周期性波动在图像上会形成伪影。使用上述PSF也可以用于定量描述；由于填充k空间的顺序对图像质量有重大影响，因此，需要根据不同的应用场景进行优化。

- 除了基于序列的加速方法外，还有一些加速方法是基于k空间数据的薄层采集实现的。以下两种是典型的方法。

- 并行成像：常规薄层采集。利用多通道射频线圈的空间灵敏度分布信息生成图像。

- 压缩感知MRI：随机薄层采集，利用图像的稀疏特性重建图像。

与施加梯度磁场获得的k空间信息不同，这两种方法都是结合其他信息的成像技术。

SE：自旋回波；TR：重复时间

② 脉冲序列时序图

松田　悟

什么是脉冲序列时序图

- 按时间顺序绘制的从MR信号生成到采集的步骤图。
- ①频系统和②梯度系统的运行概述。

图1丨脉冲序列时序图的系统配置图

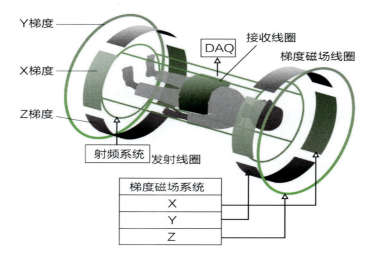

①射频系统

- 射频系统可以：①以设定的时间点发送设计的射频脉冲；②调制振幅和相位以实现所需的旋转磁场强度；③以目标共振频率发送设计的射频脉冲。
- 序列图射频部分的垂直辐射表示振幅。
- 除振幅外，还会说明频率与相位。
- 有些设备有多个射频系统，可以独立控制。

②梯度系统（图1）

- 梯度系统可以：①在空间上改变静态磁场强度；②在固定时间内改变静态磁场强度，以提供空间上不同的梯度磁场强度。
- ①第一种方法是在相反的线圈（麦克斯韦线圈）上施加方向相反的电流，在线圈之间形成梯度磁场。
- 梯度磁场线圈分别布置在X、Y和Z方向，可在任何方向进行成像。
同时施加多个轴的梯度场时产生的磁场是一个复合矢量场。
- 序列图上的名称不一定与实际空间中排列的梯度磁场名称相一致。参见序列图示例①（*3）的解释。

序列图示例①

2D GRE（梯度回波）序列[*1]

- 它包括一个由层面选择梯度场（Gs）和射频脉冲组成的激发部分（图

- 横轴表示脉冲序列开始后的时间。
- 射频脉冲和梯度脉冲的形状及大小随时间变化。[*2]（每个TR均重复此操作）。
- 由激励单元、相位编码单元和信号读出单元组成。
- 如有必要，可指定磁共振信号采集窗口（DAQ）和预期MR信号（如FID、回波等）的几何形状和与k空间的对齐信息、成像参数（TR、TE、TI）、采集带宽（BW）等。

图2｜2D GRE[*1]

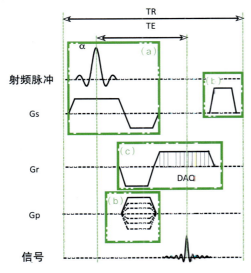

2a）、一个相位编码部分（图2b）和一个MR信号读出部分（图2c），同时应用频率编码梯度场。

- 根据功能的不同，梯度磁场可称为层面选择梯度场（Gs）、频率编码梯度场（Gr）和相位编码梯度场（Gp）。也可以采用如下标记方式，层面选择梯度为Gz，频率编码梯度为Gx，相位编码梯度为Gy[*3]。

- 根据序列图重复序列，收集所需数据以填充用户定义的k空间的次数。

[*1] 激发射频脉冲照射后立即对原子核发射的自由诱导衰变（FID）信号进行成像的方法[1]。
[*2] 横轴上时间轴的大小和纵轴上输出量的大小往往与实际大小和长度不同，而且经常被夸大，特别是在教科书和演示幻灯片中，是为了便于理解。
[*3] 请注意，这些轴线与几何安装的梯度场的轴线不同。一般来说，长轴方向称为Z梯度，水平方向称为X梯度，垂直方向称为Y梯度。

临床应用

激励部分

- 射频脉冲和切片选择梯度场同时施加（图2a，图9a）。
- TE零点对应激励射频脉冲的峰值。

图3Ⅰ激发部分

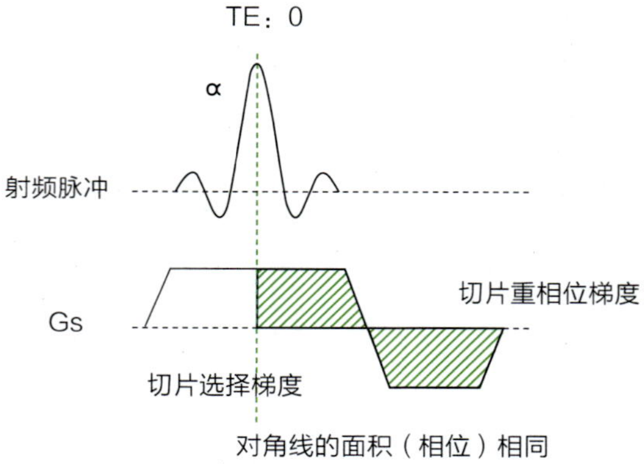

TE：0

α

射频脉冲

Gs

切片重相位梯度

切片选择梯度

对角线的面积（相位）相同

图4Ⅰ激发部分产生的空间梯度场强

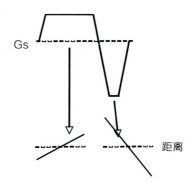

Gs

距离

- 射频脉冲并不是单一频率，而是由其形状和时长定义的频率宽度（频带）。
- 切片选择是通过提供与待激发切片厚度的射频脉冲带宽相匹配的梯度磁场强度来实现的。此时的梯度磁场称为切片选择梯度磁场（图3）。切片选择梯度场的强度越高，共振频率差越大，导致切片厚度越薄。
- 梯度场的方向与需要选择切片的横截面垂直，写成Gs或Gz。
- 射频脉冲中包含载波；在射频脉冲的最大振幅处，磁共振信号与TE零点时间同相。
- 为了补偿TE零点后由于切片选择梯度场引起的相位偏移，需要应用一个梯度场，使TE零点后的相位（=面积）为零。这就是所谓的切片重聚梯度。由于目的是消除相位差，通常会使用最大梯度场强度来缩短施加时间，以缩短TE（图4）。
- 矩形脉冲的翻转角由下式给出，其中射频脉冲强度（=序列图的纵轴）为 B_1。

$$翻转角 = B_1 \times 回旋磁比（\gamma）\times 脉冲宽度$$

由此可见，射频脉冲的翻转角与强度和长度的乘积（即面积）成正比。如果无法指定翻转角的具体值，可以使用α值（图2，图3）等。

相位编码

● 梯度场强度在每个TR周期内呈阶梯状变化（图2d，图9b）。

● 为了在数模转换过程中改变接收信号的相位，在数模转换之前将其标记为脉冲形状。

图5 | 相位编码梯度

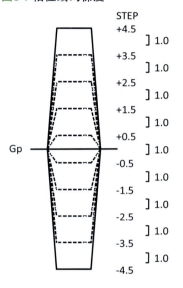

图6 | 空间磁场分布和相位编码产生的相量变化

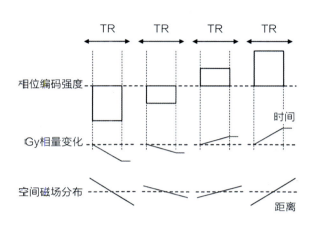

• 对应进行相位编码方向上的梯度场线圈，在图表中标记为Gp或Gy（图2、图5、图9）。在这里，多个编码同时显示。

• 通过在固定时间内使用梯度磁场线圈，每次在相位编码方向上给出不同的相位量（图6）。给定的自旋相量φ如下所示。

$$\varphi = -\gamma Gt$$

γ：磁旋比，G：磁场强度，t：应用时间

即φ等于梯度磁场的面积乘以恒定的磁旋比。

• 磁场强度是梯度磁场强度（mT/m）乘以梯度磁场中心到该点的距离（m）。由于静磁场在所有位置都是一个恒定值，因此它是一个直流分量，无需考虑磁场强度。因此，静磁场强度与相位编码量无关。

• 信号由所有激发部分组成。因此，需要重复进行相位编码，直到相位编码方向所需的矩阵数所对应的k空间被填满为止。如有必要，可通过一次射频激励获得不同相位编码量的多个信号。为了改变相位编码量，相位编码梯度场强度通常会调整为与相位编码步骤成比例的值（图5）。

• 所需的一步相位编码量与视野（FOV）成反比。因此，FOV越小，所需的一步相位编码量就越大，这可能会增加相位编码时间并延长TE。

② 脉冲序列时序图 **11**

信号读出

● DAQ与读出梯度场同时打开，采集磁共振信号（图2c，图9c）。

● 在应用读出梯度场期间，相位变为零的点为TE。

● 预先应用去相位梯度以提供一个TE，在该TE中，读出梯度场的编码为零。

图7 | 信号读出部分

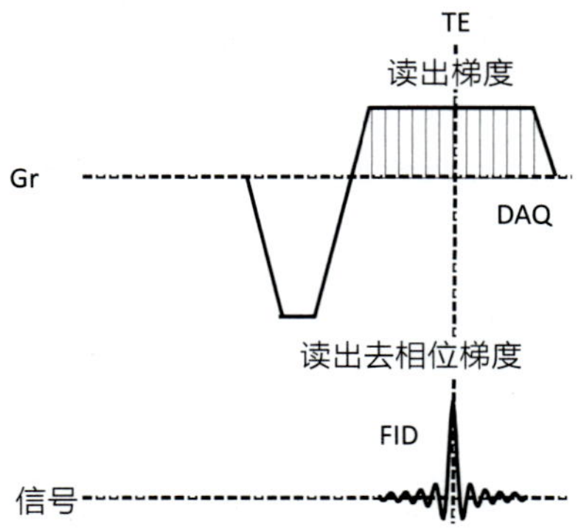

图8 | 读出梯度和相移

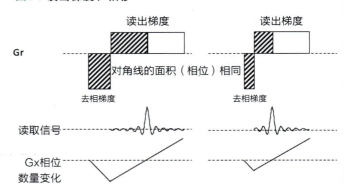

● 梯度场线圈与图像中的频率编码方向相对应，并在图表中标记为Gr或Gx（图2，图9）。

● 通过在磁共振信号采集过程中施加梯度磁场，将磁共振信号转换成空间上不同的共振频率，并打开数据采集（DAQ）窗口进行读取。读取点的数量就是填充k空间频率方向的数量。

● 预先应用去相位梯度以提供一个TE，在该TE中，读出梯度场的编码为零。

● 在读出梯度开始并达到TE之前，去相梯度的相位量与Gx的相位变化量相同（图8）。

● 对于正方形矩阵大小，一步相位编码和一点频率编码的相位量是相同的。

● 一点频率编码量与视野成反比。因此，视野越小，所需的相位量就越大，频率编码的梯度场强度也就越高。因此，设备的最大梯度场强度和采样频率共同决定了设备最小有效视野的大小。

● 读出去相梯度的强度等于从读出梯度开始到回波中心的面积。因此，读出去相梯度时间可能会增加，TE可能会延长。

序列图示例②

2 D Carr-Purcell-Meiboom-Gill（CPMG）[2]

- 在激励部分（图2a，图9a）180°RF脉冲（重聚180°RF脉冲）和数据采集DAQ之间使用破碎器，以消除180°RF脉冲产生的FID。
- 为了补偿180°破碎器造成的相位差，在180°RF脉冲和激励部分之间采用去相梯度进行补偿。
- 脉冲序列结束时的横向弛豫可使用扰相梯度（图2d，图9d）迫使剩余信号总和分散。

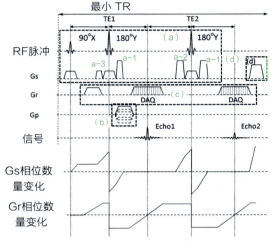

图9 | 2D（CPMG）

在描述相位变化时，没有考虑梯度磁场的上升和下降过程。

- 180°射频脉冲用于反转MR信号的相位；相位在射频脉冲中间的最高振幅处反转。
- 每个TE是梯度磁场导致相位差为零的区域。
- 施加180°破碎器（crushe）（图9a-1）的目的是防止由180°RF脉冲产生的FID与SE相位叠加而产生的伪影。为此，需要使用大于一个像素相位量的破碎器相位量。
- 为了补偿180°破碎器造成的相位差，在180°RF脉冲之前施加了一个去相位梯度（图9a-2，a-3），其相位量与180°破碎器相同。
- 为了在该序列图中实现短TE，a-3包括了a-1中切片重相梯度的相量。读出的去相梯度位于第1个180°RF脉冲和激励部分之间；由于相位在180°RF脉冲时会倒转，去相梯度的极性与DAQ期间读出梯度的极性相同（图9c）。
- 射频脉冲在XY平面产生的矢量形成MR信号。90°射频脉冲的相位标记为90°X。在CPMG方法中，使用相位相对于90°射频脉冲相位偏移90°的180°射频脉冲来补偿180°射频脉冲强度的不准确性。因此，在XY平面上，可将其描述为绕Y轴旋转的180°射频脉冲，并因此标记为180°Y。射频脉冲的相位也可以这样描述（图9a）。

[1] Haase A, Frahm J, Matthaei D, et al. FLASH imaging: rapid NMR imaging using low flip-angle pulses. J Magn Reson 1986; 67: 258–66.
[2] Meiboom, S, Gill D: Modified spin-echo method for measuring nuclear relaxation times. Rev Sci Instr. 1958; 29: 688–91.

RF：射频；DAQ：数据采集；TR：重复时间；TE：回波时间；TI：反转时间；GRE：梯度回波；Gs：切片梯度；Gr：读出；Gp：相位编码梯度；FID：自由感应衰减；SE：自旋回波

技术事项 一

临床应用

③ 扩展相位图法（EPG）

Katsumi Kise

> 扩展相位图（EPG）是一种计算磁共振图像像素强度的方法，它通过傅立叶分量描述核磁化的复杂分布，并通过傅立叶分量之间的变换描述射频脉冲的影响。

在标准MRI方法（如快速GRE和快速SE）中，通过以比T_1和T_2更短的时间间隔应用射频脉冲来实现更高的速度。在这些方法中，像素中的核磁化会因大量射频脉冲和梯度脉冲而发生非常复杂的运动，此外还会因相位编码而发生进动，因此很难理解这种运动，也很难计算由此产生的像素强度。

图1显示了应用恒定强度梯度时的核磁化分布，核在恒定TR下被重复射频脉冲（翻转角为60°）激发。以这种方式施加许多射频脉冲时，很难直观地理解核磁化的复杂状态，但图2所示的自旋相位图可用来直观地显示核磁化的相位变化。

EPG将核磁化分量分解为傅立叶分量（图3），并将射频脉冲描述为这些分量之间的变换，从而简化了像素强度的计算方法。

图1 | 射频脉冲（FA 60°）激发时的核磁分布

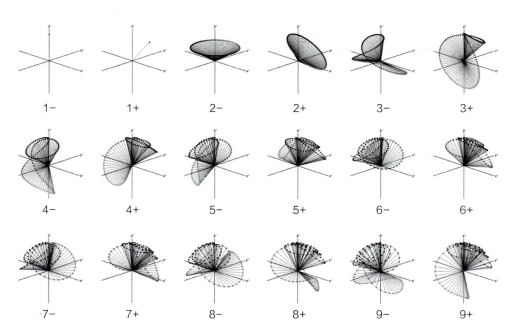

当应用恒定梯度并以恒定TR（翻转角为60°）重复射频激励时，像素中核磁化的分布情况，其中总核磁化表示为TR间恰好旋转一圈。

图2 | 旋转相位图

EPG所依据的自旋相位图。纵轴表示核磁化的相位差；SE（自旋回波）和受激回波的产生很容易直观地显示出来。

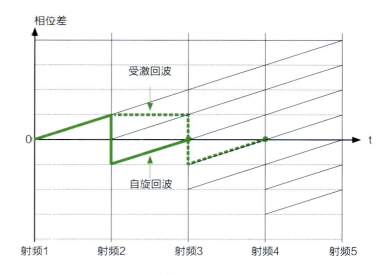

相位差

受激回波

自旋回波

0

射频1　　射频2　　射频3　　射频4　　射频5

t

图3 | 扩展相位图法（EPG）

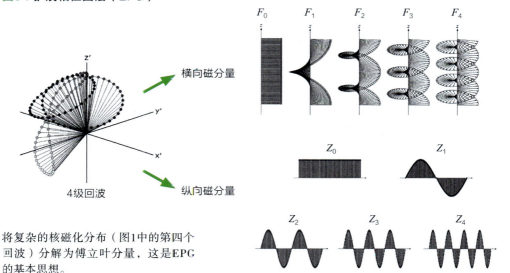

横向磁分量

4级回波

纵向磁分量

F_0　F_1　F_2　F_3　F_4

Z_0　Z_1

Z_2　Z_3　Z_4

将复杂的核磁化分布（图1中的第四个回波）分解为傅立叶分量，这是EPG的基本思想。

如图4所示，具有任意翻转角（α）的射频脉冲有三种不同的作用：（1）不影响核磁化的相位；（2）将横向磁化转变为纵向磁化；（3）反转核磁化。图3所示的核磁傅立叶分量会根据以下公式进行转换。

$$\begin{pmatrix} F_n \\ F_{-n} \\ Z_n \end{pmatrix}^+ = \begin{pmatrix} cos^2\left(\frac{\alpha}{2}\right) & e^{2i\phi}sin^2\left(\frac{\alpha}{2}\right) & -ie^{i\phi}sin\alpha \\ e^{-2i\phi}sin^2\left(\frac{\alpha}{2}\right) & cos^2\left(\frac{\alpha}{2}\right) & ie^{-i\phi}sin\alpha \\ -\frac{i}{2}e^{-i\phi}sin\alpha & \frac{i}{2}e^{i\phi}sin\alpha & cos\alpha \end{pmatrix} \begin{pmatrix} F_n \\ F_{-n} \\ Z_n \end{pmatrix}^-$$

其中，F_n，F_{-n}，Z_n是图3所示$M_{xy}=M_x+iM_y$，$M^*xy=M_x-iM_y$，M_z的傅里叶分量，"－"和"＋"分别代表射频脉冲应用前后的状态，"ϕ"是射频脉冲在旋转坐标系中与x轴的夹角。

因此，在重复射频脉冲的脉冲序列中，信号强度可根据上述公式计算。例如，在图5所示的序列中，可以计算SE和受激回波强度。在EPG中，还可以考虑扩散效应的影响。然而，为了讨论脉冲序列中像素强度和图像伪影之间的关系，需要对整个图像的核磁化进行Bloch方程模拟。

图4 | 任意翻转角 α 的射频脉冲的三种效应

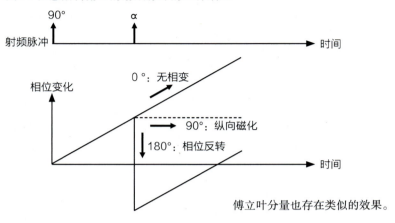

图5 | 使用EPG计算信号的示例

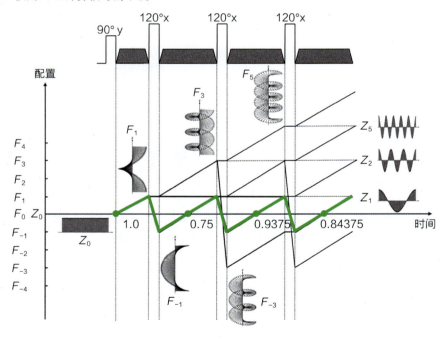

当重聚脉冲为120°时，多重SE信号强度的EPG计算示例。仅通过矩阵运算即可计算信号强度。需要注意的是，实际使用的射频脉冲并不是这样的硬脉冲，因此要将其影响考虑在内，应通过具体射频脉冲形状或直接用Bloch方程模拟进行计算。

④（接收）带宽

加藤宏士

带宽包括"发射带宽"和"接收带宽"，但只有"接收带宽"可由操作员直接设置。这里仅对"接收带宽"进行说明。

考虑带宽前的准备工作

采样间隔（图1）：由梯度磁场形成的频率带宽（视野，FOV）中，最边缘像素的波的半个[*1]周期的时间。（注）忽略过采样。

采样时间：相邻像素之间相差一个周期所需的时间。

[*1]奈奎斯特定理

图1 | 采样间隔和采样时间

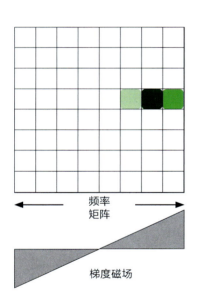

频率矩阵

梯度磁场

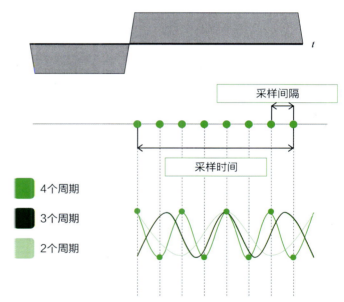

采样间隔

采样时间

■ 4个周期
■ 3个周期
■ 2个周期

要确定一个像素，需要相邻像素之间有一个周期的采样时间差。要确定FOV，则需要FOV最边缘处（即频率最高的像素）半个周期的采样间隔。

不同制造商对带宽有不同的定义

一般来说，接收带宽="采样间隔的倒数"或"采样时间的倒数"，制造商将其大致分为两类。

①G，H：*每个FOV的带宽=1/采样间隔=频率矩阵/取样时间*
②S，P，C（Bw/像素）：*每个像素的带宽=1/采样时间*

带宽对图像质量、成像条件的直接影响

表1 | 带宽对图像质量和成像条件的影响

带宽	信噪比	运动伪影	流动伪影	磁感应强度误差（失真）	化学位移	TE
宽	减少	减少	减少	减少	小	缩短
窄	增加	增加	增加	增加	大	延长

表2 | 宽频带导致TE缩短的二次效应

带宽	运动伪影	流动伪影	磁感应强度效应（T2*效应）	最大切片数	最短TE
TE 缩短	进一步减少	进一步减少	减少	增加	缩短

此外，还需要全面考虑各种三次效应。

（i）带宽与图像质量直接相关，因此了解两者之间的关系非常重要。

（ii）带宽会影响参数的可设置范围，产生间接影响，因此需要全面考虑。

带宽与信噪比之间的关系

带宽与信噪比之间的关系如图2所示［假设视场（FOV）和矩阵不变］。

图2 | 带宽与信噪比（SNR）之间的关系

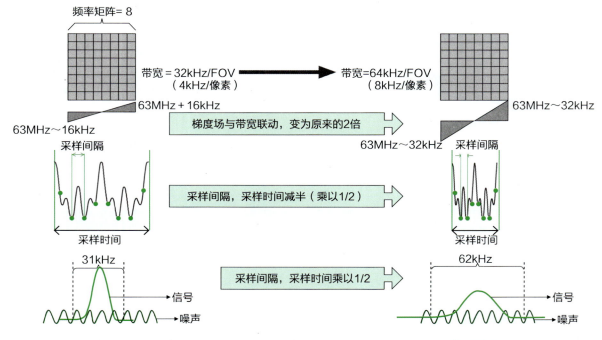

如果带宽增加至2倍，信号值的宽度变为原来的2倍，而高度减半，因此信号值的总和不变，噪声增加一倍，信噪比为$\overline{1}/\sqrt{2}$。

带宽、化学位移和几何变形（磁化率伪影）之间的关系

带宽、化学位移和几何变形（磁化率伪影）之间的关系如图4所示。
（FOV、矩阵常数、1.5T时）。不包括EPI。

图3 | 带宽、化学位移和几何变形（磁化率伪影）之间的关系

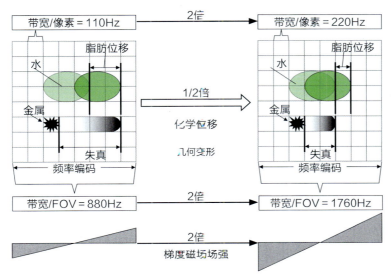

如果在FOV和矩阵不变的情况下将带宽增加一倍，即每个像素的带宽和每个FOV的带宽均变为原来2倍倍，化学位移（水/脂肪位移）和几何变形（磁化率伪影）均减半。

关于带宽不同定义的说明

在带宽不变的条件下，改变矩阵时，化学位移、几何变形等其他伪影的表现会因使用Bw/FOV还是Bw/pixel而有所不同。

相同的恒定带宽对不同的制造商有不同的含义，因此会产生不同的假象。

图4 | 不同制造商的矩阵和梯度场、采样间隔和采样时间之间的关系

用于将频率方向（FOV，恒定带宽）上的矩阵加倍，不包括EPI。

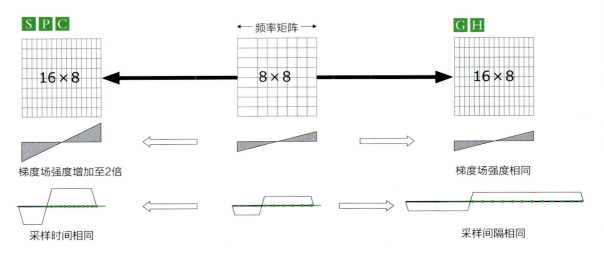

图5 | 带宽与化学位移、几何变形（磁化率伪影）和信噪比（1.5T）之间的关系

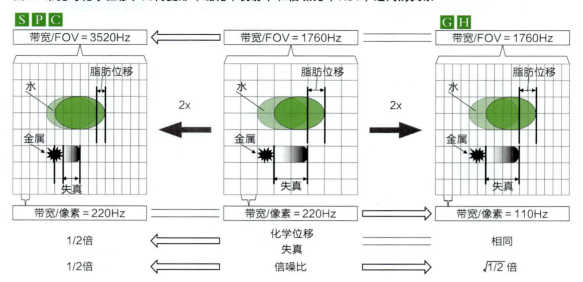

当矩阵加倍而FOV和带宽不变时，对于带宽/像素的设备，需要移动的像素数量相同，而像素尺寸减半，因此需要移动的距离减半；而对于带宽/FOV的设备，需要移动的像素数量加倍，但需要移动的距离不变。

反之，如果矩阵缩小至1/2，对于带宽/像素的设备来说，需要移动的像素数量是相同的，但像素尺寸增加了一倍，因此需要移动的距离也增加了一倍；对于带宽/FOV的设备来说，需要移动的像素数量是1/2，需要移动的距离保持不变。

由于SNR、化学位移和几何变形的变化因生产厂家而异，因此在改变带宽时，必须了解每个生产厂家的特点，并相应地设定条件。

FOV: 视野；BW：带宽；SNR：信噪比；TE：回波时间；EPI：回波平面成像

⑤ 对比增强灌注图像

井田正博

对比增强灌注成像原理

- 在快速静脉注射Gd对比剂后的首次通过期间，高浓度的Gd（团注）流入脑动脉毛细血管管腔：Gd对比剂在初始循环中起到血液汇集效应，使毛细血管管腔与周围组织中的质子之间产生磁感应强度差（局部磁场梯度），导致向周围组织扩散的质子相位均匀性丧失，加速T2衰减。在T2*和T2加权像上可观察到Gd团注通过时引起的信号下降，并可以获取时间–磁化率变化曲线（图1）。

- 为了评估血流随时间变化的动态，使用EPI进行成像：GRE型EPI不仅能评估毛细血管，还能评估小动静脉血管床。但SE型EPI只能评估毛细血管水平。由于SE型EPI的信号变化较弱（T2*变化 > T2变化），因此在脑缺血超急性期的临床实践中需使用GRE型EPI。

- ΔR2*由时间–磁感应强度变化曲线得到，并根据非扩散粒子分析理论（示踪剂动力学分析、指示剂稀释理论、中心容积定理）进行分析，计算出局部脑血容量（rCBV），局部脑血流量（rCBF）、平均通过时间（MTT）等。

图1 | 对比增强灌注成像的原理

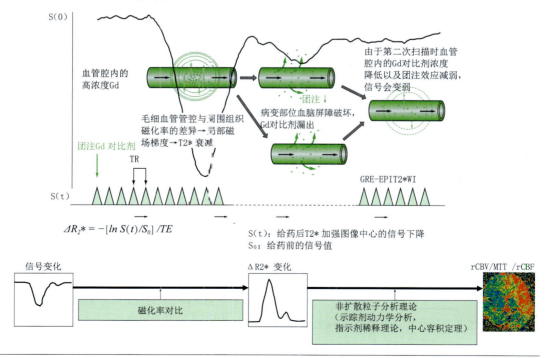

血管腔内的高浓度Gd

由于第二次扫描时血管腔内的Gd对比剂浓度降低以及团注效应减弱，信号会变弱

毛细血管管腔与周围组织磁化率的差异→局部磁场梯度→T2* 衰减

团注↓

病变部位血脑屏障破坏，Gd对比剂漏出

团注Gd 对比剂

TR

GRE-EPIT2*WI

$$\Delta R_2^* = -[ln\, S(t)/S_0]\, /TE$$

S(t)：给药后T2* 加强图像中心的信号下降
S₀：给药前的信号值

信号变化

磁化率对比

ΔR2* 变化

非扩散粒子分析理论（示踪剂动力学分析，指示剂稀释理论，中心容积定理）

rCBV/MTT /rCBF

EPI：回波平面成像；GRE：梯度回波；SE：自旋回波；TOF：飞行时间；FLAIR：流体衰减反转恢复；SWI：磁敏感加权成像

图2 | DCE（T1加权图像）和DSC（T2*加权调像）的比较

动态对比增强（DCE）	动态磁敏感对比增强（DSC）
• 血管腔内质子的T1缩短效应。	• 因血管内外磁比率梯度导致的T2*缩短效应
• 在首次通过时： 　- 仅评估血管床 　- 信号变化率小 　- 会高估血管床吗？ 　- Gd浓度–信号变化曲线：呈比例关系的区域较窄	• 在首次通过时： 　- 会高估血管床吗？ 　- 信号变化率大。 　- Gd浓度–信号变化曲线：呈比例关系

对比增强灌注成像的评估方法（图3）

- 对比增强灌注成像的评估方法包括：达峰时间（TTP）、平均通过时间（MTT）、局部脑血容量（rCBV）和局部脑血流（rCBF）。
- TTP延长对灌注异常最敏感，TTP延长区域代表灌注异常的最大范围。
- MTT延长也反映了循环储备引起的代偿，代表了灌注异常的最大范围，但仅凭TTP和MTT不能单独用于评估半暗带组织。
- rCBV降低，rCBF明显降低的区域最终发展为梗死灶。
- 在rCBV维持或升高而rCBF轻度降低的区域，可能出现可逆性半暗带。

对比增强MR灌注图像的特点：与对比增强CT灌注图像的比较

- 空间分辨率低，但密度分辨率高。
- 成像范围广，可覆盖大部分动脉供血区域。
- 可以同时进行弥散加权成像，并对扩散–灌注不匹配进行评估。
- 对比剂浓度曲线与T2*信号衰减变化之间的线性关系区域较窄。
- 虽然无法同时收集对比增强MRA数据，但在进行对比增强成像前，可通过非对比MRI（T2加权像上的血流流空效应消失、TOF MRA中的TOF信号消失、FLAIR的动脉内信号、T2*加权像和SWI的磁敏感信号）可诊断患者主干动脉和皮质分支动脉的闭塞，从而精准选择对比剂灌注成像的适应证（以排除穿通动脉区域的梗死）。
- 无辐射。

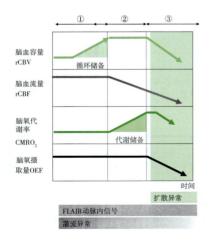

图3 | 超急性脑缺血：灌注状态随时间的变化和MR表现

①当脑灌注压下降时，通过自我调节机制，会使微血管至毛细血管扩张，rCBV增加，脑血流量得以维持（循环储备）。此时，首先出现TTD、MTT延长，rCBV增加。

②如果灌注压进一步下降，由于循环储备已达到极限，rCBF开始下降。此时会启动无氧糖酵解途径产生ATP→乳酸上升（代谢储备）。

③当代谢储备超过极限时，ATP供应停止，由于细胞膜离子通道破坏，导致细胞水肿。rCBV和rCBF明显降低，在弥散加权成像上呈现高信号。

⑥ 与灌注相关的参数

工藤洋介

动态磁敏感对比（DSC）

- 快速静脉注射钆对比剂：3～5mL/s+生理盐水冲管
- 使用SE-EPI或GRE-EPI进行连续成像
  - · SE-EPI：T2对比度、低SNR和CNR较低，对细小血管的灵敏度高。
  - · GE-EPI：T2*对比度、信噪比和CNR更高，对粗大血管的灵敏度更高。
- 在血管内模型中分析第一次注射时的变化（图1）。
  - ·注射对比剂前约10秒开始成像。
  - ·成像时间为1.5～2min。
- 定性图：根据时间信号曲线或时间浓度曲线计算得出。
  - ·BAT（对比剂到达时间，秒）：对比剂到达时间（因缺血而延迟）。
  - ·TTP（达峰时间，秒）：对比剂到达峰值的时间（因缺血而延迟）。
  - ·fMTT（第一时刻平均通过时间，秒）：对比剂的通过时间（因缺血而延长）。
  - ·Cmax（最大浓度）：对比剂注射的最大浓度。
- 定量图：通过设置动脉输入函数（AIF），采用解卷积法计算得出。
  - • CBF（脑血流量，mL/100g/min）：脑血流量（缺血时减少）。

图1 | DSC

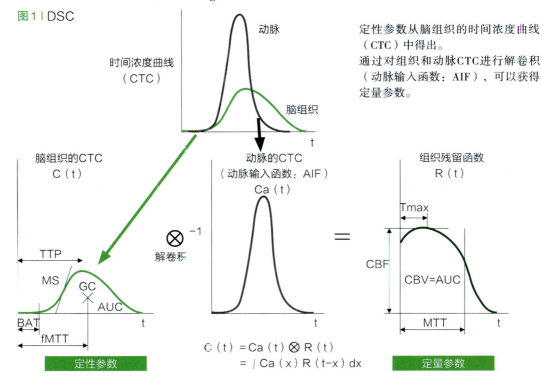

定性参数从脑组织的时间浓度曲线（CTC）中得出。
通过对组织和动脉CTC进行解卷积（动脉输入函数：AIF），可以获得定量参数。

$$C(t) = Ca(t) \otimes R(t)$$
$$= \int Ca(x) R(t-x) dx$$

- CBV（脑血容量，mL/100g）：脑血容量（缺血时减少，恶性肿瘤时增加）。
- MTT（平均时间，秒）：平均通过时间（因缺血而延长）。
- Tmax（组织残留函数达峰时间）：对比剂首过组织时，组织内对比剂达到最大值的时间（因缺血而延迟）。

对于上述参数，CBF=CBV/MTT的关系成立（中心容积原理）。

动态对比增强（DCE）

- 快速静脉注射钆对比剂：3～5mL/s+生理盐水冲管
- 3D-GRE：T1对比进行连续成像
- 成像到平衡阶段，并用分区模型进行分析（图2）。
  - 注射对比剂前约10s开始成像。
  - 成像时间为3～5min。
- 定量图：设置动脉输入函数（AIF），如采用Tofts方法。
  - K^{trans}：对比剂从血浆转移到血管外细胞外间隙（EES）的速率常数。
  - Vp：血浆所占的百分比。
  - Ve：血管外细胞外间隙容积分数（EES）。

图2 | DCE

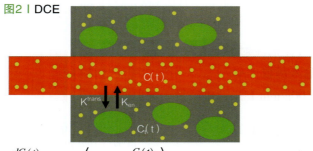

通过使用房室模型对血管中的对比剂浓度［C（t）］和脑组织中的对比剂浓度［Ct（t）］进行分析，就可以计算出对比剂的转移系数等。

$$\frac{dC_t(t)}{dt} = K^{trans} \cdot \left(C(t) - \frac{C_t(t)}{v_e} \right) = K^{trans} \cdot C(t) - k_{ep} \cdot C_t(t)$$

K^{trans}：体积转移常数（1/min）
v_e：单位体积内的EES体积（$0 < v_e < 1$）
k_{ep}：EES与血浆之间的通量速率常数（1/min）
$k_{ep} = K^{trans}/v_e$

动脉自旋标记（ASL）

- 对近端血管中的血液进行磁标记：通过反转脉冲改变纵向磁化（图3）。
  - PASL（脉冲式ASL）：一次性反转大面积区域的血液。
  - CASL（连续式ASL）：在颈部血管处连续反转。
  - pCASL（准连续式ASL，脉冲CASL）：在颈部血管处以脉冲形式反转（目前的主流方式）。
- 标记后经过一定时间后的全脑成像（标记后延迟：PLD）。
  - EPI
  - 3 D型螺旋FSE
  - 3 D-GRE

- 3 D-GRACE
- 根据标记与未标记（对照组）之间的差异，利用信号模型进行分析。
- 信噪比（SNR）/对比度噪声（CNR）比较低，需要通过重复成像来提高信噪比/对比度噪声比，
- 定量地图
  - CBF：脑血流量（缺血时减少，恶性肿瘤时增加）。

图3 | ASL

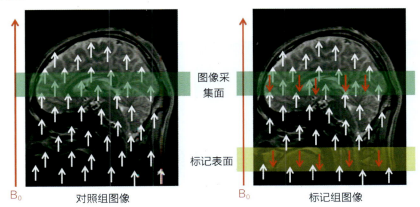

图像采集面

标记表面

B_0 对照组图像　　　　B_0 标记组图像

通过在颈部血管中反转血液的自旋，对血液进行磁性标记。
当标记的血液到达大脑后进行成像，可以获得与血流量成正比的信号变化。
用未标记血液的对照图像减去标记图像，即可计算出脑血流量。

临床应用

脑梗死

● 超急性脑梗死

低CBF、低CBV、MTT延长。

Tmax延长：在扩散-灌注不匹配的情况下，Tmax>6s通常被定义为灌注异常（图4）。

图4 | 扩散-灌注不匹配

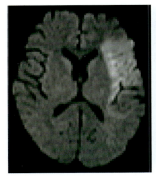 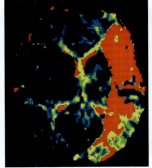 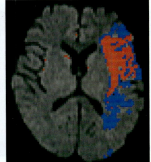

弥散加权成像（扩散）　　　灌注图像（灌注）（T_{max}图）　　　扩散-灌注不匹配图像

弥散加权成像上的高信号区域是不可逆转的脑梗死区域。
灌注图像上的异常区域为可逆性缺血区域。
扩散-灌注不匹配的区域是可以通过溶栓或血栓取出治疗挽救的区域。

脑肿瘤

- **低级别胶质瘤（LGG）（图5）**
  CBV降低、K^{trans}降低
- **高级别胶质瘤H（GG）（图6）**
  CBV升高，K^{trans}升高（但低于恶性淋巴瘤）
- **恶性淋巴瘤（ML）（图7）**
  CBV升高（但低于高级别胶质瘤），K^{trans}升高。

图5 ┃ 低级别胶质瘤

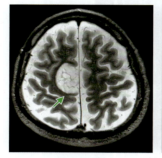 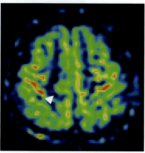 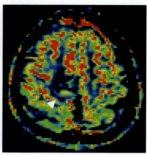

T2加权像　　　　灌注成像（ASL–CBF）　　　灌注成像（DSC–CBV）

T2加权像显示右侧额叶内侧有一个高信号区（→）。
灌注成像显示，ASL的CBF或DSC的CBV都没有升高（▷）。

图6 ┃ 高级别胶质瘤

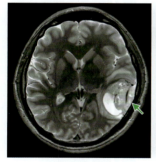 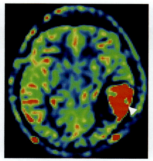 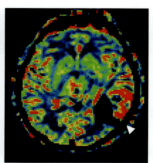

T2加权像　　　　灌注成像（ASL–CBF）　　　灌注成像（DSC–CBV）

T2加权像显示左侧颞叶有一个高信号肿块（→）。
灌注成像显示，ASL的CBF和DSC的CBV均有所增加（▷）。

图7 ┃ 恶性淋巴瘤

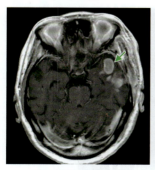 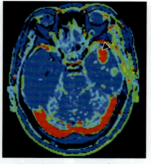

对比增强T1加权像　　　灌注成像（DCE-K^{trans}）

对比增强T1加权像显示左侧颞叶有一个椭圆形强化灶（→）。
灌注图像显示K^{trans}升高，表明对比剂血管外渗漏速度较快（▶）。

SE:自旋回波；EPI:回波平面成像；GRE: 梯度回波；SNR: 信噪比；CNR:对比噪声比；AIF:动脉输入函数；CTC:浓度–时间曲线；EES: 血管外细胞外空间；LGG：低级别胶质瘤；HGG：高级别胶质瘤；ML：恶性淋巴瘤

⑦ 与扩散相关的参数

大野直樹

弥散加权成像（DWI）的重要成像条件

- b值
- 空间分辨率、回波时间（TE）、重复时间（TR）、激励次数
- 并行成像
- 脂肪抑制

DWI图像质量的重要因素

- 信噪比（SNR）
- 失真
- 化学位移

DWI的一般序列设计

图1是DWI中常用的脉冲梯度自旋回波（PGSE）序列设计示例[1]。在自旋回波（SE）序列（由90°激发和180°重聚脉冲组成）中发生自旋相位扩散和重聚时施加梯度磁场，可以通过信号强度的变化捕捉扩散效应。这种用于扩散检测的梯度场被称为扩散梯度或运动探测梯度（MPG）。如果完全不存在扩散，即质子位置没有变化，则第一个扩散梯度场会导致质子相位分散，但第二个扩散梯度场（180°脉冲后极性相反）会导致相位重聚，因此不会出现信号衰减。另一方面，如果质子的位置由于扩散而发生变化，那么被第一个扩散梯度场分散的质子相位就不会被第二个扩散梯度场完全对齐，从而导致信号根据相位分散程度而衰减。

如果能加入上述扩散梯度场，那么原则上扩散成像可使用各种脉冲序列。

DWI的应用范围很广，包括SE型EPI、快速自旋回波和梯度自旋回波（GRASE）。然而，DWI捕获的是水分子的布朗运动等微观扩散现象，极易受到人体运动等宏观运动的影响。因此，通常采用单次SE-EPI这种超快成像方法，以尽量减少身体运动的影响。

b值和表观扩散系数（ADC）

b值是衡量扩散梯度磁场对弥散加权成像信号强度的影响程度的指标，即扩散对对比度的增强程度，用下式表示。

$$b = \gamma G^2 \delta^2 \left(2\Delta - \delta/3 \right) \qquad [1]$$

其中，γ 是磁旋转比，G 是扩散梯度场的强度，δ 和 Δ 是扩散梯度场的应用时间及其时间间隔（图1）。

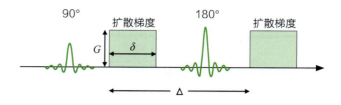

图1 | PGSE序列设计

通常使用的SE型序列获取的弥散加权成像的信号强度S由下式表示：

$$S = S_0 \, exp\,(-bD)\, exp\,(-TE/T_2)\,(1-exp\,(-TR/T_1))\qquad [2]$$

其中，S_0 是b值为0s/mm²时的信号强度，即未施加扩散梯度磁场；D是扩散系数（mm²/s）；TE是回波时间（ms）；T2是横向弛豫时间（ms）；TR是重复时间（ms）；T1是纵向弛豫时间（ms）。

图2显示了在几个不同的b值下成像的乳腺弥散加权成像。可以看出，随着b值的增加，扩散系数相对较高的背景乳腺组织的信号强度会显著下降，而扩散系数较低的乳腺肿瘤的信号强度下降幅度较小，这表明由于扩散系数的差异导致的肿瘤与乳腺对比度得以增强。

图2 | 采用多个b值下成像的乳腺DWI

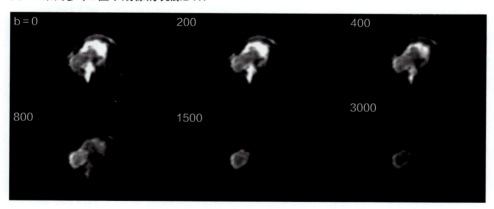

但需要注意的是，b值越高，TE越长。这是因为磁共振成像系统的梯度场强度是有上限的，这意味着必须延长等式[1]中的 δ 和 Δ，才能提高b值。如公式[2]所示，弥散加权成像的信号强度也受T_2弛豫的影响，因此延长TE会加剧T_2弛豫引起的信号变化的影响。因此，除扩散效应外，T_2和T_1弛豫等多种因素都会影响弥散加权成像的信号强度，因此在解读信号强度的变化时必须谨慎。例如，在急性脑梗死时，由于扩散系数下降，病变部位在弥散加权成像上通常表现为高信号；而在亚急性脑梗死时，尽管扩散系数增加，但由于T_2值增加，病变部位仍然是高信号，这就是所谓的T_2穿透效应，可能无法真实反映扩散本身导致的信号强度的变化，因此建议参考表观扩散系数（ADC）图像，它可以量化扩散的大小。

ADC可以通过在两个或多个不同b值下获取的图像计算得出，如下式所示：

$$ADC=ln\ (\ S\ (\ b_1\ )\ /S\ (\ b_2\ )\ )\ /\ (\ (\ b_2-b_1\ )\ ) \qquad [3]$$

其中，b_1和b_2是任意两个b值，$S\ (\ b_1\ )$和$S\ (\ b_2\ )$是对应每个b值的信号强度。请注意，b_1多采用$0s/mm^2$，可以通过计算ADC来消除T_2的影响。不过，ADC的计算值总是偏低（T2暗区），例如当b=0时，信号较低的情况下（如脂肪抑制）。

在计算与b值设置有关的精确ADC时，有一种方法可以从在两个b值下拍摄的弥散加权成像中计算ADC，这两个b值的差值是所研究器官或病变ADC的倒数[2]。例如，由于脑实质的ADC约为0.7至$1.0 \times 10^{-3} mm^2/s$

如果b_1设置为$0s/mm^2$，最佳b_2是其倒数$1000 \sim 1400 s/mm^2$。然而，当b值较高时，由于扩散导致的信号衰减和与TE延长相关的T_2弛豫，信噪比（SNR）会降低，因此可能无法计算出准确的ADC。因此，在设定b值时应考虑MRI系统的性能和其他成像条件[3]。当信噪比低于约5时，噪声的影响将成为主导，因此成像条件的设定应使信噪比至少大于5。

关于空间分辨率

在空间分辨率方面，较小的体素尺寸可减少部分容积效应，但体素尺寸应与信噪比平衡，因为弥散加权成像的信噪比本身较低。此外，在扩散张量成像中评估扩散各向异性时，应使用各向同性体素，通常使用的体素大小约为每侧$2 \sim 3mm$。

关于TE和TR

从信噪比的角度来看，TE应尽可能缩短。不过，从病变检测的角度来看，使用稍长的TE进行T2增强可改善病变与周围组织的对比度。此外，由于纵向磁化恢复不足会导致信噪比降低，因此TR值应至少比感兴趣器官或病变的T1值高3倍。

关于激励次数

由于弥散加权成像本身具有较低的信噪比，因此最好能在可接受的成像时间范围内增加成像重复激励次数。然而，由于弥散加权成像的重复激励是在真实空间中进行的，因此必须在一定程度上确保添加过程之前图像的信噪比[4]。

关于减少失真

失真是单次激发EPI的一个显著特点，也是DWI中最棘手的伪影。这是由于在EPI中，由于磁场不均匀，相位方向上的连续数据采样往往会累积相移，从而在相位编码方向上产生畸变。这种效应在磁场不均匀的区域更为明显，例如在空气-组织边界，如鼻窦或横膈膜附近。失真程度，即质子在组织中的几何位移d，由以下公式得出：

$$d \propto pFOV_{shot} \cdot esp \cdot \Delta B_0 \qquad [4]$$

其中，$pFOV_{shot}$是单次激发相位方向上的FOV，esp是回波间隔，ΔB_0是磁场不均匀度。

减少失真的最有效方法是使用并行成像。在并行成像中，每隔R行采集一行k空间相位编码线的数据，等式[4]中的$pFOV_{shot}$就会减少R，从而减少1/R，从而减少失真。R越大，减少失真的效果越好，但信噪比也会降低，因此通常使用的R约为2～3（图3）。此外，如果接收器带宽较宽，频率方向上的矩阵数较少，等式[4]中的esp就会缩短，失真也会减少。

图3 | 在并行成像中改变R时的大脑DWI

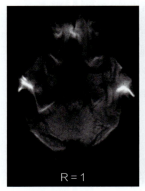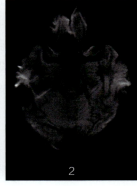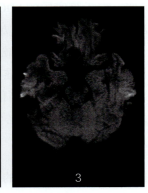

关于化学位移伪影

EPI在相位编码方向也进行连续数据采样，这会导致该方向的采样带宽较窄。因此，脂肪信号会因化学位移而在相位编码方向上偏移几cm，所以在使用EPI时必须联合使用脂肪抑制。频率选择性脂肪抑制（CHESS）和水选择性激励法可用作脂肪抑制方法，但在颈部等磁场不均匀度较大的区域，反转恢复法（STIR）非常有用（图4）。

图4 | 采用不同脂肪抑制方法成像的颈部DWI

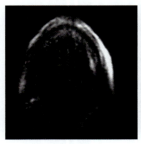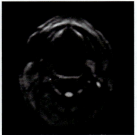

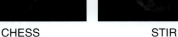

CHESS　　　　　　STIR

[1] Stejskal EO, Tanner JE. Spin diffusion measurements: spin echoes in the presence of a time-dependent field gradient. The Journal of Chemical Physics 1965; 42: 288.

[2] Bito Y, Hirata S, Nabeshima T, et al. Echo-planar diffusion spectroscopic imaging. Magn Reson Med 1995; 33: 69-73.

[3] Gudbjartsson H, Patz S. The Rician distribution of noisy MRI data. Magn Reson Med 1995; 34: 910-4.

[4] Ozaki M, Ogura A, Muro I, et al. Influence of imaging parameters on the measurement of apparent diffusion coefficient. Nihon Hoshasen Gijutsu Gakkai Zasshi 2010; 66: 1178-85.

⑧ MRS

磯辺智範

什么是MRS（与MRI有何不同）？

- 磁共振（MR）的频率分析（图1a）显示，信号主要由水和脂肪组成（图1b）。
- 这种经过频率分析得到的波谱被称为广义的磁共振波谱（MRS）。不过，MRS最初的目标是隐藏在水和脂肪中的代谢物（信号强度是水和脂肪的1/10000到1/100000），通过抑制水和脂肪，可以识别代谢物峰（图1c），这就是MRS的初衷。
- 磁共振成像（MRI）是一种利用主要存在于大量的水和脂肪中的氢核信号来获取形态学信息的技术。而MRS则利用通过抑制水和脂肪的信号而获得的代谢物信号来捕捉生化信息的技术。

图1 ｜ MRI和MRS

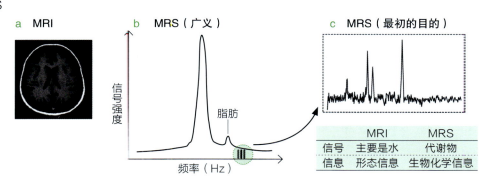

a MRI　　b MRS（广义）　　c MRS（最初的目的）

信号强度 / 脂肪 / 频率（Hz）

	MRI	MRS
信号	主要是水	代谢物
信息	形态信息	生物化学信息

> MRS受检测灵敏度问题的困扰。检测灵敏度低会导致测量时间长、无法缩小感兴趣区（VOI）等问题。
> 临床实践中MRS的主要靶核素包括^1H、^{31}P、^{13}C、^{19}F和^{23}Na。
> 临床上使用最广泛的是^1H，它在体内大量存在，检测灵敏度高。

MRS和化学位移

图2 ｜ MRS和化学位移

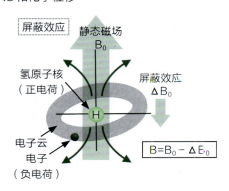

屏蔽效应 / 静态磁场 B_0 / 氢原子核（正电荷） / 屏蔽效应 ΔB_0 / 电子云 电子（负电荷） / $B = B_0 - \Delta E_0$

- 在氢原子核（质子）的周围，电子的轨道运动会在静磁场相反方向上诱导出非常弱的局部磁场。因此，质子感觉到的磁场会略微减弱（屏蔽效果），导致共振频率稍降低。即，产生向低磁场方向的化学位移。通过测定化学位移，可以得到相应质子所处分子环境的信息，从而对分子的结构进行分析。

目标区域

- 临床实践中MRS的检查部位包括大脑、前列腺、乳腺、肌肉、肝脏和心脏。应用最广泛的是¹H-MRS，最近也用于前列腺、乳腺甚至骨骼肌检查。
- 本文介绍了大脑、骨骼肌和肝脏的正常和病变案例。

图3 | 目标区域和MRS

脑

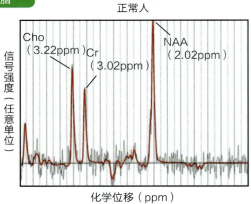

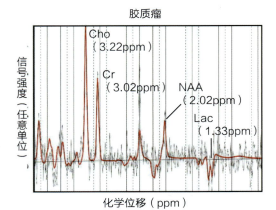

24岁，女性，VOI：枕叶白质
12mm × 12mm × 12mm
TR 2000ms, TE 144ms, 96次叠加, 3.0T

32岁，女性，VOI：枕叶白质
12mm × 12mm × 12mm
TR 2000ms, TE 144ms,96次叠加, 3.0T

NAA：N-乙酰天门冬氨酸/神经标记物；Cr：肌酸/磷酸肌酸/能量代谢指标；Cho：含胆碱化合物/反映细胞的更新；Lac：乳酸，反映无氧代谢、坏死

- 在神经胶质瘤（胶质瘤）中，NAA和Cr减少，Cho升高，出现Lac。

骨骼肌

正常人

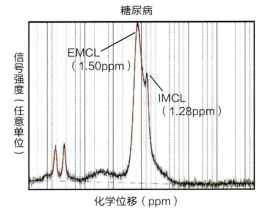

29岁，男性，VOI：腓肠肌
15mm × 15mm × 30mm
TR 3000ms, TE 40ms, 96次叠加, 3.0T

54岁，男性，VOI：腓肠肌
12mm × 12mm × 30mm
TR 3000ms, TE 40ms, 96次叠加, 3.0T

IMCL：Intra-myocelluar lipid/肌细胞内脂肪
EMCL：Extra-myocellar lipid/细胞外脂肪

- 可以看出，与正常病例相比，患病病例的EMCL（所谓的大理石纹脂肪）会升高

肝

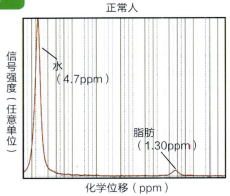

正常人

水
（4.7ppm）

信号强度（任意单位）

化学位移（ppm）

脂肪
（1.30ppm）

61岁，男性，VOI：20mm×20mm×20m┐
TR 5000ms, TE 35ms, 叠加 1, 3.0T

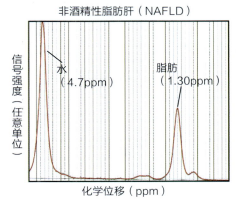

非酒精性脂肪肝（NAFLD）

水
（4.7ppm）

脂肪
（1.30ppm）

信号强度（任意单位）

化学位移（ppm）

27岁，男性，VOI: 20mm×20mm×20mm
TR 5000ms, TE 35ms, 叠加 1, 3.0T

● 通过与未抑制的水进行比较，观察脂肪含量。
● 与未受抑制的水在同一比例尺上可以观察到，这意味着与其他代谢物相比，脂肪的含量非常高。
● 脂肪含量的多少也意味着获取信号的多少，只需叠加一次，就能够在屏气呼吸的时间内完成。

光谱解读方法

图4 ┃ 频谱图和解读

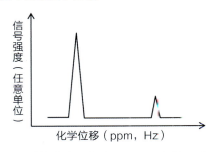

信号强度（任意单位）

化学位移（ppm, Hz）

[Hz与ppm之间的换算]

$$\delta_{obs} = \frac{(\nu - \nu_{ref})}{\nu_0} \times 10^6 \, [ppm]$$

δ_{obs}：观测物质的化学位移
ν：观测物质的共振频率（Hz）
ν_{ref}：参照物质的共振频率（Hz）
ν_0：静态磁场强度的共振频率（Hz）

MRS的横轴［化学位移（ppm, Hz）］：习惯上将相对较高的频率标在左侧，相对较低的频率标在右侧。

● 纵轴
　→信号强度，反映参与共振的质子数，任意单位（相对值）
● 横轴
　→化学位移，与参考共振频率的偏移量（共振频率差），单位为ppm或Hz。
● 化学位移的差异与静磁场强度成正比增加。因此，当用Hz表示时，数值取决于静磁场强度。例如，水和脂肪的化学位移在1.5T时相差224Hz，而在3.0T时则相差448 Hz。由于这很不方便，化学位移通常以ppm（百万分之一，10^{-6}）而不是Hz为单位表示。以ppm为单位，化学位移的差异是一个不依赖于磁场的常数，因此直观上更容易理解。以ppm为单位，水和脂肪的化学位移差都是3.5ppm，与磁场强度无关。

J偶合与乳酸波谱峰之间的关系

图5 | J耦合

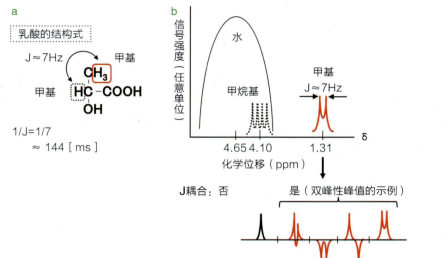

峰值形态趋势的示意图，实际上峰值形态可以有多种形式。未考虑T2衰减。

TE（ms） （J：J耦合常数）	$\dfrac{1}{2J}$	$\dfrac{2}{2J}$	$\dfrac{3}{2J}$	$\dfrac{4}{2J}$
乳酸盐	72	144	216	288

- 波谱的峰值会受到相互靠近的质子的影响而发生分裂（J耦合或自旋–自旋耦合）。这一分裂区间由J耦合常数"J"确定，称为J值（单位：Hz）。该值由分子结构决定，无论磁场强度如何都保持不变[例如，乳酸的J值约为7Hz（不同文献记载，J值从6.9～7.35Hz不等）]。

- 在乳酸的情况下，甲基受含有 1 个质子的次甲基影响，在 1.33ppm 处裂分为双峰（二重峰，doublet）；次甲基受含有 3 个质子的甲基影响，在4.11ppm处裂分为四峰（四重峰，quartet）。不过，由于次甲基的峰与水的峰化学位移非常接近，而水峰强度又很大，所以测量极其困难。

- 上文提到乳酸的J约为7Hz，这是双峰之间的频率差。这意味着两个分裂谱峰的相位每隔（1/J）–n=144n[ms]就会对齐一次，相位每隔（1/J）–n+1/2 J）=144 n +72[ms]（n为整数）就会偏移180°。另一方面，乳酸以外的非J耦合代谢物波谱峰的相位没有变化。

- 也就是说，当乳酸双峰的相位与其他代谢物峰的相位一致时，乳酸峰是向上的（图5b中为288ms）。

- 相反，当乳酸双峰的相位一致且与其他峰的相位差180°时，乳酸峰向下（图5b中为144ms）。

MRS检查流程

  图6以 ^{1}H–MRS脑部检查为例，显示了采集波谱之前的流程。身体其他部位检查的基本流程与此类似。

图6 ┃ 波谱采集流程

位置对齐 ➡ 磁共振成像采集 ➡ 确定感兴趣的区域 ➡ 设备调整

➡ 确定水抑制脉冲的强度 ➡ 数据采集 ➡ 后处理

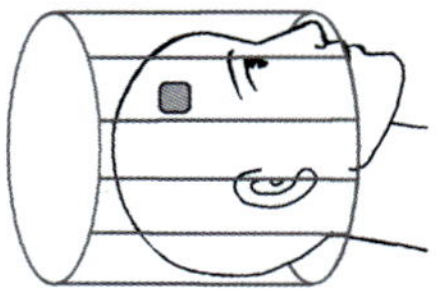

- 磁共振成像采集：三轴成像原理。
- 确定感兴趣区（VOI）：参考事先进行的对比剂增强MRI或CT等图像。
- 设备调试：匀场和调试（在临床机器上自动进行）。
- 确定水抑制脉冲的强度：确定用于水抑制的CHESS脉冲的强度（在临床设备中自动进行）。
- 数据采集：在标准成像条件下（TR 2000～5000ms，叠加64～128次），大约需要5分钟。
- 后处理：磁共振仪器安装的软件可自动显示波谱。也可使用商业和公开的分析软件（如LCModel、jMRUI）进行分析。

数据采集条件

表1 ┃ 脑部的^{1}H-MRS

磁场强度	1.5T，3.0T
顺序	PRESS，STEAM
TR	长（> 5000ms），短（1500 ～ 2000ms）
TE	短（20 ～ 40ms），长（144 ms, 288ms）
平均次数	64，96，128，256
频谱带宽	1000Hz，2000Hz
采样次数	512，1024
CHESS脉冲宽度（水抑制）	50 ～ 60Hz（1.5T），120 ～ 140Hz（3.0T），4.65ppm 中心

表1总结了影响^{1}H-MRS脑部波谱图质量的数据采集条件。磁场强度和平均次数与信噪比有关，而波谱带宽和采样次数与波谱分辨率有关。此外，序列和CHESS脉冲也会影响频谱。TR和TE直接影响信噪比，是解读频谱时最重要的参数。

①区域选择

- 在临床^{1}H-MRS中，信号源必须限制在感兴趣的解剖区域内。这意味着必须进行区域选择[即提取感兴趣区（VOI）]。临床实践中主要使用PRESS和STEAM方法，通过梯度场和射频脉冲来选择感兴趣区。三个正交切片被激发，只收集由交叉点形成的体积所产生的信号。
- PRESS方法使用一个90°RF脉冲和两个180°RF脉冲产生自旋回波（SE）；STEAM方法使用三个90°RF脉冲产生受激回波。与PRESS方法相比，STEAM方法可以在短TE下获取信号，适用于测量T2值较短的代谢物。此

临床应用

外，由于90° 射频脉冲的轮廓更好，STEAM方法在区域选择的准确性上也优于PRESS方法。不过，STEAM方法只能提供一半激发自旋的信息，因此信号强度低于PRESS方法。这就导致无法设置一个小的感兴趣区，对于肿瘤等结构不均匀的疾病而言，是一个主要缺点。

图7 | 区域选择

a   使用PRESS方法选择区域

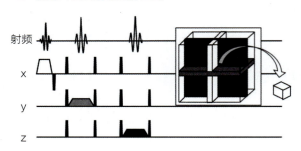

b   PRESS方法与STEAM方法的比较

	PRESS	STEAM
信号类型	SE	受激回波
区域选择		○
TE（短）		○
信号强度	◎	

表现优异者○

> 与以往不同，如今PRESS法也可以将TE缩短到20～30ms左右。由此，180°RF脉冲的轮廓得到改善，能够获得更高的信号强度，目前多使用PRESS法。

②TR、TE

- 图8显示了T1和T2弛豫导致的信号变化。
- 如果能在TR=∞、TE=0的条件下获取数据，则是最理想的，因为信号强度只反映质子密度，不受弛豫影响（图8 a）。
- 但实际情况（图8b）中，数据采集条件取决于检测时间和设备性能。

  更长的TR →更接近真实信号强度，但数据采集时间更长。

  短TE →可捕获T2值较短的代谢物，但峰峰重叠增加，虽然更接近真实信号强度，但波谱基线会扭曲（受涡流效应、T2值较短的大分子和脂肪信号的影响）。

图8 | TR、TE

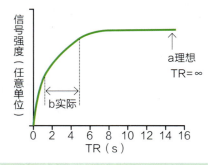

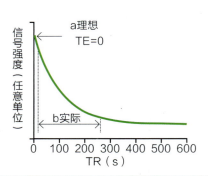

> 在脑¹H-MRS检查中，长TR/短TE（TR 5000ms，TE约30ms）条件下通常的做法是捕获多种代谢物，并使用商业软件（LCModel）进一步进行定量分析。

③波谱分辨率（波谱宽度和采样次数）

图9 | 波谱分辨率

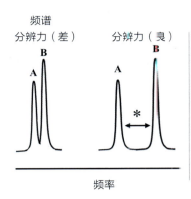

频谱
分辨力（差）　　分辨力（灵）

频率

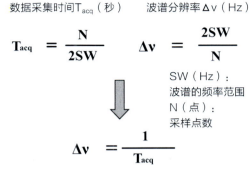

数据采集时间T_{acq}（秒）　　波谱分辨率Δv（Hz）

$$T_{acq} = \frac{N}{2SW} \qquad \Delta v = \frac{2SW}{N}$$

SW（Hz）:
波谱的频率范围
N（点）:
采样点数

$$\Delta v = \frac{1}{T_{acq}}$$

- 波谱分辨率较差会导致两个峰的基底重叠，更糟糕的情况是两个峰完全重叠；要分离并捕捉A峰和B峰，波谱分辨率至少要能分离标有*（Hz）的宽度。波谱分辨率（$\Delta \gamma$）由波谱宽度（采集信号的频率）和采样点数决定。
- 为了提高波谱分辨率，必须对较窄的波谱宽度范围进行精细采样。但是，如果波谱宽度太窄，就无法获取所需的数据。如果采样次数增加过多，数据采集时间就会延长。如果数据采集时间延长，使用快速SE方法在短TE内采集CSI数据（第40页）时，就会出现问题。

后期处理

图10 | 后处理

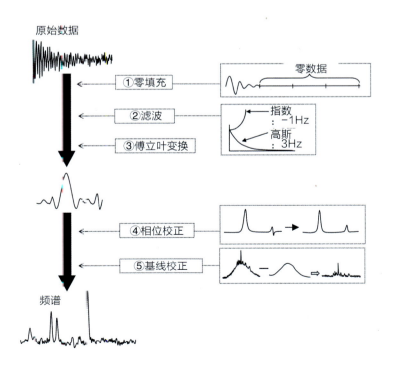

原始数据

①零填充　　　　　零数据

②滤波　　　　指数: −1Hz　高斯: 3Hz

③傅立叶变换

④相位校正

⑤基线校正

频谱

- 通过测量获得的数据（信号）是时间的函数。要将信号（时间函数）转换成频谱（频率函数），必须进行一些后处理。过去，波谱是根据获得的信号手工绘制的。如今，磁共振系统中安装的软件可自动显示频谱。

  在软件中，后处理按以下步骤进行。

  ①零填充：添加零数据可增加数据点的数量，提高波谱的视觉分辨率。

  ②滤波：使用函数滤波器去除噪声，其权重保留低频成分（必要信号），抑制高频成分（噪声）。

  ③傅立叶变换：傅立叶变换将时间函数转换为频率函数。

  ④相位校正：对波谱进行整形的过程。校正有两种类型：零阶校正和一阶校正，前者以相同比例改变整个波谱的相位，后者则根据频率改变校正程度（也可进行高阶校正）。

  ⑤基线校正：校正基线失真。

使用LCModel进行波谱分析

图11 | LCModel控制参数屏幕（LCMgui）

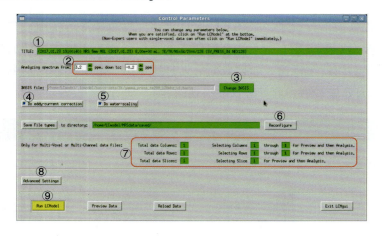

- LCModel（LASystems Inc.）被广泛用作MRS定量分析软件。

  LCModel可自动执行上述后处理（零填充、滤波、傅立叶变换、相位校正、基线校正等）并计算代谢物浓度。本节将介绍LCModel控制参数屏幕上的主要项目，下一节将简要介绍分析完成后的输出报告屏幕。

- 有关详细的操作方法和注意事项，请参阅官方网站（http://s-provencher.com/lcmodel.shtmL）上提供的手册。

  ①显示待分析的MRS文件信息；可检查MRS测量参数。

  ②设置作为分析结果显示的波谱横轴（化学位移）的显示范围。

  ③选择Basis-set文件（为每个场强和TE值预先准备的代谢物峰参考数据）。这是一个基于在体外以TR=10 000ms和TE=30ms条件下预先获得的波谱来确定组织水弛豫校正因子的文件。

  ④如需进行涡流校正，请选择此项。

⑤如果代谢物浓度是通过将体内水信号设为参考物质（内标法）来计算的，请选择此项。在这种情况下，还需要获取不抑制水信号的波谱。

⑥选择保存分析结果的目录。

⑦使用多体素获取数据时，指定待分析的体素范围（Rows：行，Columns：列，本例中为单体素）。

⑧如果执行特殊分析（如肌肉、肝脏），请设置附加参数。

⑨确认上述设置后，开始分析。

图12 | 基于LCM模型分析结果示例

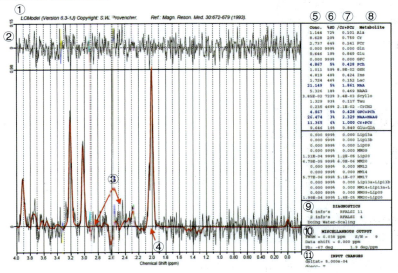

- LCModel分析完成后，会输出报告，总结波谱、代谢物浓度或浓度比。

①LCM模型版本信息。

②实际测量值与曲线拟合后波谱之间的差异。如果代谢物被正确识别，则只剩下噪声成分。

③细线（黑色）：实际测量波谱；

粗线（实际为红色）：由线拟合后的波谱。

④基线：峰面积积分中的参考线。

⑤Conc（浓度）：后处理峰和曲线拟合峰的面积以及峰内面积。使用质子数计算的值（水：2，NAA：3，Cho：9等）；如果选择了水比例，则假定非抑制水的浓度为预定义浓度，显示以［mM（mmol/L）］为单位的浓度值。

⑥%SD：定量估计值的标准偏差；当小于20%时，它被认为是不精确的，但可以接受的可靠值；当小于15%（脑和脂肪分析小于5%）时，用蓝色表示。

⑦肌酸与肌酸比率：以肌酸浓度为基准的相对浓度比率。

⑧代谢物（化合物）的缩写表示。

⑨诊断：如果出现无法分析的错误，则显示为红色；如果可以分析，但参数有缺陷或说明，则显示为蓝色；如果没有特殊问题，则显示为黑色。

⑩其他输出：频谱的FWHM（半最大全宽）、数据偏移（频率偏移量）、Ph（相位修正量）。

⑪本分析中使用的所有参数均已显示（本文省略）。

化学位移成像（CSI）

图13 | CSI

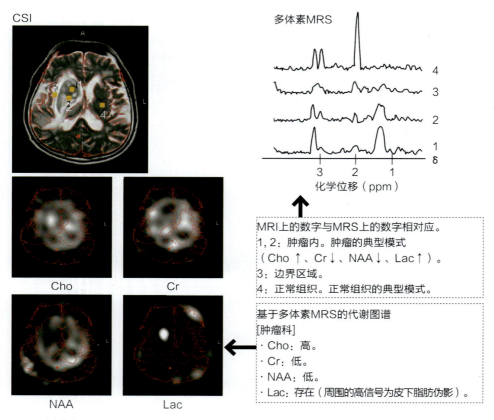

CSI

多体素MRS

化学位移（ppm）

MRI上的数字与MRS上的数字相对应。
1，2：肿瘤内。肿瘤的典型模式
（Cho↑、Cr↓、NAA↓、Lac↑）。
3：边界区域。
4：正常组织。正常组织的典型模式。

基于多体素MRS的代谢图谱
[肿瘤科]
· Cho：高。
· Cr：低。
· NAA：低。
· Lac：存在（周围的高信号为皮下脂肪伪影）。

Cho　　Cr

NAA　　Lac

- 单体素MRS：建立一个感兴趣区以获取频谱（如上一节所述）。
- 多体素MRS：一次获取多个区域的波谱。
  - 一次测量即可获得多个部位（如健康区域、病变部位、边界）的信息。
  - 由于数据采集时间有限，通常采用16×16到32×32的矩阵，但空间分辨率存在局限。
  - 获取波谱分布的代谢图谱称为CSI。

> 多体素MRS需要获取位置信息。最常用的方法是在PRESS方法中加入相位编码。相位编码会相应延长数据采集时间，采集一个24×24矩阵的数据大约需要30min。最近，通过将基于高速SE的涡轮-PRESS方法（涡轮系数2～4）与并行成像相结合，可以在约3min内获取数据。

MRS：磁共振波谱；VOI：感兴趣区；TR：重复时间；TE：回波时间；PRESS：点分辨波谱；STEAM：STimulated回波采集模式；SNR：信噪比

① PI（并行成像）

竹島秀則

- 通过收集相位编码方向的降采样数据来加速成像的技术。利用阵列线圈中每个线圈信号灵敏度的差异，消除降采样产生的伪影。
- 可缩短成像时间，减少运动效应和EPI伪影。
- 信噪比会降低。容易产生降采样和参考扫描导致的伪影。

表1 | 术语表

	供应商	C	G	H	P	S
成像数据降采样方式	一维降采样	SPEEDER	ASSET ARC	RAPID k-RAPID	SENSE	mSENSE GRAPPA
	二维降采样	—	—	—	—	CAIPIRINHA
	伪随机或径向采样	（Compressed SPEEDER）	（Hyper SENSE）		（Compressed SENSE）	（Compressed Sensing）
	k-t 降采样	k-t SPEEDER	kat ARC		k-t BLAST	—
线圈灵敏度信息采集	参考扫描类型	SPEEDER	ASSET	RAPID	SENSE k-t BLAST	
	同步采集类型	（Compressed SPEEDER）	ARC kat ARC （Hyper SENSE）		（Compressed SENSE）	mSENSE GRAPPA CAIPIRINHA （Compressed Sensing）
重建	图像域重建	SPEEDER k-t SPEEDER	ASSET	RAPID	SENSE k-t BLAST	mSENSE
	k空间插值	—	ARC kat ARC	k-RAPID	—	GRAPPA CAIPIRINHA
	迭代重建	（Compressed SPEEDER）	—	—	（Compressed SENSE）	（Compressed Sensing）

并行成像（PI）流程（图1）

图1 | PI流程

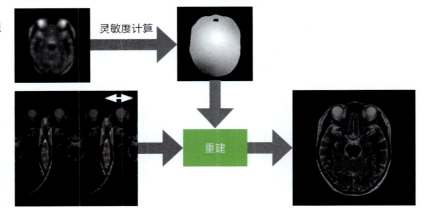

灵敏度计算

重建

技术事项 Ⅱ

临床应用

①进行低分辨率线圈灵敏度采集和②高分辨率成像数据降采样采集，然后将两者结合起来进行重建。利用线圈灵敏度可消除降采样过程中产生的混迭伪影。线圈灵敏度采集可作为参考扫描类型（作为单独扫描采集）或同步采集类型（与降采样数据同时采集）进行。使用参考扫描类型时，可能会出现参考扫描伪影。

PI的特性（图2）

PI的优点是成像时间短。它还能减少运动和屏气不佳的影响，以及EPI的伪影。

PI中需注意的伪影有两种：降采样伪影和参考扫描伪影。信噪比的最大值与采集数据量的平方根成正比，但实际上会因PI而进一步降低（g因子）。g因子受线圈排列方式和降采样方法的影响很大。

图2｜PI的特性

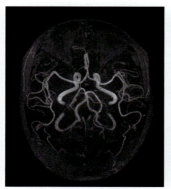 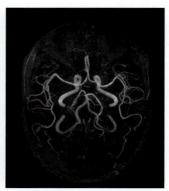

12：00（无PI）　信噪比=100%　　　6：28（有PI）　信噪比≤73%

降采样伪影

通过了解降采样方式与产生的伪影之间的关系，可以理解PI的降采样伪影。降采样伪影是在降采样采集中产生的混迭伪影，无法通过重建去除。降采样方向一般选择读出以外的其他方向。

一维降采样

图3｜一维降采样的伪影（参考扫描型）

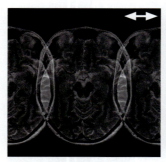 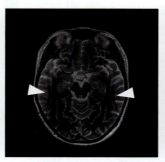 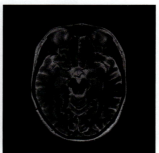

降采样数据　　　　　图像重建失败示例　　　　重建图像成功示例

图3中的箭头表示降采样方向，在二维成像中为相位编码（PE）方向。与原始成像时间的比值称为缩减因子，通常用R表示。在本例中，R=2。降采样伪影出现在降采样方向的同一图像中。为了区分未能去除的降采样伪影，最好将重建图像沿降采样方向叠加成像。

图4 | 一维降采样伪影（同步采集型）

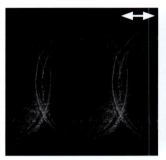
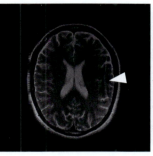
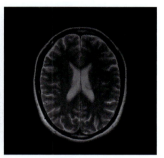

| 降采样数据 | 图像重建失败示例 | 图像重建成功示例 |

在同步采集型（图4）中，降采样伪影仅表现为轮廓线。无论是参考扫描型还是同步采集型，均是在降采样方向上出现伪影。

图5 | 三维成像在切片方向降采样的伪影

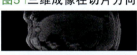 降采样方向（切片方向）

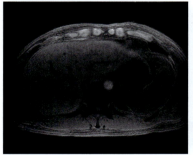
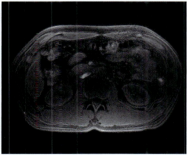
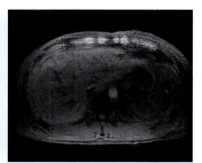

| 目标切片 | 另一切片 | 重建图像失败示例 |

三维成像的降采样伪影很难从不显示降采样方向的图像上看到。例如，如果降采样伪影发生在切片方向上，那么在轴向切面上，远处切片的图像会出现重叠。通过观察包括降采样方向的横截面图像，可以确认降采样伪影（图5）。

二维降采样（CAIPIRINHA）

图6 | 二维降采样伪影

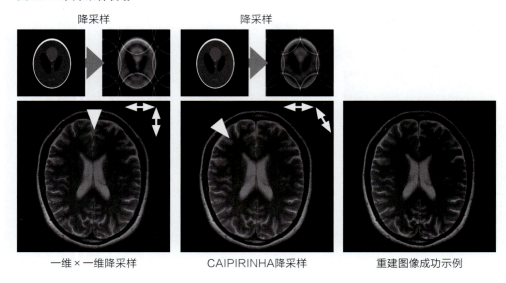

一维×一维降采样　　　　　CAIPIRINHA降采样　　　　　重建图像成功示例

在三维成像中，可以在两个方向（一维×一维）分别进行一维降采样。CAIPIRINHA是一种专用于三维成像的降采样方法，它在斜方向上进行降采样，而不是在一维×一维的两个方向上分别进行降采样。采用CAIPIRINHA时，降采样的对角线方向会出现降采样伪影。根据成像目标的不同，该方法具有降低g因子值和抑制降采样伪影产生的效果。

通过观察包含两个降采样方向的横截面图像，可以识别一维×一维或CAIPIRINHA造成的降采样伪影。

伪随机型、径向型降采样

图7 | 径向降采样产生的伪影

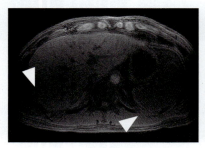 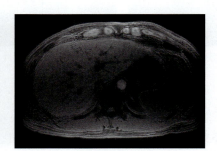

径向型　　　　　　　　　　　重建图像成功示例

伪随机降采样导致的伪影看上去像是添加到整个图像中的随机噪声。如果采用径向采样，重建图像中包含条纹的线性伪影和整体噪声的组合（图7）。条纹很容易从视觉上识别，而类似噪声的伪影则很难分辨。

k-t降采样

k-t降采样是一种面向动态磁共振成像的降采样方法，其降采样方式随每个时间相位而略有变化。

本节开头术语表中列出的k-t降采样类型是基于各供应商的一维降采样类型。因此，这些类型会产生接近一维降采样类型的伪影。

参考扫描伪影

使用参考扫描时会出现两类特定的伪影（图8）。通过设备端的改进措施，有时可能不会出现这些伪影。

参考扫描后的移动会造成伪影。这种伪影可以通过重新进行参考扫描来纠正。

当视野较小时也会出现伪影。可以通过扩大视野来改善这种伪影，以适应患者的情况。

图8 | 参考扫描导致的伪影

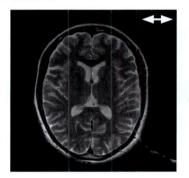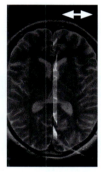

参考扫描后因移动造成的伪影

视野较小时出现的伪影。

g因子和信噪比

与不使用PI的SNR相比，使用SENSE作为PI技术时，SNRPI满足以下关系式。

$$SNR_P = SNR/g\sqrt{R}$$

等式中的g（≥1）即为g因子，表示每个位置的重建噪声放大倍数。由于图像的SNR随着g的增加而降低，因此如果知道降低g值的方法，就可以抑制

图9 | 降采样方向和g因子

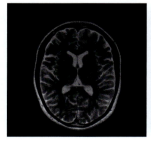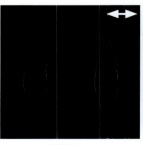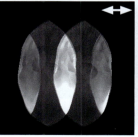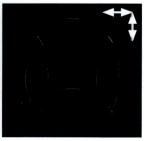

成像目标　　　　　g因子 R=2　　　　　g因子 R=4　　　　　g因子 R=2 x2

SNR的降低。在SENSE以外的PI中也可以看到同样的倾向。

以下展示了几种降采样方法的g因子。颜色越白，g因子越高。降采样采集的伪影重叠面积越大，g因子越高。特别是当它们在距离线圈较远的地方重叠时，g因子往往会增加。根据这一特性，当缩减因子R在一个方向上增加时，g因子往往会增加。考虑到降采样采集产生的伪影的位置，可以通过使用一维×一维或CAIPIRINHA减少伪影的重叠来降低g因子。

图10 | 线圈方向和g因子

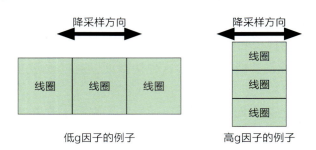

如果线圈元件在降采样方向上排列整齐，则g因子较低；如果降采样方向上的线圈元件数量不足，则g因子较高。至少需要与R相同数量或更多的线圈元件（图10）。

PI的图像重建过程

最后，简要介绍主要的图像重建过程。

图像域重建方法见图11。

图11 | 图像域方法的重建过程

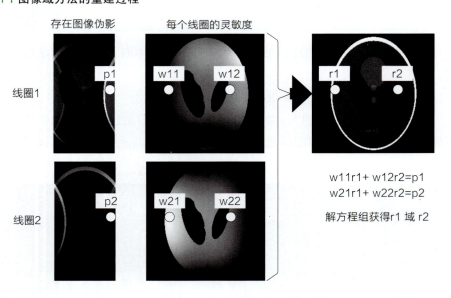

利用成像原理，利用混迭图像与敏感度信息构建方程组，通过解方程组重建图像。然而，某些降采样采集方法并不具备这种功能。

k空间插值型（图12）

图12 | k-空间插值重建过程

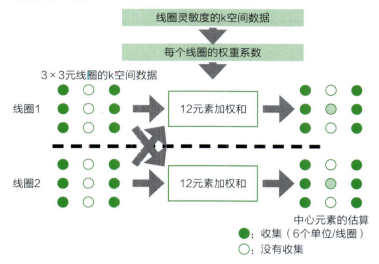

对于k空间上未采集的每个元素，通过计算以其为中心的临近已采集元素的加权和来估算。这里使用的权重是从用于线圈灵敏度的k空间数据中获得的。不过，某些降采样采集方法无法使用这些权重。

迭代操作类型（图13）

图13 | 迭代重建过程

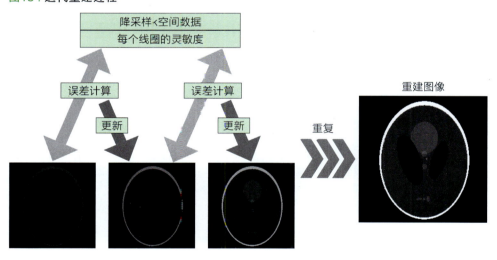

通过重复利用已采集的降采样k空间数据确定和更新误差的操作，获得重建图像。通常与压缩感知等其他方法结合使用。无论采用何种降采样采集方法，都可以使用这种方法。

EPI：平面回波成像；SNR：信噪比；FOV：视场；CAIPIRINHA：受控异相并行成像结果；IN Higher加速度

② 压缩感知的概念

篠原広行

压缩感知（compressed sensing）是从少量数据中重建原始信号的理论[1]，并已应用于磁共振成像[2]。压缩感知磁共振成像包含三个要素：

1）稀疏变换；

2）随机抽样；

3）非线性图像重建。

目前已作为一种快速成像方法投入实际应用。稀疏的意思是稀少，稀疏变换是将原始图像变换成具有许多零分量的图像的过程。大多数MR图像并不稀疏，因为其中大多数图像的零分量很少，但可以通过图像的梯度或小波变换将其变换成具有许多零分量的图像。随机取样通过以不等间隔进行相位编码来减少数据量。傅立叶变换是一个线性过程，使用傅立叶变换进行的图像重建是线性图像重建。非线性图像重建是一个取决于信号值的过程，例如将接近零的信号值设置为零或稍微降低信号值。

图1给出了压缩感知磁共振成像的概况。观测矩阵A表示磁共振成像中的傅立叶变换。公式[2]的第一项用欧氏距离（即矢量分量平方和的平方根，称为L2范数）$\|Ax-y\|_2^2$表示根据图像x计算的数据与实际采集数据y之间的一致性。下标2代表L2范数的二次方，上标2代表L2范数的平方。第二项是正则化项$\|\psi x\|_1$，代表由于图像先验信息等造成的约束条件，下标1代表L1范数（矢量各分量的绝对值之和）。

图1 | 压缩感知磁共振成像观测数据和图像重建

$$y = Ax + n \qquad [1]$$

y：观测数据，A：观测矩阵，x：信号（未知数），n：加法噪声

在取样不足的情况下，观测数据小于未知数，A中的行数小于列数，因此方程[1]无法求解。

求解式2需要一个约束条件[信号稀疏，有许多零分量]。压缩感知利用L1范数约束（公式[2]中的第二项）和非线性图像重建技术，找到最小化公式[2]的x。

$$\min_{x}\left\{\frac{1}{2}\ \|Ax-y\|_2^2 + \|\Psi x\|_1\right\} \quad \Psi：稀疏变换矩阵 \qquad [2]$$

图2显示了稀疏信号x（未知数N）、观测矩阵A（M行，N列）和观测数据y（数据数$M < N$）之间的关系。稀疏变换允许通过最小化L1范数从比未知数更少的观测数据中重建x。

图2 | 用L1范数从稀疏信号中恢复信号

如果已知信号是稀疏的，那么就寻找一个稀疏的解。

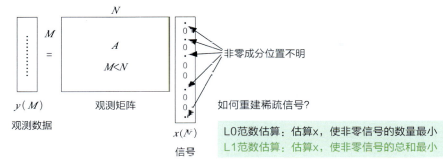

非零成分位置不明

如何重建稀疏信号？

L0范数估算：估算x，使非零信号的数量最小
L1范数估算：估算x，使非零信号的总和最小

图3显示了随机取样的一维信号示例[8]。

a：真实空间数据的数量（N=128）中，非零信号数（K）为5的原始信号，其中0.4等数字表示信号值。

b：通过对a的k空间数据（N=128）进行傅立叶逆变换，将等间距为75%（采集率R=0.25）的几个数据转换回真实空间后得到的信号。黑线表示a的原始信号，绿线显示的是由于不符合采样定理而导致的混迭。

c：在原始信号a上叠加了均值为0、标准偏差为0.05的高斯噪声的真实空间数据。

d：从a的k空间数据中随机提取75%的稀疏数据进行傅立叶逆变换，还原至真实空间后得到的信号，原始信号无法在特定位置重建；与b中的混迭相比，随机取样中的混迭效应减弱，原始信号中没有的额外峰的出现模式，与c中的信号+噪声类似。与c中的统计噪声不同，d中的噪声模式是由于采样不足和泄漏到其他位置导致。

图3 | 等间距k空间数据采样和随机间距k空间数据采样（一维模型）

a　原始信号K=5

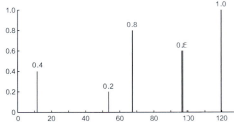

b　信号（黑线）+重复信号（红线）

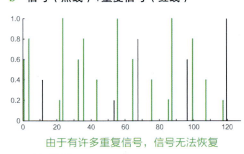

由于有许多重复信号，信号无法恢复

c　信号+噪音

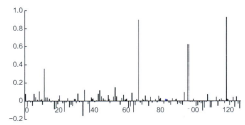

d　随机抽样

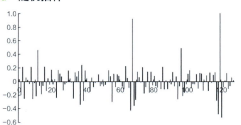

混迭是非致命的，是一种噪音模式

图4显示了使用L1范数对一维信号进行非线性重建的情况[8]。

a：实空间稀疏信号（N=128，K=5）；b：随机采样的L1重建，采集率 R=0.5；c：R=0.4；d：R=0.3。重建信号与原始信号有差异，但近似。

图4 ｜ k空间采集率和信号重建（一维模型）

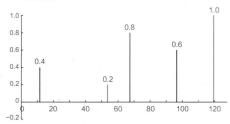

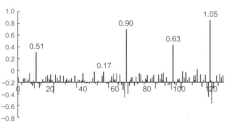

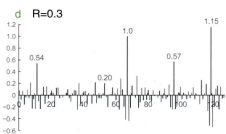

图5显示了二维正交坐标下的压缩感知磁共振成像。

a：在二维正交坐标系的k空间进行完全采样（R=1）时，白色图像代表采样点。

b：通过二维傅立叶反变换将a变换回实空间，点扩散函数（PSF）变为三角函数。

c：相位编码为等间隔减半，频率编码为全采样时的k空间，白色表示采样的点，黑色表示不采样的点。

d：从c回到实空间的二维傅立叶反变换在两个位置上产生一个三角函数。原点处的三角函数是真实信号，−128处的三角函数是折返产生的重复信号。

e：相位编码随机抽样，在原点周围密集抽样，在原点以外稀疏抽样（R=0.5）。

f：通过二维傅立叶逆变换从e返回实空间的PSF。未观察到如d所示的混叠效应，PSF呈现噪声模式。

g：利用二维傅立叶逆变换进行线性图像重建，图像模式略有噪声。

h：利用方程[2]进行非线性图像重建。

图6显示了三维正交坐标下的压缩感知MRI。

a：R=0.3的线性图像重建；b：基于方程[2]的非线性图像重建

a的PSF是一个噪声模式，重建的图像噪声大且模糊；b的PSF接近于三角函数，没有观察到a的噪声现象。

图5 | 二维正交坐标的压缩感知磁共振成像

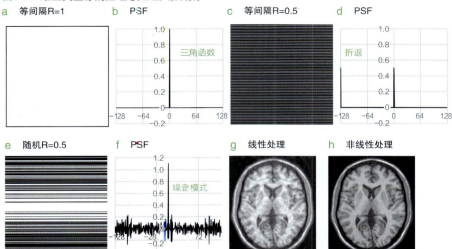

a 等间隔R=1　　b PSF　　c 等间隔R=0.5　　d PSF

三角函数

折返

e 随机R=0.5　　f PSF　　g 线性处理　　h 非线性处理

噪音模式

图6 | 三维正交坐标的压缩感知磁共振成像

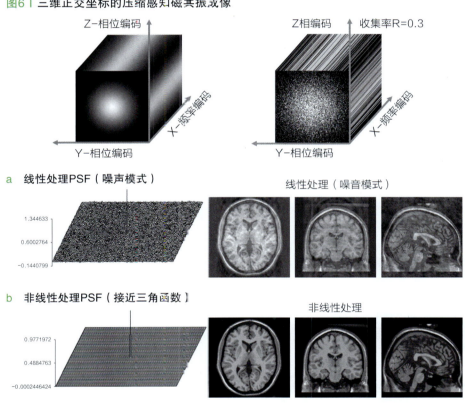

Z-相位编码　　X-频率编码　　Y-相位编码

Z相编码　　收集率R=0.3　　X-频率编码　　Y-相位编码

a 线性处理PSF（噪声模式）　　线性处理（噪音模式）

1.344633
0.6002764
-0.1440799

b 非线性处理PSF（接近三角函数）　　非线性处理

0.9771972
0.4884763
-0.0002446424

[1] Donoho D. Compressed sensing. IEEE Trans. Inf Theory 2006; 52: 1289-306.
[2] Lustig M, Donoho DL, Pauly JM. Sparse MRI: The application of compressed sensing for rapid MR imaging. Magn Reson Med. 2007; 58: 118-1195.
[3] 玉田大輝. 圧縮センシングを用いたMR高速撮像法. 医学物理 2015; 35, Sup. 4: 29-37.
[4] 篠原広行, 橋本雄幸, 竹山信之, ほか. 数値および視覚による3次元直交座標サンプリングを用いた圧縮センシングMRIの評価. 医学物理 2017; 37: 70-84.
[5] 篠原広行, 橋本雄幸. 数値および視覚による2次元直交座標サンプリングを用いた圧縮センシングMRIの評価. 医学物理 2017; 37:137-49.
[6] 篠原広行. 画像再構成の基礎(2)−逐次近似法の原理−. 日放技学誌 2014; 70: 406-15.
[7] 篠原広行, 橋本雄幸, 竹山信之, ほか. 数値および視覚による2次元極座標サンプリングを用いた圧縮センシングMRIの評価. 医学物理 2017; 37: 150-64.
[8] 篠原広行, 橋本雄幸. 圧縮センシングMRIの基礎. 医療科学社, 2016.

PSF：点扩散函数。

③ C-SENSE 的临床应用

野田誠一郎

简介

　　近年来，压缩感知（CS）作为一种新型高速成像技术备受关注：CS是一种从少量采样数据中估算出图像所需的基础数据并重建图像的技术。P公司的压缩SENSE（C-SENSE）是一种将SENSE算法与CS相结合的方法，有望在保证图像质量的同时显著缩短成像时间。本章概述了 "C-SENSE" 在临床实践中的应用。

关于C-SENSE

　　C-SENSE是一种利用SENSE和CS的特点并对各自的问题进行补偿的技术，SENSE的优点是在不改变组织对比度和空间分辨率等影响诊断成像质量的参数的情况下缩短成像时间。然而，设置过高的SENSE因子会导致噪声和重建误差增加。另一方面， CS可以通过随机降采样缩短成像时间，并通过去噪抑制噪声增强。C-SENSE是SENSE和CS的融合，通过利用CS的去噪效果，将混迭伪影水平降至最低，并将高加速倍数的噪声增强降至最低（图1）。除了二维成像，P公司的SENSE因子还可用于三维成像。在实际成像中，

图1 | C-SENSE概览

优化取样
（密集填充k空间中心，确保信噪比和对比度）

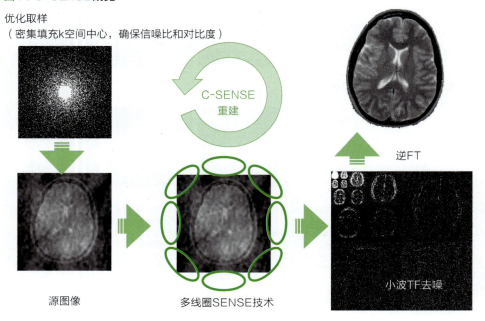

C-SENSE
重建

逆FT

源图像　　　　　多线圈SENSE技术　　　　小波TF去噪

SENSE因子变成了C-SENSE因子，在相同的成像条件下，可以实现成像误差和噪音的降低（图2），而无需改变任何其他参数。以前用2倍SENSE因子成像的序列，现在可以用4倍C-SENSE因子成像（图3）。例如，通过增加叠加次数（智能平均）来减少运动伪影的方法可用于屏气困难的患者。虽然增加叠加次数会延长成像时间，使其难以用于对比度增强动态成像，但通过使用C-SENSE，成像时间可以缩短，从而可用于动态成像（图4）。

图2 | SENSE和C-SENSE图像对比

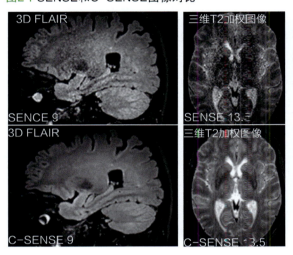

图3 | 主动脉夹层的应用

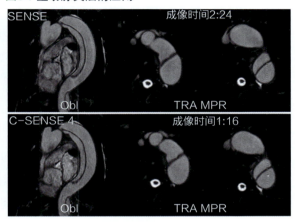

通过三维平衡-TFE联合呼吸门控技术进行主动脉夹层成像。以前，使用2倍加速的SENSE成像，而现在采用4倍加速的C-SENSE成像，成像时间缩短了一半，仍可获得与既往无差异的图像质量。

图4 | 疑似肾盂癌，屏气控制差的肾脏动态扫描

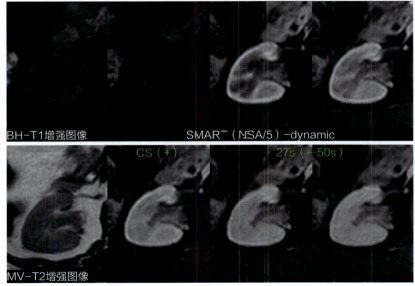

右肾盂癌动态成像。高龄无法屏气，如何处理？
SMART-增强图像，5次平均，采样CS 4倍加速，扫描时间由50秒降至27秒。它可用于动态对比增强腹部检查，在自由呼吸状态下进行约30秒钟的连续动态成像，即可获得足够的动态信息，从而达到诊断目的。过去，在上腹部磁共振成像检查中，无法屏气的患者不适合进行磁共振成像检查，但通过有效利用C-SENSE，可以获得图像而不会出现任何诊断问题。

临床应用

❸ C-SENSE 的临床应用　　**53**

冠状动脉图像

　　我们医院引入心脏筛查已有一段时间，受检者冠状动脉检查的成功率几乎达到100%。不过，也有图像质量下降的情况，影响图像质量的因素包括心律不齐、呼吸波动和身体移动。将这些因素降至最低的最有效方法就是缩短成像所需的时间。在其他参数不变的情况下，仅采用SENSE的加速倍数为2.6，采用C-SENSE加速倍数为5，结果显示，仅使用SENSE时的平均实际成像时间为362.2秒，使用 C-SENSE时为200.1秒。对心肌和冠状动脉的对比度进行了检验，发现两者之间没有明显差异。对冠状动脉的目视评估在每个区段也没有明显差异。与之前的纯SENSE成像时间相比，时间大幅缩短了44.7%，而图像质量保持不变。这被认为有助于减少运动伪影，我们医院目前正计划在日程使用中改用C-SENSE 5倍加速（图5）。

心肌图像

　　目前，在以心肌为目标的检查中， C-SENSE已被纳入cine、BB-STIR、灌注和LGE中，在2D cine成像中，即使C-SENSE因子速度提高到4倍，成像时间也能比以前的SENSE缩短50%，而图像质量不会下降。特别是，LGE之前一直使用IR方法成像，但随着C-SENSE的引入，屏气时间缩短，屏气次数减少，现已能额外采集以往无法实现的相位敏感反转恢复（PSIR）序列。PSIR方法与IR方法一样，都是在TI设置下采集图像，然后在第二次心动周期时采集IR脉冲的T1对比图像。这是一种特殊的成像技术，可在两次心动周期中采集图像，虽然2D-PSIR很难在一次屏气中采集多幅图像，但现在可以使用C-SENSE一次采集

图5 | C-SENSE联合MRCA

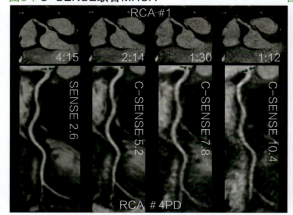

这是C-SENSE联合MRCA的初步研究。当C-SENSE因子增加至7~10倍时，图像质量会逐步下降。各自的成像时间分别为4分15秒、2分14秒、1分30秒和1分12秒。我院的心脏检查以前使用SENSE2.6，现在则以C-SENSE因子5作为基本倍速。

图6 | 在心肌成像中的应用

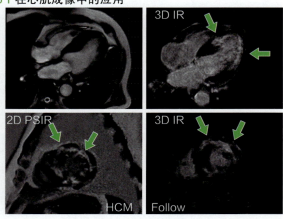

这是一例肥厚型心肌病病例。心肌出现肥厚，还能看到斑片状的延迟强化（LGE），提示存在心肌损伤。在反转恢复（IR）法中，为了清晰显示心肌病等疾病微弱的造影效果，需要使用Look-Locker法来调整心肌信号。而相位敏感反转恢复（PSIR）法不需要用Look-Locker法对心肌信号进行严格调整，就能够简便地进行成像。

多幅图像（图6）。

躯干部DWI

  2015年，日本临床肿瘤学会发布了《骨转移瘤治疗指南》。根据该报告，MRI比骨闪烁成像具有更高的敏感性和特异性。如果联合使用弥散加权成像可进一步提高特异性，建议将两者结合使用。高原等提出可以将全身弥散加权成像（DWIBS）[1]用于寻找躯干的骨转移灶，但遗憾的是，由于弥散加权成像采用EPI序列，现在无法使用C-SENSE。我院以前的成像方案包括在有限的检查时间内采集DWIES、T2加权和T1加权图像，但在引入C-SENSE后，修改了成像方案：以往，在1~2min内分别采集脊柱矢状面和冠状面的二维多切片T1加权图像；现在，T1加权图像被基于C-SENSE的3D-T1 VISTA所取代（图7）。

图7丨将C-SENSE引入躯干部DWI检查

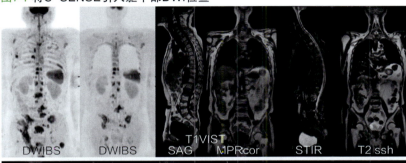

DWIBS | DWIBS | T1VIST SAG | MPRcor | STIR | T2 ssh
水 | 同相 | 反相 | 脂肪 | b1000 | ADC
T2 ssh | b0

这是躯干弥散加权成像（DWI）检查的常规操作。引入了C-SENSE技术，对检查协议进行了全面更新。

采用12倍的高倍速，在1分34秒内完成了矢状位成像。由于采用的是3D成像技术，其优点是能够将图像重新构建成冠状位和横断面等任意断面的图像。此外，由于缩短了成像时间，还增加了脊椎矢状位的短反转时间反转恢复序列（STIR）以及屏气多回波同反相位 Dixon（mDIXON）序列成像，这对骨转移和红骨髓的鉴别诊断很有帮助。

最后

  C-SENSE目前还不能用于EPI序列，但希望它能得到进一步发展。在临床实践中，缩短检查时间是一个永恒的课题，而C-SENSE被认为能够实现这一目标的工具。在有限的时间内缩短成像时间，可使急诊磁共振成像顺利进行，并可增加新的序列，比以往更容易进行重新成像和额外成像。我们希望这将有助于确保未来磁共振成像检查的质量。

[1] Takahara T, Imai Y, Yamashita T, et al. Diffusion weighted whole body imaging with background body signal suppression (DWIBS): technical improvement using free breathing, STIR and high resolution 3D display. Radiat Med 2004; 22: 275-82.

IR：反转恢复；PSIR：相位敏感反转恢复；
DWIBS：背景抑制弥散加权成像；EPI：平面回波成像

④ **HyperSense**

竹井直行

什么是HyperSense？

　　HyperSense是 Ｇ 公司使用的压缩感知（CS）与自动校准k空间并行成像（ARC）相结合的加速技术。

联合使用ARC和CS

- ARC和CS采用不同的原理，可以联合使用。与单独使用相比，联合使用时图像伪影更少，成像时间更短。
- ARC是利用多线圈接收灵敏度差异产生的多幅图像的冗余，而CS利用的是图像本身的冗余。

　　⇒通过结合不同的原理，尽可能多地降低图像重建所需的数据，从而实现加速成像。

图1 | 仅ARC、仅CS和ARC +CS的比较

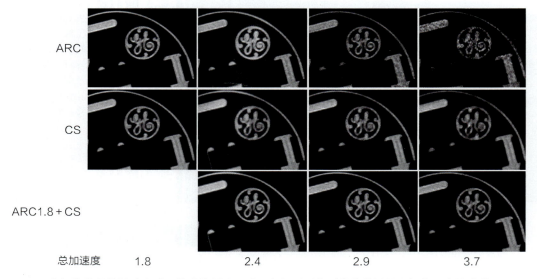

总加速度	1.8	2.4	2.9	3.7

当相位编码数量减少时，单独使用ARC（上行）可观察到接收线圈的几何位置会导致噪声增加。单独使用CS则出现图像模糊（中行）。联合使用时，获得的图像伪影较少（下行）。

采样模式和图像重建

- ARC是一种并行成像技术，需对k空间进行等间隔降采样，而CS则需要随机取样。如图2所示，HyperSense通过在ARC和CS的分层结构中设计采样模式来解决这一问题。因此，可以在混叠层面上进行随机取样。

- 成像后，按照CS和ARC的顺序对图像进行重建；通过将ARC和CS的处理分离，在CS处理过程中能够确保随机性，以及对稀疏表示图像的忠实复原，同时，由于可以减少每次迭代的计算量，因此缩短了重建时间。

图2 | 从设置采样模式到图像重建的过程

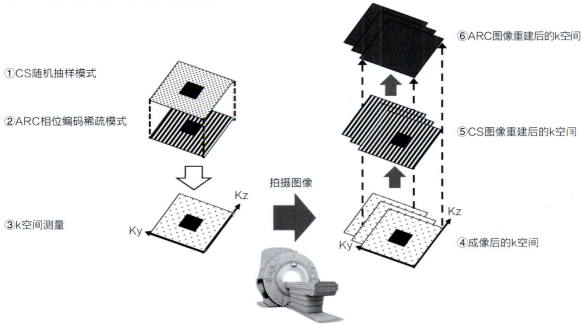

①CS随机抽样模式

②ARC相位编码稀疏模式

③k空间测量

Kz

Ky

拍摄图像

⑥ARC图像重建后的k空间

⑤CS图像重建后的k空间

④成像后的k空间

Kz

Ky

采样模式是通过对ARC相位编码稀疏模式（②）□剩余的采样数据进行CS随机采样（①）而生成的（③）。中间的黑色方块表示进行全采样数据采集：在磁共振设备成像后，多线圈会产生多个k空间（④），随后依次进行CS图像重建和ARC图像重建，使k空间被完全填充（⑤、⑥）。图中显示的是二维相位编码平面，黑色表示数据已被填充。

HyperSense应用实例

图3 | 使用HyperSense获得的头部3DTOF–MRA图像

FDV 19cm，层厚0.8mm，Matrix 512×400，ARC 2.0，HgperSense因子2.5。成像时间6分6秒。

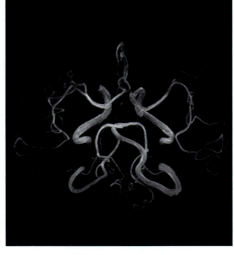

[1] Lustig M, Donoho DL, Pauly JM. Sparse MRI: The application of compressed sensing for rapid MR imaging. Magn Reson Med 2007; 58: 1182-95.
[2] King K, Xu D, Brau CA, et al. A New Combination of Compressed Sensing and Data Driven Parallel Imaging, Proc ISMRM 2010: 4881.
[3] Brau AC, Beatty PJ, Skare S, Bet al. Comparison of reconstruction accuracy and efficiency among autocalibrating data-driven parallel imaging methods. Magn Reson Med 2008; 59: 382-95.

ARC：笛卡尔成像的自动校准重建。

技术事项 二

临床应用

⑤ 深度学习在医学中的应用

平原大助

人工智能（AI）

- 人工智能分为两种类型：一种是创造本身具有人类智能的机器，另一种是让机器用自己的智能做人类所做的事情。
- 过去曾出现过两次AI热潮，但依靠人工特征设计的AI有其局限性。
- 随着深度学习的诞生，迎来了第三次AI热潮。
- 人工智能（AI）的技术之一是机器学习（ML），而机器学习的方法之一是深度学习（图1）。
- 机器学习是一种基于给定数据让模型进行学习的机制，大致分为三类：有监督学习、无监督学习和强化学习（图2）。

图1｜人工智能、机器学习和深度学习

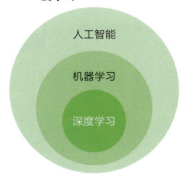

（根据参考文献1编写）。

图2｜机器学习的培训类型

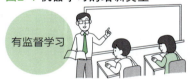
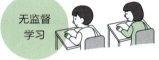
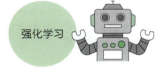

从问答中了解趋势
- 回归
- 分类

学习问题的结构
- 聚类分析
- 降维

通过试错来学习行动
- 多臂老虎机算法（Bandit Algorithm）
- Q学习

（根据参考文献1编写）。

机器学习（ML）

- ML是一种通过让计算机处理大量数据进行学习并自动构建分类、数字预测算法和模型的技术。
- ML有一个称为神经网络的模型，它模仿人脑的神经回路（图3）。

- 神经网络的结构包括输入数据的输入层、处理输入层权重的中间层和输出结果的输出层。
- "有监督学习"：机器学习模型通过比较答案和输出之间的误差进行学习，使输出最接近教师给出的答案。
- "无监督学习"：通过学习给定数据的特征，提供对数据的解释。
- "强化学习"：通过模型自身的试错来实现最佳系统控制，从而达到既定的目的和目标。

图3 | **神经元和神经网络**

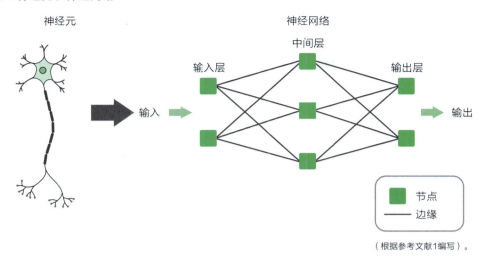

（根据参考文献1编写）。

深度学习（DL）

- DL是一种利用多层结构的人工神经网络，机器自动从数据中提取特征并自动建立算法和模型的技术，无需人工辅助。
- 这种方法有可能通过增加神经网络的中间层数量，从而提高精确度（图4）。

- 增加中间层可以拓宽可表示的范围，使复杂数据的学习成为可能[2]。
- 用于深度学习模型的卷积神经网络可提取图像特征（卷积神经网络：CNN）。
- CNN通过在卷积层提取特征、在池化层压缩信息、生成高级特征图并进行预测，可以高精度地执行图像识别和图像分类任务。

图4 | **图像识别深度学习实例**

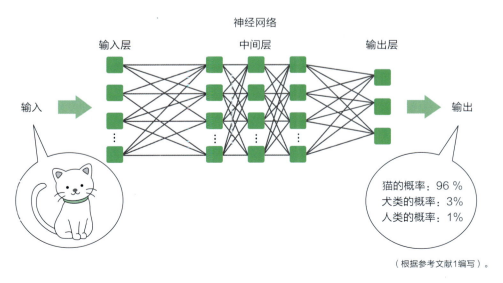

（根据参考文献1编写）。

人工智能（主要是深度学习）在医学中的应用

- 医疗、护理和康复记录的摘要和分析。
- 人工智能问诊。
- 通过心电图和脉搏血氧计信号分析预测病情变化。
- 根据症状和疾病推荐检查项目和处方药物。
- 预测住院病人跌倒风险。
- 门诊病人的传染病预测。
- 预测和早期发现未来的疾病暴发（应用于预防医学）。
- 其他涵盖医疗全领域的服务。

- 如果将图5所示的人工智能投入实际应用，就有可能在救护车转运途中判断是否应进行导管插入，并在救护车抵达后立即开始治疗，从而提高抢救成功率、减少工作人员负担并降低医疗成本[2]。

- 人工智能还可以执行医疗安全所需的双重检查和患者监控，减轻人力负担，减少失误。

- 使用高精度的人工智能骨骼检测系统，以相机图像作为判断康复效果的数据，可以消除治疗师的主观性，实现客观、量化的效果评估。

- 通过利用高精度AI骨骼检测系统评估护理人员在协助过程中的骨骼动作，可以实现对护理人员和被护理者负担都较小的协助动作。

- 通过深度学习模型提供客观评估，有望提升各种医疗行为的教育效果。

- 在预防医学领域的应用中，通过依据健康检查结果和影像检查结果等预测疾病发生概率及发病时间，有助于延长健康寿命，并可将医疗资

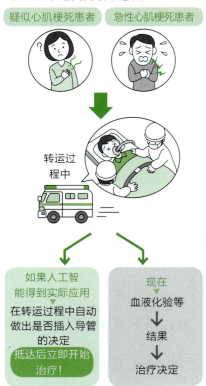

图5 | AI心电图判读示意图

疑似心肌梗死患者 / 急性心肌梗死患者

转运过程中

如果人工智能得到实际应用
在转运过程中自动做出是否插入导管的决定
抵达后立即开始治疗！

现在
血液化验等
↓
结果
↓
治疗决定

人工智能（主要是深度学习）在诊断成像中的应用

- 提高图像质量（降噪和超分辨率）
- 消除伪影
- 异常结果检测
- 缩短检查时间（如CT平扫→对比增强CT成像）
- 人工智能诊断辅助工具
- 搜索类似发现的图片
- 影像诊断报告自动生成
- 根据图像预测生物标记物和基因信息

源集中分配给真正需要的医疗服务人群。

- 现以作者开发的深度学习模型为例，介绍深度学习在诊断成像中的应用。

- 如果深度学习可以提高图像质量，那么它不仅可以用于进一步提高图像质量，还可以用于减少曝光剂量和检查时间。

- 深度学习模型可以学习噪声特征，从而去除噪声，提高图像质量（图6）。现已研发出从噪声和清晰图像中学习的模型，以及只从噪声图像中学习的模型[4]。

- 通过将低分辨率图像与高分辨率图像配对，并让深度学习模型学习像素变换，就可以实现超分辨率（图7）。一个典型的超分辨率模型是SRGAN[5]。

图6 | 利用深度学习模型降低噪声（上排：DWIBS，下排：对比增强CT）

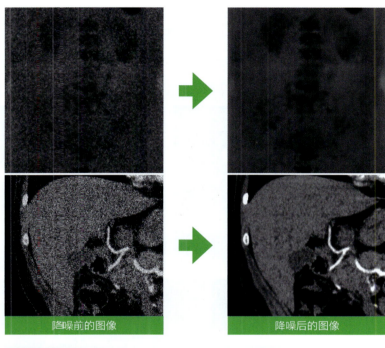

降噪前的图像　降噪后的图像

图7 | 超分辨率深度学习模型（左：原始图像103×91，右图：超分辨率模型输出图像412×364）

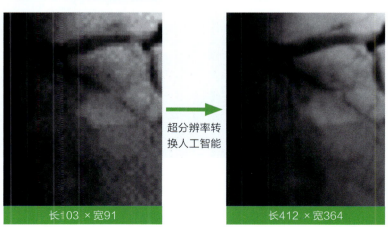

超分辨率转换人工智能

长103×宽91　长412×宽364

数字系统之所以使用数字变焦，是因为无法像光电倍增管那样在不同的放大倍数之间切换。在使用数字变焦时像素粗糙度明显的情况下，如果能将分辨率提高到图7所示的4倍，可以提高外科医生的操作安全感。

- 深度学习可通过多种方式用作诊断辅助工具，例如检测病变特征、对检测到的病变进行分类、生成缺失的对比度图像以及从平扫图像中预测对比度。
- 可通过借鉴自动驾驶等领域的物体检测技术，实现病变特征的自动识别（图8）。
- 在MRI检查中，如果无法保证磁场均匀，脂肪抑制成像会变得困难。针对这种情况，让深度学习模型学习T1加权像、T2加权像和脂肪抑制T2加权像这一组图像，输入T1加权像和T2加权像，就能输出接近脂肪抑制T2加权像的图像（图9）。
- 肾功能不全患者不能进行造影检查。对比增强CT检查可以改善对比度，提高诊断能力。让深度学习模型学习平扫图像和造影图像的配对数据，输入平扫图像就能输出类似造影图像的图像（图10）。
- 还可以期待能从既往数据中查找相似病症表现的模型、辅助生成影像诊断报告的模型，以及根据图像信息预测生物标志物和基因信息的模型[6]。

图8 | 图像检测深度学习模型（上图：胸部X线图像检测分类模型，下图：三维图像动脉瘤检测模型）

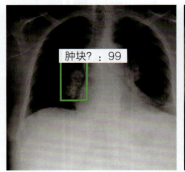 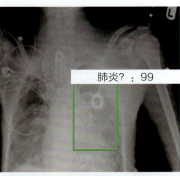 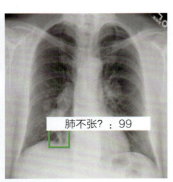

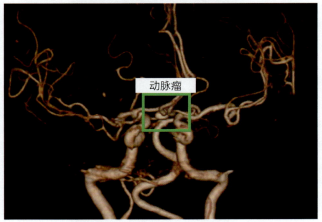

图9 | 输出脂肪抑制T2加权图像的深度学习模型

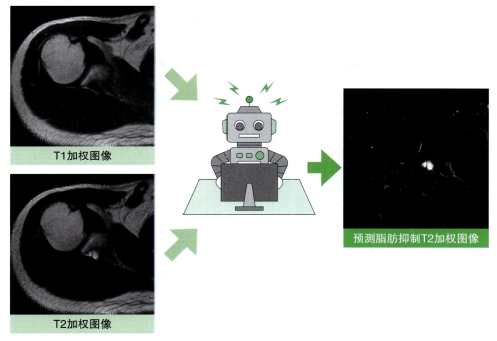

T1加权图像

T2加权图像

预测脂肪抑制T2加权图像

图10 | 对比度增强图像预测深度学习模型

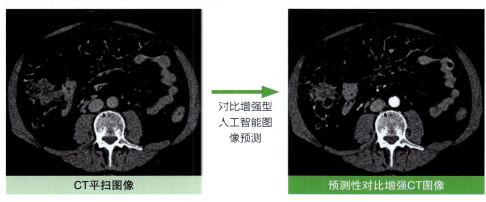

CT平扫图像

对比增强型人工智能图像预测

预测性对比增强CT图像

[1] https://ainow.ai/artificial-intelligence-3/#:~:text=%E6%A9%9F%E6%A2%B0%E5%AD%A6%E7%BF%92%E3%82%84%E3%83%87%E3%82%A3%E3%83%BC%E3%83%97%E3%83%A9%E3%83%BC%E3%83%8B%E3%83%83%B3%E3%82%82%E3%82%BD%E3%81%5AA%E3%81%A9%E3%81%AE%E6%8A%80%E8%A1%93%E3%81%AB%E3%81%A4%E3%81%84%E3%81%A6%E8%A7%A3%E8%AA%AC,%E6%80%A7%E3%81%AB%E3%81%A4%E3%81%84%E3%81%A6%E8%A7%A3%E8%AA%AC%E3%81%97%E3%81%BE%E3%81%99%E3%80%82

[2] Krizhevsky A, Sutskever I, Hinton GE. "ImageNet classification with deep convolutional neural networks," Advances in neural information processing 25.

[3] Goto S, Kimura M, Katsumata Y, et al. "Artificial intelligence to predict needs for urgent revascularization from 12-leads electrocardiography in emergency patients," 2019.

[4] Lehtinen J, Munkberg J, Hasselgren J, et al. "Noise2Noise: Learning image restoration without clean data," International Conference on Machine Learning (ICML), 2018.

[5] Ledig C, et al. "Photo-realistic single image super-resolution using a generative adversarial network," 2017. IEEE Conference on Computer Vision and Pattern Recognition (CVPR), Honolulu, HI, 2017, p105-14, doi: 10.1109/CVPR.2017.19.

[6] Gevaert O, Xu J, Hoang CD, et al. "Non-small cell lung cancer: Identifying prognostic imaging biomarkers by leveraging public gene expression microarray data-methods and preliminary results," Radiology 2012; 264: 387-96.

ML：机器学习；DL：深度学习

⑥ 深度学习重建

原冈健太郎

磁共振成像中的深度学习重建（DLR）

- 深度学习是以人类脑神经回路为模型，运用多层神经网络，在无需人类指定的情况下自行提取特征并进行学习。近年来，基于深度学习的重建技术（DLR）也开始应用于磁共振（MR）图像领域。

- DLR是一种通过学习表示输入图像与输出图像之间关系的神经网络，从而应用于降噪、去除伪影、超分辨率等多个领域的图像重建技术，并且已有研究报告将其作为构成MRI（磁共振成像）的一项新技术。

利用深度学习的降噪重建技术

- 本章介绍了一个使用高级智能Clear-IQ引擎（AiCE）去除噪音的实例。

- AiCE是一种基于深度学习的去噪重建技术，使用低信噪比的输入图像与高信噪比的标准答案图像来训练卷积神经网络（CNN）。

- 首先，分离低频和高频分量，从包含结构边缘和噪声的高频分量中仅去除噪声。随后，将仅包含结构边缘的图像添加到低频图像中。这样，在去除噪声的过程中不会引起信号变化，而且该系统具有很强的通用性，不受图像对比度种类以及各种成像参数和接收线圈差异引起的噪声水平的影响[1]（图1）。

图1 | AiCE概念图

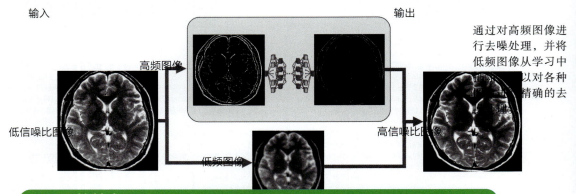

AiCE的特点

- 一般的平滑滤波器会在去除噪声的同时会导致像素值变化，并在与原始图像的差值中观察到信号变化（图2）。相比之下，使用AiCE时，在差值图像中只能观察到噪声成分。换句话说，AiCE可以有选择性地去除噪音。此外，它具有很高的降噪性能，同时像素值几乎不会发生变动。因此，它也有望应用于定量分析等各种图像分析中。

图2 | AiCE的特点

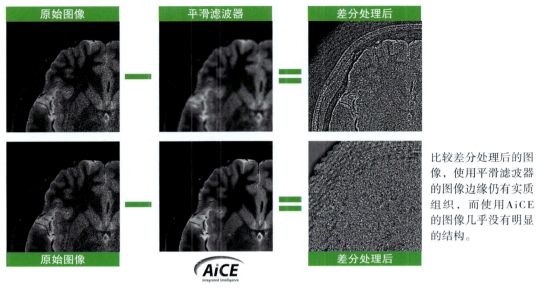

比较差分处理后的图像，使用平滑滤波器的图像边缘仍有实质组织，而使用AiCE的图像几乎没有明显的结构。

AiCE的成效

图中展示了将AiCE应用于高分辨率头部成像的实例。

- 当叠加次数为1时，噪声的影响非常明显，但如果将AiCE应用于图像，则可获得相当于10次叠加的图像质量。
- 因此，AiCE不仅能通过去除噪声提高图像质量，还能缩短成像时间（图3）。

图3 | 将AiCE应用于头部高分辨率图像的示例

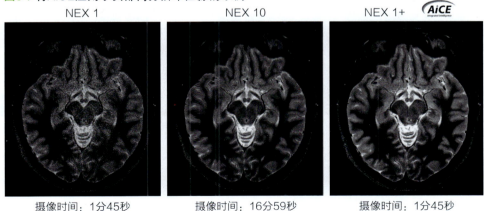

PDWI，STIR，1024×1024矩阵、3mm切片厚度
将AiCE应用于一次叠加的图像，可以得到噪声较少的图像

[1] Kidoh M, Shinada K, Kitajima M, et al. Deep Learning Based Noise Reduction for Brain MR Imaging: Tests on Phantoms and Healthy Volunteers. Magnetic Resonance in Medical Sciences 2019: mp. 2019-0018.

CNN：卷积神经网络。

技术事项 二

临床应用

⑦ 图像质量评估方法（SSIM）

鈴木雄一

- SSIM[1]–MSE–PSNR：是图像压缩（如jpg格式）中用于评估图像和视频"质量下降"的方法，也可用于各种MRI质量评估。
- DICE系数：最初是一种集合相似性评价方法，用于纤维束成像的一致性评价方法。

SSIM（结构相似性）指数

- 结构的相似度$s(x,y)$由亮度$l(x,y)$和对比度$c(x,y)$的乘积计算得出。

$$l(x,y)=\frac{2\mu_x\mu_y+C_1}{\mu_x^2+\mu_y^2+C_1} \quad c(x,y)=\frac{2\sigma_x\sigma_y+C_2}{\sigma_x^2+\sigma_y^2+C_2} \quad s(x,y)=\frac{\sigma_{xy}+C_3}{\sigma_x\sigma_y+C_3}$$

$$SSIM(x,y)=\frac{2(\mu_x\mu_y+C_1)(2\sigma_{xy}+C_2)}{(\mu_x^2+\mu_y^2+C_1)(\sigma_x^2+\sigma_y^2+C_2)}$$

x是原始图像，y是对比图像，μ是区域内像素平均值，σ是标准差，σ_{xy}是协方差。其中L是动态范围，则C_1和C_2由$C_1=(K_1L)^2$，$C_2=(K_2L)^2$给出，$C_3=C_2/2$，$K_1=0.01$和$K_2=0.03$。

- 计算每个小区域（如11×11体素，M）的平均值（MSSIM）。

$$MSSIM(x,y)=\frac{1}{M}\sum_{i=1}^{M}SSIM(x_i,y_i)[a.u]$$

SSIM指数的特点

- 还可以绘制地图，以便直观地识别劣化程度。
- 在0～1的范围内计算，数值越接近1，表明劣化程度越低（相似性越高）。

图1 | 锥体纤维束成像相似性评估

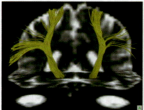 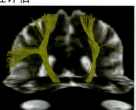 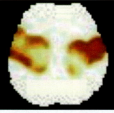 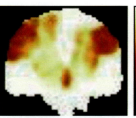

| GRAPPA2 | GRAPPA2 SMS2 | SSIM地图（轴向） | SSIM地图（冠状面） |

SSIM图的颜色越白，表示一致的区域越大，SMS同时多层面激发的次数

图2 | 对照参考图像（ARC2）评估TOF–MRA质量的衰减情况

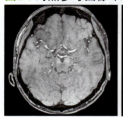 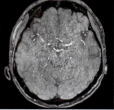 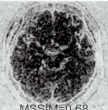 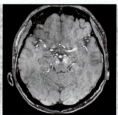 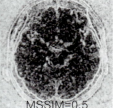

MSSIM=0.68   MSSIM=0.5

| ARC2 | ARC4 | ARC4（SSIM地图） | ARC2 CS2 | ARC2 CS2（SSIM地图） |

ARC：并行成像因子；CS：压缩感知。

均方误差（MSE）和峰值信噪比（PSNR）

MSE：均方误差越小，表示对比图像越接近原始图像。

$$MSE = \frac{1}{M \times N} \sum_{i=1}^{M} \sum_{j=1}^{N} \{T(i,j) - O(i,j)\}^2$$

M×N表示矩阵数，T表示原始图像，O表示对比图像。

PSNR：使用最大信号值计算的信号（S）与噪声（N）之比

$$PSNR = 10 \times \log_{10} \frac{MAX_T^2}{MSE} = 20 \times \log_{10} \frac{MAX_T}{\sqrt{MSE}} \ [\text{db}]$$

MAX表示图像中的最大信号值，8位图像为255。

- 在信号较强时经常使用：数值越大，衰减越小。
- 由于人的感知强度与韦白误–费希纳定律[2]中刺激量的对数成正比，因此采用分贝（db）作为感知评价量。

MSE和PSNRr的特征

- 劣化程度较少的对比图像：PSNR与主观性密切相关。
- 两幅图像完全相同：无法定义PSNR，因为MSE=0。
- 如果所有像素都有轻微位移：外观没有变化，但数值有明显变化。

DICE 指数

- 集合X和集合Y中共同元素的数量除以每个集合中元素数的平均值。

$$DICE\ 指数 = \frac{2 \times V(X \cap Y)}{V(X) + V(Y)}$$

图3 | DICE指数概念图

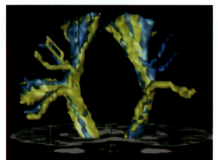

重叠度由蓝色纤维束体积V（X）、黄色纤维束体积V（Y）以及X和Y的重叠体积V（X∩Y）计算得出。

DICE指数的特点

- 完全不匹配为0（完全匹配为1）。
- 如果两个集合中元素的数量相差很大（例如X：Y=100：1），则数量会减少。

[1] Wang Z, Bovic AC, Sheikh HR, et al, IEEE Transactions on Image Processing, 2004; 13: 600-12.
[2] Fechner G. Elements of psychophysics. Vol. 1. Holt, Rinehart and Winston, New York, 1966.

技术事项 二

临床应用

① ProSet

田渕　隆

> 选择性激发水或脂肪的技术。
>
> ↓
>
> 水选择性激发图像≈脂肪抑制图像。

　　ProSet（Principle Of Selective Excitation Technique，选择性激励技术原理）是一种利用水和脂肪之间共振频率差异的选择性激励技术。因为水选择性激励图像最终呈现为脂肪抑制图像，它的应用范围很广。水选择性激励有时也被称为WATS。

特点

- 这是一种分脉冲照射的激励脉冲。
- 成像时间更短。
- 对磁场的不均匀性不敏感。

水选择性激发图像的脂肪抑制效果

图1 I 按类型划分的二项式脉冲脂肪抑制

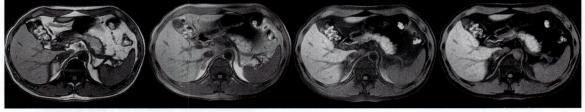

a　原始图像　　　　b　1-1　　　　c　1-2-1　　　　d　1-3-3-1

　　脂肪抑制效果因ProSet中使用的二项式脉冲[*1]类型而异。随着激励脉冲分割次数的增加，效果也会增加，1-3-3-1型可用于频率选择性脂肪抑制。（SPIR方法），相当于SPIR方法的抑制效果（图1）。

*1 二项式脉冲：
　　以1-1、1-2-1和1-3-3-1的比例（比率）分割的组成脉冲。

原则

> ProSet是一种基于水和脂肪[1]之间共振频率差异（相位差）的方法，使用二项式脉冲作为激励脉冲。

　　图2显示了以1-1二项式脉冲为例的激励方法。

图2 | 水选择性激励原理

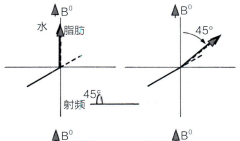

1−1 使用二项式脉冲进行90°激发时，需要使用两个45°脉冲。首先，照射第一个45°脉冲。

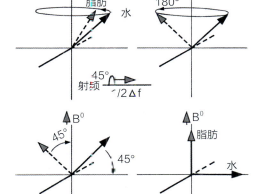

下降45°的水和脂肪的磁化率开始偏离相位，并在1/2周期（1.5 T时约为2.3毫秒）时处于相反相位。

相位反转时，再照射一个45°脉冲。结果，只有水的磁化被激发了90°。**水选择性激发（=WATS）**

附录：……
2第二个45°脉冲只激发脂肪磁化。
脂肪选择性激发（=FATS）

临床应用中的注意事项

1.最短TE的延长
原则上，ProSet的TE会随着激励脉冲数的增加而延长。

2.磁场不均匀造成的伪影与SPIR方法的对比（图3、图4）

图3 | 水选择性激励误差导致的残余脂肪信号

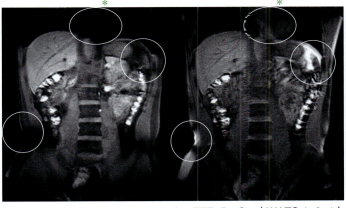

a　FFE+SPIR　　　　　b　FFE+ProSet（WATS 1−2−1）

在SPIR方法中，不均匀磁场的影响往往表现为信号缺失（＊），而在ProSet方法中，水选择性激励的误差表现为残余脂肪信号。

图4 | 应用于MRA和金属片的影响

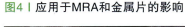
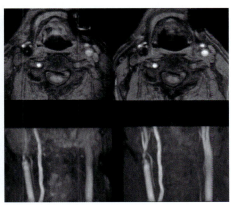

a　SPIR　　　　　b　WATS 1−1

水选择性激励方法不太可能导致水信号下降，因为重复时间可以设置得比SPIR方法短，后者是一种预处理脉冲，受金属片造成的不均匀磁场影响较小。

[1] Sklenar, Z Starcuk. I-2-1 Pulse Train. A New Effective Method of Selective Excitation for Proton NMR in Water. J Magn Reson 1982; 50: 435-501.

SPIR：频谱反转恢复；FFE：快速场回波；WATS：水选择性

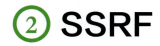

② SSRF

五十嵐太郎

什么是SSRF？

● SSRF（频谱空间射频）是一种脂肪抑制方法。
● 利用水和脂肪之间的化学位移所产生的相位差将二者分离。
● 施加基于二项式扩展（二项式脉冲）的多组射频脉冲。
● 在对水磁化和脂肪磁化施加一个 $\alpha°$ 射频脉冲后，在它们处于相反相位时再次施加一个射频脉冲。射频翻转角的强度以二项式展开为基础，只激发水磁化（图1）。
● 频率与每个切片相匹配，因此，相比CHESS对不均匀磁场更具鲁棒性。
● 由于射频应用总时间较长，TE会被延长。
● 可与其他脂肪抑制方法（如CHESS、STIR）结合使用。

图1 | 二项式激发脉冲对水和脂肪的激励（以1 – 1二项式激励脉冲为例）

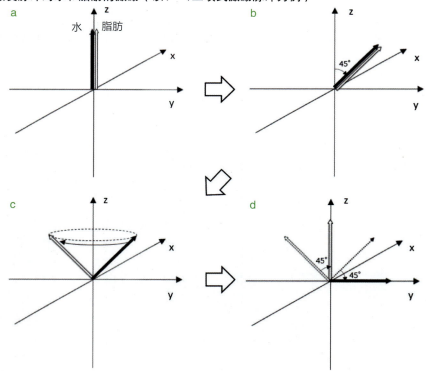

a：水与脂肪的磁化矢量处于热平衡状态
b：$\alpha°$ RF脉冲使磁化矢量下降45°。
c：停止施加射频后，通过横向弛豫分散磁化。
d：在达到反相位的时间点，用一个 $\alpha°$ 射频脉冲再次将磁化反转45°。
脂肪的磁化在Z轴上返回，只有水的磁化在Y轴上被激发。不产生横向磁化的脂肪信号会被抑制，从而获得反映水信号的图像。

应用实例

图2 | 骨盆T1加权GRE序列脂肪抑制方法的比较

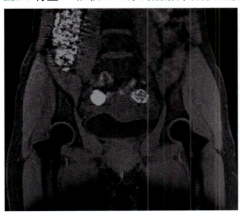 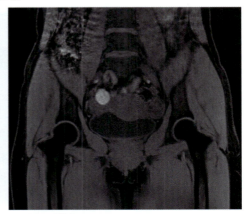

a　CHESS联合LAVA　　　　　　　　b　SSRF联合LAVA

在频率选择性脂肪抑制方法中，大腿内侧（包括空气层）的信号不均匀，而通过使用SSRF技术则减少了同一区域的信号抑制不均现象。

图3 | 乳腺DWI

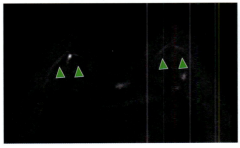 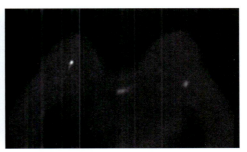

a　STIR

仅使用STIR时，可以看到未被抑制的脂肪信号（▶）。

b　STIR＋SSRF

通过将SSRF与STIR结合使用，实现了均匀的脂肪抑制效果。

图4 | 膝关节 SSRF联合MERGE

图5 | 髋关节 SSRF联合MENSA

图6 | 肩关节 SSRF联合FIESTA

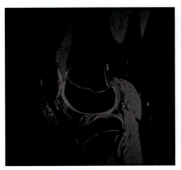 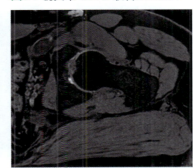 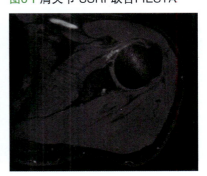

关节软骨轮廓显示清晰。

RF：射频；TE：回波时间；GRE：梯度回波；CHESS：化学位移选择；STIR：短TI反转恢复；LAVA：使用容积加速的肝脏采集技术

③ IDEAL · IDEAL-IQ

貝原 雄

IDEAL

- IDEAL是"利用不对称回波和最小二乘估算法对水/脂肪进行迭代分解"的缩写。
- 这是一种利用水和脂肪之间的化学位移生成水脂分离图像的方法。
- 作为三点Dixon方法的一种应用技术,使用三个不同的TE采集数据,重建四种对比度:水图像、脂肪图像、同相位图像和反相位图像。

IDEAL方法的要点(图1)

- 可与快速SE和3D GRE回波方法结合使用。
- 每次回波时,水和脂肪之间的相位差不对称(如-30°、90°、120°),可实现高度精确的水脂分离。
- 根据磁场不均匀性图(磁场图)进行相位校正,可实现水脂分离(脂肪抑制),减少局部磁场不均匀性的影响(图2)。
- 在计算B_0场不均匀性图时,使用区域增长法设定初始值,并使用最小二乘法通过连续近似进行高精度估算。

图1 ┃ IDEAL方法原理图

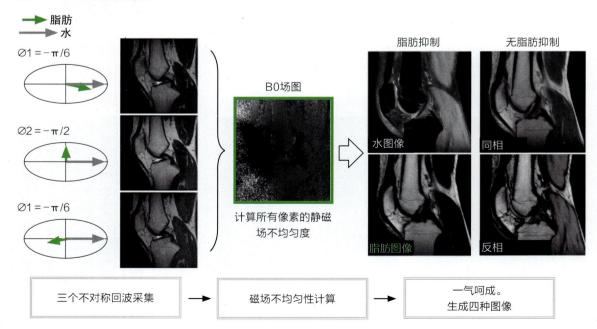

脂肪
水

$\varnothing 1 = -\pi/6$

$\varnothing 2 = -\pi/2$

$\varnothing 1 = -\pi/6$

B0场图

计算所有像素的静磁场不均匀度

脂肪抑制   无脂肪抑制

水图像   同相

脂肪图像   反相

三个不对称回波采集 → 磁场不均匀性计算 → 一气呵成。生成四种图像

图2 | 在颈部采用CHESS法和IDEAL方法的比较

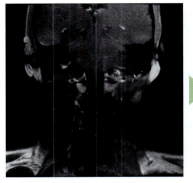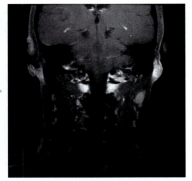

采用CHESS方法抑制脂肪　　　　通过IDEAL方法抑制脂肪（水图像）

IDEAL-IQ

　　IDEAL-IQ是一种应用IDEAL方法开发的成像方法，主要用于评估肝脏中的脂肪含量和铁沉积，除了IDEAL方法获得的四种图像外，还应用6点Dixon方法重建R2*（=1 /T2*）图和脂肪分量图。

IDEAL-IQ方法的要点（图3）

- 从六个不同的TE采集数据。
- 三维快速GRE方法可在一次屏气中覆盖整个肝脏。
- 采用复合场图来补偿铁沉积造成的T2*衰减效应。
- 考虑到多个脂肪共振频率峰（图4），采用多峰值脂肪模型，以实现高精度的脂肪含量测量。
- 以较低的翻转角度进行数据采集，以减少T1效应的影响（T1偏差）。

图3 | IDEAL-IQ方法原理图

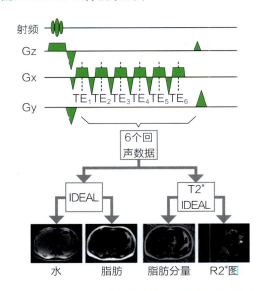

水　　脂肪　　脂肪分量　　R2*图

图4 | 正常肝脏和脂肪肝中脂肪含量的比较

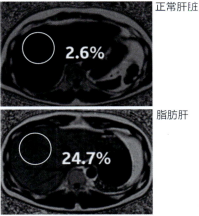

正常肝脏 2.6%

脂肪肝 24.7%

[1] Reeder SB, Pineda AR, Wen Z, et al. Iterative Decomposition of Water and Fat With Echo Asymmetry and Least-Squares Estimation（IDEAL）: Application With Fast Spin-Echo Imaging. MRM 2005; 54: 636-44.
[2] Yu H, Mckenzie CA, Shimakawa A, et al. Multiecho reconstruction for simultaneous water-fat decomposition and T2* estimation. J Magn Reson Imaging 2007; 26: 1153-61.

SE：自旋回波；GRE：梯度回波；CHESS：化学位移选择性

④ FLEX · mDIXON

吉满研吾

- 最初的DIXON方法是SE方法。
- GRE DIXON方法简单，但必然存在T2*衰减的影响。
- GRE DIXON方法=两点DIXON法=化学位移成像=相移成像=同相位/反相位图像。
- mFFE方法是该方法的多回波版本；mDIXON或LAVA-FLEX方法使用B0修正，与3D兼容。
- mDIXON-quant方法可纠正mDIXON方法或LAVA-FLEX的T2*衰减，降低T1依赖性，并通过考虑多个峰值对脂肪进行量化。

图1丨DIXON原始方法

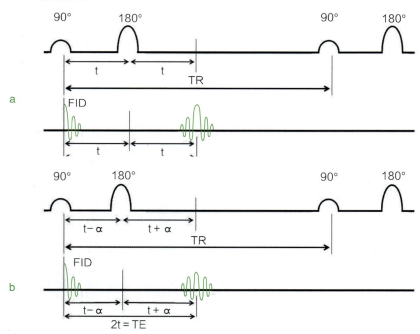

在同一TE下拍摄两幅图像，一幅用（a）采集，180°脉冲在正常回波中心照射，另一幅相位不同的图像用（b）采集，脉冲从回波中心略微偏移（α）。假设两幅图像之间不存在因身体运动、呼吸等引起的位移，则两幅图像之间的差异纯粹是相位差（即脂肪/水混合程度）的表现。

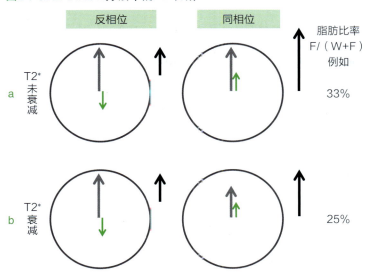

图2丨GRE DIXON方法中的T2*衰减

反相位　同相位

T2* 未衰减　a

脂肪比率
F/（W+F）
例如

33%

T2* 衰减　b

25%

在使用双回波GRE方法的DIXON方法（CSI）中，在一个TR期间（一次屏气）几乎同时获得水脂同相和反相图像，通过改变两者的TE来改变相位差（通常相位外的TE设置得较短）。

因此，两个信号之间的差异不仅是由于相位的差异，还包含由于不同的TE（1.5T时为2.3ms，3.0T时为1.15ms）导致的T2*衰减的差异。

因此，在组织具有明显的T2*衰减（例如，含铁）的情况下，两个TE之间的T2*衰减的影响变得不可忽略。（a, b）。

- 最初的DIXON方法[1,2]是SE方法的一种变体（图1），但由于它是一种特殊的成像方法，需要进行两次单独的成像，所以未能得到普及。后来，使用双回波的GRE DIXON方法（化学位移图像：CSI）[3]，更加方便，得到了更广泛的应用。然而，这种CSI容易受到T2*衰减和B_0不均匀性的影响（图2）。

- 水和脂肪之间的相位差导致的信号变化与T2*衰减导致的信号变化相互抵消，这使得对它们的解释变得复杂，尤其是当二者混合在一个有明显组织T2*衰减的环境中时，例如在有铁存在的情况下。

- 多回波FFE（mFFE）方法（P）是解决这一问题的方法之一，它可以通过设置多个同相和反相的TE来计算脂肪比率，根据衰减程度计算T2*值，并在此基础上校正脂肪比率（图3）。

- 与传统CSI一样，TE也是同相和非同相的，但LAVA–FLEX或IEDAL（G）一种三维兼容版本，它使用区域增长来校正B_0不均匀性。

- mDIXON方法（P）是修改后的DIXON方法的缩写，是在mFFE方法基础上进一步改进的序列。

- mDIXON方法通过更高级的设置，使TR和TE的设置具有更大的自由度，而不必像mFFE方法那样将TE精确地设置为反相或同相。

- 除了使用区域增长法（一般称为mDIXON）进行B_0校正的两点mDIXON和T2*校正（$\Delta TE = 2/3 \pi$）的3点mDIXON外，还提供T1独立性和多峰校正的6点mDIXON。mDIXON-quant的概念与上一节所述的IDEAL-IQ（G）基本相同；详见上一节。

图3 | 用mFFE方法有效校正T2*的非酒精性脂肪性肝炎（NASH）实例

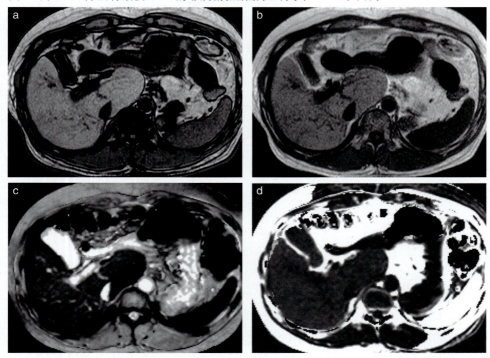

在NASH和丙型肝炎中，铁被认为是导致氧化应激的一个因素。在该病例中，CSI反相位图像（a）与同相位图像（b）相比没有明显的信号减弱，也没有检测到脂肪。然而，在mFFE方法获得的T2*图上，肝脏的T2*值缩短至13ms，表明有铁沉积（c），T2*校正后测得的脂肪比率为10%（d）。血清铁蛋白水平也明显升高至1078ng/mL。活组织检查证实该患者患有轻度脂肪肝。此例中，由于铁和脂肪共存，导致CSI法低估了脂肪比率。

图4 | 用mDIXON方法进行拟合

图中显示了使用GRE方法产生的相位差导致的信号波动与TE设置之间的关系。在传统CSI或mFFE拟合中，至少需要将一个TE调整至反相或同相（a）；而在mDIXON方法中，可以通过更灵活的TE设置来估算T2*衰减（b）。假设使用四个TE，如果使用mDIXON方法，则结果表明，TE与TE间隔设置可短至1.5ms。

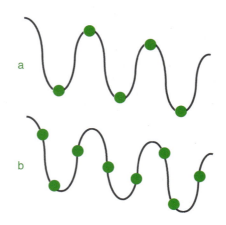

[1] Dixon WT. Simple proton spectroscopic imaging. Radiology 1984; 153: 189-94.
[2] Lee JK, Dixon WT, Ling D, et al. Fatty infiltration of the liver: demonstration by proton spectroscopic imaging. Radiology 1984; 153: 195-201.
[3] Wehrli FW, Perkins TG, Shimakawa A, et al. Chemical shift-induced amplitude modulations in images obtained with gradient refocusing. Magn Reson Imaging 1987; 5: 157-8.

SE：自旋回波；GRE：梯度回波；TE：回波时间；CSI：化学位移成像；TR：重复时间

⑤ SSGR

高原太郎

断面选择梯度反转（SSGR）[1]

● 在高磁场下特别有效的脂肪抑制方法。

● 反向梯度场极性，用于90/180°脉冲（图1）。

● 可与其他脂肪抑制方法（如CHESS）结合使用，

图1 | SSGR序列图

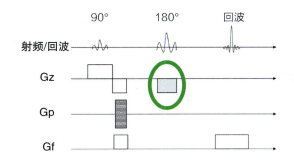

与通常不同的是，它的特点是在180°脉冲期间反转切片选择性梯度磁场的极性。

SSGR的原理

图2 |

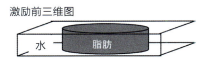
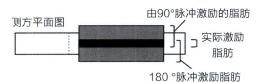

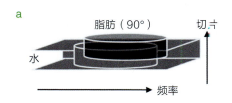
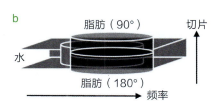

a 用90°脉冲激发。由于化学位移，脂肪被激发的位置与水被激发的位置不同。化学位移通常被认为是"频率（读出梯度场）方向的移动"，但实际上它也是切片选择梯度场方向的移动。

b 用180°脉冲激励。通常，梯度磁场的极性是相同的，但在SSGR中是相反的。因此脂肪位移的方向相反：要产生回声，脂肪必须同时受到90°和180°脉冲的激励，这就减少了脂肪的激发量。

从图2中可以看出，磁场越大，信号重叠越少（同时接收90/180°脉冲），脂肪抑制效果越强。此外，还可以看出，附加脉冲（CHESS）的存在与否完全不受任何限制，因为梯度磁场的极性只是发生了变化。一般来说，在高磁场中很难获得均匀的脂肪抑制效果，因此结合使用SSGR有着非常显著的效果。但要注意的是，它在不均匀磁场中的效果并不准确，可能会造成伪影。

SSGR对脂肪抑制的影响

图3 | SSGR对磁场强度影响的比较

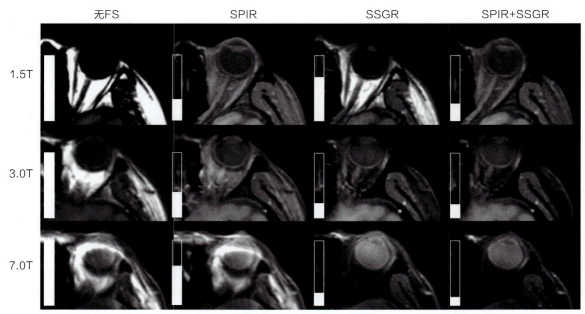

(Takahara T, Zwanenburg J, Hendrikse J, et al. Cerebrovasc Dis 2008; 26: 624-9.)

在3.0 T和7.0 T下，可以看出SPIR（CHESS）不能提供足够的脂肪抑制；SSGR在这些情况下显示出出色的脂肪抑制效果，两者结合（两者）效果更好。
No FS：无脂肪抑制， SPIR：有脂肪抑制（CHESS）

图4 | 3.0T条件下各种脂肪抑制方法的比较

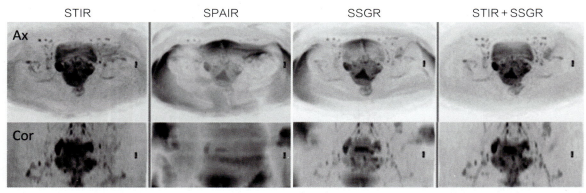

(Horie T, Ogino T, Takahara T, et al. Invest Radiol 2010; 45: 57-63.)

采用DWIBS方法拍摄的骨盆弥散加权图像
与SPAIR方法相比，STIR方法（左）显示出更优越的脂肪抑制效果；单独使用SSGR方法也优于SPAIR方法。STIR + SSGR方法显示出非常均匀的脂肪抑制效果。

[1] Gomori JM, Holland GA, Grossman RI, et al. Fat sup-pression by section-select gradient reversal on spin-echo MR imaging. Radiology, 168：493-495, 1988.

⑥ SPAIR

北 美保

公司名称

● SPAIR（SPectral Attenuated Inversion Recovery，频谱衰减反转恢复）—P，C。
● SPAIR（SPectral Adiabatic Inversion Recovery，频谱绝热反转恢复）—S。
● ASPIR（Adiabatic SPectral Inversion Recovery，绝热频谱反转恢复）—G。

SPAIR的特点

● 它是一个180°的反转预脉冲，具有脂肪频率选择性。
● 切片为非选择性。
● 这是一个绝热反转脉冲。

● SPAIR脉冲是一个180°反转脉冲，其频带与脂肪组织的主要成分——亚甲基（CH_2）和甲基（CH_3）的共振频率（与水的差异约为3.5ppm）相匹配（图1）。脂肪抑制图像是在反转时间之后成像获得的，反转时间是脂肪信号T1弛豫过程中的过零点（空点）。
● 由于其切片非选择性，即使在二维成像中，它也能反转整个体积中的脂肪。
● 绝热反转脉冲可使磁化精确反转180°，并能抵御B_1不均匀性。
● 不过，由于它具有频率选择性，因此很容易受到B_0不均匀性的影响。
● 由于需要相对较长的调制和翻转时间，因此TR时间较长。

图1 | 脂肪与水的共振频率差

脂肪（阴影部分）包含各种基团，具有不同的共振频率。主要成分是亚甲基（CH_2）和甲基（CH_3），约占95%。与水的差异约为3.5 ppm。其他成分，即不饱和脂肪酸（CH=CH）的共振频率接近于水。

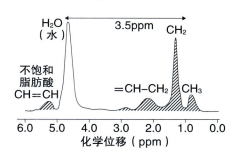

绝热反转脉冲

● 绝热反转脉冲是一种射频脉冲，通过调制频率和振幅，可将磁化反转180°。绝热意味着不会与周围环境发生热交换[1]。
● 如图2所示，在随激发射频频率旋转的旋转坐标系中，有效磁场最初指向z方向（B_0方向），但随着激发射频的频率调制，它绕y'轴旋转并向x'方向倾斜，然后转向x'方向转动，最后在共振点向–z方向转动。与有效磁场平行的磁化分量始终跟随有效磁场，因此最初朝向z方向的磁化在共振点时朝向x'方向，而当有效磁场朝向–z方向时，磁化也朝向–z方向。这就是

图2 | 绝热反转脉冲

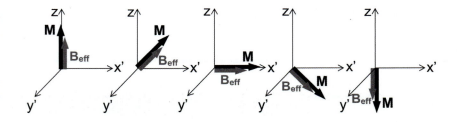

旋转坐标系示意图。当射频频率在共振频率附近扫频并照射绝热射频脉冲时，磁化矢量（M）会跟随有效磁场（B_{eff}）并绕y'轴旋转。最终，M反转180°。

所谓的通过绝热反转磁化[2]。

① B_1抗非均匀性

- 作为一种绝热反转脉冲，它的功率很低，可以将磁化精确反转180°，并且对B_1不均匀性和非共振效应有很好的抑制作用。因此，即使在B_1不均匀的情况下，也能获得良好的脂肪抑制效果，这在3 T设备中尤为有用（图3）。

② 易受B_0不均匀性影响

- 由于具有频率选择性，它很容易受到B_0不均匀性的影响，但有时可以通过调整垫片或调整SPAIR脉冲的频带来改善。

- 不过，它的信噪比要高于STIR方法（STIR方法对B_0不均匀性更为稳健，因为它不具有频率选择性，但信噪比较低，因为它还反转了水信号）。

③ 不饱和脂肪酸不能被抑制

- 它是一个180°的反转脉冲，其频带与亚甲基（CH_2）和甲基（CH_3）的共振频率相匹配，而亚甲基是脂肪组织的主要成分（与水的差异约为3.5 ppm），可以抑制约95%的脂肪总量。另一方面，不饱和脂肪酸（CH=CH）是脂肪组织的亚组分，其共振频率接近于水，因此不能被抑制（图1）。

- 不过，由于不饱和脂肪酸在脂肪组织中所占比例不到5%，因此残留的不饱和脂肪酸信号强度很低，而且由于其共振频率接近水的共振频率，其位移很小，因此对诊断影响不大。不过，不饱和脂肪酸的残留信号可能会干扰弥散加权成像对脂肪中微小病变的诊断。

④ 需要进行信号空点优化

- 要获得良好的脂肪抑制效果，必须使脂肪与信号空点相匹配。优化对于弥散加权成像尤为重要，因为脂肪的扩散系数很小，EPI相位带宽也很小，因此脂肪残余很容易作为强烈的化学位移伪影与图像重叠。

- 脂肪信号空点的反转时间（TI_{null}）受SPAIR脉冲应用间隔（TR_{SPAIR}或SPAIR TR）的影响而变化，因此SPAIR不适合在呼吸同步的情况下使用，因为在这种情况下，TR_{SPAIR}在成像过程中可能会变化。建议在自由呼吸或屏气的情况下使用SPAIR，此时TR_{SPAIR}在成像过程中不会波动（图4和图5）。

- 在最新的型号中，T_{Inull}的自动计算已被纳入设备中，但制造商并未透露计

图3 | 使用SPAIR的2D-TSE图像（3T）

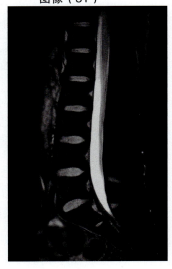

图4 | 采用SPAIR的对比度增强T1图像（3T）

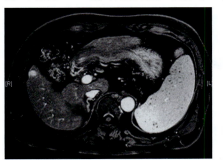

在屏气的情况下进行成像；即使在3T的B_1异构情况下，也能获得良好的脂肪抑制效果。信噪比很高。

图5 | 采用SPAIR的弥散加权成像（3T）

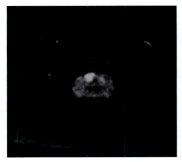

在自由呼吸状态下进行成像。使用自动计算软件计算出的TI_{null}数值，并按照下页的公式计算，可获得良好的脂肪抑制效果。通过调整频带，即使在肠道气体导致的B_0不均匀区域，也能获得几乎良好的脂肪抑制效果。不饱和脂肪酸会产生一些残余脂肪信号，但信号很低，偏差也很小，因此不会影响前列腺癌的诊断。

算公式的细节。下一页将解释纵向磁化的行为和公式。

空点计算方法（当SE序列联合使用SPAIR等反相脉冲时）

- 关于脂肪和其他物质成为空点的反转时间（TI_{null}）的数学表达公式，将在基于SE序列的反转脉冲（如SPAIR）情况下进行解释[3,4]。
- 请注意，在基于GRE的序列中，需要应用多个射频脉冲才能达到纵向磁化的稳定状态，因为没有90°脉冲，而且TI_{null}受序列设计（如k空间排序）的不同影响，是一个非常复杂的公式。此处省略。

利用SPAIR脉冲进行2D多切片成像

图6 | 脂肪中纵向磁化的行为（SPAIR-2D-TSE方法和SPAIR-DWI）

采用 SPAIR 的二维多切片 TSE 方法
使用 SPAIR 的扩散加权图像（使用 SPAIR 的二维多切片 SE-EPI方法）

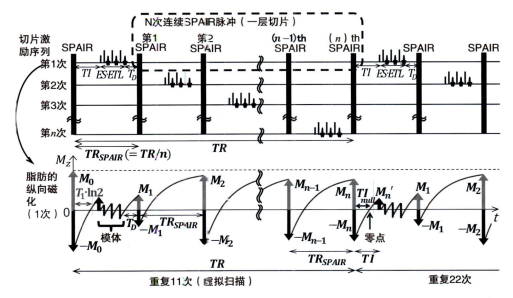

- 在基于SE的序列中，由于90°脉冲的存在，纵向磁化从第二次重复开始就保持不变。由于第一个信号中至少有一个信号作为假信号被丢弃，因此可以找到第二个重复信号的空点；根据布洛赫方程，t时刻的纵向磁化$M_z(t)$可表示为：

$$M_Z(t) = M_0 - (M_0 - M_z(0)) \cdot \exp\left(-\frac{t}{T_1}\right) \qquad [1]$$

- 采用SPAIR脉冲的2D多切片成像（SPAIR-2D TSE方法或SPAIR-DWI），如果SPAIR脉冲间隔为TR_{SPAIR}，切片数为n，则在$TR_{SPAIR}=TR/n$的间隔内反转所有脂肪（图6）。

  例如，图6的下段显示了第一张切片中脂肪的纵向磁化情况。

  第二次重复TI_{null}是所求值，在此之前，只有SPAIR脉冲的脂肪反转连续重复n次，纵向磁化依次变化为M_1, M_2, M_3……M_n（在$M_1 \sim M_n$之间产生零个回波信号）。

  如果用公式[1]依次表示这些纵向磁场，则TI_{null}可用下面的公式[2]表示。

$$TI_{null} = T_1\left[\ln 2 - \ln\left\{1 + \exp\left(-\frac{TR_{SPAIR}}{T_1}\right)\right\}\right] \qquad [2]$$

  也就是说，用于2D多切片的SPAIR对于组合2D-TSE方法和SPAIR组合弥散加权成像，TI_{null}由公式[2]得出。

- 公式[2]的图示如图7所示，从图中可以看出，如果TR_{SPAIR}与T1值相比足够长，则TI_{null}接近$T1 \cdot \ln 2$，但对于临床上常用的相对较短的TR_{SPAIR}，当TR_{SPAIR}发生变化时，TI_{null}会发生指数式的显著变化。

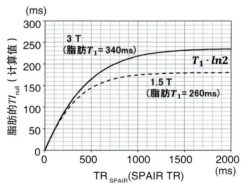

图7 | 脂肪TI_{null}计算值（纵轴）与TR_{SPAIR}（横轴）之间的关系（采用SPAIR-2D TSE方法和SPAIR-DWI）

使用SPAIR脉冲进行3D成像或2D单片成像

图8 | 纵向磁化行为（针对SPAIR-3D-TSE、SPAIR-单层TSE、FLAIR-TSE和STIR-TSE方

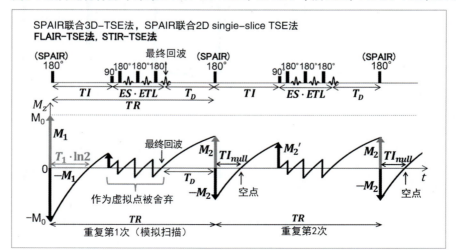

- 在这种情况下，每次使用SPAIR脉冲都会产生一个自旋信号，因此要使用FLAIR-TSE方法（T_1-FLAIR和T_2-FLAIR）和STIR-TSE方法（图8）。$TI_{null中}$的公式也是如此。

- 第二次迭代，即TI_{null}，可通过将方程[1]中的纵向磁化依次公式化，表示为：

$$TI_{null} = T_1\left[\ln2-\ln\left\{1+\exp(-\frac{TR-ES\cdot ETL}{T_1}\right\}\right]$$

基于公式的TI_{null}自动计算软件（可用网上资源）

- 对于各种成像方法，如SPAIR、FLAIR（T_1-FLAIR和T_2-FLAIR）和STIR（结合了反转脉冲和SE序列），Seichokai Fuchu医院网站上提供了基于数学公式的自动TI_{null}计算软件（图9）。该软件可在Seichokai Fuchu医院网站（https://seichokai.jp/fuchu/null_point/）查阅。

图9 | TI_{null}自动计算软件（脂肪和脑脊液的null point）：网络出版物（https:// seichokai.jp/fuchu/null_point/）

（1）反转脉冲前的零回波信号（使用SPAIR脉冲的2D多切片成像）
[2D多切片TSE方法与SPAIR，2D多切片弥散加权成像与SPAIR。]

T1值※	TR_SPAIR	
		计算
TI null =	(ms)	

$$TI_{null} = T_1\left[\ln2 - \ln\left\{1 + \exp\left(-\frac{TR_{SPAIR}}{T_1}\right)\right\}\right]$$

$$TR_{SPAIR} = \frac{TR}{总切片数/图像分割数}$$

（2）反相脉冲前的多重回波信号
[带SPAIR的3D-TSE、带SPAIR的2D单片TSE、FLAIR-TSE、STIR-TSE]。

T1值※	TR	ES	ETL	
				计算
TI null =	(ms)			

$$TI_{null} = T_1\left[\ln2 - \ln\left\{1 + \exp\left(-\frac{TR - ES\cdot ETL}{T_1}\right)\right\}\right]$$

（3）反相脉冲前有一个回波信号
[STIR扩散加权、FLAIR-SE、STIR-SE]。

T1值※	TR	TE	
			计算
TI null =	(ms)		

$$TI_{null} = T_1\left[\ln2 - \ln\left\{1 + \exp\left(-\frac{TR - TE}{T_1}\right)\right\}\right]$$

※参考T1值

T1值※	1.5T	3T	
脂肪	260（240～280）	340（320～370）	
脑脊液	4500（4200～4700）	4700（4500～4900）	(ms)

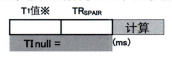
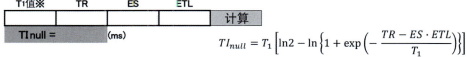
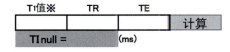

[1] 荒木　力. 断熱通過パルス. 決定版 MRI完全解説 第2版，学研メディカル秀潤社，2014; 554-6.
[2] 引地邦男. NMRノート：第3章 スピンの運動；3.3 断熱通過. http://www.nda.ac.jp/~asanoa/lectures/hikichi/index.html
[3] 北　美保，河野和浩，米谷克也，ほか：SPAIR・FLAIR・STIRにおけるnull point即時算出法：Part 1. Theory. 日磁医誌 2013; 3: 22-32.
[4] Kita M, Sato M, Kawano K, et al. Online tool for calculating null points in various inversion recovery sequences. Magn Reson Imaging 2013; 31: 1631-9.

① 螺旋桨扫描法（PROPELLER · BLADE · MultiVane · JET · RADAR）五月女康作

运动是MRI的天敌，而螺旋桨扫描法是一种有效的对抗运动的方法。螺旋桨扫描方法是一种成像技术，如图1a所示，在收集数据时，每个TR都要围绕k空间旋转一个固定宽度的数据组（图1b）。[1]这是一个通用术语，也包括数据收集后的一系列运动校正技术，主要是旋转和平移校正。

不同供应商的产品名称各不相同，包括PROPELLER、BLADE、MultiVane、JET和RADER序列。其中一些序列不仅可用于FSE，还可用于梯度回波，可与并行成像结合使用，可用于头部MRA等。

图1|

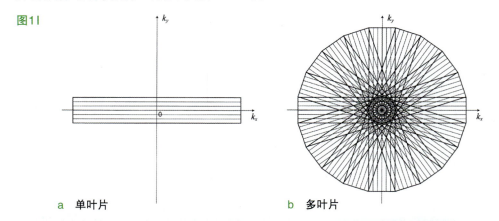

a 单叶片　　　　　　　　　b 多叶片

PROPELLER 数据收集和数据处理流程

- 如上所述，PROPELLER方法的最大特点是将"边旋转边填充k空间的独特成像方法"和"一系列运动校正过程"结合起来，从而将运动的影响降至最低。PROPELLER方法的数据处理流程如图2所示。不同厂商的流程细节各不相同，这里只介绍通用流程。

- 通过旋转叶片收集数据的最大优势在于可以创建多个叶片，每个叶片都包含k空间中心的低频分量。在收集这些数据组并对涡流引起的相移进行相位校正后，将进行以下一系列运动校正。

- 在运动校正中，首先从所有叶片中提取低频数据并取平均值。然后，确定该平均数据与每个叶片的低频数据之间的相关性，并将相关性最高的叶片作为参考数据。在对每个叶片的图像进行旋转和平移校正，使该参考数据与每个叶片的低频数据之间的相关性最大化之后，再次创建校正后每个叶片的低频数据的平均数据。然后再次重复上述过程，并当参考数据和每个叶片的低频数据之间的相关系数超过预设阈值时，过程结束。

- 在考虑PROPELLER的运动补偿时，
  如果将切片数设为1，并将运动分为
  两种模式（图3a），则更容易理解：
  一种是在切片采集后的所谓死区时间
  （如果使用原始的多切片采集，则是
  在采集其他切片的时间）的运动模式
  （模式1），另一种是在切片采集期
  间的运动模式（模式2）。
- 在模式1中，物体在叶片采集时间之
  外移动，因此物体在逐个叶片上旋转
  或平移，但数据本身"无受污染"
  （图3b）。在这种情况下，上述校正
  过程就足够了。

图2│PROPELLER法数据重建流程

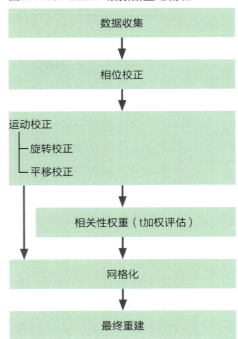

图3│　a　当切片数量减少
　　　　　到一个时，1 TR
　　　　　的示意图

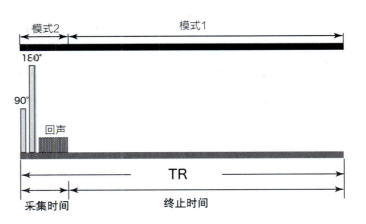

终止和采集时间

b　未受污染（未混合运动）叶片（左）和脏污（混合运动）叶片（右）

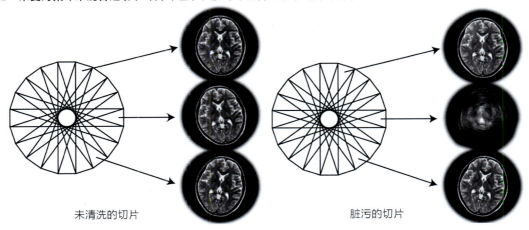

未清洗的切片　　　　　　　　　　　　脏污的切片

- 另一方面，模式2无法通过上述校正过程进行充分校正：如果被摄物体在采集过程中移动，该叶片的数据就会变得"脏"，图像也会变得模糊。这种模糊的图像不仅无法通过旋转或平移校正进行校正，而且还会作为离群值降低平均数据的质量，脏叶片数量的进一步增加会拉低平均值，从而导致选择脏叶片作为参考数据的风险。

- 因此，作为一项相对较新的技术突破[2]，一些供应商采用了一种技术，对每个叶片进行加权，以减少脏叶片的影响。为方便起见，加权评估作为一个流程位于图2中运动校正的下方，但在实际操作中，它被纳入了运动校正中。在包含加权评估的修正流程中，不对每个叶片的低频数据进行平均，而是以循环方式确定叶片之间的相关性，并拟合为二次函数。如果叶片的加权顺序是相关性接近1，则"脏叶片"（或与其他叶片相关性较低的叶片）的权重较低，对最终解法的贡献较小，从而导致"脏叶片"被排除在外。这种方法可提供良好的修正结果，而无需使用传统方法的平均数据和参照物进行循环处理。权重评估是决定上述运动模式中哪些可以处理以及处理程度的主要因素，这将在下文所述的体模实验中显示出来。事实上，重要的是要了解"PROPELLER"一词包括各种规格，包括每个供应商的特点，这将在后面讨论。

各供应商螺旋桨扫描的特点

表1列出了螺旋桨扫描方法的名称、可用序列、可组合使用的功能、与以前版本相比的改进以及各供应商特有的主要功能。十年前，人们对螺旋桨扫描运动性强的印象与它耗时和可用序列数量有限的印象密不可分。由于螺旋桨扫描的规格因版本和安装设备的不同而有很大差异，我们建议您借此机会与供应商联系，了解贵机构的规格，以更新知识储备。

运动校正结果与运动角度和频率有关（模型实验）

至于运动补偿究竟能在多大程度上有效发挥作用，我们介绍了一项实验的结果，该实验使用了一个模拟人脑的体模[3]来验证这一点。

共同实验项目

- 设备–线圈： P 3.0TMRI，20通道头部线圈。
- 主题：使用3D打印机自制用于T2加权成像的人脑模型[3]（图4）。
- 成像序列：FSE–T2 WI[MultiVane（加权评估–）、MultiVane XD（加权评估+）]。
- 主要成像条件：TR=4000 ms，TE=90 ms，叶片数= 18，切片数=1。

表1 | 各供应商的螺旋桨扫描功能

供应商	G	S	P	C	H
最新版本中螺旋桨扫描方法的名称	PROPELLER MB/ PROPELLER DUO	BLADE	MultiVane XD	JET	全方位 RADAR
主要可用序列	支持所有 TSE 系列	支持所有 TSE 系列	与 TSE 和 FFE 系统兼容	支持所有 TSE 系列	支持多种 SE 和 GRE
可结合使用的主要技术	高速成像技术（HyperARC）静音扫描模拟音量 Special(脂肪抑制) Sat, 可变 TENavigator	并行成像 呼吸同步 心电图同步成像	mDIXON, VAT TSE Diffusion SENSE、SofTone ComforTone 呼吸同步 横膈同步 心电图同步	各种脂肪抑制脉冲、IR 脉冲、双 IR 脉冲各种同步组合（心电图、脉搏波、呼吸）VAT（金属伪影消除技术）变量 FA	可与 MRA、无声成像、并行成像等各种序列结合使用
其他功能（前一版本的改进和供应商特定功能）	• 与前一版本相比现在可以获取更多的叶片，从而在进行 FSE T1W 成像时减少 ETL（尤其是在骨科和骨盆区域进行对比前后），并提高 PDW 的对比度。 • PROPELLER DUO 统大大缩短了成像时间，减少了 DWI 失真，并与全身成像兼容。 • 运动补偿内置加权评估。	• 快速 BLADE 增加了射频脉冲应用时间短的 TF，进一步减少了伪影，缩短了成像时间。 • GRE 系列中的径向序列，如径向 GRE、星形 VIBE、GRASP 等，并可用于抗运动成像。	• 也可用于 FFE 系统。 • 与 mDIXON 技术相结合，可在容易出现磁场不均匀的区域进行人体运动补偿和稳定的脂肪抑制。 • 与 VAT 结合使用，可在减少金属伪影的同时实现人体运动校正。 • 与 TSE 扩散相结合，可在多拍配置中获得清晰的图像。 • 运动补偿内置加权评估。	• 根据矩阵和回波系数，可自动计算出 100% 填充 k 空间的最少叶片数。 • 拍摄后可分别打开或关闭旋转和平移修正功能，从而根据实际情况反向选择最佳组合。 • 只需点击一下，即可将 JET 添加到各种序列中。 • 网格化过程中，利用非正交填充数据获得正交填充数据，从而获得叶片之间的数据，提高一致性。	• 在许多序列〔包括（SE 单回波）和 GRE 系统（高精度相位校正）〕中使用的概念下独特开发。 • 只需单击一下，即可将 RADAR 添加到每个序列中。 • TOF-MRA 还可以在拍摄时间略有延长的情况下拍摄照片。 • 与 RAPID（并行成像）结合使用，可缩短成像时间并稳定对比度。

图4 | 脑T2加权图像

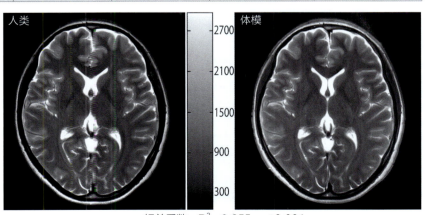

相关系数　$R^2 = 0.955, p < 0.001$

实验1：头部运动角度依赖性验证

方法

在18次采集（=18层厚=18TRs）中，只有一次（图3a中的模式1）模型在死区时间受到α°旋转运动的影响；当α以5°为增量从5°变化到60°时，运动校正结果将进行比较。成像序列为MultiVane（加权评估−）。

结果

图5a显示了运动校正后的T2加权图像。随着旋转角度的增加，轮廓的不规则性逐渐变得更加明显，这表明校正并不完全。虽然这自然取决于检查目的，但图像在40°左右的校正效果相对较好，可用于临床实践。作为附加实验，图5b显示了在模式1中，当模型移动①55°×1次、②11°×5次、③3°×17次（总共约55°）时的校正结果。从图中可以看出，校正结果依次为①→②→③。换句话说，可以说单次大动作比多次小动作更不利于校正结果，反之，即使在拍摄过程中大部分时间都做小动作（如震颤），也能获得相对较好的校正结果。

图5 l 运动角度相关性

运动校正后　　　　　　　　运动校正后（放大）

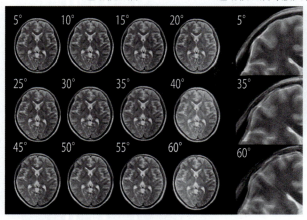

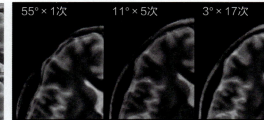

b　单次移动约50°与多次移动约50°的校正效果差异

a　运动角度不同，校正效果也不同

实验2：头部运动频率依赖性验证

方法

在MultiVane（加权评估−）和MultiVane XD（加权评估+）中，分别在18次采集（=18次呼吸门控=18 TRs）中的采集时间β次对人体模型进行30°旋转运动（图3a中的模式2）。当β从1次变化至18次时（18次意味着模型在所有TR的采集时间都在运动），计算相关系数，并将各自的运动校正后的图像与没有运动的图像作为参考图像进行比较。

结果

图6a显示的是经过运动校正的T2加权图像。随着旋转频率的增加，这两

种成像方法的图像质量都会下降，但MultiVane XD将加权评估纳入校正过程，在约12次扫描时仍然能够保持脑部结构的清晰显示和对比度。图6b显示了静止状态下获得的图像与两种成像方法获得的图像之间的相关系数的计算结果。

上述结果表明，PROPELLER方法对运动具有鲁棒性。正如目测评估所证实的那样，不进行加权评估的MultiVane从第7次开始相关系数逐渐降低，而MultiVane XD能够将相关系数保持在恒定水平，最高可达12～14次。除了常规的旋转和平移校正外，PROPELLER方法还在校正过程中加入了加权评估，在临床实践中是一种非常可靠的工具，因为它可以为数据采集过程中的频繁移动提供稳健的校正结果，堪称临床实践中极为可靠的工具。

图6 | 与运动频率的相关性

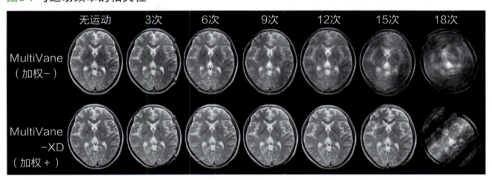

a 运动次数（T2加权图像）对校正效果的影响

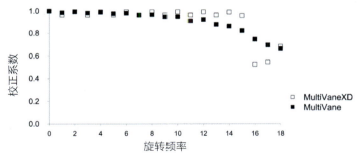

b 相关系数随运动次数而变化

[1] Zwart NR, Johnson KO, Pipe JG. Flow effects in localized quadratic, partial Fourier MRA. Magn Reson Med 1999; 41: 309-14.
[2] Pipe JG. Motion correction with PROPELLER MRI: application to head motion and free-breathing cardiac imaging. Magn Reson Med 1999; 42: 963-9.
[3] Pipe JG, Gibbs WN, Li Z, et al. Revised motion estimation algorithm for PROPELLER MRI. Magn Reson Med 2014; 72: 430-7.
[4] Saotome K, Matsushita A, Matsumoto K, et al. A brain phantom for motion-corrected PROPELLER showing image contrast and construction similar to those of in vivo MRI. Magn Reson Imaging 2017; 36: 32-9.

技术事项 Ⅳ

临床应用

② 3D VRFA-TSE（1）概念和理论

米山正己

RFA调制类型	三维可变	三维恒定	二维可变
C	MPV		MPV（T1, kFA）
G	Cube		定制射频
H	isoFSE		
P	3D VIEW*	VISTA	PSS-TSE**
S	SPACE	SPACE（常数）	Hyperecho

* 3D VIEW具有针对特定部位的优化序列（BrainVIEW、SpineVIEW、NerveVIEW、BreastVIEW、MskVIEW、PelvisVIEW、ProstateVIEW）。
** PSS-TSE有T2优化和T1优化两种版本。

VRFA（可变重聚焦翻转角）
=一种用于快速SE方法的连续可变重聚焦翻转角。

图1 | 3DT2-增强VRFA-TSE序列图

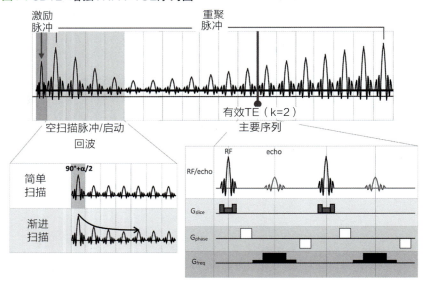

VRFA-TSE序列框架与平SSFP相似。以较短的回波隔用重聚焦翻转角（RFA脉冲照射自旋，然后将自置于准稳定状态（伪稳态PSS）。

有两种主要的制备方法被为制备序列，用于引导自顺利进入PSS[1,2]。获得的号是SE和STE的复杂组合它决定了图像的对比度。

图2 | 3D T2增强型VRFA-TSE的RFA调制方法

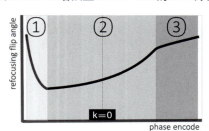

3D T2增强型VRFA TSE的通用RFA调制方法

①在回波序列开始时，分阶段降低RFA。这是为了确保顺利引PSS。

②RFA的指数调制与目标组织的T1/T2值相匹配。因此，在k=0前后很长一段时间内，目标信号会趋于平缓，从而减少模糊。

③现在，只要k=0或远超目标组织的T2值时，RFA就会线性增加到高角度。

如果RFA很低怎么办？

图3 I 磁化特性、头部信号特性和实际图像对比度随RFA的变化而变化

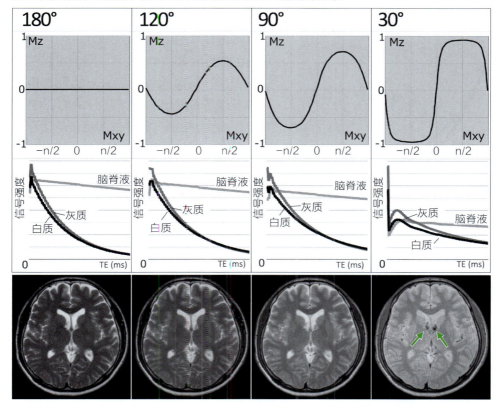

- 通过降低RFA，可改善由于MT效应引起的对比度下降。

- 当RFA较低时，尤其是在较低角度时，磁化在Mxy和Mz平面上表现出复杂的行为。这是由于STE对信号的贡献更大，而且部分横向磁化被STE储存为纵向磁化，导致每个组织的原始T2弛豫时间（根据组织的T1弛豫时间）出现弛豫延迟。

- 与180°脉冲相比，在低RFA时，ETL越长，T2弛豫越慢（明显的T2延长效应），因此获得的对比度更接近质子密度增强。此外，由于磁化的复杂行为，不均匀的静态磁场和射频磁场会减少重聚焦的自旋，导致信噪比降低。

- 血液等流体信号也通过纵向磁化来促进相位色散，并受到内源性强的流空效应的影响。RFA角度越小，RFA调制程度（回声序列中前后射频的角度差）越大，黑血效应就越强（图3：→）。

在较低重聚焦翻转角时

· T2弛豫变平 ➡ 产生类似有效TE缩短的图像（如PD增强图像）。

· 流空效应更显著 ➡ 获得3D黑血成像。

伪稳态（PSS）

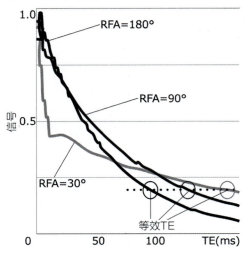

图4 | PSS和等效TE

信号

1.0

RFA=180°

RFA=90°

0.5

RFA=30°

等效TE

0　　　50　　　100　　TE(ms)

参考：各公司的TE显示方法

C：显示等效TE。

G：只显示等效TE。

H：同时显示有效TE和等效TE。

P：同时显示有效TE和等效TE。

S：这里显示的TE是有效TE，但当光标悬停在其上时，等效TE就会显示为"表观回波时间"。

- ETL越长，RFA越低，T2弛豫越平坦。这种状态类似于平衡SSFP序列中的稳态，因此被称为"伪稳态：PSS"。

- 为了获得较高的PSS效果（每个组织的信号变平，同时保持良好的对比度并最大限度地降低SNR），不同公司的VRFA−TSE序列会根据目标部位和所需对比度，自动应用基于扩展相位图EPG（第14页）计算的最佳RFA，然后自动应用。

- 由于PSS效应，有效TE不一定能反映对比度。它只显示了"k=0"的位置。因此，有必要获取对比度等效TE（TE_{equiv}）作为"等效于180°脉冲"的对比度决定时间，并标出反映对比度的TE。

FID伪影：原因和补救措施

- 当施加较低的RFA时，RFA脉冲施加后立即会产生强FID（自由感应衰减）信号。如果回波间隔很短，如三维TSE，则FID信号会一直保留到读出，从而产生条纹状伪影。

- FID伪影取决于解剖结构，因此呈现出复杂而非线性的形态，尤其出现在T1弛豫时间较短的组织中，如脂肪组织[3]（图5中的圆圈）。

- 减少FID伪影的方法包括脂肪抑制、在射频脉冲（图6）前后添加散相梯度场 P，以及通过偶数加法成像反转FID相位，并在每次加法时反转激发脉冲的射频相位，通过复数加法消除FID伪影。另一种方法是部分平均，即只在k空间中心附近进行加法，以提高时间效率（P，S）。

图5 | FID伪影示例

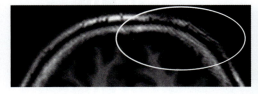

图6 | FID降低梯度的效果

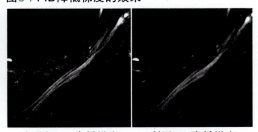

未进行FID降低梯度　　　利用FID降低梯度

VRFA-TSE：T2加权图像

图7｜3D T2增强
VRFA-TSE的
RFA调制方法和
脑组织中的相关
信号变化（左）
以及获得的图像
对比度（右）

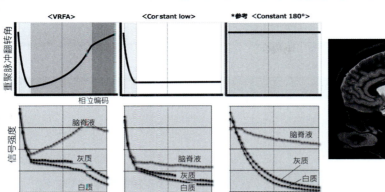

- 基于EPG的最佳RFA调制可将VRFA调制到靶组织（例如，以脑部为目标时，以灰质为基础），即使使用月长回波序列，也能提供与正常二维T2加权图像（非重T2）相当的对比度（图7）。

- 即使有Constant，如果对RFA进行优化，使VRFA和等效TE相同，也能获得等效的T2对比度，但由于PSS效果并不完美，信噪比比VRFA降低了约2/3。因此，VRFA适用于获得T2加权序列，包括FLAIR和双IR。

VRFA-TSE：T1增强图像

图8｜3D T1增强VRFA-TSE的RFA
调制方法（左）和获得的图像
对比度（右）

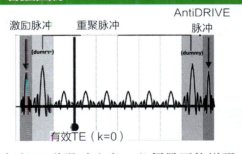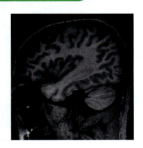

- 要在VRFA中获得良好的T1增强对比度，必须尽可能增强STE成分（它通过纵向磁化，因此会根据T1值引起信号变化）。要在短TE时间内增强STE成分，使用简单扫描方法（图1）是有效的，此时相邻区域之间的RFA角度变化较大（图8）[4]。此外，通过在回波序列末端添加一个90°脉冲（也称为反DRIVE）［与通常月于增强T2对比度的-90°脉冲（驱动平衡：DRIVE）相反］，残余横向磁化会在Mz方向发生反转。T1对比度可进一步增强，因为在下一个激励脉冲之前，每个组织的信号都会根据T1值进行恢复。

[1] Hennig J, Scheffler K. Easy improvement of signal-to-noise in RARE sequences with low refocusing flip angles. Magn Reson Med 2000; 44: 983-5.
[2] Alsop DC. The sensitivity of low flip angle RARE imaging. Magn Reson Med 1997; 37: 176-84.
[3] Mugler III JP. Optimized three-dimensional fast-spin-echo MRI. J Magn Reson Imag 2014; 39: 745-67.
[4] Yoneyama M, Nakamura M, Obata M, et al. Simple method for whole-brain volumetric T1-weighted turbo spin-echo imaging. Radiol Phys Technol 2014; 7: 167-75.

VRFA：可变重聚焦翻转角；TSE：快速自旋回波；bSSFP：平衡稳态自由进动；SE：自旋回波；STE：受激回波；MT：磁化转移；ETL：回波链长度；RF：射频；SNR：信噪比；TE：回波时间；PD：质子密度；FID：自由感应衰减；FLAIR：流体衰减反转恢复；EPG：扩展相位图

技术事项 Ⅳ

临床应用

③ 3D VRFA-TSE（2）临床应用

北川　久

3D VRFA-TSE T2加权像的临床应用（1）

与2D TSE方法对比（头部）

2D TSE T2加权图像　　　3D VRFA TSE T2加权图像

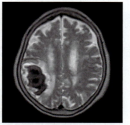

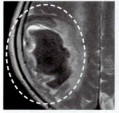 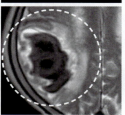

如果优化设置TE，正常解剖区域和病变区域的对比度相当（在虚线圈内）。

与3D TSE法*对比（MRCP）

*3D TSE（快速自旋回波）方法是一种重聚焦翻转角为180°的TSE方法

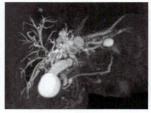 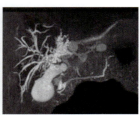

3D TSE法　　　　　　　　　VRFA-TSE（常数）

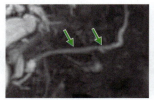 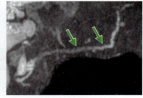

回波间隔= 9.6ms　　　　　回波间隔= 6.38ms

如果对TE设置进行优化，对比度是相当的。但是，由于回波间隔（→）的不同，成像效果也会有差异。

3D VRFA-TSE T2加权图像的临床应用（2）

3D VRFA-TSE T2加权图像在脊柱侧凸症中的应用

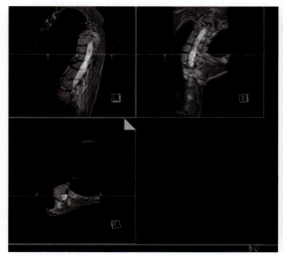 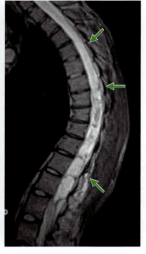

曲面MPR
通过MPR流程可以获得拉伸矢状切面，而二维方法无法获得这种切面（→）。

3D VRFA-TSE T2加权图像在内耳区域的应用

CISS方法
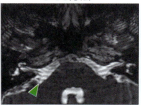

3D VRFA-TSE T2加权像
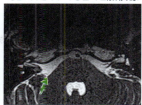

CISS方法是一种GRE方法，因此对假牙造成的金属伪影非常敏感（▶）。然而，VRFA T2-加权图像是一种TSE方法，金属伪影并不明显（→）。
CISS方法是一种稳态GRE序列。用于对强T2加权图像进行高分辨率成像的序列。

对比剂增强后3D VRFA-TSE T1加权像的临床应用①

3D TSE-VRFA通过内源性流空效应可有效减少造影后的流动伪影（第90页）。［见3D VRFA-TSE（1）概念和理论〕。

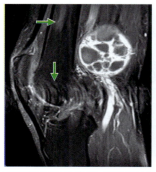

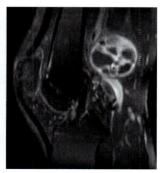

对比剂增强后的2D TSE T1加权图像（脂肪抑制）显示腘静脉有流动伪影（→）。

三维VRFA-TSE T1加权图像（脂肪抑制）未显示腘静脉有血流伪影。

3D VRFA-TSE T1加权图像的临床应用②

由于固有的血液流空效应，三维TSE-VRFA还可用于黑血成像。

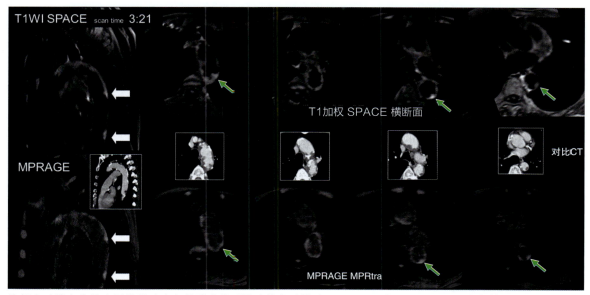

胸部大动脉存在伴有钙化的壁内血栓形成的"绒毛状主动脉（shaggy aorta）"。SPACE法在保持T1加权像对比度的同时，比MPRAGE序列的黑血效应更优，受运动伪影的影响也更小，能够更清晰地观察斑块。斑块的信号强度（→）与MPRAGE序列相近，因此认为它有望用于斑块性状的评估。

3DVRFA-TSE FLAIR的临床应用

在前一个脉冲中使用非选择性T2脉冲可提高灰质/白质对比度。

非选择性T2脉冲法的原理

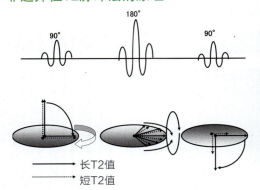

→ 长T2值
⋯⋯► 短T2值

IR法与非选择T2脉冲法的比较

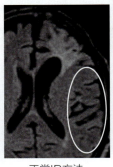 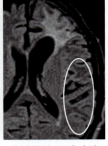

正常IR方法　　　非选择性T2脉冲法

灰质/白质的对比度比较

2D TSE FLAIR法与3D VRFA-TSE FLAIR法对比（多发性硬化病例）

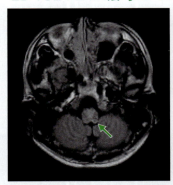

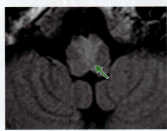

2D TSE方法：3min30s

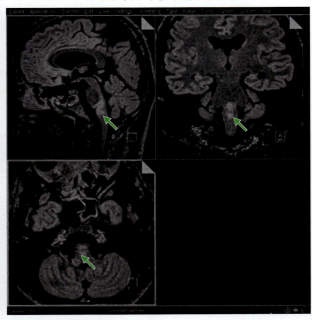

3 D VRFA-TSE Flair

可以在6min左右对全脑进行成像。因为是3D成像，所以可以从各种角度观察病变。

3D VRFA-TSE FLAIR的局限性

　　三维TSE-VRFA有助于减少由于内在血液流空效应造成的血流伪影（见第90页"三维VRFA-TSE概念和理论"）。另一方面，众所周知，脑回表面线状高信号（ivy征）和IA征（动脉内信号）在三维TSE-VRFA FLAIR图像中会被掩盖[1]。

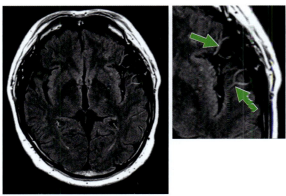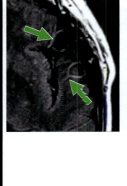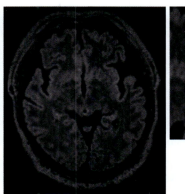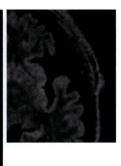

在2D TSE FLAIR序列中，箭头所指部位可观察到IA征。

在3D VRFA-TSE FLAIR中，未显示临床上重要的IA征。

3DVRFA-TSE STIR的临床应用

单独使用3D VRFA-TSE STIR在分离症中的应用实例

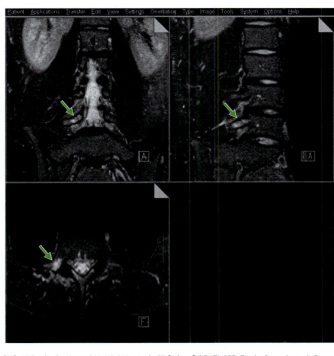

良好的脂肪抑制能够从不同角度（→）清晰观察病变。

[1] Kakeda S, Korogi Y, Hiai Y, et al. Pitfalls of 3D FLAIR Brain Imaging: A Prospective Comparison With 2D FLAIR. Acad Radiol 2012; 19: 1225-32.

VRFA：可变重聚焦翻转角；TSE：快速自旋回波；MRCP：磁共振胆胰造影；TE：回波时间；MPR：多平面重构；CISS：稳态构成干扰；GRE：梯度回波；MPRAGE：磁化准备梯度回波快速采集；FLAIR：流体衰减反转恢复；STIR：短TI反转恢复

① 平衡 SSFP

米山正己

平衡 SSFP：公司名称

	稳态采集	移行期采集	相循环法
C	TrueSSFP		
G	FIESTA	COSMIC	FIESTA-C
H	平衡型 SARGE		
P	平衡型 FFE（bFFE）	balanced TFE（bTFE）	bFFE XD
S	TrueFISP	Segmented TrueFISP	CISS

什么是平衡 SSFP（bSSFP）?

bSSFP序列由较短的激发时间（TR）、每个TR相位（极性）交替反转的射频脉冲和每个轴一个TR内的积分值为零的梯度场组成。因此，bSSFP序列采用回波周围对称的形式（图1），其目的是引导获得的信号趋于稳定状态。此外，获得的信号包含了自由感应衰减（FID）、SE和受激回波（STE），它是多种图像对比度特征的复杂组合。如下式所示，信号强度的特点是不涉及TR/TE。

图1 | bSSFP序列图

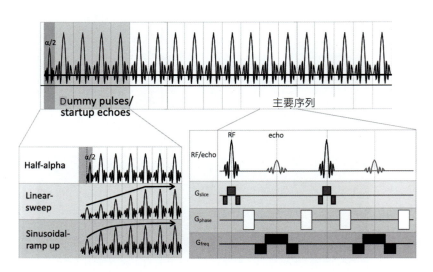

$$\text{bSSFP的信号强度} = \frac{sin(FA)}{1 + T_1/T_2 + (1 - T_1/T_2) \times cos(FA)}$$

在bSSFP中，TE和TR不是对比度的指标！

使用bSSFP获得的图像的特征

- 短时间成像
- 高信噪比
- 自由水、血液呈高信号
- 钆对比效应

bSSFP中的信号变化

图2 | bSSFP信号表现随时间变化

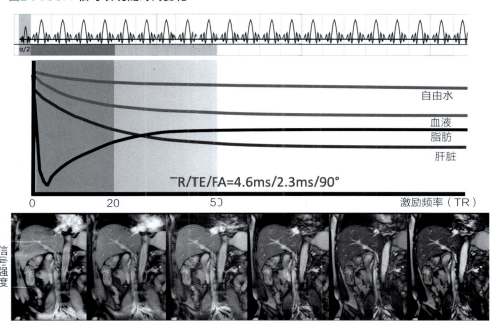

TR/TE/FA=4.6ms/2.3ms/90°

自由水
血液
脂肪
肝脏

20   50   激励频率（TR）

信号强度

每个组织的信号表现随TR的每次增加而发生变化，每个组织各自的信号强度几乎恒定的状态称为稳态。在达到稳态之前信号发生显著变化的部分称为过渡期。达到稳定状态前的TR次数取决于组织的T2/T1值。有几种启动序列可导致更平滑的稳定状态（图1），用户可自行选择（ P ）。通常使用半α（α/2）方法。α/2可在特定条件下（如1.5 T时TR为4.6，TE为2.3毫秒）提供内源性脂肪抑制。线性扫描可提供更稳定的稳态对比度，且空扫脉冲更少，但效果不如α/2，抑制脂肪的效果不如α/2方法。建议根据不同的目的使用不同的方法。

过渡期采集

优点

- 良好的预脉冲效率➡是时间滑动MRA和冠状动脉成像的理想选择。
- 良好的软组织对比度（不会出现类似T2的重影）➡对脊柱和关节成像很有用。
- 脂肪信号低➡适用于脂肪抑制成像。

缺点

- 信号（尤其是血流信号）不稳定。
- 用于MRA的对比度较弱。
- 梯度场的切换更强（与线性相比），这会导致涡流，产生条纹伪影。

bSSFP中的磁场变化

图3 | 1.5 T，TR/TR=4.6 /2.3 ms，翻转角=90°、half-α法启动的bSSFP磁场变化示意图

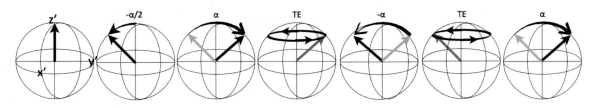

- 首先施加一个-α/2脉冲，然后在TR/2之后施加一个α脉冲。此后，每隔TR期间交替施加-α和α脉冲（Z-翻转）（图3）。
- 如果磁场是完全均匀的，则重复Z翻转时横向磁化不会偏离Y轴，但在真实的人体中，磁场永远不会是均匀的，因此总是存在相位偏移。这就是所谓的相位偏移现象。

相位偏移角[1,2]（图4）

图4 | 磁化特性随相位偏移角的变化而变化

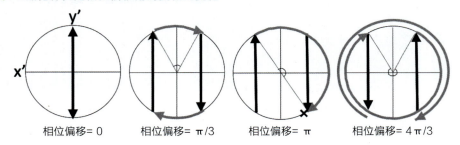

相位偏移=0　　相位偏移=π/3　　相位偏移=π　　相位偏移=4π/3

- 如果磁场不均匀，TR之间（射频脉冲应用和下一个射频脉冲应用之间）会出现相位偏移（注：在普通GRE中，TR之间的残余横向磁化会被扰相梯度消除，因此不会出现相位偏移，但在bSSFP中，TR之间的残余横向磁化不会被扰相梯度消除，因此会出现相位偏移）。
- 如果相位偏移小于π，则可以获得高信号，但如果相位偏移为π（180°），横向磁化和射频处于同一相位，信号就会丢失→这就是所谓的截至带（图5），也是产生带状伪影的原因。
- 另一方面，如果相位偏移大于π，虽然信号的相位相反，但不会出现信号衰减。

图5 | 图8中的相位偏移变化图示

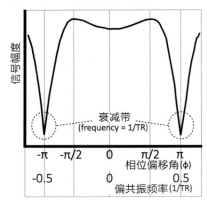

当相位偏移为2π（360°）时，偏共振频率为1/TR（Hz）。

带状伪影和TR

带状伪影随着TR降低而减少。

如图5所示，衰减带周期为1/TR（Hz），因此TR越长，成像平面上的带状伪影就越多。因此，最好使用较宽的接收器带宽和3D非选择性射频脉冲（P），尽可能缩短TR（图6和图7）。

图6 | TR导致的带状伪影间距变化示意图

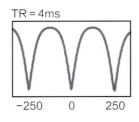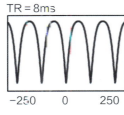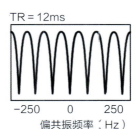

图7 | TR引起的带状伪影间距变化

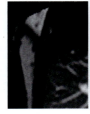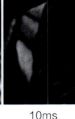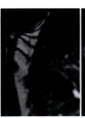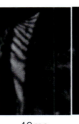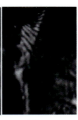

| TR 5ms | 10ms | 20ms | 40ms | 60ms |
| 200Hz | 100Hz | 50Hz | 25Hz | 16Hz |

用相位循环法去除带状伪影

扫描是通过多次重复进行的，每次重复都改变射频脉冲的相位角。例如，在两次扫描中，相位角可以设置为：①常规的0-180-0-180（α，-α，α，-α,,,）或②0-0-0-0-（α，α，α，α,,,）。在条件②中，截止带位置可以移动180°），图像重建后，进行最大信号投影，以抑制带状伪影（G、P、S）（图8）。在临床应用中，要注意成像时间延长以及每次扫描之间的运动产生的影响。

图8 | 两次重复扫描的相位循环法原理

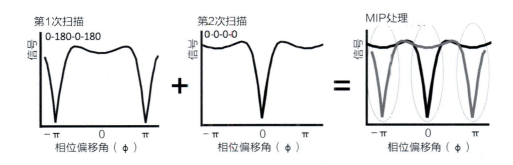

bSSFP：各公司的脂肪抑制方法

	可组合使用的脂肪抑制方法
C	FatSAT（chemiSAT）
G	SPECIAL（SpecIR）
H	sinc/H−sinc（CHESS），水激励、相位循环
P	SPIR, SPAIR, ProSet（WATS：1−1,1−2−1,1−3−3−1）
S	脂肪 sat（CHESS），水激发（正常/快速）

利用预脉冲抑制脂肪

图9l **使用各种预脉冲的脂肪抑制**

a、d：4个CHESS（SPIR）虚拟脉冲
b、e：40个空扫脉冲
c、f：频谱选择性IR + 空扫脉冲40次
（也可用线性填充代替空扫脉冲）

参考
频谱选择性IR和线性填充与半傅立叶
（P）和涡旋线性填充（G）结合
使用。

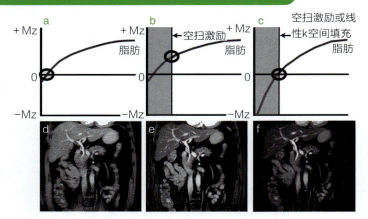

- CHESS预脉冲是最简单易行的方法（适用于所有设备）。

- 然而，数据采集必须在CHESS脉冲应用后立即开始，通常使用中心k空间填充，但这会导致对比度降低和过度采集造成的条纹伪影问题（图9d）。加入空白扫脉冲可以改善这些问题，但会降低脂肪抑制效果（图9e）。

- 另一方面，使用翻转角为180°的频谱选择性IR脉冲，在脂肪空点之前有一定的时间余量，因此可在反转恢复期间使用空白脉冲或使用线性填充来达到稳定状态，可以实现良好的对比度和脂肪抑制（图9f）（G，P）。

无预脉冲的脂肪抑制（水激发 + 稳态采集）

- 使用以ProSet为代表的选择性水激励方法（第68页），可在完美的稳定状态下进行采集，并提供高对比度的MRA。

- 不过，与预脉冲法相比，脂肪抑制效果较弱，由于TR/TE时间过长，更容易出现带状伪影，而且在二维（S，P，H）中存在切片厚度限制。

图10 I 采用水激励
（ProSet）
进行脂肪抑
制

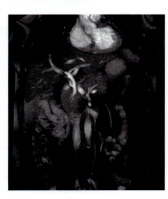

如何利用bSSFP使血流尽可能呈现高信号？

翻转角、k空间填充顺序和TR的设置都很重要！

翻转角

图11 | 翻转角对图像对比度的影响

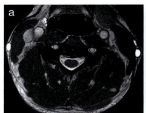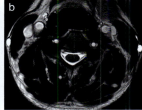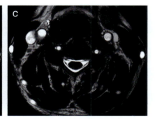

翻转角为a=20°，b=40°，c=60°。

翻转角越大，血液的内流效应越强，而静止组织的饱和效应越强；翻转角越大越好，因为流体不会饱和（自旋饱和）。

k空间顺序

图12显示了以相同的TRs数拍摄的中心填充和线性填充图像，直到k=0。尽管以相同的TRs数拍摄到k=0，但中心填充中仍出现了血管纵向条纹伪影（→）。这被认为是由于中心填充中的梯度场波动引起的涡流，而不是过渡效应。因此，在可以将脂肪抑制与线性填充相结合的设备中，建议尽量使用线性填充。

图12 | 由于k空间填充顺序不同，血管显影存在差异

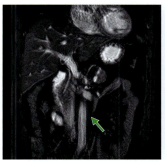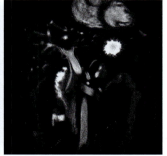

a　中心填充　　　　　　b　线性填充

切片激发间隔（2D）/拍摄间隔（3D）

图13 | 不同切片激发间隔/拍摄间隔之间的血管显影差异

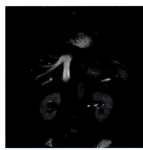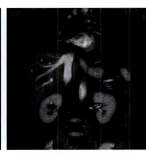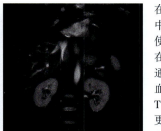

a　单发，切片激励间隔0.2s　　b　单发，切片激励时间间隔3s　　c　多重采集，采集间隔3s

在二维多切片单次成像中，可通过切片激发间距使血液呈现高信号。
在二维/三维多重采集中，通过增加采集间隔可以使血液呈现高信号，但由于T1弛豫，本底信号也会更高，因此在线性填充中对本底信号的影响相对较小。

[1] Scheffler K, Heid O, Hennig J. Magnetization Preparation During the Steady State: Fat-Saturated 3D TrueFISP. Magn Reson Med 2001; 45: 1075-80.
[2] 巨瀬勝美. NMRイメージング. 共立出版 2004; 132-43.

bSSFP：平衡稳态自由进动；FID：自由感应衰减；SE：自旋回波；STE：受激回波；TR：重复时间；TE：回波时间；FA：分数各向异性；SNR：信噪比；RF：射频；GRE：梯度回波；MIP：最大密度投影

② LAVA-VIBE-eTHRIVE-Quick 3Ds-TIGRE

秦 博文

> ● 采用3D-GRE方法的脂肪抑制T1加权图像。
> ● 主要用作钆对比增强脂肪抑制T1加权图像。
> ● 通过结合短TR/TE、利用频率选择性反转脉冲进行脂肪抑制、并行成像等方法，可在呼吸屏气时间内实现高分辨率成像。
> ● 结合使用横膈同步（呼吸同步）可在自由呼吸状态下进行成像（也尝试过非同步成像，见GRASP部分）。
> ● 成像后可通过多平面重建（MPR）观察任何横断面。

在使用3D-GRE方法对脂肪抑制T1加权图像进行成像时，每个制造商都有自己的特征序列。

> ● LAVA[1] ➡肝脏加速容积采集（G）
> ● VIBE[2] ➡容积插值屏气检查（S）。
> ● eTHRIVE[3] ➡增强T1高分辨率各向同性容积激发（P）
> ● 快速3 Ds ➡快速3D动态诊断扫描（C）
> ● TIGRE[4] ➡T1加权梯度回波序列（H）

每个序列的特点

如何填充k空间

- 由于是三维成像，填充方式分别选择为k_y, k_z（填充方式也可由各制造商自行更改，如中心填充、顺序填充等）。
- 由于k空间中心（k_0）的填充时机不同，会对脂肪抑制和造影对比度的决定时机有重要影响。
- 通过结合使用半傅立叶法、部分傅立叶法等方法，可缩短成像时间。

图1 | k空间的基本填充方法

a　LAVA，Quick 3D

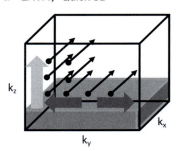

· k_y为中心填充。
· k_z为中心填充或顺序填充。
· k_x通过使用部分傅立叶技术收集75%的数据。
· 在Quick 3Ds中，k_z的数据采集率可在70%～95%的范围内以5%为增量进行设置。

b　VIBE

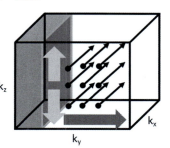

· k_y为顺序填充
· k_z为中心填充
· 半傅立叶方法

c　eTHRIVE

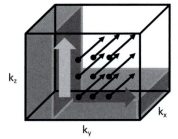

· k_z和k_y均采用顺序填充
· k_z和k_y都使用半傅立叶方法
· 部分THRIVE还能进行径向采集

d　TIGRE（循环采集）

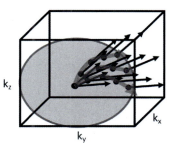

· 径向采集
· k_0从中心向外呈现风车状填充（可减少k空间外侧变稀疏的情况）
· 由于k_{yz}总是从k_0开始填充，因此对比度是成像时间的平均值。

脂肪抑制技术

①高速度

通过分割k空间，在每个分区应用脂肪抑制脉冲（CHESS、SPIR、SPAIR、SPECIAL），可减少应用脂肪抑制脉冲的数量，在不延长TR的情况下，尽量缩短成像时间（图2）。

图2 | 脂肪抑制脉冲和成像时间

a　没有使用k空间分割时

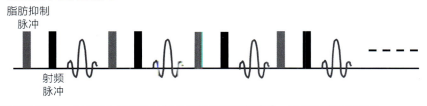

不进行分割时，由于每个射频脉冲都会施加脂肪抑制脉冲，因此成像时间延长。

b　使用k空间分割时

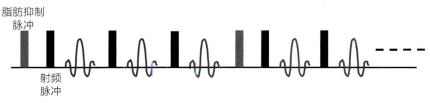

通过k空间分割技术，可以在单个脂肪抑制脉冲施加中填充多个数据点，缩短了成像时间。

技术事项 ＜

临床应用

②脂肪抑制效果

要获得良好的脂肪抑制脉冲，脂肪空点和k空间中心（k_0）的填充时间必须匹配（图3）。优化（k空间分割）脂肪抑制脉冲和实现大面积均匀脂肪抑制的技术也可结合使用（如增强型无脂肪：C，H-Sinc：H）。

图3 | 脂肪抑制脉冲的时机

a 如果k_0采集时间是在数据收集的开始阶段

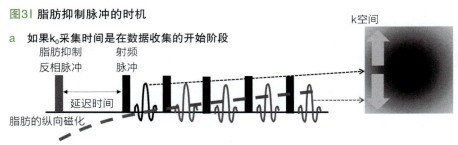

在数据采集之初对准脂肪的空点，可以增强脂肪抑制的效果。

b 如果k_0采集时间接近数据收集的中间阶段

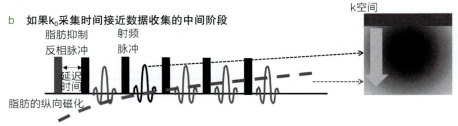

通过将空点对准数据采集的中间位置（k_0附近），例如使用半傅立叶方法，可以增强脂肪抑制效果。

呼吸同步成像（膈肌同步成像）

在存在屏气困难的情况下，如果呼吸状态稳定，可以结合呼吸同步（膈肌同步）成像。数据采集方法因制造商而异，主要有两种采集方法（图4）。与屏住呼吸成像相比，由于呼吸同步成像允许使用较长的成像时间，可以获得更高分辨率的图像。近年来，还采用了一种在自由呼吸状态下进行数据采集而不结合呼吸同步的方法（见第115页"GRASP"）。

· 导航仪门控方法（G，H）

在膈肌同步的情况下连续采集数据，只有在接收窗口内的数据才用于图像数据（图4a）。由于数据是连续采集的，稳定状态不易受到干扰。

· 呼吸触发法（P、C）。

一种单独采集呼吸波形（膈肌同步波形）的方法，从呼吸周期的某一点开始采集数据（图4b）。数据不是连续采集的，而是在设定的采集窗口（主要是呼气时）采集并用于图像数据。稳定状态很容易因数据采集中断而被破坏，并且很容易受到对比度和其他因素的影响。

图4 | 呼吸同步成像

a　门控法

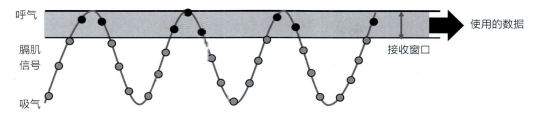

始终进行导航仪信号和数据采集，并将接收窗口内的数据用于图像重建。

b　**呼吸触发法**

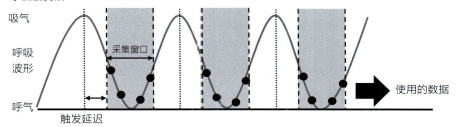

使用波纹管或其他方法获取呼吸波形（或膈肌同步波形），并在达到一定的呼吸时序时开始采集数据。

临床应用

- 腹部（图5）
  - ➡用于肝、胰、肾等上腹部检查，以及膀胱、前列腺、子宫、卵巢等盆腔检查的动态MRI。
  - ➡即使在屏住呼吸的情况下，也能进行高分辨率成像（或在无法屏住呼吸的情况下采用呼吸门控司步成像）
  - ➡通过MPR进行多方位观察。
- 乳房（图6）
  - ➡用于动态MRI。
  - ➡由于不需要屏住呼吸，因此可在30s至1min内完成$1.0 \times 1.0 \times 1.0mm^3$量级的各向同性成像。
  - ➡可同时评估动态MRI的对比效果，并通过多平面重建（MPR）进行多方位观察。
- 其他领域
  - ➡用作脂肪抑制T1加权成像。

图5 I 临床图像：肝脏EOB对比剂增强MRI（肝细胞相）

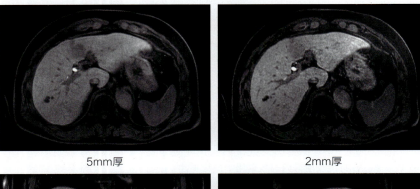

高分辨率成像可在屏住呼吸状态下进行，时间约为20s（也可用于动态成像）。高分辨率成像可生成冠状切片等MPR图像。

如果无法屏住呼吸，可采用呼吸同步成像技术。

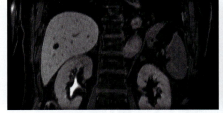

5mm厚

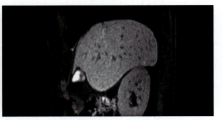

2mm厚

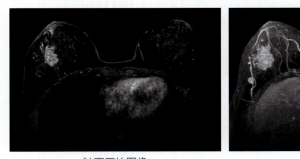

冠状切面MPR图像

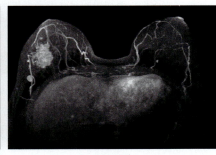

矢状切面MPR图像

图6 I 临床图像：乳腺MRI：动态早期图像（成像时间1min，k_0：90s后）

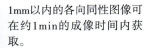

1mm以内的各向同性图像可在约1min的成像时间内获取。

使用对比剂后连续成像可实现高分辨率动态成像，并可获得浓度–时间曲线。

高分辨率还能以最佳时间生成MIP和MPR图像。

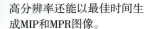

轴面原始图像

MIP图像

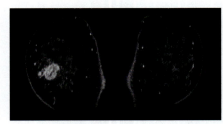

冠状面MPR图像

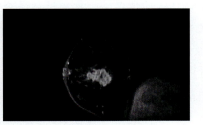

矢状面MPR图像

[1] 鵜池充宏，日比野 茂，中上将司，ほか．LAVAの活用．GE today 2006; 19: 31-4.
[2] Rofsky NM, Lee VS, Laug G, et al. Abdominal MR imaging with a volumetric interpolated breath-hold examination. Radiology 1999; 212: 876-84.
[3] 奥秋知幸，斉木秀太郎，荻野徹男，ほか．Linear filling orderを用いた脂肪抑制3D-T1 weighted画像の開発．日放技誌 2009; 65: 585-93.
[4] Nakamura Y, Higaki T, Nishihara T, et al. Pseudo-random Trajectory Scanning Suppresses Motion Artifacts on Gadoxetic Acid-enhanced Hepatobiliary-phase Magnetic Resonance Images. MRMS 2020; 19: 21-8.
[5] Vasanawala SS, Iwadate Y, Church DG, et al. Navigated abdominal T1-W MRI permits free-breathing image acquisition with less motion artifact. Pediatr Radiol 2010; 40: 340-4.

GRE：梯度回波；TR：重复时间；TE：回波时间；MPR：多平面重建；RF：射频；MIP：最大密度投影

③ MPRAGE 和 IR-SPGR

北川 久

> MPRAGE ➡ 磁化准备快速获取梯度回波（ S ）。
> IR-SPGR ➡ 反转恢复–扰相梯度回波（ G ）

- 3D-GRE方法的T1加成像之一。
- 用于采集具有强烈T1对比度的3D图像，如头部图像。
- 使用预脉冲可以产生各种对比效果。

原理

- 涡轮FLASH方法是一种成像方法，在GRE方法中应用预脉冲以提高组织对比度。MPRAGE方法是涡轮FLASH方法的三维版本。
- 预脉冲有两种类型：180°脉冲（IR脉冲）和90°脉冲（SR脉冲）。
- 将设定的TI值和脂肪抑制相结合，可以获得不同的对比度。
- TD是在"延迟时间"中收集下一个切片所需的时间，是纵向磁化恢复之前的时间。

图1 | MPRAGE序列图

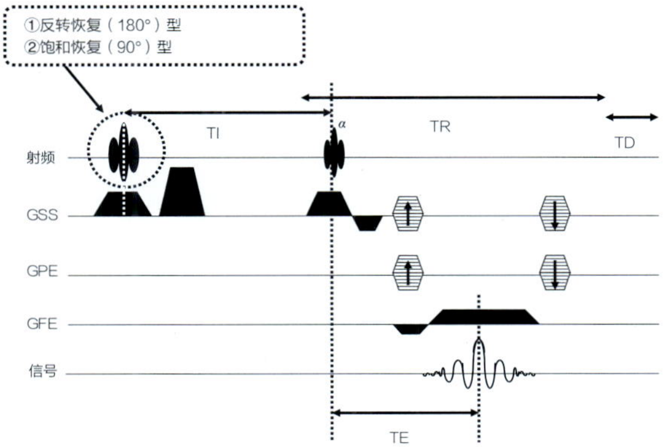

①反转恢复（180°）型
②饱和恢复（90°）型

射频
GSS
GPE
GFE
信号

TI α TR TD
TE

MPRAGE/IR-SPGR图像的优缺点

● 优点
- 可以获得高分辨率图像。
- 适当的TI设置有助于评估大脑和血管结构的连续性（图2）。
- 通过适当的TI设置可以获得黑血图像（见图3，应用示例③）。
- 与SE方法相比，使用对比剂后颅底出现血流伪影的情况较少（见应用①中的白框区域）。

● 缺点
- 对比效果的对比度略低于SE方法。
- 成像时间相对较长。

图2 | TI 400ms的脑干图像

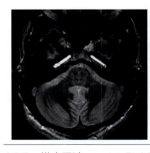

图3 | 使用TI 500ms联合呼吸同步的非对比肺动脉/静脉图像

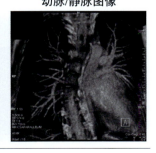

GRE：梯度回波；turbo FLASH：涡轮快速小角度激励；IR：反转恢复；SR：饱和恢复；TI：反转时间；MPR：多平面扫描重建；MIP：最大强度投影；SE：自旋回波；SAS：表面解剖扫描；PACE：前瞻性采集纠偏

MPRAGE/IR-SPGR 的临床应用

对比增强的MPRAGE/IR-SPGR

- 可检测出转移性脑肿瘤的转移灶（病灶区域）（见应用示例①）。
- 与对比度增强SE方法相比，对比度增强MPRAGE方法的流动伪影不那么明显（见虚线框，应用实例①）。
- 与呼吸同步相结合，可在静息呼吸状态下对EOB研究中的肝细胞期进行高分辨率成像（见应用示例②）。
- 可以观察原始图像和MPR图像中的血管、颅神经和颅底结构。此外，还可以使用容积再现法和MIP方法评估病变、脑表面静脉和脑表面结构之间的三维位置关系（见应用示例①）。

简单MPRAGE/IR-SPGR

- 如果使用优化的TI值（见应用示例③），则可以检测到颈部斑块[1]。

应用示例①：头颈部（脑转移病例）

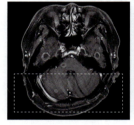 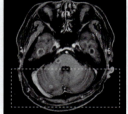 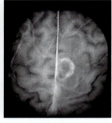 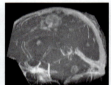

造影SE方法 造影MPRAGE方法 造影MPRAGE图像SAS

对比剂增强MPRAGE图像的MRV
TR1230ms，IR-TI=700ms，脂肪抑制，FA15°，体素大小=1mm³，成像时间4min30s

应用示例②：上腹部：2D-PACE/膈肌呼吸同步（肝肿瘤）

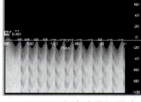 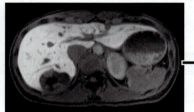 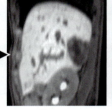 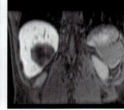

2D-PACE方法（膈肌同步法） 原始图像 重建图像 重建图像

对于不能很好屏住呼吸或需要高分辨率成像的患者，可使用MPRAGE和2D-PACE（IR-TI=500ms）方法进行成像。成像时间约为5min。

应用实例③：颈动脉斑块勾画

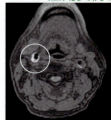

确定CEA后的疗效

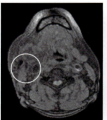

颈动脉血栓内膜切除术（CEA）前，右侧颈动脉区域存在高信号病变（斑块）。

CEA术后，右颈动脉区域的高信号病变（斑块）已经消失。

术前通过MPRAGE检测到的高信号斑块有助于预测围术期栓塞并发症。

[1] 石橋敏寬，村山雄一，佐口隆之，ほか：頸動脈ステント留置術での血栓塞栓症：MRIによるプラーク性状評価とdistal protection deviceとの関連. JNET 2009; 3: 3-9.

④ MP2RAGE

洞田貫啓一

> **MP2 RAGE ➡磁化准备2次快速采集梯度回波**
>
> ①同时使用MPRAGE序列（两种不同的TI序列）（图1，2）。
> ②校正B_0和B_1（RF）非均匀性，降低T2*对比污染，获得更均匀的T1加权图像。
> ③可以生成T1映射图。

图1 | 制作出两种不同TI值的MPRAGE图像以及T1映射图和计算的T1加权图像（共四个序列）

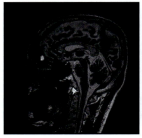 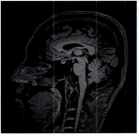 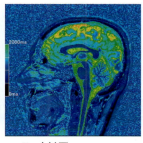 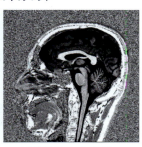

a   MPRAGE（TI1）   b   MPRAGE（TI2）   c   T1映射图   d   计算的T1加权图像

序列参数：TR5000/TE3/TI600，2000，FA5

图2 | 序列图

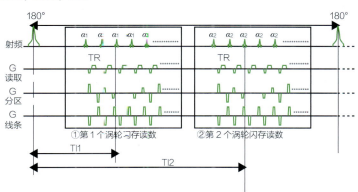

    在MPRAGE中，每个反转脉冲（180°脉冲）都要进行一次RAGE。在MP2 RAGE中，一个反转脉冲（180°脉冲）要进行两次RAGE运行，从而获得两个不同反转时间的图像。

    MP2 RAGE的180°脉冲是绝热脉冲（绝热180°脉冲不带SE），RAGE部分的翻转角较小（4°～5°），以减少B_1不均匀性的影响。获得的两幅图像可用于后处理计算，以生成质子密度图、T2*对比图和接受灵敏度不均匀性校正后的图像[1]。

    适用于高磁场（3T和7T）下的T1成像，因为在高磁场下T1弛豫时间会延长。

[1]

$$S = real\left(\frac{GRE^*_{TI1}\ GRE_{TI2}}{|\ GRE^*_{TI1}\ |^2 + |\ GRE_{TI2}\ |^2} \right)$$

GRE_{TI1}：在TI1收集的数据的复数信号强度
GRE^*_{TI1}：GRE_{TI1}的复数共轭
GRE_{TI2}：TI2采集的数据中元素数量的信号强度
S：MR2 RAGE的信号强度

MPRAGE与MP2 RAGE的比较（头部白质-灰质分割）

图3丨壳核、海马图像

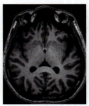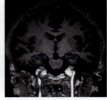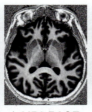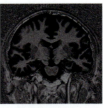

与MPRAGE相比，MP2 RAGE能获得更好的组织对比度（灰质和白质）

a, b, MPRAGE图像；c, d, MP2 RAGE图像中的壳核和海马区。

| a MPRAGE | b MPRAGE–cor | c MP2 RAGE | d MP2 RAGEcor1 |

所用参数概要

- TR 5000ms   · TE 2.83ms   · TI1 600ms   · TI1 flip angle 3deg   · TI2 2000ms
- TI2 flip angle 5deg   · Band width 240Hz/px   · Magn prepatation—Nom–sel. IR
- Reordering—limear   · FOV 240mm   · Slice thick mess 1–2mm

最初的MPRAGE可以清晰显示白质-灰质边界，而使用MP2 RAGE后可以获得更好的白质-灰质对比图像。

未来，脑组织分割将成为磁共振图像定量分析临床应用日益增多的关键领域问题之一。

利用MP2 RAGE检测多发性硬化症（MS）中的脱髓鞘病灶

图4丨多发性硬化症

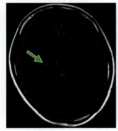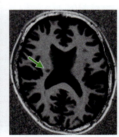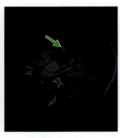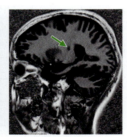

| a FLAIR | b MP2 RAGE | c FLAIR | d MP2 RAGE |

对于多发性硬化症（MS）来说，采用MP2 RAGE技术后，组织间对比度更高，因此能够显示脱髓鞘病灶。

在图像中，（→）所示部分的脑室周围白质在液体衰减反转恢复（FLAIR）序列图像上呈现高信号，在MP2 RAGE序列图像上呈现边缘清晰的低信号。

利用T1映射图测量T1值

利用传统的IR（反转恢复）法测量T1值的缺点是测量时间较长，此外还有可变TR和可变FA法，但这些方法都不太成熟。

未来的研究有望建立一种通过MP2 RAGE测量T1值的方法。

[1] Marques JP, Kober T, Gruetter R, et al. MP2RAGE, a self bias-field corrected sequence for improved seg-mentation and T1-mapping at high field. Neuroimage 2010; 49: 1271-81.
[2] Kober T, Granziera C, Krueger G, et al. MP2RAGE multiple sclero-sis magnetic resonance im-aging at 3 T. Invest Radiol 2012; 47: 346-52.
[3] Tanner M, Gambarota G, Newbould R, et al. Fluid and white matter suppres-sion with the MP2RAGE sequence. J Magn Reson Imaging 2012; 35: 1063-70.

⑤ DISCO

五十嵐太郎

什么是DISCO

- 笛卡尔排序差分采样（DISCO）是三维动态成像方法之一，是一种采用快速GRE序列的高速成像方法。通过k空间视图共享（k-space view sharing）采样实现高时间分辨率成像。可以实现具有高时间和空间分辨率的动态成像。

- 在"灌注期"阶段，进行为随机笛卡尔采样：将k空间划分为低频区域（区域A）和高频区域（区域B）；随机分割区域B并进行采样（图1a）。

- 在动态成像的每个阶段，A和B区域交替采样。分割后的B区域在每个阶段依次采样，采样不足的区域则与前一阶段和后一阶段共享视图（图1b）。

- 伪随机笛卡尔采样可减少运动伪影。

- 延迟期通过全面采样进行数据填充。

- 脂肪抑制方法可在柔性（flex）和特殊（special）或ASPIR之间选择：柔性可在大范围内提供均匀的脂肪抑制；特殊或ASPIR在较短TR和较高时间分辨率时比柔性更有效；而ASPIR在较短TR和较高时间分辨率时比柔性更有效。

- 结合导航仪技术，它还可用于自由呼吸状态下的动态成像。

图1 | DISCO数据收集方法[1]

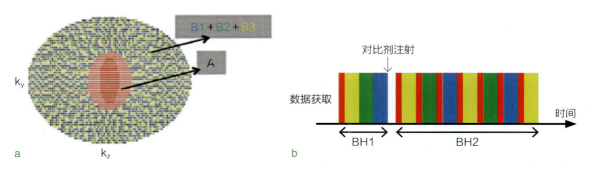

a：DISCO的k空间分割模式。分为A区域（中心部分）和B区域（外围部分）。B区域随机分割为B1（蓝色）/B2（绿色）/B3（黄色）……，并进行数据采集。
b：每个区段的取样顺序。在注射对比剂之前，对整个区域进行采样作为蒙片。如果B区域被分割为三个，则按A→B3→A→B2→A→B1→A→B3……的顺序进行采样，有效的时间分辨率取决于对对比度有贡献的A区域的采样间隔。可自由设定动态成像的期相数量。

技术事项 ∨

临床应用

图2 | 肝细胞癌中的动态DISCO flex

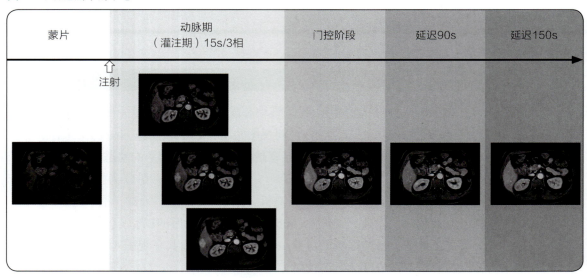

注射后动脉期（3个阶段），时间为16s；门控阶段，时间为40s；延迟期，时间为90s和150s。

图3 | 儿童自由呼吸动态DISCO flex（导航）

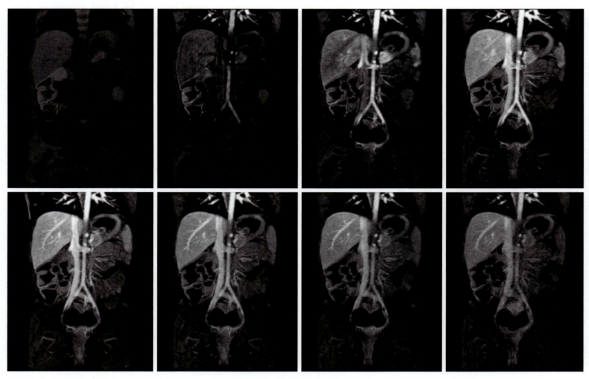

导航仪11相位成像3min31s（19s/相位）。腹部动态成像不受运动伪影影响，即使在自由呼吸状态下也是如此。

[1] Saranathan M. Rettmann DW, Hargreaves BA, et al. Differential Subsampling With Cartesian Ordering（DISCO）: A High Spatio-temporal Resolution Dixon Imaging Sequence for Multiphasic Contrasr Enhanced Abdominal Imaging, JMRM 2012; 35: 1484-92.

ASPIR：绝热频谱反转恢复；TR：重复时间

⑥ GRASP（星形层叠）

藤本晃司

- 黄金角度径向稀疏并行成像[1]。
- 可在自由呼吸状态下对腹部和心脏等受运动影响的器官进行成像。
- GRASP ＝径向扫描+黄金分割角+压缩感知，利用CS进行径向VIBE重建，实现动态成像。

GRASP中使用k空间的轨迹。k空间中的轨迹通常被描述为星形层叠，但Kz方向上的信号收集具有最高优先级（处于内循环），因此实际的K空间轨迹就像一个桨轮或"编织物"。k空间中的轨迹形状类似于桨轮[2]或"帘状"形态。

图1 | 径向VIBE

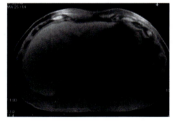

自由呼吸状态下1min17s内拍摄的径向VIBE图像。几乎看不到运动伪影。

图2 | 星形层叠

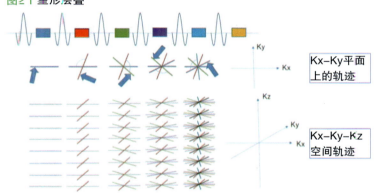

Kx–Ky平面上的轨迹

Kx–Ky–Kz空间轨迹

径向扫描

- **特征**：反复收集来自k空间中心的数据。每个"辐条"都有低频域和高频域的信息。
- **优点**：减少运动伪影（因为k空间中心的数据被平均化）。聚焦每个辐条可提供运动信息➡可用作自导航仪。
- **缺点**
  - 采集数据（k空间）的间距不均匀（=非笛卡尔采样）。➡在进行快速傅立叶变换（FFT）（非均匀FFT，NUFFT[3]）之前需要进行网格划分。
  - 对梯度（梯度场）线圈的缺陷敏感。➡k空间中心发生偏移➡需要进行梯度延迟校正。
  - 易受失谐共振影响。➡化学位移表现为像素模糊而不是像素移动。采集效率稍低。

图3 | 辐条数=5的径向扫描k空间轨迹和NUFFT重建图像

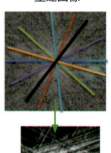

#spokes = 5

黄金角[4]

- GRASP中使用的SPOKE的角度按黄金分割角（111.25°）增加
  ➡ 这是将180°按黄金比例分割时较大的那个角度。
- 基于在k空间中尽可能全面地收集数据的理念。
- 当辐条数为斐波那契数时（0, 1, 1, 2, 3, 5, 8, 13, 21, 34, 55,…），辐条总是填充Kx–Ky截面上数据最缺乏的区域，k空间被分割为近似相等的角度。
- •在提取任意连续时间采集的数据时，无论时间长短（无论设置多少辐条），k空间填充的均匀性都大致保持不变，因此成像后可以在任意时间分辨率下进行重建。

图4丨用黄金角法填充k空间

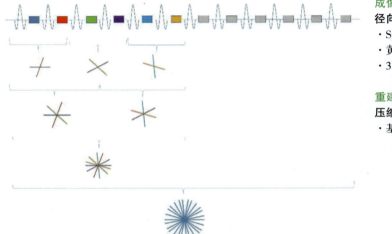

成像方法的要点
径向磁共振成像
·Spoiled GRE（或SSFP）
·黄金角放射状采集
·3 D采集（星形层叠）

重建方法的要点
压缩感知
·基于全变分（TV）正则化

压缩感知[5, 6]

- 利用图像中的稀疏性，从少量k空间数据中恢复清晰图像的方法。
- GRASP将小波基和全变分（TV）作为稀疏性的先验知识，利用相邻时间图像之间的变化（时间全变分，temporal TV）较小这一特性的（图5）。

图5丨压缩感知公式化概述

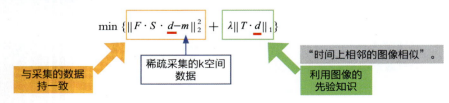

$$\min \{\|F \cdot S \cdot \underline{d-m}\|_2^2 + \lambda\|T \cdot \underline{d}\|_1\}$$

与采集的数据持一致　　稀疏采集的k空间数据　　"时间上相邻的图像相似"。　　利用图像的先验知识

116

GRASP的演变（1）XD-GRASP（超维GRASP）[7]

- 如果成功使用每个SPOKE的数据，就可以提取呼吸和心跳的影响（内部导航器回波，回溯性门控）（图6）。

图6 | XD-GRASP方法概要

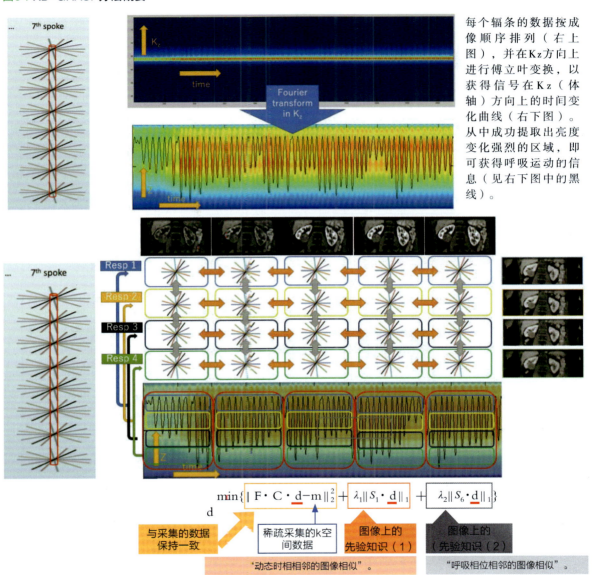

每个辐条的数据按成像顺序排列（右上图），并在Kz方向上进行傅立叶变换，以获得信号在Kz（体轴）方向上的时间变化曲线（右下图）。从中成功提取出亮度变化强烈的区域，即可获得呼吸运动的信息（见右下图中的黑线）。

$$\min_{d}\{\|F\cdot C\cdot\underline{d}-m\|_2^2 + \lambda_1\|S_1\cdot\underline{d}\|_1 + \lambda_2\|S_6\cdot\underline{d}\|_1\}$$

与采集的数据保持一致

稀疏采集的k空间数据

图像上的先验知识（1）

图像上的先验知识（2）

"动态时相相邻的图像相似"。

"呼吸相位相邻的图像相似"。

*Jim Pipe开发了PROPELLER（少数安装在商用MRI设备上的径向序列之一），他于1999年发表了一篇论文，展示了自由呼吸条件下的心脏图像，几乎没有伪影，此外还展示了大脑图像。

*开发出GRASP序列的Tobias Block在其论文中的径向MRI使用了SE。

*Tobias Block的导师Jens Frahm教授是FLASH序列的发明者。

GRASP的演变（2）Dixon-RAVE [8]

- 径向Dixon +基于模型的重建。
- 解决了径向扫描易受失谐共振影响的缺点。
- 采用DIXON方法获得图像，该方法在单次激发下收集不同TE的信号，通过在图像重建中加入水和脂肪信号模型（基于模型的重建），可以获得伪影较少的图像（图7）。

图7 | Dixon-RAVE方法概要

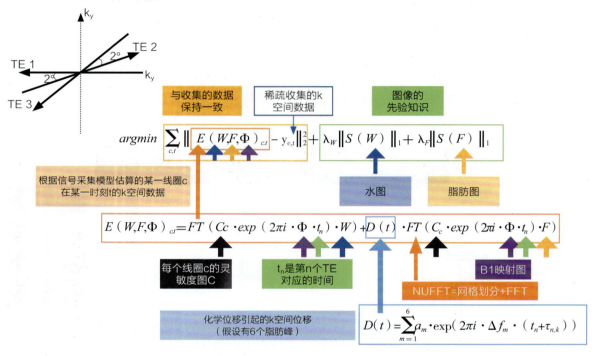

[1] Feng L, Grimm R, Block KT, et al. Golden-angle radial sparse parallel MRI: combination of compressed sensing, parallel imaging, and golden-angle radial sampling for fast and flexible dynamic volumetric MRI. Magn Reson Med 2014; 72: 707-17.

[2] Oshio K. Whole heart coronary angiography using self-navigated "paddle-wheel" balanced SSFP. ISMRM 2005; 707.

[3] Fessler JA, Sutton BP. "Nonuniform fast Fourier transforms using min-max interpolation," in IEEE Transactions on Signal Processing 2003; 51: 560-74.

[4] Winkelmann S, Schaeffter T, Koehler T, et al. An optimal radial profile order based on the Golden Ratio for time-resolved MRI. IEEE Trans Med Imaging 2007; 26: 68-76.

[5] Lustig M, Donoho D, Pauly JM. Sparse MRI: The application of compressed sensing for rapid MR imaging. Magn Reson Med 2007; 58: 1182-95.

[6] Candes EJ, Romberg J, Tao T. Robust uncertainty principles: exact signal reconstruction from highly incomplete frequency information. IEEE Transactions on Information Theory 2006; 52: 489-509.

[7] Feng L, Axel L, Chandarana H, et al. XD-GRASP: Golden-angle radial MRI with reconstruction of extra motion-state dimensions using compressed sensing. Magn Reson Med 2016; 75: 775-88.

[8] Benkert T, Feng L, Sodickson DK, et al. Free-breathing volumetric fat/water separation by combining radial sampling, compressed sensing, and parallel imaging. Magn Reson Med 2017; 78: 565-76.

① SWI

宇根田宏徳

什么是SWI（磁敏感加权成像）？

● 它是由Haacke等提出的[1]。
● 相位图像可捕捉头部组织磁共振成像信号中轻微的局部磁场不均匀性（磁感应强度）。*1
● 利用相位图像通过图像处理获得磁感应强度增强的摄影方法。

*1不同的磁感应强度具有不同的局部共振频率→不同的共振频率会导致相位变化。

SWI成像的概念

①使用3DFLASH（快速低角度激发）序列进行高分辨率成像。
②三轴流动补偿，以抑制血流引起的相位变化。
③在处理所获信号的过程中增强组织对比度（见下文）。
④SWI并非简单的T2*增强图像，它强调的是磁感应效应导致的T2*衰减。

SWI图像处理流程[2]（图1）

①高通滤波器可消除低频成分
由于磁场的不均匀性导致的低频分量的相位变化被消除，只剩下磁感应强度差导致的相位变化。
②创建相位掩膜图像
通过掩膜图像（滤波）处理，相位变化大的区域为低信号，只有磁感应强度变化导致信号变化大的区域才被显示为低信号。
③相位掩膜图像和信号强度图像的相乘
将相位掩膜图像和信号强度图像相乘多次（通常是四次），就能得到随磁感应强度变化得到突出的信号的图像。
④通过最小密度投影（minIP）进行重建
为了清晰显示静脉血管的连续性，使用最小值投影法将三维成像获得的多个薄片数据重建为包含血管三维信息的图像。

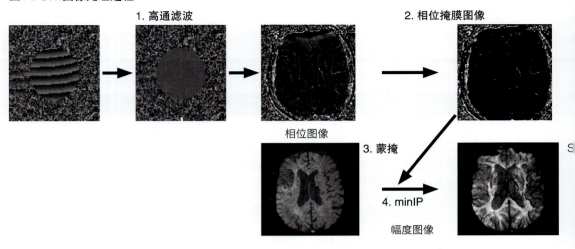

图1 | SWI图像处理过程

1. 高通滤波

2. 相位掩膜图像

相位图像

3. 蒙掩

4. minIP

幅度图像

利用相位掩膜技术进行处理

什么是掩膜图像?

● **简而言之**

就是"为了只保留必要的信号,只用必要的信号创建图像"。

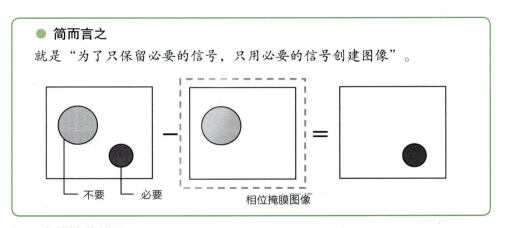

不要　　必要

相位掩膜图像

SWI中的掩蔽处理

● 创建一个掩膜图像,在该掩膜图像中,信号要丢弃的相位部分为零。

　·磁感应强度相同的部分,相位为0。

　·磁感应强度不同的部分,相位不为0。

● 创建一个掩膜图像,其中相位为 π 的部分为0,相位为0的部分为1(图2)。

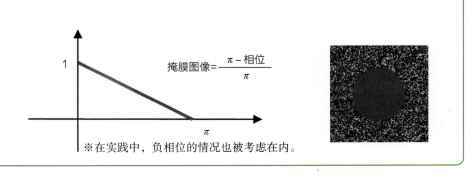

$$掩膜图像 = \frac{\pi - 相位}{\pi}$$

※在实践中,负相位的情况也被考虑在内。

在SWI中使用相位掩膜图像

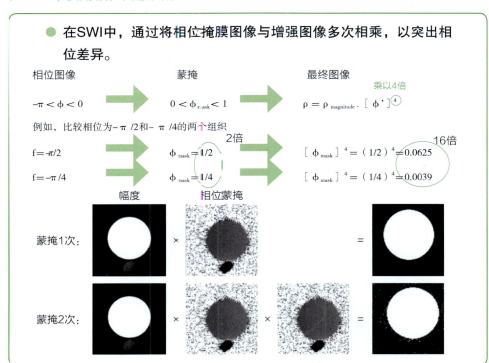

● 在SWI中，通过将相位掩膜图像与增强图像多次相乘，以突出相位差异。

相位图像 　　　　蒙掩　　　　最终图像

乘以4倍

$-\pi < \phi < 0$　　　　$0 < \phi_{mask} < 1$　　　　$\rho = \rho_{magnitude} \cdot [\phi']^{4}$

例如，比较相位为$-\pi/2$和$-\pi/4$的两个组织

2倍　　　　　　　　　　　　　　　　16倍

$f = -\pi/2$　　　　$\phi_{mask} = 1/2$　　　　$[\phi_{mask}]^4 = (1/2)^4 = 0.0625$

$f = -\pi/4$　　　　$\phi_{mask} = 1/4$　　　　$[\phi_{mask}]^4 = (1/4)^4 = 0.0039$

幅度　　　　相位蒙掩

蒙掩1次：

蒙掩2次：

SWI的临床应用

- 在头部区域应用SWI时，可获得脑实质组织与脱氧血红蛋白化静脉之间的对比度，而mIP处理可产生静脉增强图像，反映静脉中的BOLD效应，不仅可用于静脉造影，还可广泛应用于头部创伤、脑肿瘤、脑血管疾病和神经系统疾病[3~5]（图2）。

图2丨临床成像示例

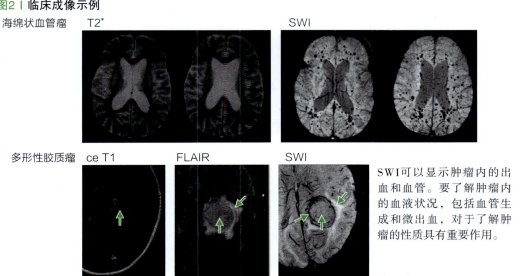

海绵状血管瘤　T2*　　　　SWI

多形性胶质瘤　ce T1　　FLAIR　　SWI

SWI可以显示肿瘤内的出血和血管。要了解肿瘤内的血液状况，包括血管生成和微出血，对于了解肿瘤的性质具有重要作用。

高场强MRI中的SWI

- 由于磁感应强度的不同，SWI中使用的局部相移与局部磁场的偏移成正比，因此磁场强度较高的系统具有提供更高对比度的优势。高磁场MRI系统在提高分辨率方面也有优势（图3）。

$$\phi = - \gamma \cdot \Delta B \cdot TE$$

γ ：磁旋比
ΔB ：磁感应强度差异导致的局部磁场变化
TE ：回波时间

图3 | 磁场强度的差异

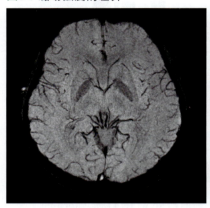
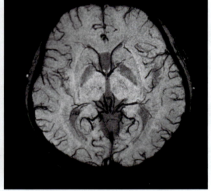

1.5T MRI
3T MRI
7T MRI SWI

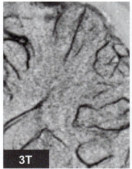
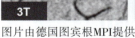
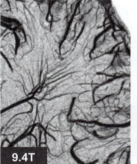
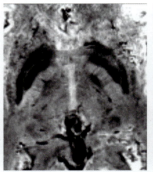
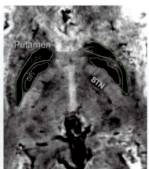

图片由德国图宾根MPI提供　　　　图片由明尼苏达大学CMRR的N. Harel A. Abosch等人提供

7T磁共振成像和9.4T磁共振成像尚未获得批准用于临床（截至2021年1月）。

[1] Haacke M, et al. Sasceptibility weighted imaging(SWI), Magn Reson Med 2004; 52: 612-8.
[2] Rauscher A, Sedlacik J, Reichenbach JR, et al. Nonnvasive assessment of vascular architecture and function during modulated blood oxygenation using susceptibility weighted magnetic resonance imag-ing. Magn Reson Med 2005; 54: 87-95.
[3] Tong KA, Ashwal S, Haacke EM, et al. Susceptibility-weighted MR imaging: a review of clinical applications in children. AJNR Am J Neuroradiol 2008; 29: 9-17.
[4] Haacke EM, DelProposto ZS, Kido D, et al. Imaging cerebral amyloid angiopathy with susceptibility-weighted imaging. AJNR Am J Neuroradiol 2007; 28: 316-7.
[5] Pinker K, Noebauer-huhmann IM, Stavrou I, et al. High- Resolution Contrast-Enhanced, Susceptibility-Weighted MR Imaging at 3T in patients with brain tumors: Correlation with Position-Emission Tomography and Hisopathologic Findings. Am J Neuroeadiol 2007; 28: 1280-6.

BOLD：血液氧合水平依赖

② 相位增强成像（PADRE）

米田哲也

- 相位差增强成像（PADRE）。
- 相位选择（组织选择）自由度高，重点突出。
- 对髓鞘敏感，因此在诊断神经退行性疾病中表现优异。
- 还可以创建相当于SWI的对比度。
- 能有效减少相位噪声。

PADRE所使用的相位图像，是指从磁共振成像中提取的图像信息，即从幅值图像和原始相位图像中通过高通滤波器提取的相位图像。这种相位图像等同于SWI中使用的相位图像。原始相位图像存在特有的相位缠绕伪影，相位缠绕伪影的产生原因是相位图像信息只能从−π到π表示。而PADRE的相位图像去除了缠绕伪影，可以认为 该图像表现的是组织所呈现相位的相对差异（相位差）。由于原始图像中的相位值与磁感应强度成正比，因此在PADRE使用的经过处理的相位图像中可以看到磁感应强度的相对差异。

PADRE选择哪些相位和磁感应强度信息？

①由组织本身化学状态变化（如氧合血红蛋白、脱氧血红蛋白等）产生的磁感应强度。

②磁感应强度取决于组织的形状以及组织与静态磁场的位置关系，例如：血管内外不同运行方向的磁感应强度，神经（如视神经）显示的磁感应强度。

PADRE的特点之一是，通过改变相位选择，可以从一幅图像中生成不同的图像。

图1 | 组织增强图像（右）和血管增强图像

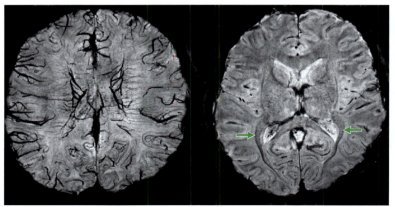

不同组织可通过相位选择得到增强。与SWI一样，选择血液相位可生成类似SWI的图像（左图）。选择正相位还能生成含髓鞘组织的图像（左图）。

（右图）图中右侧的箭头代表观察方向。

磁感应强度的相位对应和增强函数

了解MRI中观察到的磁感应强度和相位

必须牢记的是，MRI中测量的所有磁感应强度和相位都是相对于水的磁感应强度和相位而言的（MRI的一切都与水有关！）。从图2中可以看出，以水为基准时，脱氧血液和含氧血液都处于正方向，因此在MRI中看起来具有正磁感应强度。相反，脂肪在负方向，因此看起来具有负磁感。相位也反映了以水为参照的磁感应强度关系，在右手坐标系[*1]中，正磁感应强度对应负相位，负磁感应强度对应正相位。仅在大脑中，从MRI角度来看，与负磁感相对应的脂肪大部分是髓鞘，通过选择正相位，就能生成反映髓鞘的图像。可以同时选择多个相位。

*1 右手坐标系指的是三维坐标（xyz）相对于右手拇指（x）、食指（y）和中指（z）的相对方向，三者都是正交伸展的。左手坐标系同样指左手所代表坐标轴的方向。

图2丨

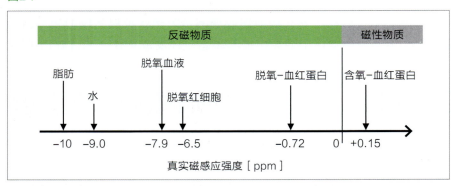

真实的磁感应强度在横轴上表示为体内组织或成分的磁感应强度；由于磁共振成像是以水为中心进行观测的，因此原本具有负磁感应强度（反磁物质）的血液在以水为参照物时会显示为正磁感应强度。为便于观察，横轴的刻度已适当缩放。

PADRE中使用的增强功能：相位成像功能（PI函数）

在PADRE中，可以自由选择增强函数W，该函数根据所选相位对幅度图像M进行增强。但在实际应用中，我们会使用以下指数函数（PI函数）。

$$W(\theta) = e^{-a(\theta-b)^c}$$

由此可以得到PADRE图像，即：

$$\text{PADRE 图像} = \begin{cases} Me^{-a(\theta-b)^c} & \text{选定相位，} |\theta| < b \\ 1 & \text{除上述情况外} \end{cases}$$

式中，参数a、c是任意正实数，而b代表任意正负实数。θ是选定要强调的相位（图3）。a用于调整强调的相位范围，b用于选择不强调零相位附近的区域时使用（见下页）。

124

图3 | 用于血管增强的PI函数

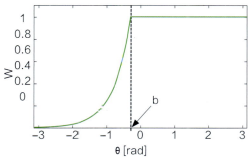

PI函数以横轴的相位表示；PI函数的特点是可以通过改变a和c自由改变需要强调的相位带域（对应于小于1的数值范围），并通过b选择强调的范围。图中a=2，b=-0.3，c=1。

相位噪声及其降低方法

图4显示了相位图像信号的分布情况。该分布中最常见的箭头是相位值0 rad附近的相位，它们大多是相位噪声。这种相位噪声的出现频率极高，往往会掩盖相位幅度小、体积小的组织，如微小的血管，因此抑制相位噪声是清晰显示微小组织结构的关键。

图4 | 包含相位噪声的常见相位分布

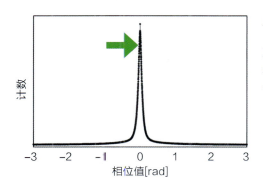

从相位图像中提取的相位分布。（直方图）。箭头代表相位噪声，也与图像数字化处理等有关。参考文献3有助于理解这一点。

图5 | 消除相位噪声，以显示微血管

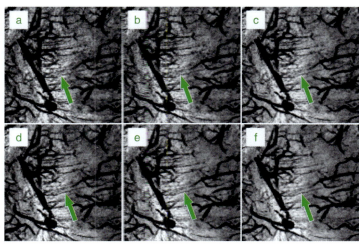

通过改变PI函数中的b来消除相位噪声。如果我们将注意力集中在箭头中的血管上，大约在d的程度就可以确认这是血管。

a：b=0
b：-0.01 π
c：-0.02 π
d：0.03 π
e：0.04 π
f：0.05 π

图5是通过改变 PI 函数的 b 值，（a）从b=0 开始以 0.01π 弧度为间隔进行变化以去除相位噪声，利用 PADRE 方法生成的 SWI 等效图像。可以看出，随着 b 值增大，箭头所指部分以及其他微小血管会从相位噪声中凸显出来。作者认为，去除大约（d）-0.03π 弧度的相位噪声，就能够充分消除相位噪声。

以下介绍PADRE在头部的临床应用，因为PADRE对髓鞘的变化特别敏感，因此在神经退行性疾病中非常有用。

图6 I PADRE 临床病例1：帕金森病

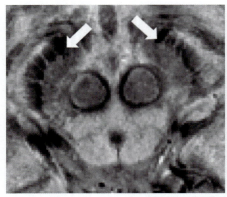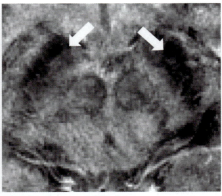

帕金森病的PADRE成像应用实例。与健康受试者（左图）相比，患者（右图）的黑质和大脑脚之间的对比度（⇨）变得模糊不清，这被认为代表了帕金森病在大脑脚和黑质中的相关变化。在这里，大脑脚富含髓鞘并被PADRE增强，而黑质则是背景图像（T2*加权图像）中的信号变化。

帕金森病的检测是PADRE的一项重要应用实例之一。如图6所示，在成像中，可以通过大脑脚和黑质之间边界线的模糊程度来评估帕金森病。

图7 I PADRE临床案例2：多发性硬化症

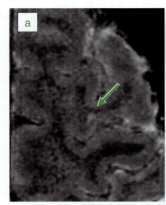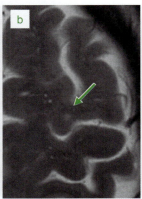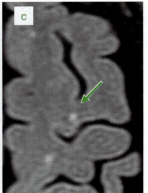

PADRE图像显示的皮质附近的多发性硬化病灶（a）；T2加权图像（b）和3D FLAIR（c）也能检测到这些病灶，但无法明确显示病灶与皮质的位置关系。

图7比较了多发性硬化病变在PDRE（a）、T2加权像（b）和3D FLAIR（c）上的表现。多发性硬化病变被认为是由于脱髓鞘导致髓鞘含量减少，因此在PADRE中显示为高信号。周围皮质下白质的髓鞘结构显示为低信号，因此皮质和白质之间的边界清晰，很容易确定病变是否累及皮质。

进一步的临床应用

PADRE使用多重回波来提高信噪比，在减少噪音的同时可以提高组织的清晰度。

图8显示了使用多回波成像重建的图像，每个回波都重建了PADRE图像，然后求平均值（左图），以及使用相同TE的单回波重建的图像（右图）。因此，使用多回波已成为目前成象方法中的主流方法，可在不降低图像质量的同时减少噪声。

图8丨使用多回波的PADRE图像和噪声

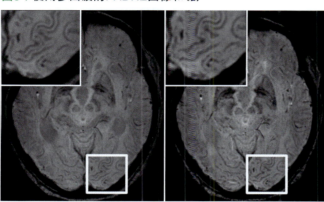

使用多回波GRE采集并生成的平均图像（左）和使用单回波GRE采集（TE与多回波图像有效TE相同），并使用相同重建参数重建的图像（右）。由多重回波产生的图像，整体噪音降低，组织对比度相同（放大图）。

在多回波的图像不使用大的b（重建参数）的情况下，提供噪声更小的PADRE图像，从而更准确地进行组织体积评估。

图9丨视神经纤维的体积评估。

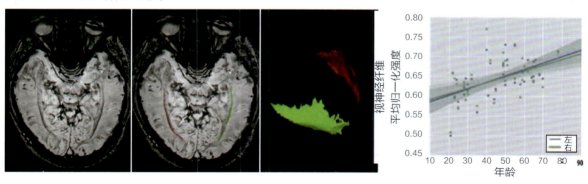

采用多重回波获得的PADRE图像对视神经纤维进行体积评估；高信噪比有助于识别视神经纤维（左图），现在可以评估年龄和视神经纤维之间的关系（右图）。

[1] Schenck JF. The role of magnetic susceptibility in magnetic resonance imaging: MRI magnetic compatibility of the first and second kinds. Med Phys 1996; 23: 815-50.
[2] Savicki JP, Lang G, Ikeda-Saito M. Magnetic susceptibility of oxy- and carbonmonoxyhemoglobins. Proc Natl Acad Sci USA 1984; 81: 5417-9.
[3] Lathi BP, Ding Z. Modern digital and analog communication system. Oxford University Press, New York, 2010. Kakeda S, Korogi Y, Yoneda T, et al. Parkinson's disease: diagnostic potential of high-resolution phase difference enhanced MR imaging at 3T. Eur Radiol 2013; 33: 1102-11.
[4] Futatsuya K, kakeda S, Yoneda T, et al. Juxtacortical lesions in multiple sclerosis: assessment of Gray matter involvement using phase difference-enhanced imaging(PADRE). Magn Reson Med Sci 2016; 15: 349-54.
[5] Tatewaki Y, Mutoh T, Thyreau B, et al. Phase Difference-Enhanced Magnetic Resonance (MR) Imaging (PADRE) Technique for the Detection of Age-Related Microstructural Changes in Optic Radiation: Comparison with Diffusion Tensor Imaging(DTI). Med Sci Monit 2017; 23: 5495-503.

③ MERGE

堀 大樹

什么是MERGE？

- 是多重回波重组回波（Multiple Echo Recombined GRE）的缩写。
- GRE方法的基本序列。
- 可获得二维或三维T2*加权图像。
- 多回波数据采集和所有数据的加法平均可生成高对比度、高信噪比的图像。

多回波数据收集和 MERGE 创建

图1 | 多回波数据采集和数据加法平均

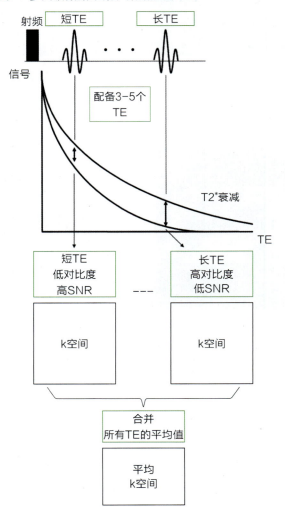

① 多回波法允许在多个TE（3～5）下获取信号。

② 从对比度低但信噪比高的短TE数据，可获得对比度高但信噪比低的长TE数据等多种数据

③ 将数据填充到与每个TE相对应的独立k空间中。然后通过平均所有k空间创建一个单一的k空间，并得到MERGE。

MERGE 成像条件

一般来说，在使用GRE（梯度回波）法进行成像时，通过将翻转角（FA）设定为与目标部位的T1值相对应的厄恩斯特角（EA），可以获得较高的信号值。另一方面，MERGE采用了多回波法，因此不太受厄恩斯特角的影响，通过将TR设置为较长时间、翻转角设置为较大角度，能够获得高信号且高对比度的图像。

图2 | 不同成像条件下信号值与对比度的变化

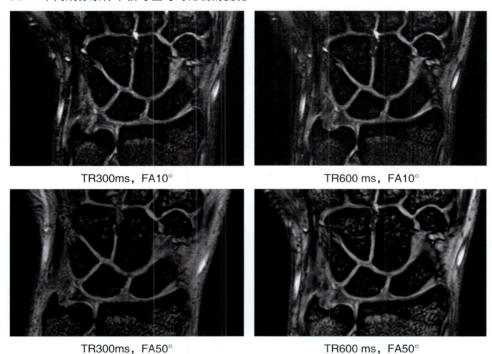

TR300ms，FA10°   TR600 ms，FA10°

TR300ms，FA50°   TR600 ms，FA50°

与TR300ms、FA10°时的图像相比，TR600ms、FA50°时的图像明显具有高对比度和高信号。

临床图像

病例1：肩袖损伤

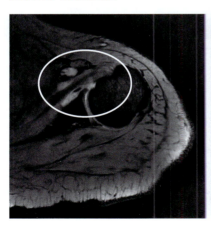 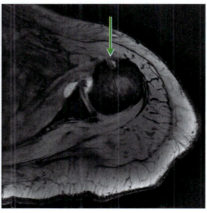

2D MERGE轴向成像
肩胛下肌腱主要在肱骨头附着处肿胀，包括肌肉在内的信号增强（○）。冈下肌腱大结节附着处信号升高，提示部分断裂（→）。

病例2：外侧半月板撕裂

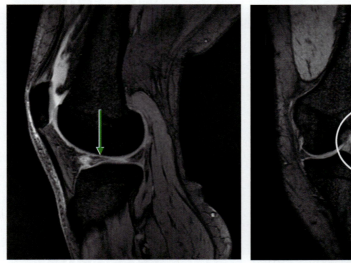

| 2D MERGE矢状图像 | 2D MERGE冠状图像 |

在外侧半月板的前段至中段附近（→）可见一条粗大条索状阴影，延伸至关节面。后段也可见高线性信号，部分向外侧突出（○）。

病例3：跟腱不全断裂

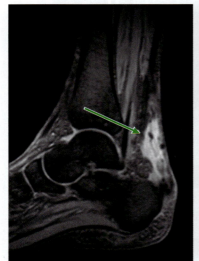 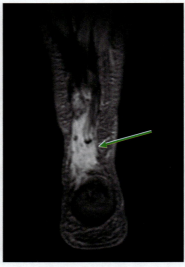 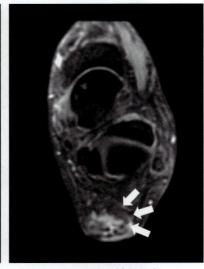

| 3D MERGE重建矢状面图像 | 3D MERGE重建冠状图像 | 3D MERGE重建轴向图像 |

跟腱显示超过3.9cm的高信号，边缘不规则（→）；轴位图像显示部分连续性稍微保留区域，提示不完全断裂（→）。

GRE：梯度回波SNR：信噪比TE：回波时间TR：重复时间

④ COSMIC

井下裕行

什么是COSMIC？

● 用于改善图像对比度的相干振荡状态采集。
● 三维序列使用了SSFP稳态过渡阶段的数据（图1）。
● 用于改善SSFP中T2/T1值较小组织（主要是肌肉和软骨等软组织）对比度降低的问题。

图1 | COSMIC序列设计示意图

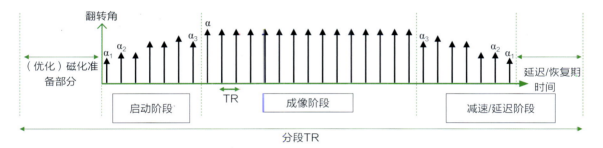

启动阶段

- 使用适当的可变翻转角对软组织对比度进行调制，并稳定从过渡阶段到稳定状态的过渡期间的信号，从而获取组织的T1分量对比度。

成像阶段

获取过渡期的稳定状态数据。

减速/延迟阶段

- 这样做的目的是通过抑制纵向磁化的波动，促进纵向磁化的恢复，从而稳定下一次的信号采集（图2）。

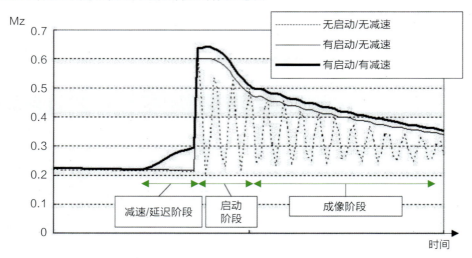

通过同时使用启动和减速，可以获得作为稳定有效的主信号的过渡期信号。

如何填充k空间

- 将径向扇形束中心视图顺序和椭圆取样相结合，抑制涡流，缩短成像时间，同时在稳态转换阶段在k空间中心进行信号采集，提高了T2 /T1比值小的组织的对比度（图4、图5）。T2/T1比值较小的组织的对比度得到改善（图4和图5）。

图3｜k空间填充法示意图

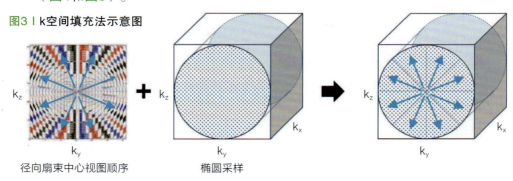

径向扇束中心视图顺序　　椭圆采样

图4｜腰椎神经根

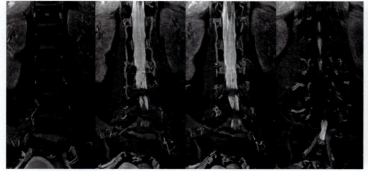

COSMIC冠状面

图5｜半月板损伤

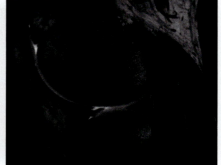

COSMIC矢状图

SSFP：稳态自由进动

⑤ SWAN

井下裕行

什么是SWAN？

- 是3D T2*加权血管造影的缩写。
- 利用BOLD效应进行T2*对比，可以灵敏地检测到微出血和缺血引起的磁感应强度变化，以及脑实质中的静脉。
- 多回波采集可获得高分辨三维T2*增强图像，反映出高信噪比和磁感应强度。
- 与相位图像结合使用时，SWAN2.0可以区分出血和钙化。

SWAN的原理

- 这种3D脉冲序列将快速GRE方法与多回波采集相结合，在TR之间以不同的TE获取多个数据。每个回波信号都填入独立的k空间（图1），平均后重建为单幅图像。短TE信号可提供脑实质的高信噪比，而长TE信号可提供强烈的T2*增强BOLD（血氧水平依赖效应）和磁感应强度变化。

SWAN的特点

- 与2D GRE T2*增强图像相比，该方法可以提高空间分辨率，并能通过多平面重建或最小强度投影（minIP）处理进行观察（图2）。另一个优势是，与传统的单回波3D T2*加权图像相比，它能在更短的时间内获得图像，并具有更高的信噪比（SNR）。

图1 | SWAN的k空间填充

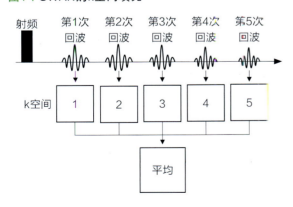

图2 | SWAN minIP处理切片厚度10mm（1.5T）

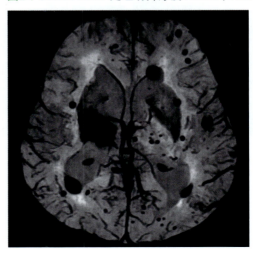

- 对于小病灶，在相位图像上出血呈低信号，钙化呈高信号[1,2]（图3）。
- 在病灶较大的情况下，相位图像中的低信号和高信号可能会混杂在一起，在这种情况下，MPR重建可能有用[1,2]（图4）。

图3 | 头部出血（1.5 T）

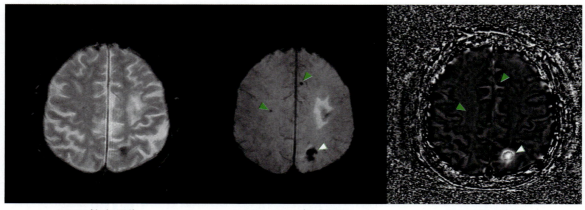

2D T2*加权图像　　　　　SWAN 3D T2*加权图像　　　　　SWAN相位图像
▶出血　▷钙化

图4 | 头部出血（3.0 T）

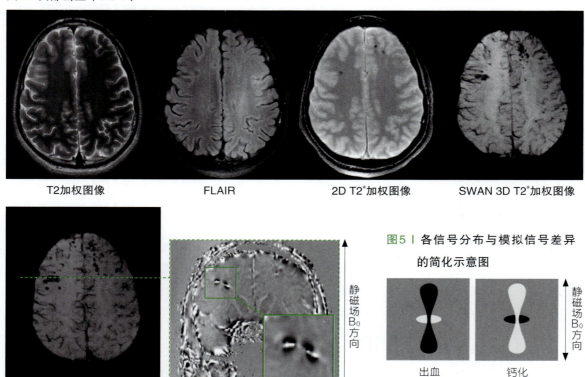

T2加权图像　　　　FLAIR　　　　2D T2*加权图像　　　　SWAN 3D T2*加权图像

SWAN 3D T2*加权图像　　　SWAN相位图像MPR重建冠状位

静磁场B0方向

图5 | 各信号分布与模拟信号差异的简化示意图

出血　　　　钙化

静磁场B0方向

[1] Haacke EM, Reichenbach JR. Susceptibility weighted imaging in MRI: basic concepts and clinical applications. Hoboken, NJ: Wiley-Blackwell, 2011.
[2] Barbosa JH, Santos AC, Salmon CE. Susceptibility weighted imaging:Differentiating between calcification and hemosiderin. Radiol Bras 2015; 48: 93-100.

GRE：梯度回波；SNR：信噪比；TE：回波时间；BOLD：血液氧合水平依赖；FLAIR：流体衰减反转恢复

⑥ 定量磁化率成像

工藤與亮

什么是磁化率?

- 磁化率（χ）：物质固有的一种物理特性，具有改变周围物质局部磁场的性质（**图1**）。
- 反磁物质：如同被磁铁排斥一样，会减弱局部磁场（**图2**）。➡ 髓鞘、钙化、含氧血红蛋白。
- 顺磁物质：就像被磁铁吸引一样，会增强局部磁场（**图2**）。➡ 铁蛋白、血红素、脱氧血红蛋白、钆对比剂。
- 磁化率（磁敏感）加权图像（SWI）：对磁化率进行"定性增强"的成像（**图3**）。
- 定量磁化率成像（QSM） 对磁化率进行"定量计算"的成像（**图3**）。

什么是磁感应强度?

- 3D GRE：多回波是主流。
- 空间分辨率和成像时间之间的平衡非常重要。
- 血流校正：消除动脉血流引起的相位变化，只保留静脉中的脱氧血红蛋白。

图1 | 磁化率和磁性材料

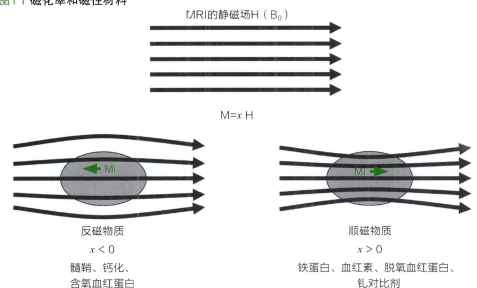

$$M = x\,H$$

反磁物质
$x < 0$
髓鞘、钙化、
含氧血红蛋白

顺磁物质
$x > 0$
铁蛋白、血红素、脱氧血红蛋白、
钆对比剂

在MRI的静磁场中，使局部磁场减弱乡是反磁物质，使局部磁场增强的是顺磁物质。

图2 | 顺磁物质和反磁物质

顺磁物质：磁化率大于零，磁感应强度大
    铁（铁蛋白）　：皮质，深部的灰质
                形成皮质–髓质对比度
    铁（含铁血黄素）：出血
    脱氧血红蛋白　：静脉出血

反磁物质：磁化率小于零，磁感应强度
    髓鞘：显示白质内的结构
           形成皮质–髓质对比度
    钙化

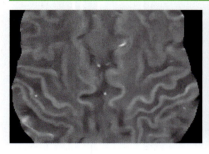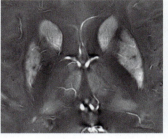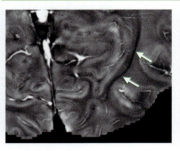

图3 | 相位图像–SWI–QSM

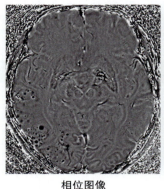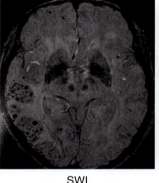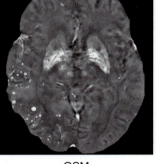

相位图像　　　　　　　SWI　　　　　　　QSM

SWI可定性地突出磁化率，而QSM则可定量地分析磁化率。

QSM的图像重建（图4）

- 相位缠绕去除：相位在2π处折回，因此被消除。
- 背景磁场去除：去除整体的相位波动，只留下局部磁场波动。
- 偶极子求逆：从局部磁场进行偶极子解卷积，计算出磁化率（逆问题）。

临床应用

- 微出血和钙化：在$T2^*$加权图像或SWI上无法区分（图5）。➡出血在急性期和慢性期都具有顺磁性（分别为脱氧血红蛋白和血色素），因此具有较高的磁化率。钙化是反磁性物质，因此磁化率较低。
- 组织铁的沉积➡多发性硬化症的脱髓鞘斑块、帕金森病的中脑黑质、阿尔茨海默病的大脑皮层。
- 上腹部：憋气时可对上腹部进行QSM成像（图6）。➡由于水和脂肪的共振频率不同，因此水和脂肪的分离有助于分析。

图4 | QSM图像重建

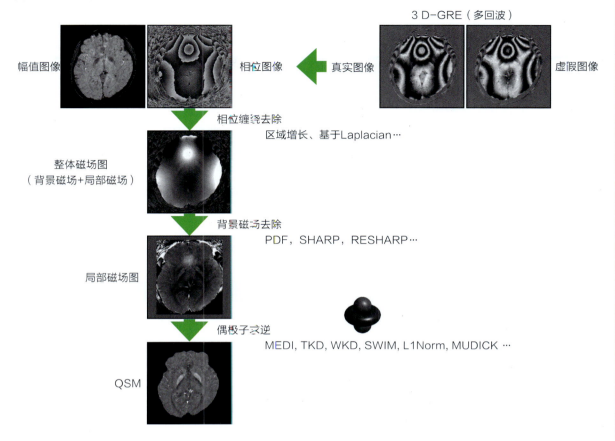

3 D-GRE（多回波）

幅值图像　　　　　相位图像　　真实图像　　　　　　虚假图像

相位缠绕去除
区域增长、基于Laplacian…

整体磁场图
（背景磁场+局部磁场）

背景磁场去除
PDF，SHARP，RESHARP…

局部磁场图

偶极子反逆
MEDI, TKD, WKD, SWIM, L1Norm, MUDICK …

QSM

图5 | 脑QSM（出血和钙化）

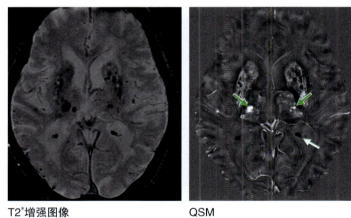

T2*增强图像　　　　　　　　　QSM

在QSM中，顺磁性的微出血点呈现为白色（→）和反磁性（→）。脉络丛钙化显示为黑色（→）。在T2*增强图像上，它们都是低信号，无法区分。

图6 | 上腹部QSM（肝硬化）

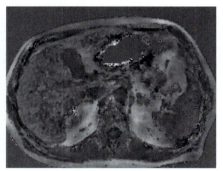

肝硬化患者的QSM图像，显示肝内磁化率呈现不均匀分布

SWI：磁敏感加权成像。

① ADC 与信噪比之间的关系

尾崎正則

> ● 信噪比会影响ADC值。
> ● 弥散加权成像（DWI）的图像添加过程与普通脉冲序列不同。
> ● 如果无法通过单次叠加测量的信号，那么即使增加平均次数也无法测量。

- ADC是表观扩散系数；ADC是根据任何不同b值（b值）获得的图像信号强度计算得出的。

$$ADC = ln\ (S_{b1}/S_{b2})\ /\ (b_2 - b_1)$$

S_{b1}，S_{b2}：每个b值的DWI信号强度
b_1，b_2：任何不同的b值

信噪比会影响ADC值

- 图1显示了ADC与各成像参数之间的关系。由于采用自由扩散模型数据，所有b值都应计算出相同的ADC值，但随着b值的增大，信号（信噪比）减小，从而影响噪声信号的偏差，ADC值也随之减小。由上可知，信噪比低会影响ADC值，使ADC值变小；提高信噪比可以测量到更高的b值，但仅靠增加平均次数并不能改变可测量的b值（图1，左上）。

图1 | ADC与各成像参数之间的关系

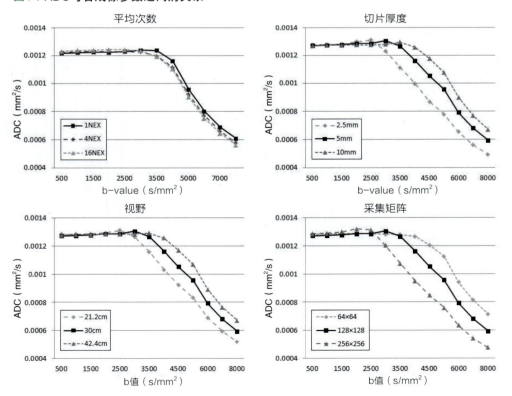

DWI的图像平均过程与普通脉冲序列不同

- 在弥散加权成像中，通过MPG获得的相位变化会受到受试者运动和心率的影响，从而导致每个成像时间点的相位变化不同。因此，如果对k空间数据进行加法运算，每次拍摄数据中的相位可能会相互抵消，从而导致信号衰减，所以一般对FFT后的绝对值图像进行图像平均运算，而不对k空间数据进行平均运算（图2）。

图2 ∣ DWI的图像平均过程

k空间数据的图像平均过程（复数平均）：常用方法

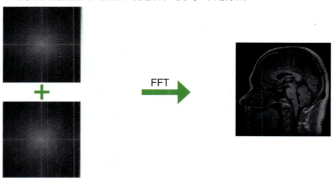

对真实图像进行图像平均处理（幅度平均）：这是DWI中常用的一种方法

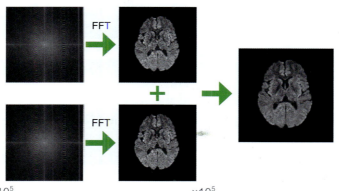

图3 ∣ 图像平均过程与噪声信号分布之间的关系

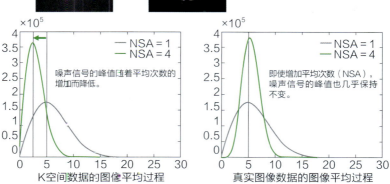

- 在k空间进行图像平均时，增加平均次数会导致噪声的信号分布移至相对较低的水平（噪声信号减弱）。然而，在真实图像（DWI）上进行图像平均时，增加平均次数会降低噪声信号的方差，但不会改变信号分布（噪声信号强度不变，但信噪比增加）（图3）。

① ADC 与信噪比之间的关系 **139**

如果平均次数为1时无法测量信号，那么即使增加平均次数也无法测量

图4 | 不同平均次数和切片厚度下的DWI和ADC图

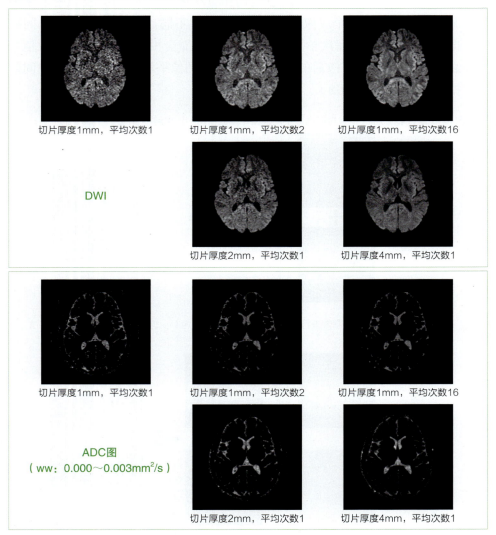

当通过增加平均次数或增加切片厚度（体素大小）来提高SNR时，会观察到不同的信号强度和图像对比度，尤其是在脑脊液和噪声区域，信号强度低（SNR低）（图4）。

> 噪声信号强度并没有随着平均次数的增加而减弱，这清楚地表明：
> - 在信噪比较低的情况下，增加平均次数并不能改善图像对比度。[1]
> - 增加平均次数可提高信噪比，但噪声对ADC值的影响保持不变。
> - 为了消除ADC值的噪声影响，需要通过增大体素大小来改善信噪比。

[1] 但是，如果背景的信噪比较低，而病变（如肿瘤）的信噪比较高，则只有后者可能会产生叠加效应（更高的CNR），这就是为什么全身线圈也能提供一些DWI的原因。

SNR：信噪比；DWI：弥散加权成像；FOV：视野；FFT：快速傅立叶变换；MPG：运动探测梯度；CNR：对比度与噪声比

② 单指数和双指数信号

田村隆行

均质材料（如体模）呈单指数信号衰减

- 水分子总是在随机扩散，分子在给定时间内移动的距离各不相同。然而，对于均质材料（如体模）而言，它们的平均位移遵循正态分布。

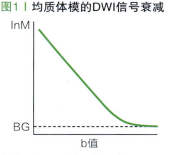

图1 | 均质体模的DWI信号衰减

M_0：未应用MPG时的信号强度
M：应用MPG后的信号强度

- 在弥散加权成像中，当对匀质材料（如体模）进行不同b值成像时，信号衰减遵循公式[1]，信号强度的e对数图是一条直线，如图1所示。直线的斜率就是扩散系数D。

$$M = M_0\exp(-b \cdot D) \quad \cdots\cdots [1]$$

- 这个等式称为单指数信号衰减，因为它只有一个指数项。请注意，在实际应用中，随着b值的增加，信号会在背景信号水平处达到饱和，并出现曲线。

实际生物体内的DWI信号衰减既不是单指数信号衰减，也不是双指数信号衰减，而是多指数信号衰减

- 就生物体内的实际扩散情况而言，存在扩散量柜对较高的微灌注，细胞外液空间的扩散量与自由水的扩散量处于同一水平，而细胞内由于富含蛋白质，被认为具有高粘度和低扩散性，因此即使在单个体素内，也存在许多不同扩散特性的微小成分（图2）。

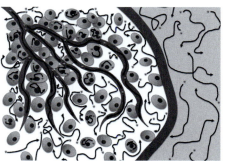

图2 | 一个体素中扩散程度的示意图

由此可见，整个体素内的扩散被认为偏离了正态分布。

- 因此，活体生物体的DWI信号由不同的扩散成分组成。衰减是将单个信号衰减相加的多指数信号衰减，可想而知，将它们相加的总信号衰减偏离了直线，呈现曲线形态。

多指数信号衰减在数学上收敛于双指数信号衰减

- Kärger等[1]用数学方法模拟了无数组扩散成分的信号衰减，每组扩散成分都遵循正态分布，但扩散的幅度各不相同，结果证明，该信号衰减曲线由

快速和慢速两种扩散成分组成（图3）。

图3 | 信号衰减曲线的内因要素说明

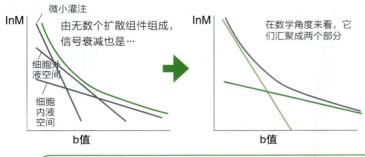

*在生物体中改变b值进行成像，将信号强度以半对数形式绘图时，会呈现双指数信号衰减。不过，这里需要注意的是，改变b值时，扩散测量时间不能发生变化。即使b值相同，如果扩散测量时间不同，分子的位移距离也会不同，信号强度也会随之改变。当改变b值导致回波时间（TE）发生变化时，扩散测量时间有可能已经改变，因此需要格外注意。

> 每次扩散都是… $M_b = M_0 \, exp\,(-b-D)$ [1]
> 当它们无限聚集时……
> $Sb/S_0 = M_{b1} + M_{b2} + M_{b3} \cdots$
> $= f_{fast}\Psi_{fast} + f_{fast}\Psi_{slow} = f_{fast}\exp\,(-b-D_{fast}) + f_{slow}\exp\,(-b \cdot D_{slow}) \,....\,$ [2]
> f：各组成部分的百分比。
> ……进行拟合后，它们在数学上汇聚成两个部分。

- •这个方程[2]被称为双指数信号衰减，因为其中有两个指数项。实际上，每个参数都可以通过用公式[2]对DWI信号衰减曲线进行曲线拟合来获得。

双指数信号衰减的两个成分分别与细胞内外扩散相关

- Niendorf等[2]人为引发大鼠脑细胞脑缺血，然后进行再灌注使其缓解。在这个过程中，用电阻抗法测量细胞容积的变化（f_{im}），并随时对DWI信号衰减进行双指数信号分析。结果证明，细胞容积变化的信号衰减曲线可以用快（fast）和慢（slow）两个扩散成分来表示（图3）。同时发现，通过双指数信号分析计算得出的慢成分分数（f_2）的变化与细胞容积变化一致（图4）。基于这一结果，他们推测慢成分可能代表细胞内的扩散，而快成分则可能代表细胞外的扩散。

- 然而，双指数分析计算出的快/慢成分比例为$f_{fast}:f_{slow}$= 7：3～9：1，而细胞外/细胞内腔的实际比例为3：7～1：9，结果出现了偏差。虽然有各种说法，但作者进行了模拟实验，推测扩散较小的物质T2值相对较短，对DWI信号强度的贡献率较低，因此在分析中被低估了[3]。

图4 |

（纵轴上部：分量f_2，数值 0.05, 0.10, 0.15, 0.20, 0.25, 0.30, 0.35, 0.40）
（纵轴下部：f_{im}（对照细胞的百分比），数值 95, 100, 105, 110, 115, 120）
同侧 ●
对侧 ○
横轴：时间（min），0 8 12 16 20 24 28 32 36 40

慢成分真的是细胞内液空间的扩散吗?

图5 | 乳腺肿瘤的双
指数分析

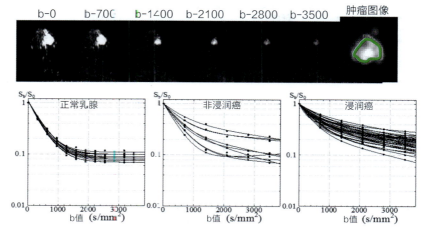

- 我们对乳腺肿瘤的弥散加权成像(DWI)信号衰减进行了解析,结果显示,正常乳腺呈现单指数衰减,恶性肿瘤呈现双指数衰减。此外,还明确了细胞密度与慢成分比例存在相关性。而且,计算得出的慢成分比例比实际细胞密度估算得要小,细胞密度上升到一定程度后才开始能够被观测到。
- 也就是说,我们推测,像正常乳腺这种细胞密度不是很高的情况,不会观察到慢成分;随着细胞密度增加,慢成分会出现,信号衰减曲线也会逐渐变得平缓[*2]。

注意:我认为,并非所有快和慢成分都表示细胞外/内液腔的扩散,或许只是细胞内外的成分分别代表了扩散程度大或小的成分,但实际情况仍不清楚。

双指数信号分析是了解内在扩散信息的一种方法

- 如上所述,DWI信号包含各种扩散信息,但通过选择任意的b值,人们可以像调谐收音机一样,强调任何幅度的扩散。DWI双指数信号分析是从这些任意b值的数据集中获取内在扩散信息的一种方法。
- 类似的分析方法还有扩散峰度成像法(DKI)和Q空间成像法(QSI),前者用于研究单指数信号衰减的偏离程度,后者则利用更高b值的数据集分析DWI信号衰减的内在微观结构。
- IVIM分析使用一组相对较低的b值(约800 s/mm^2)来获取灌注信息,也是双指数信号衰减分析的一种方法。

[1] Kärger J, Pfeifer H, Heink W, et al. Principles and application of self-diffusion measurements by nuclear magnetic resonance. Adv Magn Reson 1988; 12: 1-89.
[2] Niendorf T, Dijkhuizen RM, Norris DG, et al. Biexponential diffusion attenuation in various states of brain tissue: implication for diffusion-weighted imaging. Magn Reson Med 1996; 36: 847-57.
[3] 田村隆行, 笛吹修治, 秋山貴利. 拡散強調画像の biexponential 信号減衰曲線から fast, slow componentのADCと存在比を求める際の正確性:ファントム実験. 日本磁気共鳴医学会雑誌 2010; 30(1): 1-9.
[4] Tamura T, Usui S, Murakami S, et al. M. Biexponential signal attenuation analysis of diffusion-weighted imaging of breast. Magn Reson Med Sci 2010; 9: 195-207.
[5] Tamura T, Usui S, Murakami S, et al. Comparisons of multi b-value DWI signal analysis with pathological specimen of breast cancer. Magn Reson Med 2012; 68: 890-7.

DWI:弥散加权成像;TE:回波时间;IVIM:体素内不相干运动

技术事项 Ⅵ

临床应用

③ 梯度叠加（Gradinet overplus）

福间由纪子

- 通常情况下，扩散梯度场（MPG）每一次仅沿单一轴施加。
- 在梯度叠加方法中，可同时应用多个扩散梯度场。
- 与一般方法相比，每个轴的梯度场应用时间更短，从而实现了更短的TE。
- 新坐标系可用于创建各向同性图像。

图1 | 有梯度叠加和无梯度叠加的比较

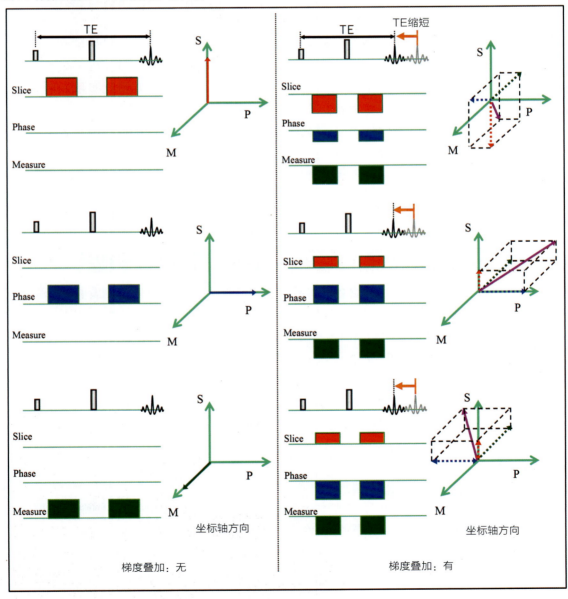

- 后面的章节将详细介绍这些分析的细节。

- 在一般的三轴弥散加权成像中，扩散梯度场分别应用于M轴（频率方向）、P轴（相位方向）和S轴（切片方向）。相比之下，当使用梯度叠加时，会同时应用多个扩散梯度场（图1和图2）。因此，当以相同的b值成像时，每个轴的扩散梯度场面积较小，梯度场应用时间缩短，从而可以设置较短的TE[1, 2]。

- 在"梯度叠加"中，通过调整三个轴上梯度场的大小，可以沿新的正交坐标系施加磁场。因此，也可以生成各向同性的图像。

图2丨有梯度叠加和无梯度叠加图像的差异

梯度叠加：无叠加可生成M、P和S三个方向的扩散加权和各向同性弥散加权成像，而有梯度叠加时，则只能生成各向同性弥散加权成像。

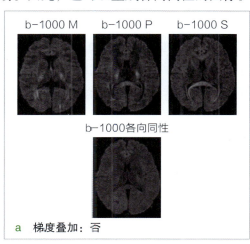

b-1000 M　　b-1000 P　　b-1000 S

b-1000各向同性

a　梯度叠加：否

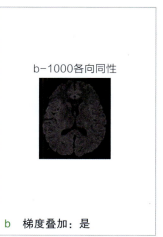

b-1000各向同性

b　梯度叠加：是

梯度叠加的实用性

①TE短，信噪比高。
②由于TE较短，减少了T2透射效应的影响。

- 缩短TE对高b值的弥散加权成像特别有用，因为它能提高SNR。在前列腺成像中，经常需要使用具有相对较高b值的弥散加权成像。如下图所示，使用梯度叠加可以获得高信噪比的弥散加权成像；此外，还可以通过缩短TE来减少T2透射效应的影响。

图3丨有梯度叠加和无梯度叠加的图像对比

前列腺弥散加权成像（b-2000）的比较图像。
梯度叠加：有梯度叠加时，允许缩短TE，从而获得更高信噪比的图像。

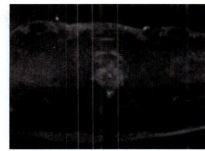

a　无梯度叠加：TE=90ms

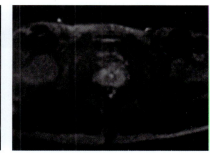

b　有梯度叠加：TE=75ms

[1] Conturo TE, McKinstry RC, Akbudak E, et al. Encoding of anisotropic diffusion with tetrahedral gradients: a general mathematical diffusion formalism and experimental results. Magn Reson Med 1996; 35: 399-412.
[2] Javier Sánchez-González. How to Identify and Avoid. Artifacts on DWI. Diffusion MRI Outside the Brain, Springer-Verlag Berlin Heidelberg 2012; p17-31. DOI 10. 1007/978-3-642-21052-5.

MPG：运动探测梯度；TE：回波时间；SNR：信噪比

④ 四面体编码

若山哲也

MPG三轴同步应用和四面体编码

- 同时向三个轴施加扩散敏感梯度（MPG，Motion Probing Gradient）时，只要三个轴合起来确保达到目标 b 值所需的扩散敏感梯度面积即可，这样能够缩短最短回波时间（TE），进而提高信噪比（SNR）（图1）。

- 图1中的三轴同步应用中的扩散运动检测方向是三轴复合矢量的一个方向（单轴）。四面体编码（tetrahedral encoding）利用三轴同步应用的特点，同时使扩散运动的检测方向多轴化，从而使扩散增强图像不受各向异性效应的影响（图2）[1]。

图1 | DW-EPI脉冲序列

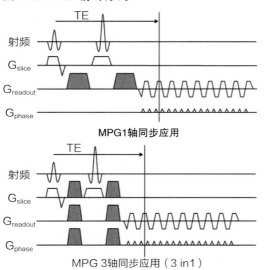

MPG1轴同步应用

MPG 3轴同步应用（3 in1）

同时进行三轴同步可缩短MPG同步时间，从而缩短TE。

图2 | 四面体编码

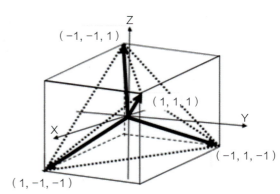

如图所示，在三轴同步应用中，通过改变MPG在每个轴上的正负极性，就可以得到一个有四个方向的图像，其中MPG矢量面向正四面体的每个顶点。然后将这四幅图像合并，得到不受各向异性影响的弥散加权成像。

临床应用示例（图3）

图3 | 在乳腺DWI中的应用示例

它可用于信噪比较低的高 b 值DWI[2]。

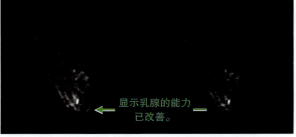

显示乳腺的能力已改善。

MPG3轴向同步（b=1500）x4个方向（四面体编码）　MPG1轴同步（b=1500）x 3轴（全部）

[1] Conturo TE, Mckinstry RC, Akbudak E, et al. Encoding of anisotropic diffusion with tetrahedral gradients: a general mathematical diffusion formalism and experimental results. Magn Reson Med 1996; 35: 399-412.
[2] Ueguchi T, Yamada S, Mihara N, et al. Breast Diffusion-Weighted MRI: Comparison of Tetrahedral Versus Orthogonal Diffusion Sensitization for Detection and Localization of Mass Lesions. J Magn Reson Imaging 2011; 33: 1375-81.

MPG：运动探测梯度；TE：回波时间；SNR：信噪比；DWI：弥散加权成像

⑤ 计算弥散加权成像（cDWI）

高原太郎

计算扩散加权磁共振成像（cDWI）[1]

- 使用两个（或更多）b值（低b值、高b值）。
- 在显示信号强度对数的图表上·找出斜率➡ADC。
  - ·获取任何b值➡cDW的信号强度（图1）。

图1｜cDWI的概念

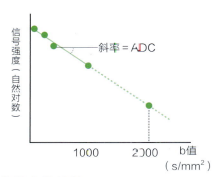

斜率 = ADC

信号强度（自然对数）

1000　2000　b值
（s/mm²）

在纵轴上以对数形式显示信号强度的图表。将在多个b值下测量的信号强度绘制成图时，斜率的大小与ADC值相对应，可用于估算较高b值下的信号强度，从而生成超高b值图像（cDWI）。

具体来说，可以使用以下简单公式进行计算：

$$S(bc) = S(0) e^{-bcADC}$$

（Si（b$_{(c)}$））:b值=c处的（任意：计算得出）信号强度，SI（0）：b值= 0时的信号强度

cDWI可能带来的效益

- 短TE（高信噪比）图像产生（超）高b值图像。
- 可以观察到任何b值的计算图像。
- 将原本分配给超高亮度b值的扫描时间重新分配给高亮度b值的扫描。
- 从b=1000次全身MRI扫描（DWIBS）中创建cDWI可以高效地检出前列腺癌（第186页）。

图2｜使用OsiriX插件生成的任意b值图像

一位60多岁的女性，患有多发性肾囊肿（合并肾癌，病理情况不详）。在b=0的图像中，许多囊肿呈现高信号，在背侧附近可见低信号的囊肿（→）。在b=1000的图像中，囊肿内可见壁结节（→），怀疑为癌症。回顾b=0的图像时，可以发现该部分与周围囊肿相比，信号强度相当低（比低信号囊肿的信号强度略高）。在b=2000的图像中，周围囊肿完全变为低信号，肿瘤的中心部分被凸显出来（这样的图像

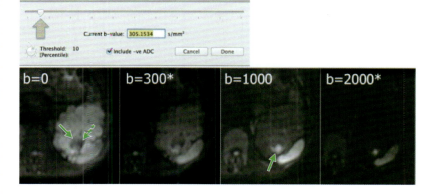

或许有助于提高特异性，在某些情况下也可能有助于提高敏感度）。在b=300的图像中，可以看出在这样的b值下，肿瘤的信号比周围囊肿高。这样一来，能够回顾性地观察任意b值的图像，这或许有助于合理设置b值。上方展示了OsiriX插件中b值调整界面的示例。

图3 | 超高b值图像的应用实例

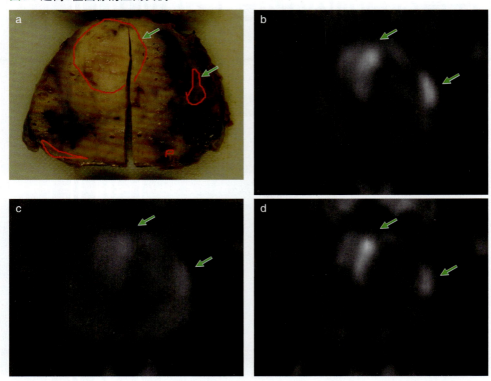

患者为70多岁男性，患有前列腺癌。从病理（大体）来看，前列腺双侧叶均发现癌症（a：→）。在实测b值为2000的图像中，癌症清晰显影（b：→），但该图像的信噪比与b值为1000的图像（c）相比更低。在实测b值为2000的图像中，该部位能明显看到高信号区域（d）。b值为1000的图像是由b值为0、500、1000的图像组合拍摄而成，总时长为1分33秒（重复时间TR为3236ms）；而b值为2000的图像（因TE较长导致TR延长，TR为4797ms）是单独拍摄，时长为1分21秒，因此b值为2000的图像拍摄在时间成本上占比相当大。如果能将这部分时间成本分配给b值为1000的图像拍摄，未来或许能够将b值为1000的图像质量提高与实测b值为2000的图像利用结合起来。

为了准确的计算

- 有一个最佳b值，可以拍摄出最低的噪点。
- 这取决于"被测物体的扩散系数"。
- 最佳b值=1.2（或1.25）（/被测物体的扩散系数）[2]。

待测扩散系数	最佳 b 值（s/mm²）	
（× 10⁻³ mm²/s）	1.2 / 扩散系数	1.25 / 扩散系数
1.00	1200	1250
1.25	960	1000
1.50	800	830

如果要测量的扩散系数为 1.25×10^{-3} mm²/s，则创建cDWI的最佳b值为 1000s/mm²。

[1] Blackledge MD, Leach MO, Collins DJ, et al. Computed diffusion-weighted MR imaging may improve tumor detection. Radiology 2011; 261: 573-81.

[2] Saritas EU, Lee JH, Nishimura DG, et al. SNR de-pendence of optimal param-eters for apparent diffusion coefficient measurements. IEEE Trans Med Imaging 2011; 30: 424-37.

ADC：表观扩散系数；SNR：信噪比；TR：重复时间；TE：回波时间

⑥ ADC 直方图分析

高原太郎

ADC直方图分析[1]

- 以频数为单位显示ROI中像素的ADC分布。
  - 除了常规的平均值和最小值外，还可以查看分布状态、高于（低于）临界值的百分比。

ADC直方图分析要点

- 偏度（skewnes）。
  - ▶ 显示正态分布的失真。
- 测量整个ROI（VOI）。

图1 | 偏度

表示从正态分布向左右偏移的数值。不仅要看平均值（这一个数值），还要查看直方图的形状，可能更容易识别变化。当表观扩散系数（ADC）因治疗从小变大时，可以认为偏度（skewness）会从正变为负。

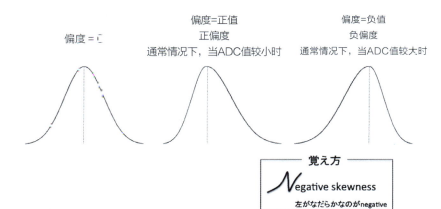

偏度＝0

偏度＝正值
正偏度
通常情况下，当ADC值较小时

偏度＝负值
负偏度
通常情况下，当ADC值较大时

覚え方
Negative skewness
左がなだらかなのがnegative

图2 | 感兴趣区（ROI）

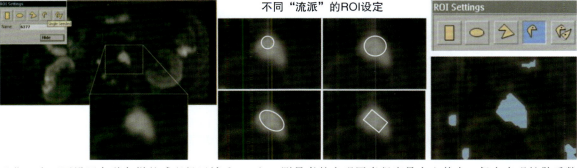

不同"流派"的ROI设定

以往，由于要设置各种各样的感兴趣区域（ROI），测量者的主观因素很容易介入其中。但在表观扩散系数（ADC）直方图分析中，如右下方所示，是使用百积ROI来对整体进行测量的（图中展示的是 P 的"单种子ROI"功能）。另外，为了让ROI的位置更易于理解，在这个说明里，是将ROI放置在弥散加权成像（DWI）上，而非表观扩散系数图像上。

图3 | 感兴趣区（VOI）

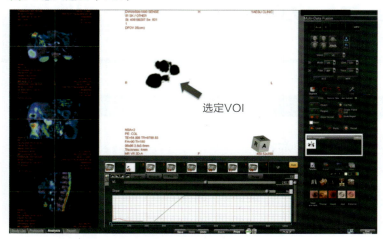

选定VOI

最好能处理三维数据并进行VOI分析（Ziostation, WIP）。

图4 | ADC直方图分析示例

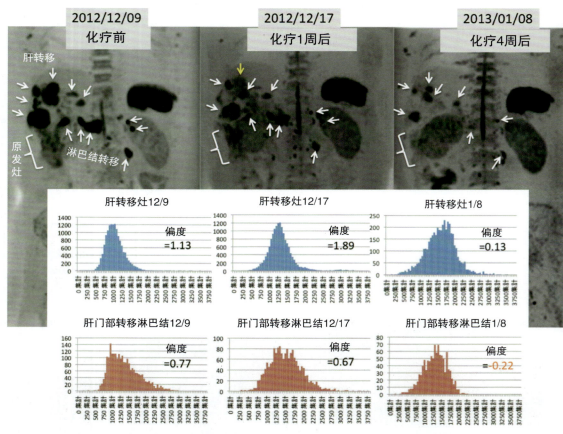

一位80多岁的男性患者，患有进展期升结肠癌并多发肝转移、肝门部及腹膜后淋巴结转移。在接受化学疗法（5－尿嘧啶、伊立替康、贝伐珠单抗）治疗1周后，观察到肿瘤的信号强度降低。4周后，肿瘤出现缩小。查看将峰值高与首次检查相匹配的表观扩散系数（ADC）直方图时，发现随着ADC平均值升高，偏度降低（部分变为负值）。能直观迅速地捕捉到这种变化是ADC直方图分析的优点之一。在本病例中，仅1周就观察到ADC分布趋于正常化，因此需等到4周就可以确信治疗是有效的。

[1] Padhani AR, Koh DM, Collins DJ. Whole-body diffusion-weighted MR imaging in cancer: current status and research directions. Radiology 2011; 261: 700-18.

⑦ 双 SE DWI 和两次重聚焦 SE DWI

北川 久

技术事项 VII

双SE DWI[*1]/两次重聚焦SE DWI[*2]

- 交替扭转MPG的极性可以抵消涡流的影响。
- 通过消除涡流的影响，可以获得良好的弥散加权成像。[*3]

[*1] Dual SE DWI：双自旋回波弥散加权戎像。
[*2] 两次重新聚焦SE DWI：两次重新聚焦自旋回波弥散加权成像。
[*3] 图像失真和位移最小的成像。

DWI图像失真

弥散加权成像（DWI）中的"图像失真"可能是由EPI方法导致的图像失真和MPG应用引起的涡流造成的。尤其是，涡流导致的图像失真会在各向同性扩散复合图像和DTI图像处理中造成位移和伪影。[1]

涡流的概念（图1）。

施加MPG时，在初始上升时间X产生涡流，并随时间呈指数下降。接着，当梯度场降低Y时，会产生反方向的涡流，并随时间呈指数下降。这意味着在关闭MPG后观察到的涡流是X和Y之间的差值Z。[1]

图1 |

a Stejskal–Tanner方法

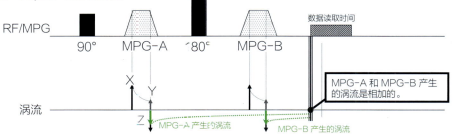

b 双自旋回波/两次重聚焦自旋回波法

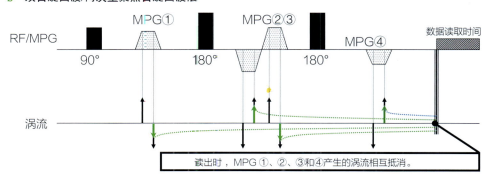

临床应用

Stejskal-Tanner方法与双重SE和两次重聚焦SE方法之间的差别

- 如图1a所示，Stejskal-Tanner法使用一个180°脉冲夹在MPG-A和MPG-B之间。数据读取时，产生的涡流会加剧，并相互重叠。这些涡流就像一个额外的外部磁场，对读取和相位编码会产生不利影响，并使图像失真。
- 如图1b所示，双重SE和两次重聚焦SE方法使用两对MPG，两侧是两个180°脉冲，这样涡流就会在数据读取时间之前被抵消。这一效果是可以获得失真最小的图像。

ST和TGP方法在成像中造成的磁感应伪影和图像模糊失真的差异

a Stejska-Tanner（ST）方法的弥散加权成像

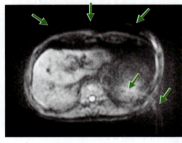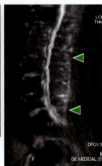

b 扭曲梯度脉冲（TGP）法的弥散加权成像

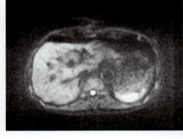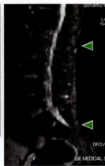

与a相比，b受磁化率伪影（→）和失真导致的图像模糊更少（▶）。

ST和TGP方法在临床实践中显示病灶的差异（经验总结）

尽管切片角度相同，但由于方法不同，病变的显示存在差异（→·▶）。推测可能是受畸变的影响，导致病变位置出现了偏移。由此认为，在进行病变追踪观察时，ST法和TGP法的设置不宜随意更改，最好统一采用其中一种方法的设置。

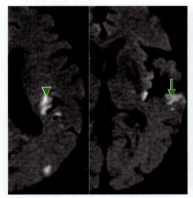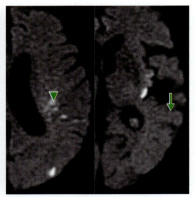

Stejskal-Tanner法弥散加权成像　　　扭曲梯度脉冲法弥散加权成像

[1] 青木茂樹，阿部　修，増谷佳孝. 新版 これでわかる拡散MRI，東京，秀潤社，2005，p78-9.

SE：自旋回波；EPI：回波平面成像；DTI：扩散张量成像；MPG：运动探测梯度；RF：射频

⑧ RESOLVE

天野　淳

RESOLVE 的特点

- 减少图像失真
- k空间分割
- 多激发EPI
- 高分辨率弥散加权成像

在普通的单次激发EPI中，一次激发的信号填充整个k空间，在此过程中出现的累积相位扩散会造成图像失真。

减少弥散加权成像失真的参数包括旁瓣成像、相位视场、带宽和回波空间。RESOLVE 通过在读出方向分割k空间并以多激发模式收集信号，减少了相位扩散和图像失真。

图1丨高分辨率RESOLVE

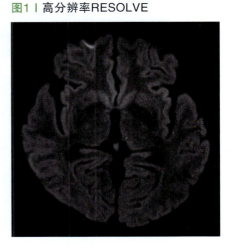

读取输出分段，减少失真

图2丨k-空间采样

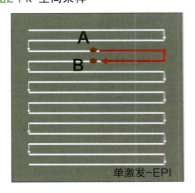

单激发-EPI

相位编码方向（ky）

RESOLVE

读出方向（kx）

在进行读出分割时，会进行重新排列（重排校正），使采样间隔相等，然后进行采样。

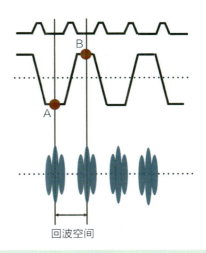

回波空间

- 可以看出，与单激发EPI相比，回波间隔更短。
- 由于T2*衰减作用，缩短回波间隔降低了磁敏感效应。

图3 | 通过多激发减少图像失真

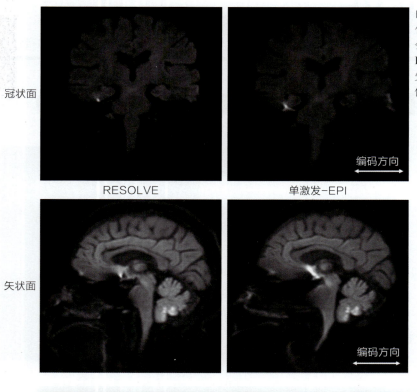

由于内耳和鼻窦腔的磁化影响，单激发–EPI会导致图像失真，而RESOLVE可在冠状和矢状方向进行低失真成像。

冠状面

RESOLVE

单激发–EPI

编码方向

矢状面

RESOLVE

RESOLVE

编码方向

图4 |

由于直接矢状面成像的失真度较低，因此也可以进行DTI。

RESOLVE

RESOLVE

图5 | RESOLVE序列图

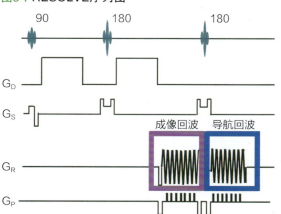

90 180 180

G_D

G_S

成像回波 导航回波

G_R

G_P

在读出方向进行分段采样时，采样间隔是等间距的。另外，增加激发次数延长了成像时间，激发之间的移动会对成像造成影响。因此，用两个回波（成像回波和导航回波）收集数据，导航回波收集相位离散度，相位离散度大于阈值，差异较大的数据将被丢弃，然后重新获取。

图6 ┃ RESOLVE融合

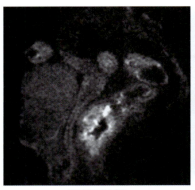
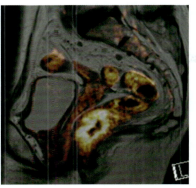

RESOLVE　　　　　　　　　融合图像

在进行融合时，失真更少，因此误配准也更少。
读出段7矩阵180×200
b值为800的直肠癌病例

图7 ┃ RESOLVE读出部分傅立叶

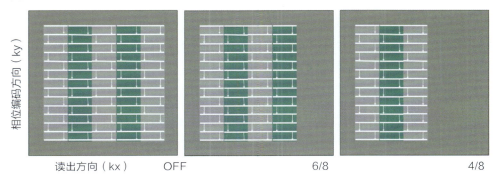

相位编码方向（ky）

读出方向（kx）　　　OFF　　　　　　6/8　　　　　　4/8

增加分段可缩短回波空间，但同时会增加成像时间。为了缩短成像时间，可以设置部分傅立叶，并改变分割填充的数量，从而将成像时间最多缩短43%。未填充部分通过凸集投影（POCS）方法处理进行零填充，以防止图像模糊。

图8 ┃ 肠道气体伪影减少

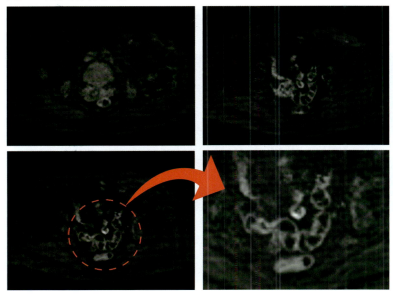

RESOLVE无法对呼吸等连续性动作进行重新测量判定。
此外，与上腹部相比，下腹部可以进行成像（使用如"布司可朋"等解痉药也有帮助），并且受肠管内气体伪影的影响较小。

⑨ 低 b 值成像的特点

中 孝文

低 b DWI

- 用较小的b值进行弥散加权成像。
  - · 图像对比度接近脂肪抑制的T2加权图像。
  - · 血流信号受到抑制（黑血成像）。
  - · 无MT效应，对比度高。
  - · 不易受呼吸引起的腹壁运动的影响。
- 不同TE的成像有助于区分良性和恶性肿瘤。
- 与高b值DWI相比，心脏搏动导致的肝脏左叶信号衰减减小。

- 与基于FSE的T2加权图像相比，低b值DWI受腹壁运动的影响较小，信噪比也高于高b值DWI，因此无需呼吸门控技术即可在较短时间内获得良好的图像。

- 利用良性肿瘤和恶性肿瘤T2值的差异，采用不同的TE值成像有助于区分良性肿瘤和恶性肿瘤[1]。但是在FSE序列中，成像时间较长，对于呼吸不稳定的患者，图像容易产生运动伪影。而低b值DWI则能在短时间内提供良好的图像，并能较易区分良性和恶性肿瘤（图1）。

- 肝脏左叶始终受到心脏跳动的影响，在高b值DWI中信号会减弱。而低b值DWI受此影响较小，因此可以相对清晰地检测出肝脏左叶的肿瘤（图2）。

图1 | 根据TE差异进行良性和恶性鉴别

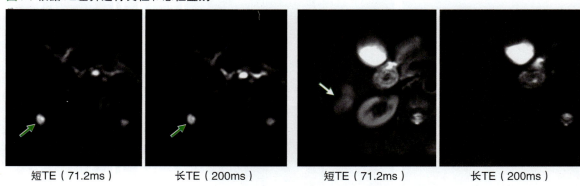

　　短TE（71.2ms）　　　长TE（200ms）　　　　短TE（71.2ms）　　　长TE（200ms）

a　肝血管瘤病例　　　　　　　　　　b　转移性肝肿瘤病例

在肝血管瘤病例中，短TE和长TE均呈现为高信号。而在转移性肝肿瘤病例中，短TE呈高信号，而长TE呈低信号。

图2 | 肝左叶显像能力的差异（转移性肝肿瘤病侧）

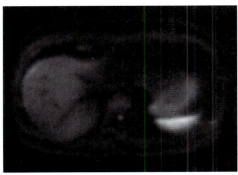
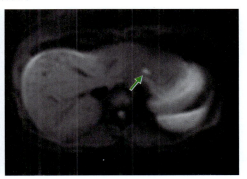

高b值DWI　　　　　　　　　　　　　低b值 DWI

在Gd-EOB-DTPA检查时联合使用IR的低b值 DWI的实用性

在使用Gd-EOB-DTPA的肝脏磁共振成像（MRI）检查中，正常肝细胞会摄取Gd-EOB-DTPA，从而导致T1值缩短。在联合使用IR-Inversion recovery的反转恢复低b值弥散加权成像（IR – low b DWI）中，正常肝组织的信号会被抑制，与肿瘤之间的对比度会提高，因此有望提高肿瘤的检出能力。

图3 | 基于体模的验证

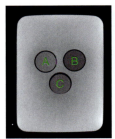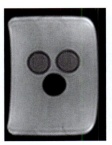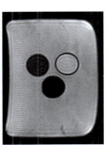

a　SE T1加权图像　　b　低b值DWI　　c　IR-低b值

图4 | 正常肝组织模型与肝癌模型的对比度比较

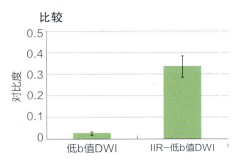

将b值设定为50s/mm²的低b值弥散加权成像（图b）和IR-低b DWI（c），对模拟肝细胞期的正常肝组织（A）、肝细胞癌（B）和脂肪（C）的体模进行成像。结果发现，与低b值弥散加权成像（图b）相比，反转恢复低b值弥散加权成像（图c）中正常肝组织（A）和肝细胞癌（B）之间的对比度有所提高。这里IR的脂肪零信号点设定为180ms。对比度是通过公式"|B的平均信号值 – A的平均信号值| /（A的平均信号值 + B的平均信号值）"计算得出的。

图5 | 转移性肝癌（60岁，男性）

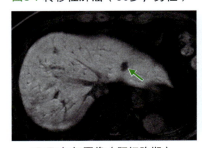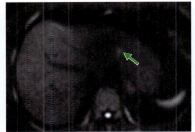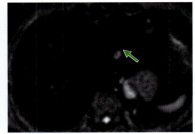

a　3D T1加权图像（肝细胞期）　　b　高b值DW　　c　IR-低b值DWI

转移性肝癌在任何一种成像检查中都有显影，但在高b值DWI（图b）中，由于心脏的搏动导致信号减弱，难以识别该肿瘤。而在IR – 低b值DWI（图c）中，肿瘤清晰显影。

⑨ 低 b 值成像的特点　**157**

图6 l 局灶性结节性增生（FNH，60岁，女性）。

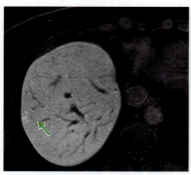 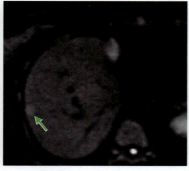 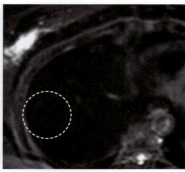

a　3D T1加权图像（肝细胞期）　　b　高b值DWI　　c　IR–低b值DWI

在 3D T1 加权像（a）中，可以看到与高 b 值DWI（b）上显示高信号的部位相一致的Gd – EOB – DTPA摄取情况。另一方面，IR–低 b 值DWI（c）显示与周围正常肝组织呈等信号。在造影后的IR–低 b 值DWI中，摄取了EOB的病变会像背景肝脏一样出现信号被抑制的情况，因此需要加以注意。

[1]日本医学放射線学会，編. 画像診断ガイドライン 2016年度版，東京：金原出版, 2016, p264.

MT：磁化转移；TE：回波时间；DWI：弥散加权成像；FSE：快速自旋回波

⑩ MSDE

丹治 一

MSDE ➡ 运动敏感驱动平衡

①是黑血成像技术的一种[1,2]。

②类似于将SE-EPI DWI（T2预处理）的序列方案添加到一个预脉冲中。

③通过使用少量MPG抑制血液信号[*1]。

④用于减少运动伪影、评估血管壁和显示神经丛。

⑤通过序列设计的改进和创新有望生成弥散加权成像。

[*1] 在MSDE中，MPG（运动探测梯度；梯度场）被称为MSG（运动敏感梯度；振动敏感梯度场）。由于这两种方案相似，本文将它们统称为MPG。

原理和特点（图1）

①MSDE在前一个脉冲的基础上，施加一个由90°、180°和-90°组成的T2预脉冲（驱动平衡预脉冲），并在180°左右对称施加一个梯度磁场（MPG）。

图1 | MSDE脉冲序列图

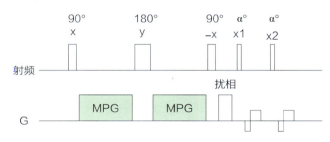

②血液、毛细血管流（灌注）和组织的自旋会根据梯度磁场的强度产生相位分散，从而抑制信号。

③与SE-EPI DWI相类似，预脉冲产生的信号反映了扩散和T2的影响
$$M_{DP}=M_0 \exp^{(-Tep/T2)} \exp^{(-bD^*)}。$$

④MSDE图像呈现出复杂的对比度，这是由于预脉冲（M_{DP}）产生的信号，加上主序列[*2]产生的信号造成的。

*2 MSDE控制要点

在MSDE中，T2权重的影响程度与T2预处理的应用时间（TE_{prep}）和TE的总和相关；为减少T2的影响程度，有必要优化预脉冲的施加方式（重聚焦脉冲及类型）、MPG的应用量[*3]流速:cm/s）和T2预处理的应用轴（RL、AF、FH），并尽可能缩短T2预处理的应用时间（图2）。MSDE可用于2D、3D、TSE和TFE序列。但目前还不清楚这些序列中出现的图像变化是由于T2预处理还是由于MPG的影响。重要的是，在构建成像方法和条件时要考虑这些序列中出现的图像变化是源于T2预处理、MPG的影响还是主序列。

*3 确定应用的MPG数量

在当前的MSDE技术中，需要抑制的血液信号的流速-venc（cm/s）被预先估算出来，并以此作为输入值进行控制。这决定了MPG的强度（Gx）和应用时间（T）。

利用预脉冲抑制信号并控制图像对比度

图2 | MSDE的效果

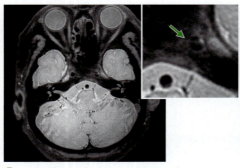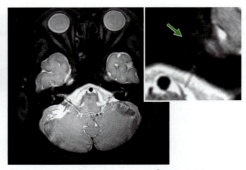

① TSE（TR=1500ms TE=26ms） ② TEprep 8ms b值13s/mm²同步应用

基于SE的序列会导致高速信号丢失和血管信号减弱，但由于分支造成的湍流、涡流和搏动流的影响，血管腔往往变得不均匀。MSDE可以均匀地抑制这些影响（→）。（图片由Yaesu Clinic提供）。

> MSDE图像具有以下特性：①源自主序列的对比度；
> ②对比偏差取决于T2预处理的应用时间；
> ③通过施加MPG产生的血流抑制效果。
> ①、②和③同步应用

灵活使用MSDE

有关MSDE的临床应用，请参阅"通过MSDE诊断脑转移"（第363页）和"磁共振神经成像"（第366页）。

> **MSDE的优点**
> ①不同成像部分或区域的效果差异较小，容易获得更均匀的成像效果。
> ②即使在使用对比剂后，血流控制也会有效。
> ③可与各种成像方法（2D、3D、TSE、TFE）结合使用。

图3 | 减少流入效应

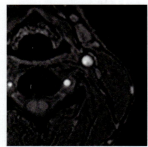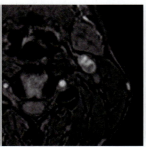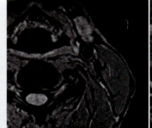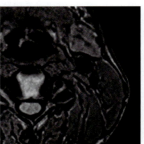

T1–TFE T1–TFE MSDE

在GRE中，流入效应会导致血管呈高信号，但添加MSDE可以有效抑制血管信号。

图4 | 流动伪影抑制（mDIXON TFE）

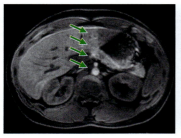 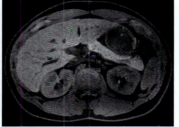

MSDE（-）　　　　　　MSDE（+）

它还有助于减少容易在躯干部位出现的流动伪影。

图5 | 平面内不均匀性控制

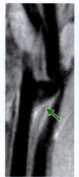 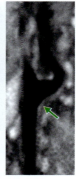

平面黑血成像

在TSE中，当在平面内捕获大面积血管时，血管腔内很可能出现信号不均匀。在时间飞跃法（TSE）中，如果试图在平面内捕捉大面积血管时，血管内腔很可能出现信号不均匀。在MSDE中，通过在三个轴上施加MPG，可以不依赖于横断面和流入方向来抑制信号（→）。
左:传统黑血技术　右: MSDE成像
（图片由八重洲诊所提供）

改进型MSDE（iMSDE）

图6 | iMSDE脉冲序列图

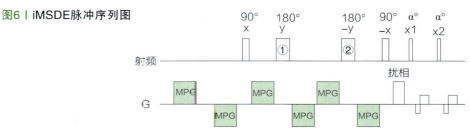

iMSDE应用相位颠倒的两次180°脉冲（①②），同时在脉冲前后反复应用梯度磁场。在预脉冲之前，丕提供了一个双极梯度磁场（**图6**）。这一过程减少了静态磁场（B_0）和射频（B_1）以及涡流的不均匀性。iMSDE现已成为MSDE成像的变体之一，取决于MSDE成像所选择的重聚焦脉冲的数量和形状，或取决于要成像的区域和成像的目的，这些功能统称为"MSDE"。

图7 | MSDE颅内血管壁成像（脑部3D VIEW BB）

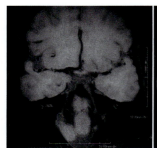 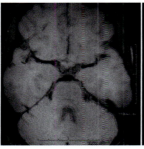 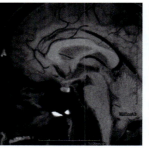

MSDE除了可自由设置外，还针对颅内、神经及流动伪影的抑制准备了优化条件。图7展示了在颅内Willis动脉环附近，为抑制血液中流动自旋信号而进行MPG施加的最佳平衡点，从而实现大范围血液信号抑制的优化方案。

图8 | 血管信号的抑制和神经的显示（CIDP示例）（b值相当于7.5s/mm², 双轴应用AP、RL）

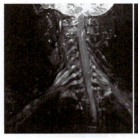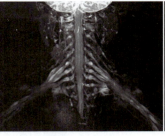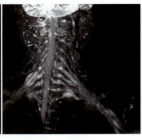

神经MRI

血管信号被抑制，从而提高了臂丛神经的显示能力。要提升显示能力，关键在于通过调整MPG施加量、施加轴以及iMSDE的选择，在最小化脑脊液周围信号衰减的同时，寻找一个不会导致血管信号增强的平衡点。

MSDE的应用：弥散加权成像

MSDE由于增加了来自主序列和成像条件的信号，即使施加较大的MPG，也无法产生扩散增强图像。DSDE[4, 5]正是针对此问题的解决方案。

图9 | MSDE和DSDE之间的图像变化

上排：MSDE 10和500s/mm²
下部：DSDE 10，500和1000s/mm²

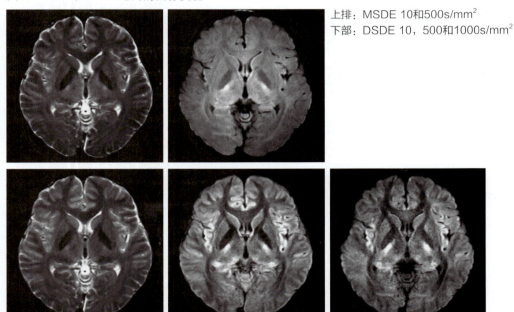

随着MPG的增加，由于扩散效应，组织信号开始被抑制；MSDE显示出复杂的对比度，无法产生扩散增强图像。而DSDE与MSDE不同，其对比度与DWI相似（T1 TFE为prepTE100ms，且MPG仅应用于一个轴）。

DSDE ➡扩散敏感驱动平衡准备

①通过低于μm/s的自旋控制抑制组织信号的应用方法。
②只强调预脉冲产生的信号，消除主序列的信号。

DSDE是一种通过预脉冲获取弥散加权成像的方法，适用于3D-DWI。

DSDE的成像过程

①DSDE主序列使用2D或3D GRE（T1–TFE）技术。

②利用类似于iMSDE的前寻脉冲，在每个周期对反相脉冲和T1–TFE射频脉冲的相位进行反转（相位循环）。[*4]

③通过抵消来自主序列的信号，增强扩散对比度（MDP）。

*4 DSDE的要点

由于刻意使用相位循环来抵消主序列信号，因此会造成信号损失。此外，每次采集进行的相位循环（以NEX为单位）容易受到生理运动的影响。

DSDE的应用实例

图10｜MSDE和DSDE的兼容性

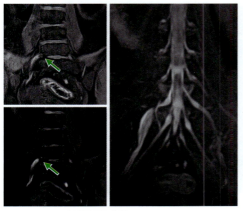

神经MR成像

在成像过程（后处理）中，DSDE还能生成MSDE图像；MR神经成像技术可提供具有强T2对比度的DSDE和质子密度相似性的MSDE，从而提供有用的解剖信息和神经走行信息。图10显示了椎间孔外疝和相关神经水肿（→）的实例。

左上排：MSDE图像，左下排：DSDE图像，右：DSDE MRN（MIP）b=75s/mm²

图11｜手部神经MRI图像

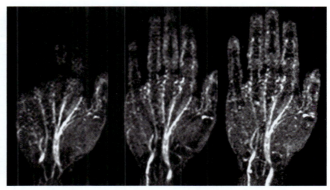

可以尝试将高b值的DSDE用于外周神经的显像。b =1100s/mm²，3轴同步[7]

图12｜区分血管和神经

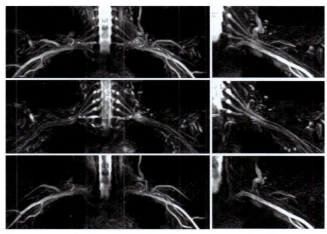

使用基于TFE序列的原始DSDE图像（b=0）也具有很高的血管显示强度；通过MPG的ON/OFF图像差分处理，有助于区分出臂丛和血管。

T1 –TFE（iMSDE型DSDE）b=7 .5 s/mm² A–P、R–L双轴同步

DSDE能够实现高b值成像。虽然在高b值条件下需考虑信号衰减及涡流效应的影响，但它避免了单次激发SE-EPI DWI中因相位分散累积导致的图像失真，可获得与DWI对比度相似的图像（**图13**）[6]。此外，该技术在三维成像领域的应用前景也备受期待。

图13 | 单激发SE-EPI DWI（上排）和DSDEDWI（下排）

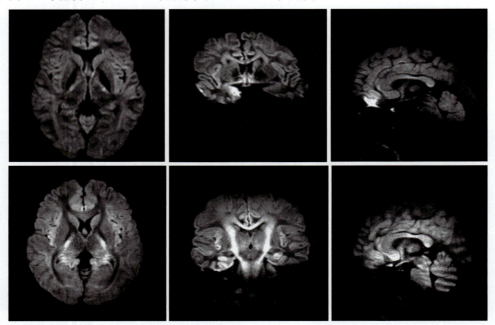

扫描矩阵440×220 b=1000s/mm² MPG 1轴同步
图示为SS-SE-EPI DWI和3D-T1 TFE DWI（b=1000s/mm²）获得的各断面图像，与MPR处理图像不同。

[1] Koktzoglou I, Li D. Submillimeter isotropic resolution carotid wall MRI with swallowing compensation: imaging results and semiautomated wall morphometry. J Magn Reson Imaging 2007; 25: 815-23.
[2] Wang J, Yarnykh V, Hatsukami T, et al. Efficient slow-flowing blood suppression technique in atherosclerosis imaging with motion sensitized driven equilibrium (MSDE) TSE sequence at 3T. Proc. Intl. Soc. Mag. Reson. Med 2007; 15: 442.
[3] Obara M, Kuroda K, Wang J, et al. Comparison between two types of improved motion-sensitized driven-equilibrium (iMSDE) for intracranial black-blood imaging at 3.0 tesla. J Magn Reson Imaging. 2014; 40: 824-31.
[4] Coremans J, Spanoghe M, Budinsky L, et al. A comparison between different imaging strategies for diffusion measurements with the centric phase-encoded turboFLASH sequence. J Magn Reson 1997; 124: 323-42.
[5] Thomas DL, Pell GS, Lythgoe MF, et al. A quantitative method for fast diffusion imaging using magnetization-prepared TurboFLASH. Magn Reson Med 1998; 39: 950-60.
[6] Takahashi D, Tanji H, Yamaki T, et al. Scan parameters and the diffusion emphasis effect in diffusion-weighted imaging using a motion-probing gradient preparation pulse [Article in Japanese]. Nihon Hoshasen Gijutsu Gakkai Zasshi 2014; 70: 637-45.
[7] Yoneyama M, Obara M, Ozawa Y, et al. High-Resolution 3 D MR Neurography of the Wrist using Phase-Cycling Diffusion-Sensitized Driven-Equilibrium(pcDSDE). Proc. ISMRM 2015; 23: 0313.

SE-EPI：自旋回波-回波平面成像；MPG：运动探测梯度；TE：回波时间；GRE：梯度回波；RF：射频；TFE：超快速场回波

⑪ 体素内不相干运动成像（IVIM）

丹治 一

IVIM ➡ 体素内不相干运动成像

①IVIM可决定弥散加权成像的对比度。
②生物体内的IVIM是指灌注和扩散。
③使用高b值以减少灌注的影响。
④如果有低b值的信息，则可浮灌注视为快速扩散并进行量化。

体素内不相干运动成像（IntraVoxel Incoherent Motion，IVIM）中的
"coherent"一词指的是"相干"；RI中的"相干运动"是指无数质子的"相位
对齐运动"。

对于比图像体素尺寸更大的血管，体素内的血流是朝同一方向流动的。
这就是相干运动。质子运动是静止的（速度慢到看起来是静止的），也是一
种相干运动。

相反，对于比图像体素尺寸更小的血管（毛细血管），血管中的血流相
对于体素向不同的方向移动。这就是所谓的非相干运动（图1）。细胞内和细胞
外间质中的水分子扩散也是一种非相干运动。在讨论弥散加权成像时，通常将前
者称为灌注，后者称为扩散。弥散加权成像是一种对体素中的不相干运动进行成
像的技术。这意味着在弥散加权成像的对比度中既涉及灌注，也涉及扩散。

图1｜相干运动和不相干运动的概念示意图

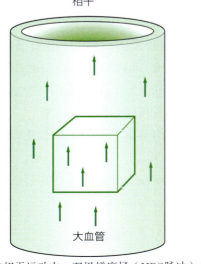

相干

大血管

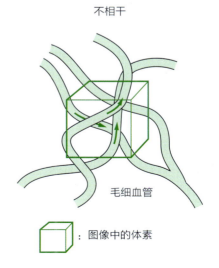

不相干

毛细血管

⬜ ：图像中的体素

在非相干运动中，双极梯度场（MPG脉冲）会导致相位偏移。

作为弥散加权成像的常用定量指标，ADC值是基于单指数模型计算得出的（参见第141页"单指数与双指数"部分）。该方法为消除灌注效应的影响，通常采用高b值进行成像。然而，由于灌注效应会导致信号衰减，所选b值的不同将使ADC值产生差异。因此，IVIM模型[1]试图通过双指数函数拟合整个衰减曲线，将灌注效应纳入考量。

在这里，灌注被视为"快速扩散"。虽然该模型对难以捉摸的灌注进行了简化处理，但其意义在于它试图量化灌注的影响，并将其用于诊断，而不是将其消除。

IVIM模型中定义了两种类型的扩散系数（真实水分子的扩散系数D和将灌注视为扩散而定义的伪扩散系数D^*）。其中，f表示从体素获得的信号M中作为灌注流动的质子的百分比。M_0是未施加扩散梯度场时的信号值（图像中b=0）。

$$\frac{M}{M_0} = f \cdot exp\{-(D*+D)-b\} + (1-f) \cdot exp\{-D \cdot b\} \cdots\cdots [1]$$

这一IVIM模型在弥散加权成像的早期阶段就已提出，但在90年代弥散加权成像临床应用快速发展的过程中，由于讨论主要围绕更简单的ADC值展开，它曾长期被遗忘。然而近年来，在全球致力于实现基于弥散加权成像的"定量诊断"的背景下，该模型被重新发现并开展了大量研究[2]。

成像方法和分析

b值的选择

分析时需要利用在多个b值下采集的弥散加权成像。当然，b值以外的参数必须保持一致。

基本上可以理解为，在低b值（低于200s/mm²）时，信号衰减主要是由于灌注（伪扩散系数）造成的，而在高b值（400～1000s/mm²）时，信号衰减主要是由于水分子的扩散造成的。

Luciani等在将IVIM成像应用于肝纤维化定量诊断的研究中，分析了10个b值（b=0、10、20、30、50、80、100、200、400、800s/mm²）[3]。b值的数量应尽可能少，因为它与成像时间直接相关。然而，为了获得具有可重复性和有效性的IVIM模型分析结果，最好使用大量的b值和较多的采样次数。

关于b值的大小和数量，很难给出一个明确的答案，但为了确保重现性，似乎最好不要省略b值较低的图像[4]。

网上有IVIM模型的分析程序，因此，实际输入数值并进行计算可能有助于加深理解（http://yamarad.umin.ne.jp/ivim/simplex.htmL）。

图2 | 各种参数的色谱图显示

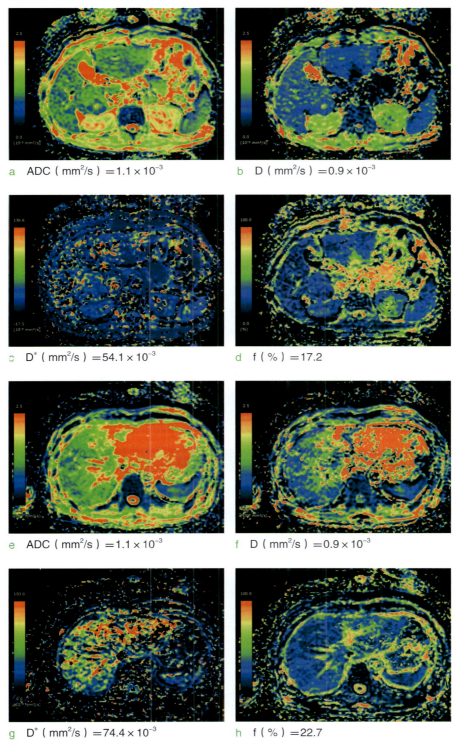

a   ADC（mm²/s）＝1.1×10⁻³

b   D（mm²/s）＝0.9×10⁻³

c   D*（mm²/s）＝54.1×10⁻³

d   f（%）＝17.2

e   ADC（mm²/s）＝1.1×10⁻³

f   D（mm²/s）＝0.9×10⁻³

g   D*（mm²/s）＝74.4×10⁻³

h   f（%）＝22.7

使用单指数模型（传统ADC值）和IVIM模型（双指数模型）对肝硬化病例（a～d）和正常肝脏病例（e～h）的弥散加权成像进行分析。测量值取自肝脏右叶。肝硬化患者的ADC和D值保持不变，但D*明显降低。这可能反映了门静脉血流的减少。

解析

IVIM模型中有三个未知数（见公式[1]）：

①扩散系数D；

②伪扩散系数D*；

③灌注率f。

根据得出这三个未知数所使用的近似方法，结果会略有不同。近似法有两种："线性近似"和"非线性近似"，前者用直线拟合，后者用非线性函数拟合。下面简要介绍这两种方法的区别：

- 完全线性近似法：使用b值为200s/mm²或更高的图像，通过线性近似法确定D。将近似线延伸至Y轴并找到交点。根据交点和M的比值计算f。将D和f代入，然后通过线性近似法计算剩余的D*。该方法计算简单，只需少量b值即可完成。但请注意，D*的值可能相差很大。

    （M0是b值为0s/mm²的图像中的信号值）

- 完全非线性近似法：同时估计三个未知数。这种方法最忠实于模型，也最容易接受。不过，这种方法计算繁琐，而且解可能不稳定（解不固定在一个点上）。

- 混合法：使用b值为200s/mm²或更高的图像，通过线性近似法确定D。然后通过非线性近似法确定D*和f。与完全非线性近似法一样，这种方法忠实于模型，易于接受。计算略显繁琐，理论上仍有可能出现解不固定在一个点上的情况。作者发布的网站就采用了这种方法。

- 使用贝叶斯理论的方法[5]。

临床意义

许多研究机构正在开始探索IVIM模型的临床意义。到目前为止，关于IVIM模型作为临床检测的益处（D、D*、f值的有用性）还没有定论[6-11]。

[1] Le Bihan D, Breton E, Laval-Jeantet M, et al. Separation of diff usion and perfusion in intravoxel incoherent motion MR imaging. Radiology 1988; 168: 497-505.
[2] Le Bihan D. Intravoxel incoherent motion perfusion MR imaging: a wake-up call. Radiology 2008; 249: 748-52.
[3] Luciani A, Vignaud A, Brugieres P, et al. Rahmouni A. Liver cirrhosis: intravoxel incoherent motion MR imaging-pilot study. Radiology 2008; 249: 891-9.
[4] 廣瀬準司，本杉宇太郎，依田芳起，ほか．Intravoxel Incoherent Motion（IVIM）イメージングにおけるb値の選択　サンプリング数とサンプリングパターンが再現性に与える影響．日本磁気共鳴医学会雑誌 2012; 32: 77-84.
[5] Neil JJ, Bretthorst GL. On the use of Bayesian probability theory for analysis of exponential decay data: an example taken from intravoxel incoherent motion experiments. Magn Reson Med 1993; 29: 642-7.
[6] Dyvorne HA, Galea N, Taouli B, et al. Diffusionweighted Imaging of the Liver with Multiple b Values: Effect of Diffusion Gradient Polarity and Breathing Acquisition on Image Quality and Intravoxel Incoherent Motion Parameters-A Pilot Study. Radiology 2013; 266: 920-9.
[7] Federau C, Maeder P, Hagmann P, et al. Quantitative measurement of brain perfusion with intravoxel incoherent motion MR imaging. Radiology 2012; 265: 874-81.
[8] Pang Y, Turkbey B, Choyke PL, et al. Intravoxel incoherent motion MR imaging for prostate cancer: An evaluation of perfusion fraction and diff usion coeffi-cient derived from diff erent b-value combinations. Magn Reson Med 2013; 69: 553-62.
[9] Ichikawa S, Motosugi U, Araki T, et al. Intravoxel incoherent motion imaging of the kidney: alterations in diffusion and perfusion in patients with renal dysfunction. Magn Reson Imaging 2013; 31: 414-7.
[10] Alison M, Chalouhi GE, Siauve N, et al. Use of intravoxel incoherent motion MR imaging to assess placental perfusion in a murine model of placental insuffi ciency. Invest Radiol 2013; 48: 17-23.
[11] Klauss M, Lemke A, Stieltjes B, et al. Intravoxel incoherent motion MRI for the diff erentiation between mass forming chronic pancreatitis and pancreatic carcinoma. Invest Radiol 2011; 46: 57-63.

MPG：运动探测梯度；ADC：表观扩散系数

⑫ q- 空间成像（QSI）

鈴木雄一，畑　純一

- 生物组织的受限扩散与微观结构的分析方法。
  - ➡DWI为自由扩散，QSI为限制扩散。

什么是q空间成像（QSI）？

　　该方法由Callaghan等于1991年提出[1]，随后核磁共振界开始研究该方法，用于多孔材料的微观结构分析。

　　在扩散受限的情况下，多室模型是存在的，但解释起来非常复杂。而这种方法可以通过分析（傅立叶变换）扩散衰减曲线（图1a）直接评估受限扩散，并测量扩散的概率密度函数（PDF）（图1b）。目标大小约为10～100μm。

图1 I 扩散衰减曲线和PDF

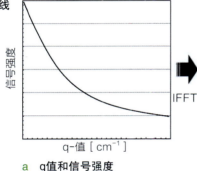
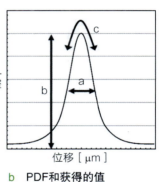

a：FWHM
b：0位移的概率
c：峰度

a　q值和信号强度　　　　b　PDF和获得的值

q空间成像获得的数值

①平均位移[μm]。

　　➡PDF的半最大全宽（FWHM）的一半。

②0位移的概率密度[%]。

　　➡PDF的峰高。
　　峰值越高，说明越多的粒子不具有流动性。

③峰度[a.u.]。

　　➡表示与正态分布（自由扩散）的偏差（偏离）。

q空间成像序列

①基本上采用DWI成像。

　　➡如果应用MPG，EPI、STEAM、SSFP等均可成像。

② δ ＜＜ Δ

➡ 获得精确PDF的关键条件。

③ q值

➡ $q = \frac{1}{2\pi} \cdot \gamma \cdot G \cdot \delta \, [\text{cm}^{-1}]$（γ：磁旋比，G：MPG的磁场梯度，δ：MPG应用时间）。通过增加该值，可以分析更精细的结构。

④固定 δ 和Δ，并改变MPG强度

➡ 通过在单次成像过程中逐步改变MPG强度进行扫描，可获得每个体素的信号衰减曲线（图2）。

图2丨q空间成像脉冲序列图

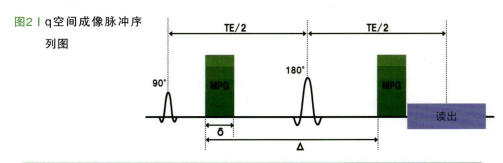

q空间成像的临床应用前景和成像示例

QSI需要非常短且强大的梯度磁场，这是临床应用的关键。

成像时间相对较长，虽存在诸多挑战，但已有应用于多发性硬化症（MS）等领域的报告[2]。QSI技术的优势在于能够实现定量值（绝对值）而非相对值的评估，不仅在中枢神经系统，更对一般限制性结构展现出崭新的潜力与未来前景。

各值的图像如下所示。

图3丨中枢神经系统区域的q空间成像（健康志愿者）

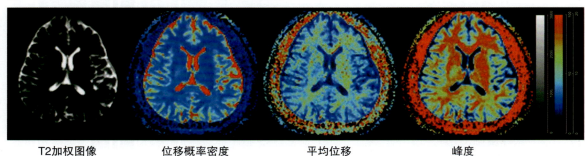

| T2加权图像 | 位移概率密度 | 平均位移 | 峰度 |

成像条件：q-value：528.1cm^{-1}，TR：5000ms，TE：202ms，δ：18.6ms，Δ：104.8ms

[1] Callaghan PT, Coy A, Mac-Gowan D, et al. Diffractionlike effects in NMR diffusion studies of fluids in porous solids. Nature 1991; 351: 467-9.
[2] Assaf Y, Ben-Bashat D, Cohen Y, et al. High b-value q-space analyzed diffusionweighted MRI: application to multiple sclerosis. Magn Reson Med 2002; 47: 115-26.

DWI：弥散加权成像；MPG：运动探测梯度；EPI：回波平面成像；SSFP：稳态自由进动；STEAM：刺激回波采集模式；FWHM：半最大全宽

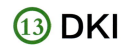

⑬ DKI

横沢 俊

- DKI（Diffusion Kurtosis Imaging，扩散峰度成像）是一种分析遵循非正态分布的位移概率密度的扩散方法。
- 与传统的扩散张量成像（DTI）相比，这种方法有望捕捉到组织结构的细微变化。
- 进行一维分析时，需要至少3点b值的测量数据集；进行三维分析时，需要至少15个扩散方向的测量数据集。

DKI概述

生物组织中水的分子扩散由于存在细胞膜等限制壁以及呈现不同扩散特性的多个组分，因此遵循非正态分布的位移概率密度分布。然而，传统分析方法以表观扩散系数（ADC）和各向异性比率（FA）作为指标进行计算时，均假设位移概率密度分布为正态分布。针对此局限，为捕捉更细微的结构变化，基于非正态分布的扩散解析方法正受到关注。扩散峰度成像（DKI）是一种不依赖生物物理学假设的数学模型，专门用于分析非正态分布扩散特性，其数据采集可在实用扫描时间内完成，相较于其他技术更适用于临床转化应用。

DKI的原理

如果分子扩散呈正态分布，则弥散加权成像的信号强度随b值呈单指数函数衰减。反之，如果分子扩散是非正态分布的，弥散加权成像的信号强度就会偏离单指数衰减（图1）。事实上，在生物组织的扩散信号测量中也观察到了后一种现象，因此在正态分布假设下得到的ADC会随b值的变化而变化。DKI是一种将信号强度偏离单一指数函数（扩散正态分布）的程度计算为K（kurtosis：峰度）的方法，信号强度函数用公式[1]表示。

$$S(n, b) = S_0 Exp\left(-bD_n + \frac{1}{6} b^2 D_n^2 K_n\right) \quad \cdots\cdots [1]$$

n是扩散方向，b是b值，S_0是b=0时的信号强度。扩散系数D_n和峰度系数K_n是通过拟合过程或类似方法沿n方向获得的。在这种情况下，必须至少测量三个b值，包括0。二阶扩散张量D_{ij}和四阶峰度张量W_{ijkl}分别在公式[2][3]中定义，用于观察三维空间的扩散方向。

$$D_n = \sum_{i=1}^{3}\sum_{j=1}^{3} n_i n_j D_{ij} \quad \cdots\cdots [2]$$

$$K_n = \frac{MD^2}{D_n^2}\sum_{i=1}^{3}\sum_{j=1}^{3}\sum_{k=1}^{3}\sum_{l=1}^{3} n_i n_j n_k n_l W_{ijkl} \quad \cdots\cdots [3]$$

MD是平均扩散系数；D_{ij}和W_{ijkl}是对称张量，分别有6个和15个未知数。要计算所有张量系数，必须至少测量15个轴作为扩散方向。从峰度张量得出的指标包括：平均峰度（MK），即空间方向上的平均值；扩散张量主轴方向上的轴向峰度（$K_{//}$）和垂直于主轴的径向峰度（$K_{\perp}$）（图2）。传统的FA方法即使在正常的白质组织（如神经纤维交叉点）中也存在亮度降低的问题，而且在灰质中难以获得对比度，因为灰质不是各向异性的。相比之下，MK代表平均受限扩散，因此神经纤维交叉点的对比度变化很小，而灰质的对比度很高，这被认为可以观察到病变部位的细微变化。另一方面，应该注意的是，DKI指数只是非正态分布偏离程度的结果，并不能直接解释病理机制。

图1 I 正态分布和非正态分布的扩散信号强度变化

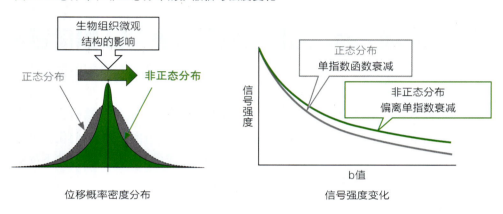

图2 I DTI和DKI指标的比较

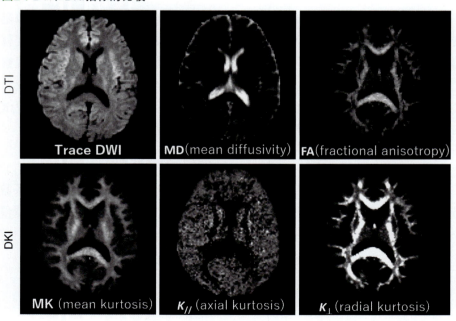

172

测量和分析中的注意事项

　　DKI的信号强度函数用二次项表示，但实际上S（n，b）随b值单调递减，因此必须避免使用过大的b值，以免等式[1]中的S（n，b）开始增大。因此，要测量的最大b值受下式限制，这样等式[1]就不会出现极端值。

$$b_{max} \leqslant \frac{3}{D_n K_n} \quad \cdots\cdots [4]$$

　　应用于头部成像时，最大b值应小于约2500s/mm²。此外，要测量的b值组合会影响估计误差，因此有必要使用适当的b值组合进行测量[2]。此外，众所周知，在估算扩散系数和峰度系数时，弥散加权成像中的吉布斯伪影是造成伪影的一个因素[3]。为了抑制图像质量下降，需要高图像质量的弥散加权成像和对伪影具有高鲁棒性的分析方法。

临床应用

　　DKI是一种对微细结构变化敏感的方法，有望成为早期诊断神经退行性疾病和区分高级别和低级别胶质瘤的重要指标[4,5]。近年来，人们还在脑部以外的领域开展研究，探索其临床用途，如肿瘤的鉴别[6]。

[1] Jensen JH, Helpern JA. MRI quantification of non-Gaussian water diffusion by kurtosis analysis. NMR Biomed 2010; 23: 698-710.
[2] Yokosawa S, Sasaki M, Bito Y, et al. Optimization of Scan Parameters to Reduce Acquisition Time for Diffusion Kurtosis Imaging at 1.5T. Magn Reson Med Sci 2016; 15: 41-8.
[3] Veraart J, Fieremans E, Jelescu IO, et al. Gibbs ringing in diffusion MRI. Magn Reson Med 2016; 76: 301-14.
[4] Arab A, Wojna-Pelczar A, Khairnar A, et al. Principles of diffusion kurtosis imaging and its role in early diagnosis of neurodegenerative disorders. Brain Res Bull 2018; 139: 91-8.
[5] Abdalla G, Dixon L, Sanverdi E, et al. The diagnostic role of diffusional kurtosis imaging in glioma grading and differentiation of gliomas from other intra-axial brain tumours: a systematic review with critical appraisal and meta-analysis [published online ahead of print, 2020 May 4]. Neuroradiology 2020.
[6] Rosenkrantz AB, Padhani AR, Chenevert TL, et al. Body diffusion kurtosis imaging: Basic principles, applications, and considerations for clinical practice. J Magn Reson Imaging 2015; 42: 1190-202.

⑭ 振荡梯度自旋回波（OGSE）

井村千明

振荡梯度自旋回波（Oscillating Gradient Spin Echo，OGSE）是一种在扩散加权序列中振荡MPG的序列（图1）。相比之下，传统的扩散加权序列被称为PGSE（图2）。

PGSE中的有效扩散时间（Δ_{eff}）为$\Delta - \delta/3$，而在OGSE中，如果MPG振动频率设为f，则有效扩散时间约为1/4f。随着有效扩散时间Δ_{eff}变短，水分子撞击微观结构的概率变小，微观结构的影响减弱，因此对于扩散受限的组织，其表观扩散系数（ADC）要大于PGSE得到的值。这种趋势已被尝试应用于组织微观结构的观测。

图1 | OGSE

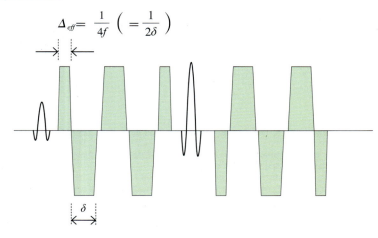

$$\Delta_{eff} = \frac{1}{4f} \left(= \frac{1}{2\delta} \right)$$

图2 | PGSE

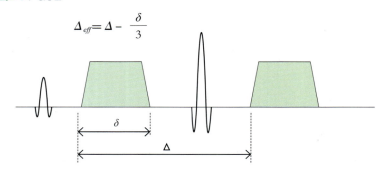

$$\Delta_{eff} = \Delta - \frac{\delta}{3}$$

[1] Does MD, Parsons EC, Gore JC. Oscillating gradient measurements of water diffusion in normal and globally ischemic rat brain. Magn Reson Med 2003; 49: 206-15.
[2] Van AT, Holdsworth SJ, Bammer R. In vivo investigation of restricted diffusion in the human brain with optimized oscillating diffusion gradient encoding. Magn Reson Med 2014; 71: 83-94.
[3] 前川朋子, 堀 正明, 福永一星, ほか. Oscillating gradient spin echo（OGSE）法の拡散強調像の基礎的検討 基質の粘稠度の違いによるADC値の変化. 日本磁気共鳴医学会雑誌 2018; 38: 6-10.

MPG：运动探测梯度；PGSE：脉冲梯度自旋回波；ADC：表观扩散系数

⑮ FOCUS

堀　大樹

- FOCUS是一种小视野成像技术，是FOV Optimized and Constrained Undistorted Single-shot的缩写。
- 使用局部选择性激励和2D射频激励的弥散加权成像。
- 在相位方向具有小FOV的条带中进行激发，可产生高分辨率、低失真的弥散加权成像，且无混迭伪影。

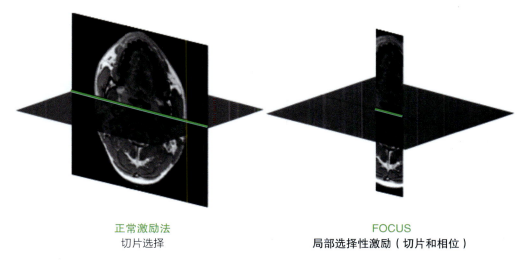

正常激励法
切片选择

FOCUS
局部选择性激励（切片和相位）

（由因提供）

FOCUS的失真率

使用充满中性洗剂的块状体模测量失真率。

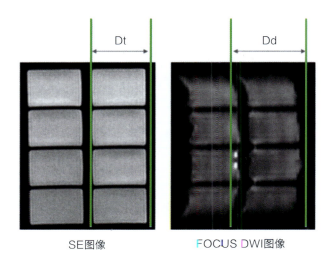

Dt　　　　Dd

SE图像　　　　FOCUS DWI图像

$$失真率 = \frac{Dd（FOCUS\ DWI）}{Dt（SE）}$$

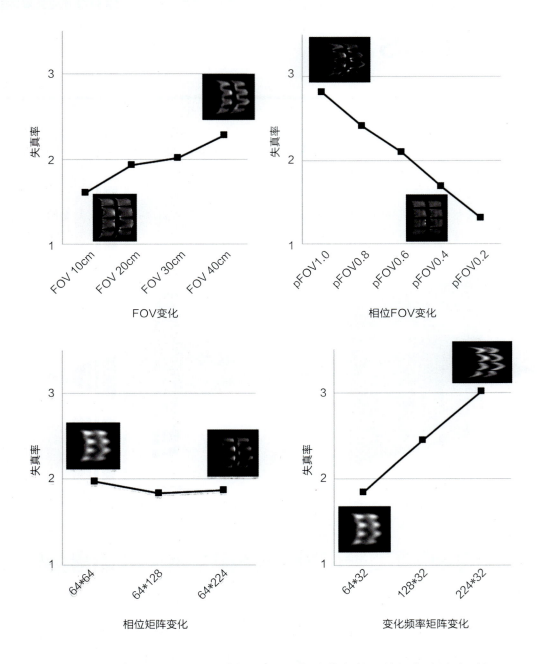

与一般的单激发EPI DWI一样，通过选择成像条件，缩短每次读出时间，可以减少失真。因此，影响失真的因素之间的关系如下：

> 相位FOV ≈ 频率矩阵> FOV >相位矩阵

临床图像

病例1：子宫内膜癌

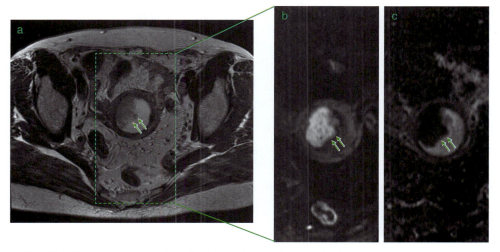

T2加权轴向位像（a）和在T2加权轴位像上虚线所示区域采集的FOCUS DWI（b）和ADC图（c）的轴位像。

在T2加权图像上，子宫内膜边缘可见不均质等信号至轻度高信号的肿块。肿块呈扩散受限，右侧壁部分交界区模糊不清，提示受累肌层不超过1/2（→）。

病例2：前列腺癌

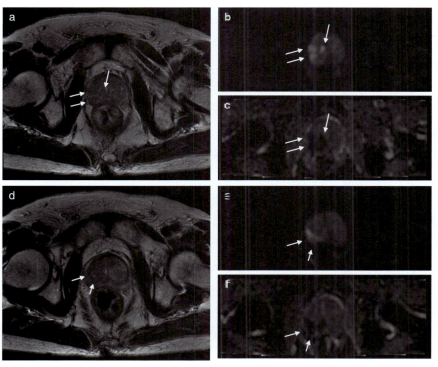

T2加权轴位像（a、d）和FOCUS DWI（b、e）和ADC图（c，f）中显示的轴位像。边缘区主要右右叶显示出扩散受限，ADC图显示同一部位的信号明显减弱（b、c）。

T2加权轴位像显示，右叶背侧被膜出现低信号线中断，怀疑包膜外侵犯（a）。

在T2加权轴位像上，右叶背侧的移行区边界模糊不清，并伴有不均匀的低信号区（d）。同一区域在FOCUS DWI上显示出明显的高信号，而在ADC图上显示出低信号（e，f）。

FOV：视野；DWI：弥散加权成像；SE：自旋回波；ADC：表观扩散系数

⑯ STIR 的特点

北　美保

> ● 病变部位的T_1值延长和T_2值延长对STIR信号强度增加的叠加效应。
> 　·T_1值的叠加作用范围越广，TR越长。
> 　·叠加作用的T1值范围在3T时比1.5T时稍宽。
> ● 为了增强STIR图像的信号强度，TR要足够长（建议TR≥约6000ms），以增强T1弛豫效应、减少串扰和减少偶发的MT效应。

- 在许多病变（如恶性肿瘤）中，T_1和T_2值通常都会延长。
- 在许多成像方法（如SE方法）中，病变部位的T_1值延长和T_2值延长对信号强度的影响是相反的，而在STIR方法（包括STIR-DWI）中，由于显示的是绝对值，因此可以推断它们是呈相加作用[1]。
- 下面通过信号强度公式给出理论证明。IR法（包括STIR）的信号强度公式用绝对值表示，公式[1]如下。请注意，等式[1]是一个精确公式，即使TR>>TI时也有效。

$$SI_{IR} \propto \left| \left\{ 1 - 2\exp\left(-\frac{TI}{T_1}\right) + \exp\left(-\frac{TR}{T_1}\right) \right\} \cdot \exp\left(-\frac{TE}{T_2}\right) \right| \quad \cdots\cdots [1]$$

- 关于T_2值，公式[1]表明，组织T_2值的延长总是会增加STIR的信号强度，这与SE方法等许多其他成像方法类似。
- 关于T_1值，其对STIR信号强度的影响因T_1值的范围的不同而有所差异。
  这是因为STIR方法将反转时间（TI）设为空点，在空点上，脂肪T_1值的组织信号为零，图像以绝对值成像和显示。
  根据公式[1]，模拟出组织的T1值与STIR图像信号强度之间的关系，如图1所示。
  将脂肪的T_1值设定为在 1.5T 场强下约 260ms，在 3T 场强下约 360ms，并且把使其达到空点（null point）的反转时间（TI）设定为在 1.5T 场强下为 180ms，在 3T 场强下为 250ms。在不同的TR条件下进行成像时，展示了各个 TR 对应的STIR图像的信号强度（纵轴）与组织 T_1 值（横轴）之间的关系。例如，在 3T 场强下以 TR=6000ms进行成像时，当 T_1值处于大约 360ms（脂肪的 T1 值）至约 2300ms的范围内，随着 T1 值的延长，STIR 图像的信号强度会升高，这表明 T_1 值延长和 T2 值延长具有叠加作用。
  对于较长的TR和较长的TI（3T而不是1.5T），T_1值的延长对STIR信号强度的增加具有叠加效应的T_1值范围更广。

在这两种情况下，T_1值的叠加作用范围包括许多恶性病变的T_1值（约1000ms）。

- 换句话说，STIR方法的特点是，许多病变（如恶性肿瘤）中的T_1值延长和T_2值延长会对STIR图像中信号强度的增加产生叠加作用，从而导致对比度增强。

- 这也适用于STIR弥散加权成像（STIR-DWI）。频率选择性脂肪抑制与联合DWI（如SPAIR）相比，STIR-DWI可以用相对较短的T_1值减少来自背景和肠内容物的信号，提高病变的对比度，使病变更容易识别（图2）。

图1 | STIR方法的信号强度（纵轴）与组织的T_1值（横轴）之间的关系

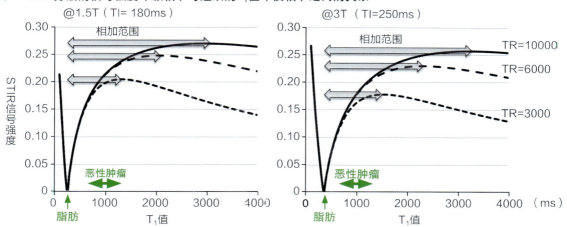

T_1值的范围，在此范围内值的延长对STIR信号强度的增加起相加作用（⟺）

TR（ms）	T1值（ms）@1.5T	T1值（ms）@3T
3000	约 260 ~ 1300	约 360 ~ 1500
6000	约 260 ~ 2100	约 360 ~ 2300
10000	约 260 ~ 3000	约 360 ~ 3300

脂肪的T_1值在1.5T设置为260ms，在3T设置为360ms，其作为空点的反转时间（TI）在1.5T设置为180ms，在3T设置为250ms，不同的TR：TE=80ms（常数），T_2=70ms（常数）。

对于较长的TR和较长的TI，T_1值延长对STIR信号强度增加具有叠加效应的范围更广。

在这两种情况下，它们都包含1000ms左右的T_1值，而这正是许多恶性病变的T_1值，许多病变的T_1延长和T_2延长对STIR信号强度的增加起着相加作用。

图2 | 乳腺癌弥散加权成像采用相同的接收器增益和窗宽/窗位显示

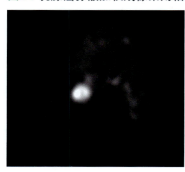

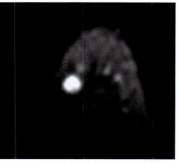

a为STIR-DWI，b为SPAIR-DWI，同一病例的同一层面的切片。在这两种情况下，b=1000。

STIR-DWI（a）更有可能虽然整体信号强度较低，但乳腺癌与背景乳腺的对比度很高。

a　STIR-DWI
对比度= 1:24

b　SPAIR-DWI（频率选择性肪脂抑制）
对比度= 0.95

[1] 高原太郎. 非选择的脂肪抑制法(STIR法). MR自由自在. 東京, メジカルビュー社, 1999; p109.

STIR：短TI反转恢复；SPAIR：频率衰减反转恢复

⑰ 背景抑制弥散加权成像（DWIBS）

高原太郎，今井 裕

DWIBS*

- DWIBS
  ▶背景抑制全身弥散加权成像。
- 无屏气（自由呼吸条件下）
  ➡可进行高分辨率成像（＝高信噪比）➡可进行薄层扫描➡MPR，三维显示。

- 1990年前后，DWI开始应用于脑部，并证实了其在急性脑梗死中的有效性；2000年前后，出现了以SENSE方法为代表的并行成像技术，消除了主要用于DWI的单次SE-EPI方法的失真，使其也能应用于腹部[1]。
- 但在2004年，人们发现DWI可以在自由呼吸的条件下进行，从而消除了成像时间的限制，并实现了更高分辨率和三维成像（DWIBS[2,3]）。
- 这是因为用于DWI的MPG不会导致匀速（定向）运动信号下降，而IVIM则会导致信号下降。在MPG应用时间内，呼吸运动可被认为近似于匀速运动[4]。

图1 ▏ DWIBS的早期阶段

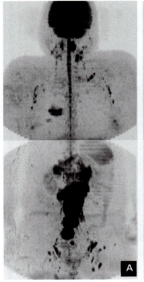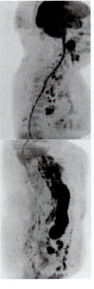

男性，50岁，恶性淋巴瘤（2004年）。以每分钟40cm的速度拍摄图像，每次7min。图像重复拍摄两次。

DWIBS的表示方法和显示结果描述

- 显示=黑白反转，将病变部分显示为低信号（在明适应下寻找黑色区域）
  （但低b值的图像通常显示=T2*的黑血肝脏成像）
- 读取=在有信号的地方显示"高信号"，即使在黑白反转时也是如此。
  弥散加权成像显示病变部位有强烈的异常信号。
- 务必与其他图像进行比较（以确定解剖位置）。

DWIBS中的背景抑制=背景信号抑制

- 脂肪（脂肪抑制）　　● 肌肉　　● 血管（血流）　　● 许多实质器官

图2 | 背景信号抑制效果

40岁，女性，食管癌。

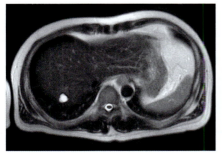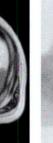

在常规MRI中，脂肪、肌肉和血管通常不会被显示出来。因此，只有包括肿瘤在内的有限区域能够被突出显示（→：食管癌）。

a　T2加权图像　　　　　b　DWIBS原始图像

DWIBS显示的病变和组织

- 脓肿、血肿和恶性肿瘤*1=3种主要异常病变
- 扁桃体和唾液腺
- 脾脏和淋巴结
- 子宫内膜和卵巢
- 前列腺和睾丸
- 周围神经的一部分

*1 炎症的异常信号比较微弱，而脓肿的异常信号非常强。低信号强度的顺序大致为：脓肿>恶性肿瘤/血肿>炎症。

图3 | 显示高信号的正常结构示例

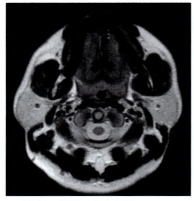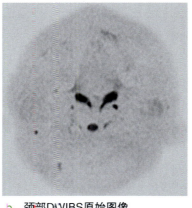

腭扁桃体显示为高信号。请注意，颈部在前后方向上被空气严重扭曲（相位编码=左右方向），其形状也发生了变化。如果牙齿中有金属，则变形会更大。如上所述，变形具有一定的规律性，因此最好也记住"DWI上的正常形状"。

a　颈部正常的T2加权图像　　　b　颈部DWIBS原始图像

图4 ┃ 脓肿显示强烈异常信号的示例

50岁，男性，前列腺脓肿。

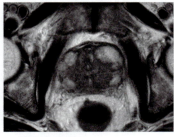

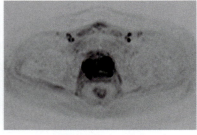

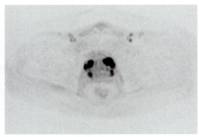

a　T2加权图像　　　　　　　b　DWIBS原始图像（正常窗口）　　　c　DWIBS原始图像（前列腺窗口）

在正常窗口视图中（调整后淋巴结呈黑色），前列腺完全呈黑色。调整窗口（升高WL并开大WW）后，脓肿区域显示出明显的高信号；在DWIBS中，前列腺是明显的高信号区域之一，但脓肿显示出更明显的高信号。

DWIBS成像要点

- 回波数低于50（减少失真）。
- 轴位断层成像（失真较少）。
- STIR（见下文）。

- 在EPI方法中，靠后的回波会累积相位误差而造成非常大的失真。因此，有必要减少回波的数量。这可以通过上述SENSE方法来实现。建议回波数应控制在50以下。

 这意味着，例如，使用256×128矩阵，使用半傅立叶转换，再通过矩形视野进一步缩小到80%。这样，就可以使用没有SENSE功能的体外线圈进行成像（在没有配备SENSE功能的机构）。SENSE因子为2非常有用，因为它可以毫不费力地提供两倍的分辨率（实际上与回波间隔的长度有关）。

- 近年来，由于失真的情况已有所改善，在某些情况下也可以进行冠状断层和矢状断层成像。

STIR的意义和注意事项

- 颈部/胸部➡明确的脂肪抑制。
- 腹部/盆腔➡结肠内容物信号抑制。
- 在TR >5000ms时拍摄（低于此值，最佳TI较小）[5]*1。
- 信噪比低于SE方法。

*1当TR < 5000 ms时，可实现充分脂肪抑制的TI值会逐渐变小。因此，在通过减少切片数来降低TR时应小心谨慎。如果TR较短，长T1组织（多数病灶部位）的信号强度就会降低（被抑制），因此TR应尽可能保持在5000ms以上。

182

图5 | STIR的效果①：完全脂肪抑制（从颈部到胸部）

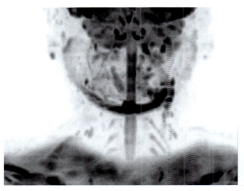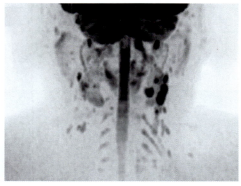

a　SE-EPI方法（脂肪抑制）　　　　　b　STIR-EPI法

在图像（a）中，使用了通常的SE-EPI方法，并通过CHESS脉冲（SPIR方法）实现了脂肪抑制。颈部和前胸的脂肪抑制效果欠佳，但在三维图像上，这些区域的脂肪分布在体表，因此难以观察内部结构。STIR方法（b）可提供可靠的脂肪抑制。

（改编自参考文献4）

图6 | STIR的效果②：胃肠道信号抑制（腹部至盆腔）

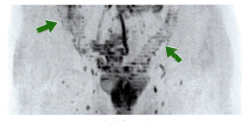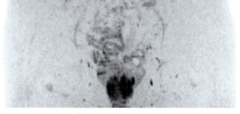

a　SE-EPI方法（脂肪抑制）　　　　　b　STIR-EPI法

在a图中，使用了常规的SE-EPI方法，三用CHESS脉冲（SPIR方法）于抑制脂肪。
由于这是一种选择性脂肪抑制方法，结肠信号不会被抑制；而采用STIR-EPI方法（b）时，接近脂肪的T1值会被非特异性抑制。这样做的效果是降低结肠内容物的信号强度，便于观察内部结构。

（改编自参考文献4）

图7 | 最佳TI的重要性

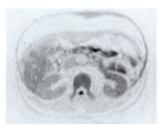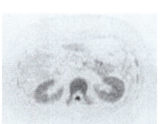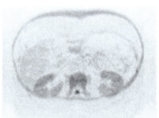

a　SE-EPI方法（脂肪抑制）　　b　STIR-EPI法（TI=180ms）　　c　STIR-EPI法（TI=150ms）

使用最佳TI值的STIR方法可以充分抑制脂肪。但需要注意的是，当成像偏离最佳TI值时，仍会残留明显的脂肪信号。虽然TI=180ms最适合本机构的设备（Intera 1.5T/Master梯度，由 P 生产），但有必要确定每种设备可实现充分脂肪抑制的TI值。
STIR方法的信噪比较低。因此，在脂肪抑制问题不大的区域或使用信噪比较低的设备时，采用SE方法可能更好。不过，需要注意的是，这张图像也显示了胃肠道信号抑制的效果。如果以腹腔内检查为目的，STIR更有优势。
*SSGR还可用于3T的脂肪抑制。

实际用途

> ● 体积测量　　●与解剖图像和MRA进行2D/3D融合

图8 | 体积测量

60岁，女性，膀胱癌。

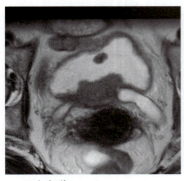
a　T2加权像

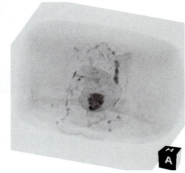
c　DWIBS（MIP）

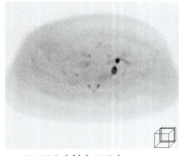
d　DWIBS（轴向MIP）

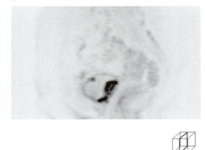
e　DWIBS（矢状面MIP）

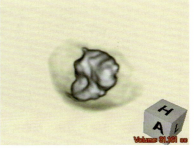
f　DWIBS（VR）

b　T2 W-MRU

这是一个因背侧壁存在较大癌肿而引发肾积水的病例。在从左斜上方观察的MIP图像中，可以看到肿瘤与左侧髂内、髂总淋巴结转移的三维布局。矢状断面重组图像（MPR）是从4mm的横断面原始图像制作而成的，能够对腹侧的小病变等相当细微的部位进行分析。肿瘤与周围组织的对比度极高，而且由于数据是三维获取的，所以也能够测量肿瘤体积（可以得知背侧主要部分的体积为31mm³）。这在对各种肿瘤进行非侵入性治疗时的病情观察方面，被认为是非常有用的。

图9 | DWIBS和MRCP融合成像

60岁，男性，Vater壶腹癌。

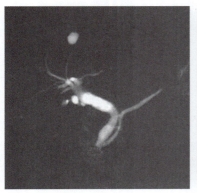
a　MRCP

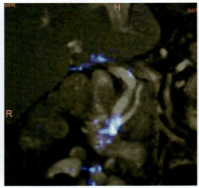
b　T2-增强冠状切片+ DWIBS（融合）

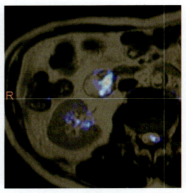
c　T2-增强水平切面+DWIBS（融合）

MRCP显示胆总管和主胰管轻度扩张，DWIBS在融合图像上显示Vater壶腹部位存在肿瘤。以前，如果不使用钆对比剂，很难确定肿瘤的存在（ZIO融合显示器，2004年）。

图10 I DWIBS和MRA融合成像

60岁，男性，恶性淋巴瘤。

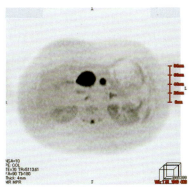

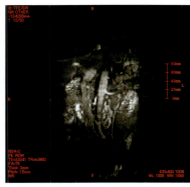

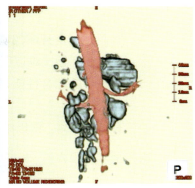

a   DWIBS（轴向MPVR）   b   FS-b TFE〔无对比剂〕   c   体积融合

一例右肾盂肿瘤病例，要求显示主动脉周围淋巴结与血管之间的关系（随后的活检显示因恶性淋巴瘤导致淋巴结肿大）；通过DWIBS和bTFE技术对非对比MRA进行容积融合显示了血管与淋巴结之间的关系（c）。DWIBS方法可轻松绘制淋巴结定位图，而以前的传统方法很难显示淋巴结。这可能有助于术前评估（Volume fusion：ZIO M900 Quadora，2004）。

与FDG-PET的比较

	FDG-PET	DWI
成像原理	葡萄糖摄取	扩散速度
论文数量	++++	+
是否存在辐射	有（8～17mSv @ PET-CT）	无
保持静止	需要	不需要
需要注射	需要	不需要
最短检查间隔	4个月	1个月
分辨力	稍差	稍高
全身扫描支持	所有型号	仅限某些型号
图像限制	大脑和泌尿系统	脑、纵隔、肝左叶、淋巴结

图11 I FDG-PET和DWIBS 的比较

40岁，男性，大B细胞淋巴瘤。DWIBS以更高分辨率清晰呈现了FDG-PET显示的所有病灶。然而，由于腹股沟淋巴结（无FDG摄取）也被显影，导致良恶性鉴别存在困难。

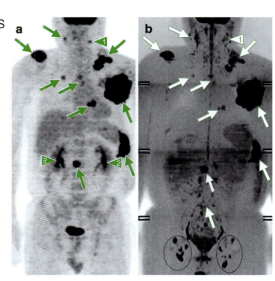

- FDG-PET和DWIBS提供的图像非常相似；与PET相比，DWI有许多优点，如零辐射、无需预先休息、无需注射、保险点约为1/5、成像间隔短以及适合随访。
- 然而，与全身成像兼容的设备型号仍为数不多，而且在淋巴结的显影方面也存在问题（难以区分良性和恶性淋巴结）。
- 已报道的综合性能显示，两者灵敏度总体相当，但在淋巴结诊断中特异性较低[6]。
- 有研究推测，淋巴结良恶性鉴别可以通过USPIO或Vasovist等对比剂实现[7, 8]。

直接冠状面DWI

- 在失真较少的机型中可以实现。
- 前后方向长度<头尾方向长度
  - ▶拍摄次数更少　　▶成像时间缩短

图12 | 直接冠状面DWI

60岁，女性，卵巢癌腹膜转移。冠状切面成像不会导致图像上下边缘明显失真。由于采用了3mm各向同性体素成像，矢状面重建质量很高。

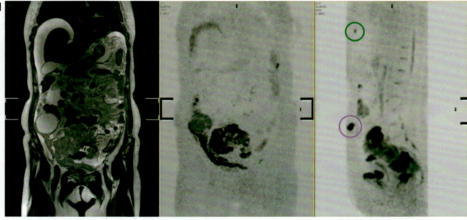

COR SST T2 WI	Direct COR DWI	Direct COR DWI SAG MPR
FOV 330*396mm	FOV 330*396mm	FOV 330*396mm
TR/TE 1000/65ms	TR/TE/TI 6976/69/250ms matrix	TR/TE/TI 6976/69/250ms matrix
matrix 308*432	112*176	112*176
Reduction factor 4	Reduction factor 5	Reduction factor 5
THK 3mm/0mm	THK 3mm/0mm	THK 3mm/0mm
Number of slices 65	Number of slices 65	Number of slices 65
NSA1 scan time 1min5s/station	NSA1 scan time 2min5s/station	NSA1 scan time 2min5s/station

使用计算机化DWI（cDWI）①：创建前列腺超高b图像

- 全身DWI（DWIBS成像）一般在b =800~1000（s/mm^2）时采集。
- 然而，前列腺癌通常只能在b=1500（s/mm^2）及以上时才能显影。
- 如果使用cDWI绘制前列腺区域的高b值图像，则无需获取超高b值图像。

图13 l 常规全身DWI生成的超高b值图像

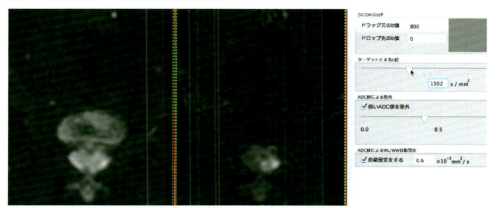

由OsiriX开发的插件创建的cDWI图像（b=1502s/mm²）。
通过移动滑动条可以创建任意b值的图像。在原始图像（左图）中无法看到的前列腺左叶局部癌变清晰可见。

图14 l 在增加b值的过程中观察到的"雾化效应"

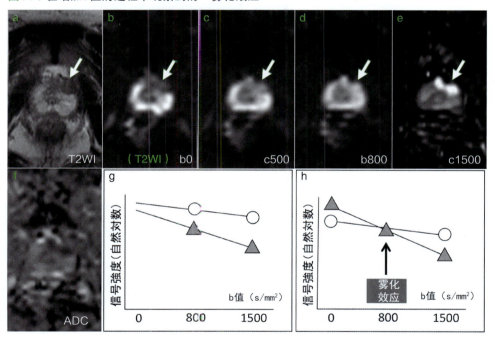

a：T2加权像，b～e：DWI及cDWI，f：ADC图，g：传统概念，h：引入cDWI后的概念。
左叶前列腺癌在T2加权像上呈现低信号。同样，在b=0图像（b）中也显示为低信号。随着b值的增加，信号逐渐增高，至d时变得模糊（雾化效应）。将b值提升至b=1500（s/mm²）后，前列腺癌可被重新识别为高信号。传统观点（g）认为，随着b值增大，前列腺癌（▲）与周围组织（○）的信号差异会持续扩大；但实际（h）显示，两者的信号强度会出现交叉。理论上，交叉b值较小时，病灶在常规高b值图像中即可显现；若交叉b值较大，则需采用超高b值成像才能清晰显示。
在实际的Gleason评分中，已经明确的是，分数越高（恶性程度越高），交叉点就越低（即使在低b值下也更容易识别）[9]。

技术事项 Ⅵ

临床应用

计算机DWI（cDWI）的应用②：病变选择性检测与周围组织抑制

● 创建超高b值图像的优势

①仅通过在后期处理即可创建，无需额外成像。

②选择性勾画病灶。

③抑制周围组织（背景信号）。

图15 | 肺癌（鳞状细胞癌）和支气管黏液栓的鉴别

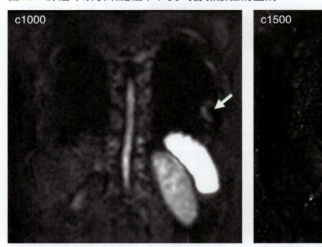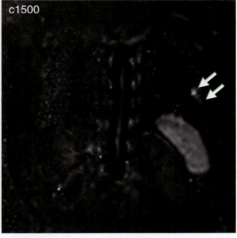

a　原始图像（b=1000s/mm²）　　　　　b　cDWI图像（b=1500s/mm²）

在a中仅能识别出可能充满支气管的带状结构，但通过观察超高分辨率b图像（b），可以区分出中央的小肺癌和外围的黏液栓（mucoid impaction）。

图16 | 周围组织（背景信号）的抑制

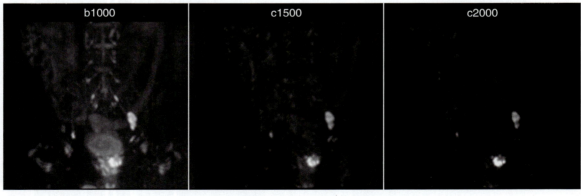

cDWI能抑制胃肠道等不必要的背景信号，并能更有选择性地显示前列腺癌和淋巴结。

ADC彩色图谱的应用

- 将ADC值分为三个区间并以颜色显示：小于1.0、介于1.0和1.4之间以及大于1.4（mm^2/s），但随着研究的深入，这可能会发生变化。
- 与MIP相比，更容易评估治疗效果。

图17 | 放疗后随访观察

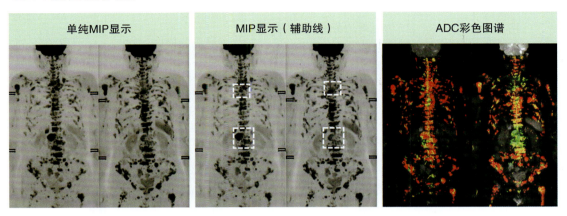

| 单纯MIP显示 | MIP显示（辅助线） | ADC彩色图谱 |

在没有辅助线的MIP显示中，放射治疗区域难以迅速吸引视线，未经训练的技术人员则不易判断。加入标示放疗范围的辅助线后，疗效呈现将更为直观。若采用ADC彩色图谱，则可瞬间识别治疗区域与治疗效果（使用PixSpace公司的BD评分系统生成）。

图18 | 化疗后续治疗

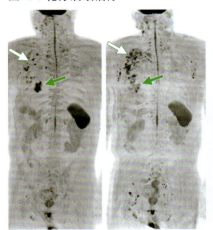

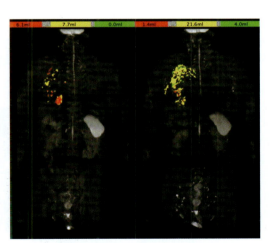

a MIP显示   b ADC彩图显示

肺癌化疗治疗过程随访。MIP图像显示，尽管原发灶（肺癌，→）有所缩小，但胸膜播散（→）却在增大。这导致在评估病情进展时存在两个相互矛盾的因素，使判断变得困难。然而，通过观察ADC彩色图谱可见胸膜播散灶的ADC值呈上升趋势，由此可预期"播散灶虽一度增大，但随后将显现治疗效果并开始缩小"。由此可见，ADC彩色图谱不仅能反映肿瘤体积（分布），还能揭示其内部特性，因此具有重要价值（采用PixSpace公司BD评分系统生成）。

在DWIBS上识别高信号骨病变

- 反相位信号明显减弱：表明存在脂肪（红骨髓、椎体血管瘤）。
- 反相位无明显信号减弱：以水成分为主的病灶（需重点排查转移灶，但并非绝对）
  ①骨转移：多呈圆形。
  ②与年龄变化有关的骨水肿：沿椎体终板出现，伴有椎体畸形。

图19 | 在DWIBS上显示高信号的骨骼病变（血管瘤）

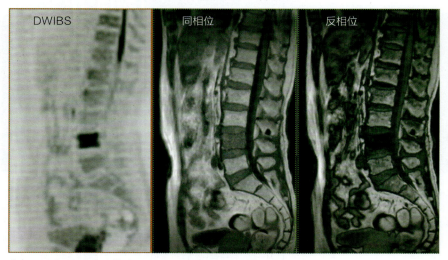

在DWIBS矢状重建图像中，整个L4椎体显示高信号。
同相位与反相位对比显示，后者的信号明显减弱。在本病例中，轴切面T2加权图像显示了典型的血管瘤圆点征。血管瘤部分区域和红骨髓的脂肪含量相对较高，因此会出现这种信号减弱的情况。如果显示信号减弱，则很可能不是转移瘤。

图20 | DWIBS显示高信号的骨病变（骨转移）

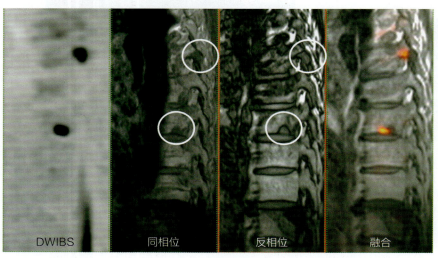

前列腺癌椎体转移病例。由于在反相位上未显示明显的信号衰减，且椎弓存在异常表现，可高度怀疑为转移。对于尾侧的病变，因其与终板相邻，需将许莫氏结节纳入鉴别诊断进行考量。

DWIBS与成骨性骨转移瘤

- 成骨性转移瘤几乎总是在DWIBS上显示高信号。虽然《骨转移治疗指南》（日本临床肿瘤学会）将其描述为"不明确"，但事实并非如此。

- 最新研究结果表明，DWIBS高信号可能先出现，然后才发生钙化（在这种情况下，钙化被视为是与中心坏死相对应的一种变化）。

图21 I 前列腺癌多发性骨转移（成骨型骨转移瘤）

DWIBS上的高信号病变与CT上的成骨型骨转移区域一致。

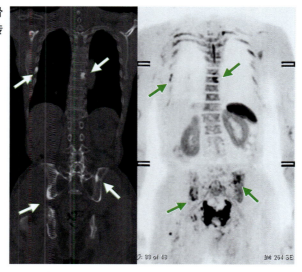

采用DWIBS和MR-水成像技术诊断胸腹水

- 有两种使用方法。

　①从DWIBS提取b=0图像并进行MIP处理。

　②使用改良MRCP成像（40cm视野，切片厚度为10cm或以上）。

　③可以使用冠状切面和矢状切面近似计算胸腔积液的体积，假设侧径、纵径和前胸径各占立方体各边的80%。

　④腹水更容易通过cine MRI确定（通过肠蠕动可以区分肠道内信号）。

图22 I 使用b=0图像显示出的胸腔积液

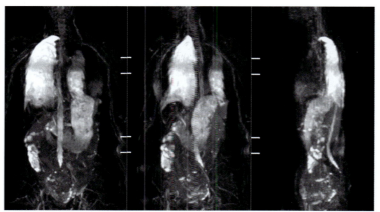

双侧大量胸腔积液病例（右>左）。b=0也可用作水成像。

通过随访观察良性和恶性淋巴结

> ● 利用其低成本和无辐射的优势，可以通过跟踪随访进行判断。
>
> ● 可以通过MIP图像，用一张片子对各项检查做出判断。

图23 | 随访中观察到的去势抵抗性前列腺癌淋巴结转移情况

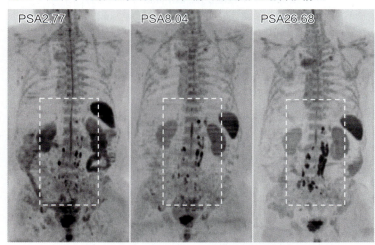

PSA2.77　PSA8.04　PSA26.68

PSA值与淋巴结增大趋势一致，且无其他转移灶，原发灶大小无变化，因此可诊断肿大淋巴结为转移。

照片由Kazuhiro Katahira博士（熊本中央医院）提供。

[1] Nasu K, Kuroki Y, et al. Diffusion-weighted single shot echo planar imaging of colorectal cancer using a sensitivity-encoding technique. Jpn J Clin Oncol 2004; 34: 620-6.

[2] Takahara T, Imai Y, Marc Van Cauteren, et al. Diff u-sion weighted whole body imaging with background body signal suppres-sion（DWIBS）: technical improvement using free breathing, STIR and high resolution 3D display. Radiat Med 2004; 22: 275-82.

[3] Kwee TC, Takahara T, Ochiai R, et al. Diffusion-weighted whole-body imaging with background body signal suppression（DWIBS）: features and potential applications in oncology. Eur Radiol 2008; 18: 1937-52.

[4] 室伊三男，高原太郎，堀江朋彦，ほか：自由呼吸下 -躯体部拡散強調画像における動きの影響について（動体ファントム実験）. 日本放射線技術学会雑誌 2005；61：1551-8.

[5] Kwee TC, Takahara T, et al. Improving background suppression in diffusion-weighted imaging of the abdomen and pelvis using STIR with single-axis diff u-sion encoding. Magn Reson Imaging 2011; 29: 877-80.

[6] Kwee TC, Takahara T, Ochiai R, et al. Complementary roles of whole-body diff usion-weighted MRI and 18 F-FDG PET: the state of the art and potential applications. J Nucl Med 2010; 51: 1549-58.

[7] Thoeny HC, et al. Combined ultrasmall super-paramagnetic particles of iron oxide-enhanced and diff usion-weighted magnetic resonance imaging reliably detect pelvic lymph node metastases in normal-sized nodes of bladder and pros-tate cancer patients. Eur Urol 2009; 55: 761-9.

[8] Yamashita T, Takahara T, et al. Diffusion magnetic resonance imaging with gadofosveset trisodium as a negative contrast agent for lymph node metastases assessment. Jpn J Radiol 2011; 29: 25-32.

[9] Waseda Y, Yoshida S, Takahara T, et al. JMRI 2017; 46: 490-6.

MPR：多平面重建；DWI：弥散加权成像；SE-EPI：自旋回波−回波平面成像；MPG：运动探测梯度；IVIM：体素内运动不相干运动；WW：窗宽；WL：窗位；

EPI：回波平面成像；FOV：视场；TI：反转时间；SNR：信噪比；SPIR：频谱反转恢复；STIR：短TI反转；SSGR：切片选择梯度反转；MRU：磁共振尿路成像

造影MIP：最大强度投影；VR：容积渲染；MRCP：磁共振胰胆管成像；bTFE：平衡涡流场回波

ADC：表观扩散系数；PSA：前列腺特异性抗原；USPIO：超小型超磁氧化铁

⑱ 直接冠状位弥散成像（Direct coronal diffusion）

梶原　直，高原太郎

- 采用冠状面断层对DWIBS进行成像的方法。
- 与传统的DWIBS方法相比，拍摄的图像更少，因此总成像时间更短。
- 低失真效果，可使用SENSE提高精度。

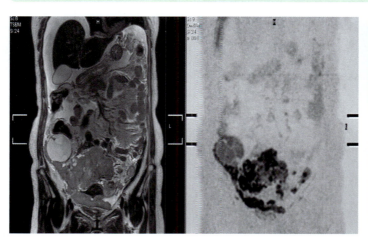

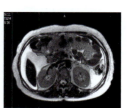

T2增强图像

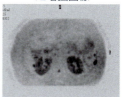

MPR图像

b=800　Reduction factor 5　FOV 330×396mm　TR/TE/TI 6571/69ms　TI 250ms
matrix 112×176　THK 3mm/0mm　Number of slices 65　NSA 1　Scan time：125sec

切片数可以设置得很少，从而缩短成像时间

MPR图像（轴向拍摄）

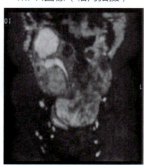

成像时间缩短约50%

直接COR DWI

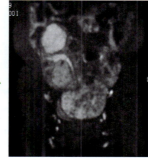

切片数：110
成像时间：251s（4min11s）

切片数：65
成像时间：125s（2min5s）

其他相同条件：
b=800　Reduction factor 5
FOV 330×396mm
TR/TE/TI 6571/69ms　TI 250ms
matrix 112×176　THK 3mm/0mm　NSA 1

并行成像可减少DWI中的失真问题

用于计算EPI相位方向的失真量的公式[1]。

$$失真（mm）=\underbrace{dFB（Hz）\times FOV\times ESP}_{设备本身的性能}\times\underbrace{\dfrac{rFOV}{Rf\times nShot}}_{EPI失真Rf}$$

dFB：物质内部共振频率带的差异　　　rFOV：矩形FOV ESP：回波空间
Rf：加速倍数（并行成像）　　　nShot：激发次数（EPI激发次数）

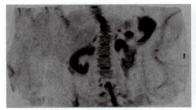
Achiva TX 3.0 T
并行加速 3倍

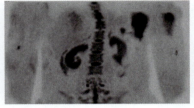
Ingenia 3.0 T
并行加速 3倍

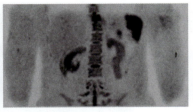
Ingenia 3.0 T
并行加速 5倍

EPI成像的图像失真在相位方向上更为明显。虽然静态磁场的均匀性因设备而异，很难降低，但如上式所示，将并行成像的加速倍数Rf设得越低越好，可以减少图像失真。因此，直接冠状扩散需要较高加速的SENSE扩展精度和磁场均匀性。

SENSE部署精度

使用高加速倍数可降低EPI因子，从而减少图像失真。但是，由于g因子会增加，因此仪器系统SENSE开发的准确性非常重要。

图1 | Achieva 3.0 T TX和Ingenia 3.0 T的g因子比较

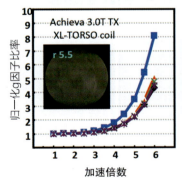

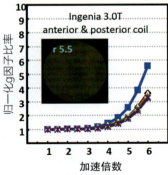

图2 | g因子中ROI的设定位置

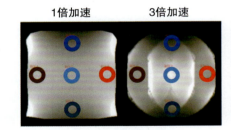

rFOV和超采样

为了像全身成像那样观察手臂和肩部，应设置较宽的rFOV。不过，由于EPI因子会间接增加，因此必须适当调整矩阵大小和缩小因子，以确保图像质量。

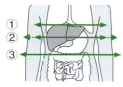

①rFOV155 %超采样0mm
加速倍数5

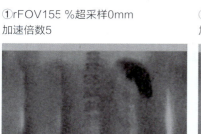

②rFCV155%超采样120mm
加速倍数5

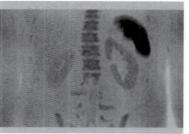

③rFOV200%超采样0mm
加速倍数4

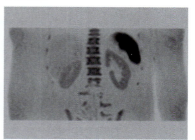

根据静磁场强度的不同，加速倍数和矩阵大小也不同

与3.0 T相比，在1.5 T时，由于磁感应强度较低，磁场均匀性较高，原始失真效应并不明显。因此，不需要很高的加速系数。此外，由于信噪比低于3.0 T，过高的加速倍数、切片厚度和矩阵大小设置实际上会导致图像质量不佳。

加速倍数5　矩阵80

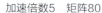
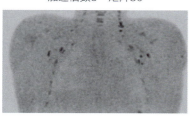

加速倍数4　矩阵80

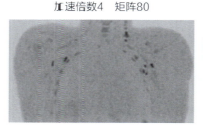

加速倍数4　矩阵64

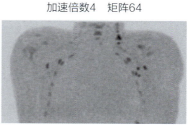

g因子1.86

g因子1.27

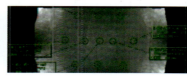

g因子1.13

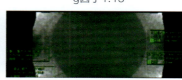

[1] 小林正人. 拡散強調画像の上手な使い方−設定編−. 日放技学誌 2008; 64: 862-71.

DWIBS：背景抑制扩散加权全身成像；SENSE：灵敏度编码；EPI：回波平面成像

⑲ MUSE（多重敏感度编码）

若山哲也

EPI图像失真

- 在EPI等成像中，在单次激发时，在反转读取梯度场极性的同时收集许多k空间线，由于不均匀静态磁场导致相位误差累积，从而造成图像失真。
- 图像失真的程度取决于成像条件，基本上空间分辨率越高（回波序列的数据采集时间越长），失真程度就越大。

什么是MUltiplexed Sensitivity-Encoding（MUSE）

- MUSE是一种成像方法，旨在通过在相位编码方向上分割数据来进行数据采集（多激发成像），从而获得失真度低的高空间分辨率成像（图1）[1]。
- 在DWI中，简单地将每个激发的数据合并到k空间上进行图像重建是行不通的（图2，左）。其原因是，如果激发之间存在固有的运动效应，MPG会导致激发之间的相移，从而产生伪影；MUSE在进行图像重建的同时，会对激发之间的相位进行校正（图2，右），而不是进行正常的图像重建（图2，右），从而获得良好的图像。

图1 | 2次激发MUSE的k空间轨迹

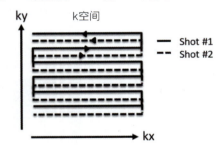

在相位编码方向上进行分段数据采集，可以改善空间分辨率和失真之间的权衡。

图2 | 普通的图像重建（左）和MUSE图像重建（右）

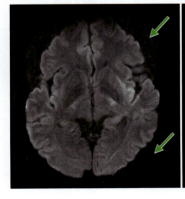
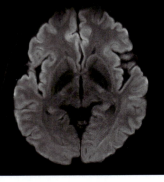

当按原样重建分割的每个shot数据时，可以看出会产生伪影。MUSE图像重建系统会在shot之间进行相位校正，从而生成良好的图像。
成像条件：
2 shot MUSE
b=1000 FOV=22 cm
矩阵= 384 × 384
加权=2倍

临床应用实例

图3 I 普通单次激发的传统DWI（左）与2次激发的MUSE DWI（右）的比较

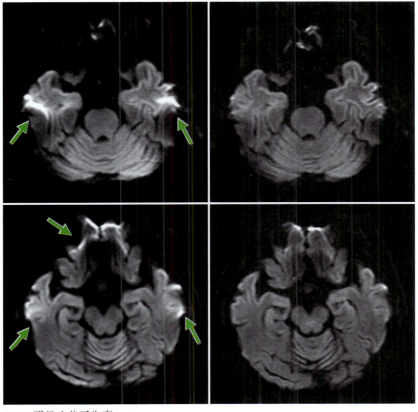

MUSE明显改善了失真。
常用成像条件：b=1000（MPG＝ALL），FOV＝22cm，matrix＝128×224，
　　　　　　THK＝5mm，ASSET factor＝2
1shot conventional DWI：NEX＝2，Scan time＝0:40
2shot MUSE DWI：NEX＝1，Scan time＝0:48

[1] Chen NK, Guidon A, Chang HC, et al. A robust multi-shot scan strategy for high-resolution diffusion weighted MRI enabled by multiplexed sensitivity-encoding(MUSE). Neuroimage 2013; 72: 41-7.

EPI：回波平面成像；DWI：弥散加权成像；MPG：运动探测梯度

① 导航回波技术

田渕　隆

导航回波[*1]

这种方法使用直接从运动器官获取的磁共振信号，并以高精度实现同步。

MR信号可直接捕捉动作！

与使用心电图（ECG）进行心电同步以及使用气囊探头进行呼吸同步法类似，对于运动的同步，大多会采用间接信号。

[*1]多激发DWI中的导航回波[1]：表示在每个激发开始时获得的回波，用于MR信号的相位校正。

同步方法

①获取导航回波的两种方法

1）使用SE的方法（图1）

在目标部位交叉使用90°和180°射频脉冲，以选择性地收集信号。在这种方法中，必须注意避免所选脉冲区域内的信号丢失。

2）使用GRE的方法（图2）

用直径约为3cm的圆柱形二维选择性激发脉冲（铅笔束）[*2]，激发目标区域，然后通过反转磁场梯度收集产生的FID信号。使用浅角度激发脉冲可在激发点实现快速的信号恢复。目前主要采用这种方法。

[*2]二维空间选择性激励脉冲[2]：通过控制G_x和G_y两个轴的梯度磁场，在射频脉冲照射的同时绘制螺旋轨迹，从而实现圆柱形选择性激励的技术。

②记录目标区域的运动情况（导航窗口）。

用上述方法获得的信号足以显示目标器官的边界，如果以高速连续采集信号并在横轴上计时，则如图3所示（设置在与空气接触的部位可获得高对比度：肝脏与肺脏、心肌与肺脏、腹壁与空气等）。

图1 | SE型导航回波法

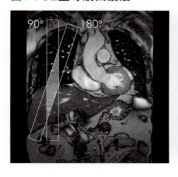

图2 | GRE型导航回波法

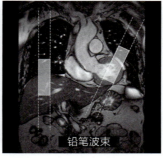

铅笔波束

图3 | 使用导航回波技术的膈肌运动轨迹

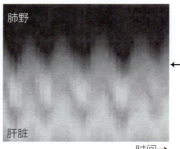

肺野

膈肌的运动轨迹

肝脏

时间→

③图像数据的取舍选择（门控窗口）

1）参考扫描前获得的寻航窗口并设置门控窗口。

2）在每次数据采集之前，放置一个导航仪，以确定其是否包含在位置信息的预设值中（实时导航方法[3]）。

图4 | 实时导航方法中的门控技术

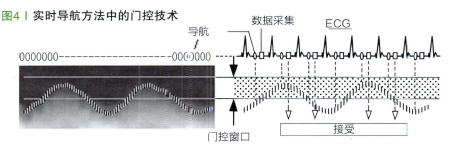

图4显示了利用ECG触发对冠状动脉进行成像的技术。在这种情况下，门控窗口（膈肌上下运动的允许范围）设置为5 mm左右（导航过程中根据膈肌的位置决定是否接受）。

特点

● 直接利用MR信号捕捉运动　● 高精度同步方法　● 成像时间延长

应用示例

磁共振冠状动脉造影（MRCA）

导航回波法与心电图触发相结合，可实现自由呼吸下的高分辨率MRCA（图5）。

图5 | 应用示例

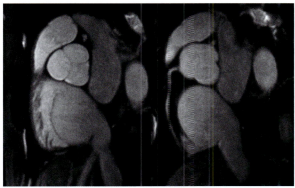 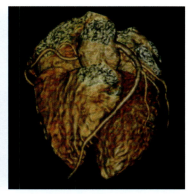

a　Direct−SAG MRCA
矢状切面成像不会因呼吸或心跳而造成模糊。

b　全心MRCA
还可进行覆盖整个心脏的三维采集，并精确同步。

[1] Bammer R, Stollberger R, Augustin M, et al. Diff usionweighted imaging with navigatedinterleaved Echo-planer imaging and a conventional gradient system. Radiology 1999; 211: 799-806.

[2] Pauly JM, Nishimura D, Macovsk A, et al A linear class of large-tip angle selective excitation pulses. J Magn Reson 1989; 82: 571-87.

[3] Wang Y, Rossmon PJ, Grinnm RC, et al. Navigator-echo-basedreal-time respiratory gating and triggering for reduction of respiration eff ects in three-dimensional coronary MR angiography. Radiology 1996; 198: 55-60.

DWI：弥散加权成像；FID：自由感应衰减；RF：射频；SE：自旋回波；GRE：梯度回波；ECG：心电图

② PACE

高橋順士

前瞻性采集与校正（PACE）法

①1D-PACE：用于包括冠状动脉在内的非对比血管成像的导航方法。

②2D-PACE：胸腹部检查中的呼吸同步方法。

③3D-PACE：头部fMRI和ASL成像中的身体运动补偿方法。

1D-PACE ROI的设定方法和监控图像

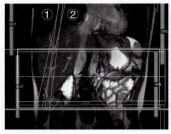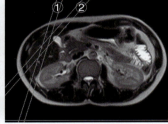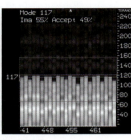

冠状位图像　　　　　　　　　　轴位图像　　　　　　　　　　监测图像

如图①和②所示，设置感兴趣血管（在本例中为肾动脉）的成像区域，并设置穿越横膈膜的跟踪区域（拉长的ROI），以便于识别肝脏和肺部的运动，从而达到导航目的。这两个脉冲分别为90°和180°射频脉冲，膈肌进入设定阈值（本例中为117mm）时的呼吸相位用于图像重建。成像始终在TR间隔内进行。系统会实时显示数据收集状态和符合容差范围的触发率（本例中为55%和49%）。

2D-PACE ROI的设定方法和监控图像

● 横膈膜同步法

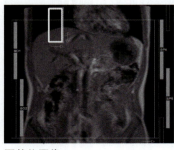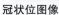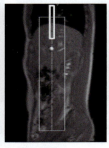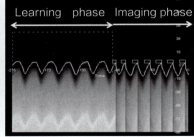

冠状位图像　　　　　　　矢状位图像　　　　　　监视图像

设置所需的成像区域（本例中为MRCP），并在横膈膜上设置跟踪区域（纵向ROI），以便于识别肝脏和肺部的运动。横膈膜在静息呼吸时的运动在通过称为学习阶段的扫描被学习到，该阶段称为呼吸模式学习阶段。这些呼吸动作会实时显示在监测屏幕上。接下来，当呼吸阶段在设定的容差范围内（如±2mm）时，主扫描成像就开始了。在成像阶段，导航回波和主扫描交替重复，以监测呼吸状态。

●相位侦察法

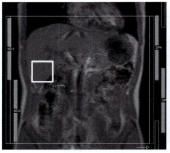

冠状位图像　　　　　　　　矢状位图像　　　　　　　监视图像

设置所需的成像范围（本例中为MRCP），并选择相位扫描的VOI（5×5×5cm³）（设置通常根据成像范围的设置自动进行，但也可以手动微调）。呼吸模式是通过相位图像来识别的，相位图像会随着呼吸器官的上下移动而变化。成像开始时，相位图像和从相位图像中获得的呼吸模式会显示在联机显示屏上。

3D-PACE的ROI设定

不使用导航仪，因此没有ROI设置。

1D-PACE方法的原理和临床应用

1D-PACE原理

在1D-PACE中，由于监测和主扫描即刻启动，因此没有学习阶段。如果成像时间较长，如冠状动脉的非对比MRA，则只在扫描模式下进行约20秒的监测，用直方图检查膈肌位置随呼吸的变化，并将呼气时膈肌位置最低的值作为阈值输入主扫描中。但是，如果横膈膜的位置在侦察模式和主扫描之间波动，且不在阈值范围内，则只进行监测扫描，不采集主扫描，从而延长成像时间。作为对策，增加了跟踪膜片波动位置的功能，以抑制成像时间的延长。在这种扫描中，重要的是不要与目标血管重叠，因为射频脉冲会导致信号缺失伪影。

对于冠状动脉成像，心电图同步也用于成像。

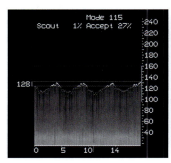
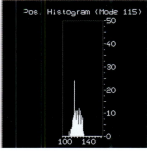
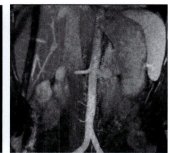

侦察模式下的图像　　　　横膈膜位置的直方图　　　原始图像的缺失图像（肝脏部分）

1D-PACE的临床应用

● 非对比剂增强肾动脉MRA

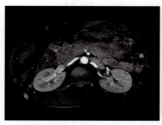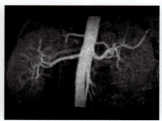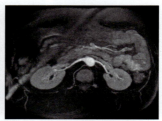

肾动脉原始图像（轴位图像）　　肾动脉MIP图像（冠状位图像）　　肾动脉MIP图像（轴位图像）

使用1D-PACE技术成像的肾动脉MRA。在原始图像的轴位图像中，由于射频脉冲的作用，肝脏区域出现了信号缺损，但在冠状MIP图像中，血管图像未受影响。在因怀疑肾动脉狭窄而进行的肾动脉MRA轴向图像上的MIP图像中，射频脉冲造成的信号缺损不会影响肾脏或血管成像。

● 非对比剂增强冠状动脉MRA

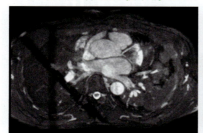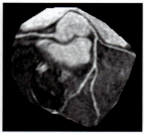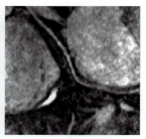

冠状动脉原始图像（轴位图像）　　冠状动脉Flex Surface（FS）　　右冠状动脉CPR图像
　　　　　　　　　　　　　　　　MIP图像

使用1D-PACE方法+心电图门控进行冠状动脉MRA成像。在原始图像的轴向图像中，由于射频脉冲的作用，在肝脏区域观察到一个缺陷图像，但在头侧的FSMIP图像中，血管图像没有受到影响。CPR中血管图像也没有受影响。

2D-PACE法的原理和临床应用

2 D-PACE原理

　　2D-PACE要求在相位和频率方向上设置一个二维ROI作为导航回波。在膈肌上方设置的ROI可以识别膈肌的上下和前后运动；通过导航回波连续成像的膈肌运动会实时显示在监视器屏幕上。当达到设定的阈值时，呼吸阶段将触发主扫描。

　　联合应用2D-PACE方法进行的D-PACE成像包括自由呼吸成像等方法，将其用作单次HASTE和True FISP方法的触发器，以及在进行多次屏气成像时补偿切片与切片之间可能存在的错位的方法。

● 自由呼吸状态下的成像方法

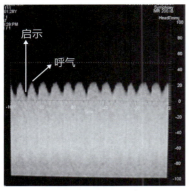

自由呼吸状态下的监测图像

导航回波可用作HASTE和True FISP方法中连续成像的触发器，以及高速SE和DWI方法中呼吸同步成像时的触发器。与1D-PACE类似，在探查模式下只需进行约20s的监测，即可从监测图像中确认膈肌位置如何随呼吸而变化（不显示直方图，只显示监控图像）。不过，在正常的2D-PACE扫描中，会有一个学习阶段，学习自由呼吸时横膈膜的运动，并自动设置主扫描的触发点和接受窗口。当呼吸相位在设定的接受范围内（如±2 mm）时，即进行主扫描的成像。呼吸运动实时显示在监视器上，导航回波和主扫描交替重复，所有这些都是在自由呼吸条件下进行的。

● 分段成像方法

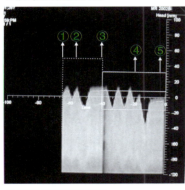

分段的状态监测图像

这种方法是将成像分成几个（在本例中是两个）独立的阶段。
① 开始监测。
② 提示呼吸（在这种情况下，说"吸气、呼气、屏气"）。
③ 确认呼吸停止后开始第一次造影扫描。成像结束后开始监测（但不是在主扫描期间）。
④ 提示第二次呼吸（在这种情况下，说"吸气、呼气、屏气"）。
⑤ 确认呼吸停止位置在设定的容许范围内，并开始第二次成像。即使第一次屏气的位置和第二次屏气的位置不一致，只要第二个呼吸停止位置处于可接受的范围内，系统会进行校正，确保即使在分段情况下也能保持图像的连续性。

● 运动自适应门控（MAG）功能的特点

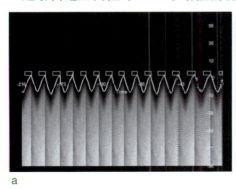 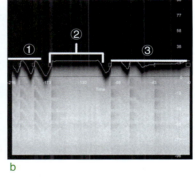

a b

a：成像阶段的同步和成像监控屏幕，显示持续呼吸和良好节奏的示例。
b：在成像阶段，患者的呼吸状态存在紊乱。患者在成像阶段可能处于睡眠状态，或者呼吸深度发生了变化。
如果横膈膜的位置发生变化，一个功能（运动自适应门控：MAG）会在一段时间后自动跟踪横膈膜位置的变化。即使在扫描过程中呼吸模式发生变化，扫描也能继续进行，甚至在因呼吸模式不佳而导致成像时间过长的情况下，也能跟随呼吸模式变化，从而缩短成像时间。
① 呼吸模式良好，反复进行成象和监测。
② 病人睡着后，监测图像中横膈膜的位置变平，无法进行同步成像。
③ 如果在成像过程中，PACE参考点的高度（接受位置）和呼吸基线发生变化，则可根据需要进行多次跟踪，并重复同步和成像。

2 D-PACE的应用示例

●在静息呼吸下的成功校正示例

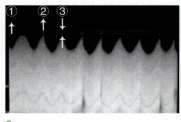

a

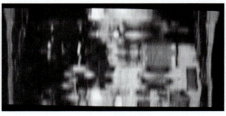

b

a：在①和②之间的学习阶段（实际为5个呼吸周期），学习静息呼吸引起的横膈膜运动。当呼吸阶段在③中设定的容差范围内时，将进行主扫描并再次开始监测。监测和主扫描按设定的片数重复进行。

b：在轴向平面采集的图像显示在冠状面上。如果在监测学习阶段和主扫描期间呼吸模式没有（很少）变化，则会保持图像的连续性。

●在静息呼吸状态下的校正失败示例

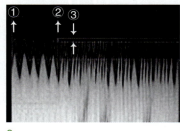

a

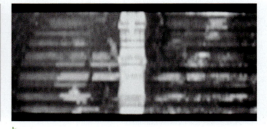

b

a：在①和②之间的学习阶段，学习静息呼吸时横膈膜的运动。当呼吸阶段在③中设定的容差范围内时，主扫描开始，即使在成像过程中呼吸发生偏差，主扫描也会执行。

b：在轴向平面拍摄的图像显示在冠状面上。在监测学习阶段和主扫描期间，呼吸模式变化较大（呼吸周期加快），即使当呼吸相位在容差范围内，进入成像后呼吸模式发生变化，主扫描仍会执行，因此无法保持图像的连续性。

●两次分段成像校正成功示例

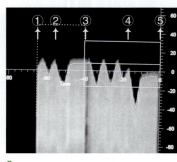

a

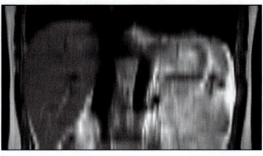

b

a：与前页"●分段成像方法"相同。

b：在轴向平面采集的图像会在冠状面上显示；即使第一个和第二个呼吸暂停的位置发生偏移，如果第二个呼吸暂停的位置在可接受的范围内，系统会进行校正，即使图像被分段采集，也会保持图像的连续性。

●两次分段成像中校正失败示例

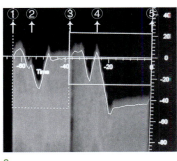
a

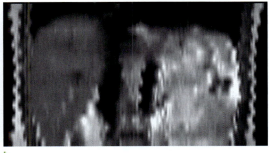
b

a：①开始监测。②提示呼吸。③确认呼吸停止并开始第一次成像。成像完成后，开始监测。④提示第二次呼吸。⑤患者呼吸暂停位置超出设定的允许范围。直接进行第二次扫描。

b：在轴向平面拍摄的图像显示在冠状面上；如果第一和第二呼吸暂停的位置发生偏移且超出可接受的范围，则无法保持图像的连续性。

　*在实践中，无需进行第二次成像。只需让患者放松呼吸并恢复监测状态，然后再次进行第二次成像（使其在可接受范围内），情况就不会如此。

2D-PACE方法的优点

①可在静息呼吸状态下进行成像➡ HASTE、trueFISP、快速SE、DWI。

②提高对比度➡减少MT效应及交叉伪影。

③可通过分段成像缩短每次呼吸的屏气时间。

④可与其他触发器➡ 如ECG门控、脉冲触发等一起使用。

2D-PACE方法的缺点

①在静息呼吸状态下成像时，如果呼吸模式变化很大，则无法保证图像切片之间的连续性。

②由于它只是一个导航器，如果目标器官在图像采集过程中（几十毫秒）发生移动（深呼吸、身体大幅度运动等），将无法进行图像校正，并会出现伪影。

③如果第二次呼吸停止的位置（横膈膜的位置）超出了分段成像的允许范围，则不会进行校正。

2D-PACE的使用方法

①如果呼吸模式不恒定➡指导患者在成像过程中保持缓慢且稳定的呼吸，或通过耳机为每位患者播放不同呼吸间隔的语音指导，或要求患者尽量配合呼吸。

②手动设置PACE ➡根据每位患者的呼吸模式详细设置触发点、接受窗口、采集窗口等。

③呼吸模式的基线发生变动➡使用MAG功能（1 D-PACE通过开/关切换控制，2 D-PACE则始终保持开启状态）。

技术事项

临床应用

●横膈膜同步法与相位侦察法之间的差异

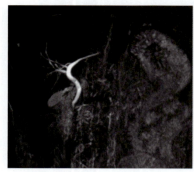

横膈膜同步法的MRCP图像

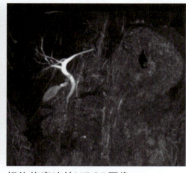

相位侦察法的MRCP图像

这是一种3D MRCP成像检查。成像参数设置为$1 \times 1 \times 1mm^3$的各向同性体素。除PACE设置外，其他条件相同：横膈膜同步法耗时4min32s，相位导航法耗时4min20s。只要两种方法同步良好，均可获得相同质量的图像。需根据各自特点选择适用方法。

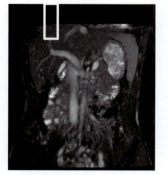

定位器和ROI（白框）设置图像

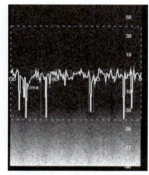

监控图像

膈肌同步的导航设置在成像区域的边缘，这里的磁场均匀性差，线圈的灵敏度也差。这种情况可能发生在体型较大的病例中，或当靠近骶嵴的病变（如胰头和输尿管）被设置在成像中心时。

在这种情况下，相位侦察法往往是一种改进方法。

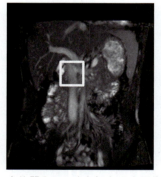

定位器和ROI（白框）设定图像

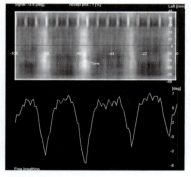

监控图像

相位侦察法的导航设置可能包括了血管和肠道中的空气（在这种情况下，ROI被手动设置为下腔静脉）。联机显示的相位图像和由此获得的呼吸模式受到干扰。
检查ROI是否覆盖门静脉主干、下腔静脉或肠道气体。如果ROI设置不当，请进行微调，使其避开上述区域，或使用膈肌同步法验证同步性。

3D-PACE法的原理和临床应用

3D-PACE原理

①基于图像本身的位置校正：无需使用导航，根据采集到的图像数据本身的轮廓来校正偏差。

②通过每次扫描的全脑图像数据监测脑部运动（平移、倾斜），并实时校正位置信息。

③虽然专为功能磁共振成像（fMRI）而开发，亦可用于非对比剂增强[动脉自旋标记（ASL）灌注]测量。

图 | 3D-PACE
示意图

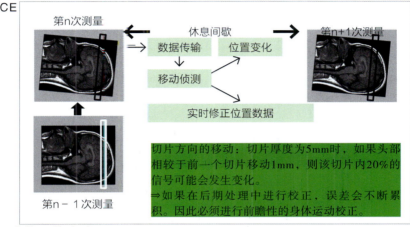

第n次测量　　　　　　休息间歇　　　　　　第n+1次测量

数据传输　位置变化

移动侦测

实时修正位置数据

第n－1次测量

切片方向的移动：切片厚度为5mm时，如果头部相较于前一个切片移动1mm，则该切片内20%的信号可能会发生变化。
⇒如果在后期处理中进行校正，误差会不断累积。因此必须进行前瞻性的身体运动校正。

3 D-PACE功能和临床应用

前瞻性自动头部运动补偿

- 6轴较正

  （三轴运动+三轴旋转运动）

- 大幅减少人体运动伪影。
- 提高T-测试的准确性。
- 准确描绘激活区域的精确信号变化。
- 提高fMRI测试的灵敏度和特异性。
- 亦可用于脑灌注检查。

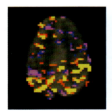
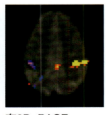

元3 D-PACE　　　　有3D-PACE

fMRI图像

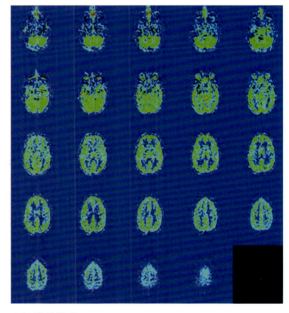

ASL灌注图像

ROI：感兴趣区；MRCP：磁共振胆胰造影；RF：射频；MIP：最大强度投影；ECG：心电图；CPR：曲面重建；HASTE：半傅立叶采集单次涡轮自旋回波；FIS?：稳态进动快速成像；MT：磁化转移

③ 3D-PROMO

内田幸司

● 采用扩展卡尔曼滤波器（EKF）图像跟踪技术的三维成像方法（3D-PROMO：三维前瞻性运动校正）。

特点　● 导航扫描：身体运动监测。
　　　　● 扩展卡尔曼滤波器：高精度跟踪。
　　　　● 三维成像方法：各向同性体素数据。

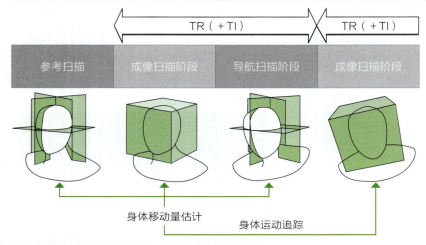

以1 TR间隔的导航图像为基准，成像区域发生移动！

特点

优点　● 能够跟踪所有三维运动。
　　　　● 成像截面可自由设置。
　　　　● T1可适应有等待时间（如恢复时间）的序列（IR-SPGR、CUBE等）。
　　　　● 图像对比度可自由设置（T1、T2、FLAIR等）。

缺点　● （目前）无法跟踪非刚性运动。
　　　　● 成像时间不确定。

原理

● **导航扫描**

　　可在短时间内采集到不干扰T1弛豫的成像条件的图像。

- 2D单次螺旋扫描。
- 翻转角小。

- 厚层成像切片。
- 正交三断面。

● 扩展卡尔曼滤波器[1]
- 不自主运动的高精度检测。
- 采用非线性状态空间模型。
- 根据之前的导航仪图像推测3D成像时的状态。

● 关于重新扫描
- 身体移动量超过一定阈值的数据会被丢弃，最后重新扫描该部分。

● 时序图
- 导航仪的螺旋扫描和扩展卡尔曼滤波器的位移计算都是在三维成像序列TR之间的T1恢复时间内完成的。

图 I 3D-PROMO（CUBE）

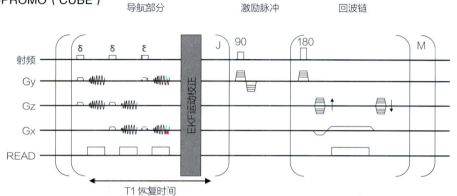

临床成像（成像过程中的点头运动）

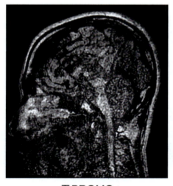

无PROMO

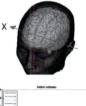

成像过程中的移动

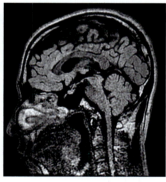

使用PROMO

点头运动时拍摄的CUBE-FLAIR图像（左、右）和成像期间头部运动量的曲线图（中间）。成像过程中头部围绕X轴做钟摆运动。

[1] Kalman RE. A new ap-proach to linear filtering and prediction problems. Trans actions of the ASME—Journal of Basic Engineering 1960; 82D: 34-45.
[2] White N, Roddy C, Shankaranarayahan A, et al. PROMO: Real-time prospective motion correction in MRI us-ing imagebased tracking. Magn Reson Med 2010; 63: 91-105.
[3] 平野勝也，浅野健二，内海一行，ほか：進化し続けるMRIの体動補正技術PROPELLER3.0とEKFを用いたProspective Motion Correction. 映像情報Medical 2012; 44: 145-51.

TR：重复时间；TI：反转时间；FLAIR：流体衰减反转恢复

④ 设备侧摄像头进行的身体运动校正（动态传感器）

井村千明

安装在龙门架顶部的四个摄像头（图1）可读取贴在受检者鼻子上的标记（图2），并向磁共振设备提供实时反馈（图3和图4）。

在成像过程中，反馈的运动信息会反映在采集序列中，收集的信息会根据身体运动的影响进行校正，并根据需要对梯度等进行调整。

摄像头对人体移动的检测精度可以达到0.1mm的移动量和相对于各自XYZ轴0.1°的旋转量。

可以考虑将其应用于各种成像序列，本章特别给出了在需要对大脑的解剖结构进行高分辨率成像的MPRAGE序列的示例（图5）。

图1 | 动态传感器摄像头

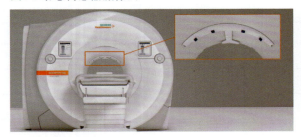

图2 | 标记

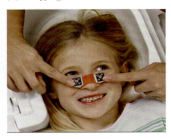

图3 | 实时人体移动检测

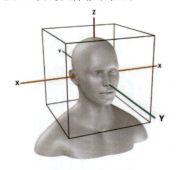
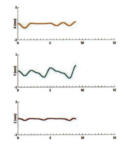
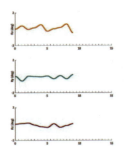

图4 | 成像序列的反馈示例

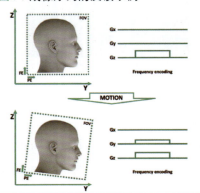

图5 | MPRAGE中的身体运动校正效果

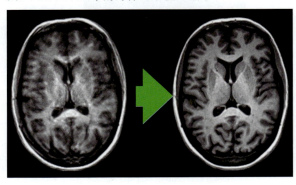

MPRAGE：磁化准备梯度回波快速采集

210

⑤ 减少金属伪影技术

宇根田宏德

背景

在日本和其他国家老年人口的急剧增加，以及生活质量（QOL）提高的社会背景下，随着骨科治疗的进步，外科手术适应证患者人数在不断增加。近年来，钛材料被广泛用作手术中植入体内的植入物，根据植入物制造商的随附文件说明，适用于磁共振检查的钛植入物也在日益普及[*1]。

然而，金属会干扰周围磁场的均匀性，从而产生干扰诊断的伪影。

*1植入金属后的MR扫描应在安全的条件下进行。

● **金属植入物的类型**

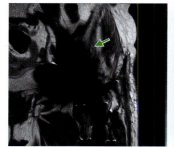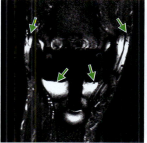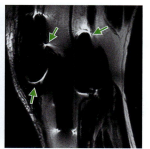

| 无信号 | 脂肪抑制失败 | 图像失真 |

一般应对策略

通过各种参数进行测量（例如）

● 使用（快速）SE方法

● 增加接收带宽

● 提高分辨率。

● 减薄切片厚度，例如

虽然会伴随着信噪比降低等需要权衡利弊的情况，但效果显著。

a: TSE BW 110Hz/pixel, TE87msec

b: TSE BW 440Hz/pixel, TE46msec

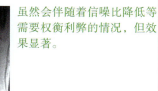

发射射频的优化

除上述参数调整外，还可通过增加发射射频带宽来显著降低信号失真，尤其是切片方向的失真（**右图**）。

在 **S** 中，一个名为 syngo WARP 的应用程序可以自动优化传输的射频。

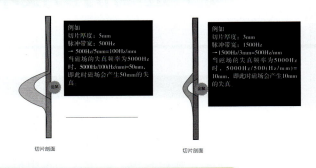

例如
切片厚度：5mm
脉冲带宽：500Hz
→ 500Hz/5mm=100Hz/mm
当磁场的失真频率为5000Hz时，5000Hz/100Hz/mm=50mm，即此时磁场会产生50mm的失真

切片剖面

例如
切片厚度：3mm
脉冲带宽：1500Hz
→ 1500Hz/3mm=500Hz/mm
当磁场的失真频率为5000Hz时，5000Hz/500(Hz/mm)=10mm，即此时磁场会产生10mm的失真

切片剖面

视角倾斜（VAT）法

VAT方法是一种新的成像技术，在读出过程中同时应用频率编码方向的梯度场和切片方向的梯度场[1~3]。其效果是将因局部磁场涡流而在读出方向（尤其是切片平面）发生偏移的信号恢复到原来的位置。

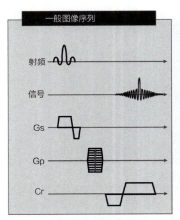

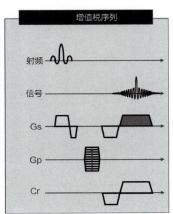

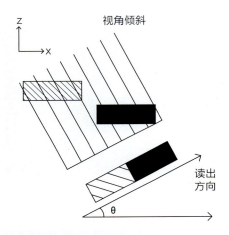

采用VAT方法成像的效果

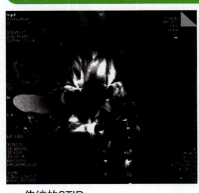

a 传统的STIR

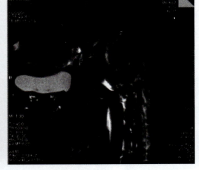

b VAT法联合STIR

（图片由瑞士苏黎世巴尔格里斯特大学医院Pfirrmann教授提供）

[1] Lee MJ, Janzen DL, M nk PL, et al. Quantitative assessment of an MR technique for reducing metal artifact: application to spin-echo imaging in a phantom. Skeletal Radiology 2001; 30: 398-401.
[2] Buttls K, Pauky JM, Daniel BL, et al. Manage-ment of Biopsy Needle Artifacts: Techniques for RF-Refocused MRI. J Magn Resonance Imaging 1999; 9: 586-95.
[3] Butts KP, Pauly JM, Gold GE. Reduction of Blurring in View Angle Tilting MRI. Magn Reson Med 2005; 53: 418-24.

SE：自旋回波；SNR：信噪比；TSE：涡轮自旋回波；BW：频带宽度；TE：回波时间；RF：射频

⑥ 灵敏度补偿技术

内田幸司

灵敏度补偿处理

- 除了狭义接收线圈引起的灵敏度不均匀校正外，还包括对主体对比度和 B_0、B_1 不均匀引起的图像整体信号强度不均匀进行校正的过程。本文介绍了使用图像处理技术（不包括人工智能）的方法。
- 该算法等同于数字图像处理中的阴影校正，通过信号强度不均匀图来划分待校正的图像。
- 绘制信号强度不均匀度图的方法包括通过对待校正图像进行低通滤波器等图像处理来绘制信号强度不均匀度图的方法（自参照型）、通过与待校正图像分开拍摄的表面和体积接收线圈图像来绘制信号强度不均匀度图的方法（灵敏度映射型）及其混合型。还有使用内部 B_1 图和预扫描进行校正的方法，这种方法在高场设备中得到广泛应用。

图 | 灵敏度校正
过程

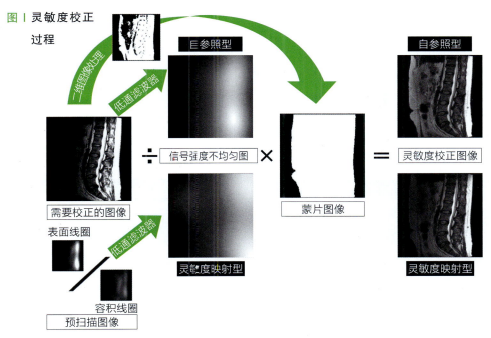

自参照型

SCIC（表面线圈强度校正）/ SCENIC（表面线圈增强成像清晰度）：**G**

混合：**H**

协同：**P**

归一化（k空间基线），B1 Filter（图像基数）：**S**。

- 优点：无需事先处理，可随时调整。
- 缺点：由于大范围高信号区域的信号强度被抑制，包括其周围的信号强度，因此对比度降低（偏离主体对比度）。

灵敏度映射型

> VIVID（体素等强度均匀化方法）： C
> PURE（相控阵均匀性增强）： G
> NATURAL（自然均匀度实现算法）： H
> CLEAR（恒定亮度显示）： P
> 预扫描归一化： S

- 优点：可保持主体对比度。
- 缺点：灵敏度映射型是根据多次拍摄的图像绘制的，因此单个图像的错位可能会造成伪影。此外，由于假设容积接收线圈的灵敏度在空间上是均匀的，因此所拍摄图像中信号强度的不规则性也是造成伪影的一个因素。

混合型

> VIVID + RX/TX校正： C
> reFine（PURE Mix）： G
> NATURAL（3 T专用）： H
> Body tuned, Body Tuned CLEAR： P
> B1 +预扫描： S

- 优点：可校正不同图像中不同的信号强度的不均匀性。
- 缺点：虽然灵活性很高，但对图像对比度的解释有时比较复杂。

临床图像：骨盆区域的T2*加权矢状位图像

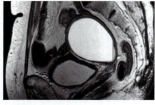

拍摄图像

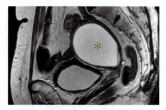

敏感度补偿图像（自参照型）

囊肿内的信号减弱（＊），与膀胱的对比度降低。

临床图像：头部T1加权冠状位图像

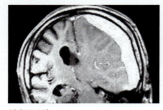

拍摄图像

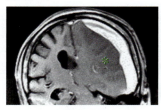

敏感度补偿图像（自参照型）

血肿周围的脑实质信号强度降低（＊），呈现出脑水肿的外观。在本病例中，操作员发现图像存在异常，去除了灵敏度校正处理后，重新进行成像。

● 参考信息：MRI questions.com. http://mriquestions.com/surface-coil-flare.htmL
Uros Vovk 1, Franjo Pernus, Bostjan Likar A review of methods for correction of intensity inhomogeneity in MRI IEEE TRANSACTIONS ON MEDICAL IMAGING, VOL. 26, NO. 3, MARCH 2007

① 合成 MRI

萩原彰文

合成MRI（Synthetic MRI）

- 这是一种通过从单次成像扫描中测量T1值、T2值和质子密度，并根据这些定量值合成任意对比增强图像（包括T1加权、T2加权和FLAIR图像）的技术[1]。
- 由于它基于单一成像序列捕捉，因此无需担心定位造成的误差。
- 还可以根据T1和T2值以及质子密度估算髓鞘含量和组织分段。

合成MRI是一种从单次成像扫描中测量T1值、T2值和质子密度，基于这些定量值，合成任何对比度增强图像的成像技术，包括T1加权、T2加权和FLAIR图像（图1）。该成像序列是通过使用涡轮增压技术对饱和恢复进行多回波采集来量化弛豫时间和质子密度。序列名为spin Echo Read-out（QRAPMASTER）[2]（图2），二维成像是主流，并已商业化。针对三维成像提出了一种名为3D-QALAS（使用T2准备脉冲的交错Look-Locker采集序列进行三维量化）的方法[3]，并有望在不久的将来引入临床实践。在QRAPMASTER中，首先照射一个切片选择性饱和脉冲，然后应用扰动梯度场使信号饱和。接下来，用一个涡轮通过SE进行信号采集。通过重复上述操

图1 | 合成MRI获得的对比增强图像

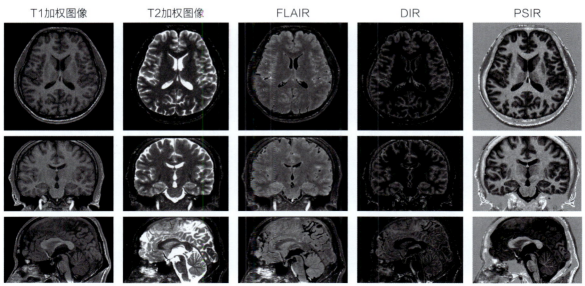

| T1加权图像 | T2加权图像 | FLAIR | DIR | PSIR |

合成MRI可以合成任何加权图像，包括T1加权、T2加权和FLAIR图像。使用3D-QALAS成像时，高分辨率成像可从任何横截面进行观察。

图2 | QRAPMASTER程序示意图

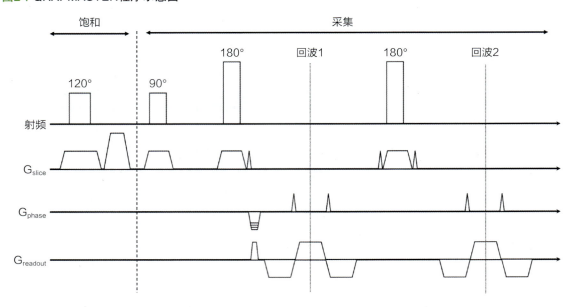

通过在不同切片中进行信号饱和与采集，甚至可以为短序列设置TD，从而测量T1弛豫时间。

作，可在短成像时间内为特定切片设定饱和与信号采集之间的延迟时间。通常情况下，使用四个延迟时间和两个TE获取八种不同T1–T2强度的图像，然后使用布洛赫方程测量T1弛豫时间、T2弛豫时间和B1磁场。在此基础上，还可获得质子密度。这些都是基于单次成像扫描，因此不会有错位的风险。

合成MRI可根据获得的T1弛豫时间、T2弛豫时间和质子密度对脑组织进行分割并估算髓鞘含量[1]。（图3）。传统方法是根据T1加权图像中组织间的对比度差异进行脑组织分割，而合成MRI则根据定量值将脑组织分割为白质（WM）、灰质（GM）、脑脊液（CSF）和其他组织（非WM/GM/CSF）。这是在健康组织先前测量的定量数据基础上进行的，允许在一个体素中存在多种类型的组织，并计算体积分数，以减少部分体积效应，即使非高分辨率成像也是如此。髓鞘中水的T2弛豫时间很短，约为10ms，无法用QRAPMASTER直接测量。髓鞘体积是通过假设脑组织中有四个部分来估算的：髓鞘部分体积、细胞部分体积、游离水部分体积和多余的实质水部分体积。对这四个区块之间的磁场进行估算，模拟这四个区块之间的磁化传递，并考虑每个部分对整个体素有效定量值的影响，以估算髓鞘体积。

图3 | 合成MRI的脑分割和髓鞘含量估算

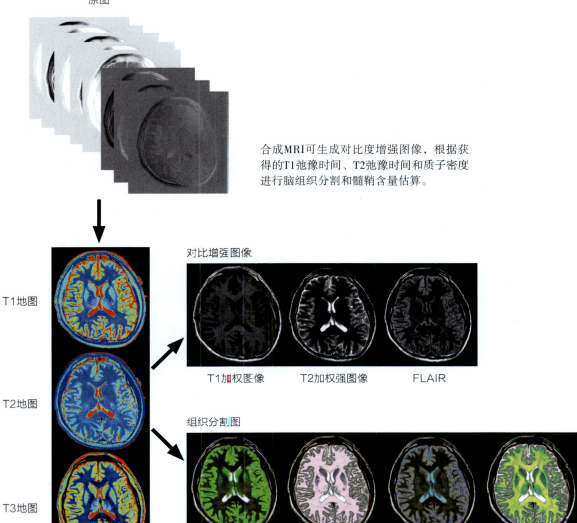

原图

合成MRI可生成对比度增强图像，根据获得的T1弛豫时间、T2弛豫时间和质子密度进行脑组织分割和髓鞘含量估算。

T1地图

对比增强图像

T1加权图像　　　T2加权强图像　　　FLAIR

T2地图

组织分割图

T3地图

灰质　　　　白质　　　　脑脊液　　　　髓鞘

技术事项 Ⅸ

临床应用

① 合成 MRI　**217**

关于使用QRAPMASTER获得的对比增强图像对脑部疾病的诊断效能，已有多篇报道[1,4]。也有报道称，有人尝试利用深度学习提高合成FLAIR的图像质量[5]。合成FLAIR是一种评估脑部疾病的方法。通过合成MRI获得的髓鞘图已应用于多发性硬化症和Sturge-Weber综合征）等疾病的研究[1]。相关报告表明，这些图分别有助于评估脱髓鞘和髓鞘形成加速[6]等病变过程（图4）。

图4 | 通过髓鞘图评估Sturge-Weber综合征的髓鞘形成加速情况

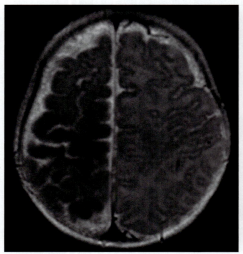 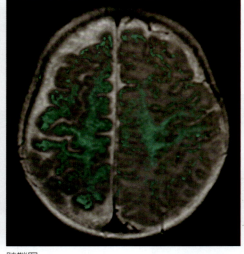

T2加权图像　　　　　　　　　　　　髓鞘图

出生后4个月。右侧大脑半球萎缩，与左侧相比，右侧T2加权图像上的白质显示低信号，但髓鞘图总体上高于对侧，提示存在髓鞘形成加速。

[1] Hagiwara A, Warntjes M, Hori M, et al. SyMRI of the Brain: Rapid Quantification of Relaxation Rates and Proton Density, With Synthetic MRI, Automatic Brain Segmentation, and Myelin Measurement. Invest Radiol 2017; 52: 647-57.
[2] Warntjes JB, Leinhard OD, West J, et al. Rapid magnetic resonance quantification on the brain: Optimization for clinical usage. Magn Reson Med 2008; 60: 320-9.
[3] Kvernby S, Warntjes MJ, Haraldsson H, et al. Simultaneous three-dimensional myocardial T1 and T2 mapping in one breath hold with 3D-QALAS. J Cardiovasc Magn Reson 2014; 16: 102.
[4] Tanenbaum LN, Tsiouris AJ, Johnson AN, et al. Synthetic MRI for Clinical Neuroimaging: Results of the Magnetic Resonance Image Compilation (MAGiC) Prospective, Multicenter, Multireader Trial. AJNR Am J Neuroradiol 2017; 38: 1103-10.
[5] Hagiwara A, Otsuka Y, Hori M, et al. Improving the Quality of Synthetic FLAIR Images with Deep Learning Using a Conditional Generative Adversarial Network for Pixel-by-Pixel Image Translation. AJNR Am J Neuroradiol 2019; 40: 224-30.
[6] Andica C, Hagiwara A, Hori M, et al. Aberrant myelination in patients with Sturge-Weber syndrome analyzed using synthetic quantitative magnetic resonance imaging. Neuroradiology 2019; 61: 1055-66.

SE：自旋回波；TD：延迟时间；TE：回波时间；FLAIR：液体衰减反转恢复

② MR 指纹技术（1）基础知识

寺田康彦

> MR指纹（MR fingerprinting，MRF）是一种成像技术，可在一次扫描中同时生成多个组织参数（如T1和T2）的定量图像。

与传统的定量成像方法相比，它的灵敏度更高，成像时间更短[1~3]。但另一方面，这种方法难以实施，后期处理也很耗时。

原理（图1）

①数据采集：为获取多回波图像，准备具有多个不同参数（如TR和翻转角）的序列。序列有很多种。

②匹配：将回波强度（多回波像素值的时间序列，称为指纹）与字典（事先通过模拟创建）进行匹配，以确定T1和T2等组织参数。

③成像：对每个像素执行②中的操作并生成图像。

*在某些情况下，②和③同时进行。

图1｜MR指纹识别原理

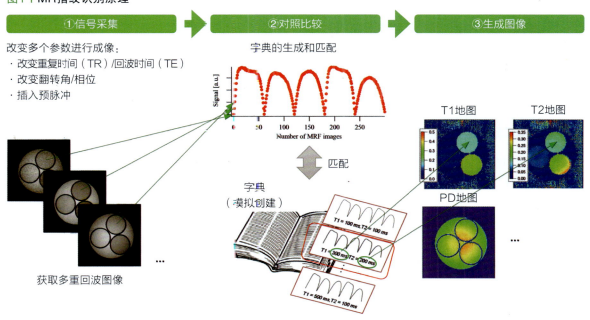

成像方法和成像示例

　　在数据采集方面，使用了密度可变的螺旋轨迹，但当静态场均匀性或梯度场系统性能不佳时，也会使用径向和笛卡尔k空间轨迹。模式匹配包括利用指纹最大化内积的内积法，以及与图像重建同时进行的递归法。

图2 | MRF序列和结果示例（人类胚胎样本）

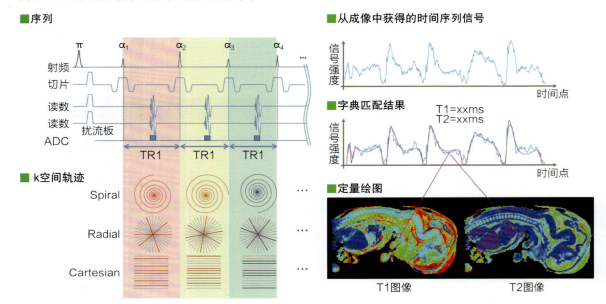

可重复性

　　我们对不同仪器和不同地点获得的定量值的可重复性进行了研究，据报告，在体模和志愿者成像的可重复性为百分之几到几十。

哪些参数可以量化？

　　目前已提出了多种序列，其中最常见的是同时测定T1、T2、质子密度、B_0、B_1，但也有报道称测定了扩散、灌注、$T2^*$、化学交换速率和水/脂肪分数。

[1] Ma D, Gulani V, Seiberlich N, et al. Magnetic resonance fingerprinting. Nature 2013; 495: 187-92.
[2] Poorman ME, Martin MN, Ma D, et al. Magnetic resonance fingerprinting Part 1: Potential uses, current challenges, and recommendations. J Magn Reson Imaging 2020; 51: 675-92.
[3] McGivney DF, Boyacıoğlu R, Jiang Y, et al. Magnetic resonance fingerprinting review part 2: Technique and directions. J Magn Reson Imaging 2020; 51: 993-1007.

TR：重复时间；TE：回波时间

③ MR 指纹技术（2）临床应用

寺田康彦

MRF 的概念

- MR指纹（MRF）是一种全新的磁共振成像量化方法[1]。
- MRF在获取弛豫时间值时不会观察到弛豫。
- 该方法基于弛豫时间等参数的组合，事先创建了一个"字典"，并通过比较每个像素的信号模式来获得弛豫时间等定量值的方法（图1），这不禁让人联想到九九乘法口诀表。

图1 | 磁共振指纹技术的概念

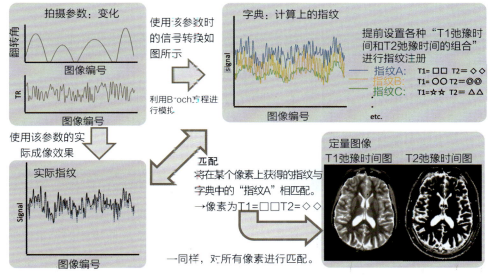

采用高速成像法，以伪随机方式改变每幅图像的TR（重复时间）和翻转角等参数，连续拍摄约500~1000幅图像时，信号值会随时间呈现独特的变化轨迹，这一轨迹被称为指纹。该指纹可通过将弛豫时间等参数代入Bloch方程预先计算得出。针对不同T1、T2弛豫时间等参数组合预先计算建立的数据库即为"字典"。通过将成像获得的指纹与"字典"进行匹配，即可确定各像素的T1、T2弛豫时间等参数。对所有像素执行此操作后，便可获得定量图像。

数据的定量性质

- 可定量是MRF的一个关键特征。
- 临床上最需要定量值的领域之一是儿童的大脑发育评估。
- 在传统的T1和T2加权图像上，对儿童脑髓鞘化的评估是相对定性的，因此很难检测到髓鞘化的细微改变。

- 在一份通过MRF评估正常儿童大脑发育情况的报告中，获得了T1、T2弛豫时间的定量值，从而量化了每个区域特定的髓鞘形成的情况[2]。
- 有报告称，通过定量评估弛豫时间可发现海马硬化病变[3]。
- 有报告称，额颞叶痴呆病变的局部弛豫时间发生了变化[4]。
- 对比剂渗入脑脊液导致的弛豫时间变化也可通过MRF进行定量检测[5]。
- 除脑部外，MRF在前列腺和乳腺中的应用也有报道[6, 7]。

数据采集的同步性

- MRF的另一个特点是可以同时获得同一像素的多个参数，而不会出现错位。
- 对于脑肿瘤及其周围组织，正在尝试同时评估T1和T2弛豫时间，并将其用于确定组织特性[8]。
- 此外，还可以尝试通过MRF获得的弛豫时间数据集的多隔室分析来进行组织分割[9]。

序列设计的灵活性

- MRF还可量化T1和T2弛豫时间以外的参数。
- 如果可以用Bolch方程来描述，则可以通过适当设置采样序列来量化。
- 虽然还处于实验阶段，但也有报告称，可以通过MRF[10]对动脉血进行标记，进行血流评估，也可以通过MRF[11]实现CEST成像。

MRF存在的问题

- 身体运动的影响。在传统MRI中，身体运动的影响是一种形态学伪影，而在MRF中，身体运动的影响则表现为由于信号模式变形而导致的定量值偏差（图2）。
- 无法在用户级别修改成像方法。
- 定量值是不连续的。
- 字典应适合成像目标。

图2 | MRF的T1弛豫时间–T2弛豫时间图

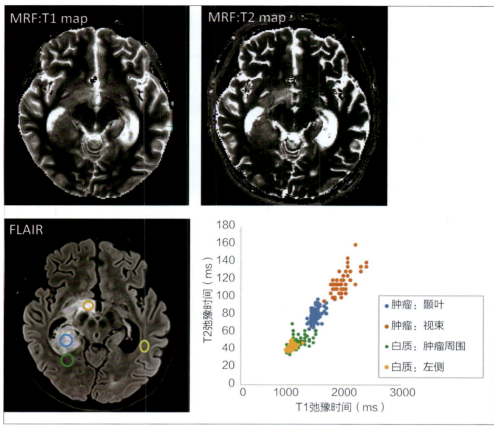

右颞叶内侧间变性星形细胞瘤病例。上图显示了T1和T2弛豫时间图；T1弛豫时间–T2弛豫时间是同时采集的，因此可以将两者作为一对进行评估。在散点图中，每个组织都有特定的分布（FLAIR图像上显示的ROI）。

[1] Ma D, Gulani V, Seiberlich N, et al. Magnetic resonance fingerprinting. Nature 2013; 495: 187-92.
[2] Chen Y, Chen MH, Baluyot KR, et al. MR fingerprinting enables quantitative measures of brain tissue relaxation times and myelin water fraction in the first five years of life. Neuroimage 2019; 186: 782-93.
[3] Liao C, Wang K, Cao X, et al. Detection of Lesions in Mesial Temporal Lobe Epilepsy by Using MR Fingerprinting. Radiology 2018; 288: 804-12.
[4] Keil VC, Bakoeva SP, Jurcoane A, et al. MR fingerprinting as a diagnostic tool in patients with frontotemporal lobe degeneration: A pilot study. NMR Biomed 2019; 32: e4157.
[5] Naganawa S, Nakane T, Kawai H, et al. Detection of IV-gadolinium Leakage from the Cortical Veins into the CSF Using MR Fingerprinting. Magn Reson Med Sci 2020; 19: 141-6.
[6] Chen Y, Panda A, Pahwa S, et al. Three-dimensional MR Fingerprinting for Quantitative Breast Imaging. Radiology 2019 ;290: 33-40.
[7] Panda A, Obmann VC, Lo WC, et al. MR Fingerprinting and ADC Mapping for Characterization of Lesions in the Transition Zone of the Prostate Gland. Radiology 2019; 292: 685-94.
[8] Badve C, Yu A, Dastmalchian S, et al. MR Fingerprinting of Adult Brain Tumors: Initial Experience. AJNR Am J Neuroradiol 2017; 38: 492-9.
[9] Nagtegaal M, Koken P, Amthor T, et al. Fast multi-component analysis using a joint sparsity constraint for MR fingerprinting. Magn Reson Med 2020; 83: 521-34.
[10] Flassbeck S, Schmidt S, Bachert P, et al. Flow MR fingerprinting. Magn Reson Med 2019; 81: 2536-50.
[11] Perlman O, Herz K, Zaiss M, et al. CEST MR-Fingerprinting: Practical considerations and insights for acquisition schedule design and improved reconstruction. Magn Reson Med 2020; 83: 462-78.

TR：重复时间；FLAIR：流体衰减反转恢复；ROI：感兴趣区

技术事项 IX

临床应用

④ T1ρ

青山信和

什么是T1ρ（lo, rho）？

在实验室系统中，T1弛豫是指在未施加射频场的情况下，磁化强度会沿着静态磁场的方向恢复到初始状态。

相比之下，T1ρ弛豫是

ρ：旋转、转动的意思

旋转坐标系中的T1弛豫

激发的自旋被自旋锁定脉冲（SL脉冲）锁定。
由于自旋−晶格弛豫就是T1ρ弛豫，因此称为B_1磁场下的自旋−晶格弛豫。

T1ρ原理

①通过在+x轴方向上施加一个90°的非选择性脉冲，在旋转坐标系的+y轴方向上反转磁化。

②在+y轴和−y轴方向上交替持续向反向磁化施加SL（Spin-lock）脉冲（Time of Spin-lock，TSL）。

③SL脉冲作为Y轴静态磁场，将磁化锁定在Y轴上，因此T1ρ弛豫是B_1场下的自旋−晶格弛豫。

成像方法

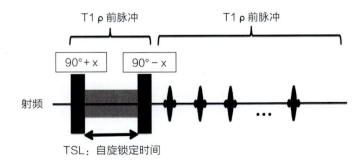

在T1ρ序列中，需要通过将TSL变为1、10、20、30、40和50ms进行多次成像。SL脉冲的频率为500～600Hz。

创建T1ρ图

T1ρ图是通过改变TSL、捕捉几幅具有不同T1ρ增强的图像并逐个像素进行曲线拟合而生成的。

通过改变TSL，拍摄了几张具有不同T1ρ增强效果的图像。通过逐个像素进行曲线拟合，创建T1ρ图。

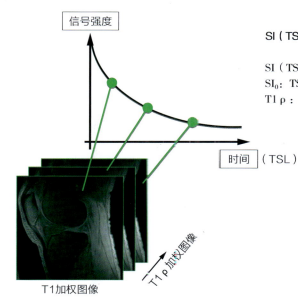

$$SI(TSL) = SI_0 \cdot exp(-TSL/T1\rho)$$

$SI(TSL)$：设定SL的信号强度
SI_0：TSL=0时的信号强度
$T1\rho$：待计算的T1ρ值

临床应用

- 评估关节软骨基质内水分子的缓慢扩散。
- 作为软骨退化的指示，比T2值更敏感。
- 蛋白多糖是软骨基质的一种成分，甚至在软骨出现形态变化之前就已经减少了。
- 随着蛋白多糖含量的降低，T1ρ值会增加。

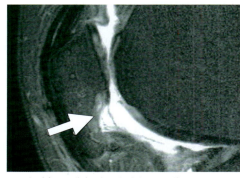

a　脂肪抑制联合质子密度加权图像
髌骨移植后5个月。→：移植软骨区域。

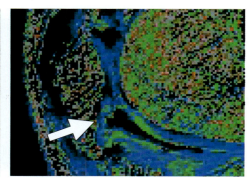

b　T1ρ图像

RF：射频

⑤ T1 mapping（定量）技术

寺田康彦

T1 mapping（定量）技术

T1 mapping（定量）技术有许多变体，包括反转恢复（IR）法或饱和恢复法，使用反相或饱和脉冲作为预脉冲。表1概述了主要T1 mapping技术的特点。

表1 | 主要的T1 mapping（定量）技术方法

		预脉冲类型	TI, TD	Read-out	SNR	成像时间	T1正确度	注意事项	用途
基本方法	SE 法	无	2（TR）	FSE	○	很长	△	需要 TR>>T1	
	饱和恢复法	SR	≥ 3	FSE	○	很长	○	可以缩短 TR	
	反转恢复法	IR	≥ 3	FSE	◎	很长	◎	黄金标准 对 B_1 不均匀性不敏感	
快速法	look-Locker 方法	IR	≥ 3	FLASH/SPGR	△	长	△	二维成像为主，三维成像需要时间	
	多 FA 方法（例如 DESPOT1）	无	1（TI），≥2（FA）	SPGR	○	中等	△	三维成像为主，对 B_1 不均匀、MT 敏感，需要进行 FA 优化	DCE-MRI
	MP2 RAGE	IR	2	SPGR	○	长	○	T1 低估的可能性	脑
改进的快速方法	MOLLI（包括衍生方法）	IR	≥ 3	bSSFP	○	短	○	心电门控 T2 和 MT 偏差	心脏
	SASHA	SR	≥ 3	bSSFP	△	短	准确度◎ 精确度△	心电门控 对 MT 不敏感	心脏
开发中	MRF	IR	1	螺旋、径向	△	短	◎	多参数测量（例如 T2）需要较高的硬件性能和先进的分析方法	
	MDME	SR	≥ 2	MSE	○	中等	○	多参数测量（例如 T2）	脑

FSE：快速自旋回波；FLASH：快速小角度激发；SPGR：扰相梯度回波；DESPOT1：T1驱动平衡单脉冲观测；MPRAGE：磁化预处理快速采集梯度回波；MOLLI：MOified Look-Locker Inversion recovery；bSSFP：平衡稳态自由进动；SASHA：饱和恢复单次采集；MT：磁化转移；MRF：磁共振指纹成像；MDME：多重延迟多重回波；SE：自旋回波；TR：重复时间；SNR：信噪比。

基本方法

SE、IR和SR方法是基本方法。它们都满足TR>>T1的条件，因此成像时间很长。

在SE方法中，T1是通过解析式或回归计算从不同TRs的多个SE图像中获得的。尽管这种方法很简单，但由于T1的精确度较低，其使用受到了限制。

SR和IR方法（图1）分别使用90°和180°脉冲作为预脉冲，在预脉冲照射后经过τ后，使用SE方法（图1c）读出纵向磁化Mz的大小。获取不同τ的多幅图像，并通过回归计算T1图像。IR方法的τ称为TI（反转时间），SR方法的τ称为TD（延迟时间）。在IR法中，当Mz为零时，像素值在TI处为零。此时（TI ≈ 0.7 T1）称为空点，用于粗略的T1估计和信号抑制（如脂肪抑制和FLAIR）。

IR是T1 mapping成像的金标准，因为它最精确。不过，由于成像时间较长，因此在实际应用中多采用下一节介绍的方法。

图1 | 饱和恢复法和反转恢复法

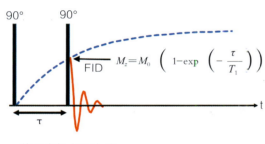

$$M_z = M_0 \left(1 - \exp\left(-\frac{\tau}{T_1} \right) \right)$$

a　饱和恢复（SR）法

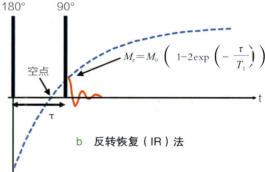

$$M_z = M_0 \left(1 - 2\exp\left(-\frac{\tau}{T_1} \right) \right)$$

b　反转恢复（IR）法

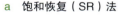

$$I = M_0 \exp\left(-\frac{TE}{T_2} \right) \left(1 - \exp\left(-\frac{\tau}{T_1} \right) \right)$$

c　使用SE方法读取信号[用于饱和恢复（SR）法]

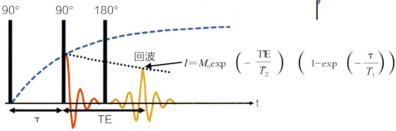

SR方法	IR法（金标准法）
△信噪比不佳	◯ SNR较好（2倍动态范围）
◯可稍微缩短成像时间	△成像时间更长

快速法

在Look–Locker法中，通过多回波梯度回波（FLASH或SPGR）方法对反转恢复法的T1弛豫曲线进行信号读出（图2a），以加快同时获取多幅 τ 相关图像的速度。纵向磁化受 α 脉冲信号读出的影响，因此它的恢复时间常数为T1*（图2b）。为了减少这种影响，α 需要减小，但信号强度也会随着 α 的减小而减小，这就需要在信噪比和T1精度之间进行权衡。

图2 | Look–Locker方法

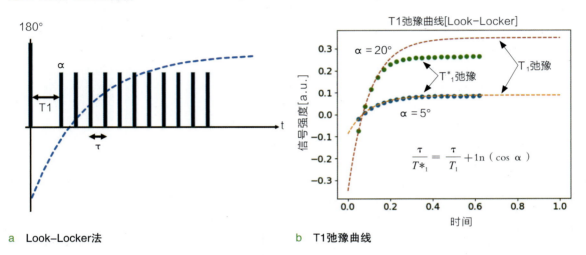

a   Look–Locker法   b   T1弛豫曲线

在多FA方法中，不使用预脉冲，而是根据不同FA的多个SPGR图像进行计算。这种方法测量速度相对较快，但容易受到分辨率偏差和B_1不均匀性的影响。

在MP2 RAGE中，采集了两幅具有不同TI的MPRAGE（IR预脉冲+SPGR读出）图像。由于 B_1不均匀性等原因造成的偏差很小，但TI点的数量较少，因此精度较低。

改进的快速方法

心脏的T1 mapping使用改良了Look–Locker法，结合心电门控的MOLLI和SASHA。为提高SNR而使用bSSFP序列时，会受到T2效应、B_0场不均匀和MT的影响。

正在研发中的方法

MDME方法采用饱和恢复，并交替使用信号读取的预脉冲和切片平面，以提高速度；而MRF则使用反转预脉冲，在一些梯度回波图像上进行信号读取，然后与仿真字典数据进行比较，以进行量化。这两种方法的优点是可以同时获取其他参数，如T2和B_1。

⑥ UTE

奥秋知幸

什么是UTE（超短回波时间）？

● 可实现μs级（小于1ms）短TEs成像并接收FID信号的序列。
● 使用应用时间较短的方波脉冲作为激励脉冲。

在常规的GRE序列中，最短的TE为几毫秒。在这种情况下，如果T2*大于TE，就没有问题，但对于T2较短的组织，由于信号衰减快，很难采集信号（图1）。例如，韧带、肌腱、骨骼和铁沉积的肝脏，由于其T2较短，很难通过常规GRE获得高信号成像。

UTE的TE小于1ms，收集FID信号的方法是使用方波脉冲作为激发脉冲，通过径向采样省略相位编码的应用，以及从k空间中心向外填充数据。这样，即使在T2较短的组织上，也能在信号完全衰减之前完成数据采集（图2）。

图1 | GRE法的信号衰减示意图

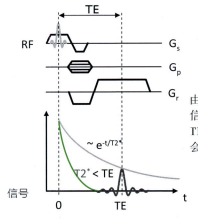

由于回波采集前的信号衰减，T2*短于TE的组织在图像上会显示为低信号。

图2 | UTE信号衰减示意图

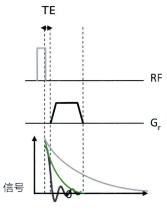

即使在T2*较短的组织中也能采集到FID信号，从而在信号完全衰减之前采集到数据。激励脉冲使用的是方波脉冲。

k空间轨迹

为了接收FID信号，采用了径向采样，即从k空间中心向高频区域进行数据填充[1]（图3）。三维径向采样因其外观有时被称为"Koosh-ball轨迹"。

图3 | 三维径向采样示意图

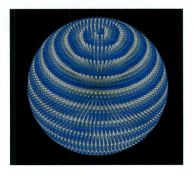

什么是UTE（超短波TE）？

由于FID信号在采样过程中也会衰减，这意味着读出时间对图像质量有很大影响。这就需要高梯度场强、高切换率以及能在短时间内将线圈从发射切换到接收的硬件（图4）。

图4 | 使用橡胶体膜改变读出时间时的图像质量差异

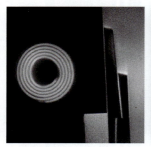 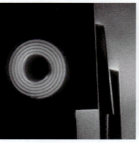 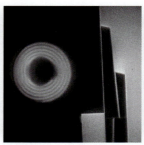 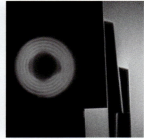

G＝21mT/m
SR＝100T/m/s
TAQ＝1.8ms

G＝15mT/m
SR＝75T/m/s
TAQ＝2.5ms

G＝10mT/m
SR＝50T/m/s
TAQ＝3.8ms

G＝7.5mT/m
SR＝25T/m/s
TAQ＝5.0ms

读出时间越短，体模的边缘就越清晰。
在对T2较短的组织进行成像时，缩短读出时间可提高图像质量。

临床应用

在四肢区域，它主要应用于关节中的韧带、肌腱和半月板的显示（图5、6）。可以从短TE图像中减去长TE（同相）图像，以显示短T2组织中的高信号。

图5 | 膝关节韧带和半月板图像

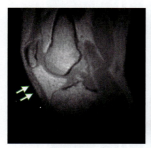 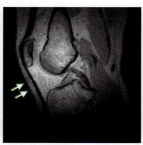 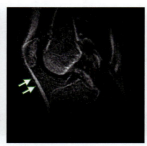 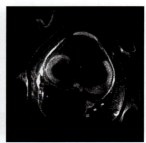

TE=50μs

TE=4 .6ms

减影图像

重建图像

在TE=50μs的图像中，可以看到短T2的髌韧带信号（→）。而在TE=4.6ms的图像中，由于T2衰减，没有信号。减影图像显示高信号。在减影后的重建图像中，半月板也显示为高信号。

图6 丨 跟腱的显示

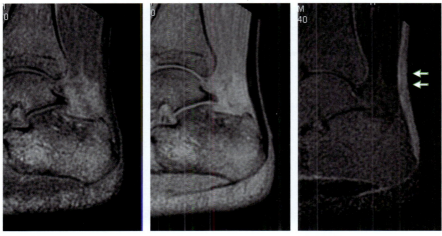

TE＝80μs   TE＝4.6ns   减影图像

在减影图像（→）中，跟腱显示为高信号。

　　另外，UTE还有助于减少植入物造成的伪影（图7）。此外，有些研究还将其用于评估肺野区域的肺通气功能、结石显影和骨膜成像等领域。

图7 丨 减少金属伪影

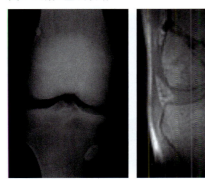 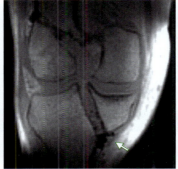 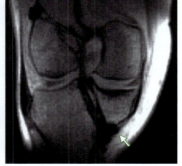

X射线   TE=60 μs   TE=4 .6 ms

与同相位（TE=4.6ms）图像相比，UTE的短TE可减少植入物造成的金属伪影（→）。

[1] Wong ST, Roos MS. A strategy for sampling on a sphere applied to 3D selec-tive RF pulse design. MRM 1994; 32: 778-84.

FID：自由感应衰减；GRE：梯度回波；TE：回波时间

技术事项 又

临床应用

⑦ 磁共振显微成像（MR microscopy）

巨瀬勝美

● 像素尺寸约为100μm或更小的成像方法。

　　过去需要专用的高场设备，但现在使用小直径射频线圈就能在临床设备上进行局部磁共振显微镜检查（图1）。

　　"强梯度场"和"高信噪比"是实现磁共振显微镜技术的关键。强梯度场是实现小像素的必要条件，而高信噪比则是清晰呈现微小像素的必要条件。要获得高信噪比，最好使用高磁场和小直径射频线圈（图2）。

图1 | 4.7T立式超导磁体MR显微镜

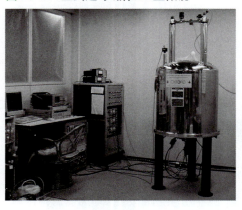

图2 | 像素尺寸比较

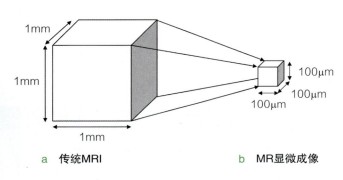

a　传统MRI　　　　　b　MR显微成像

显微成像实例

图3 | 使用4.7 T超导磁体进行植物细胞成像的示例

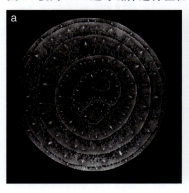
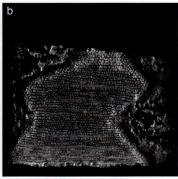

a　洋葱断层扫描
切片厚度：640μm
图像矩阵：1024×1024×64
像素尺寸：40μm×40μm

b　洋葱细胞的显像切片
厚度：50μm
图像矩阵：256×256×256
像素尺寸：50μm×50μm

● 分辨率约为50μm，可观察植物细胞。

图4 | 使用4.7 T超导磁体进行水果种子微观结构成像的示例

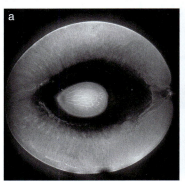
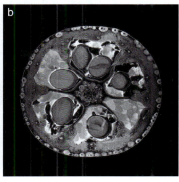

a　李子的纵切面
切片厚度：320μm
图像矩阵：512×512×128μm
像素：80μm×80μm

b　金橘的横切面
切片厚度：320μm
图像矩阵：512×512×128
像素：80μm×80μm

● 分辨率小于100μm，可观察到果实的微观结构，如维管束。

图5 | 使用4.7 T超导磁体对草莓微观结构进行成像的示例

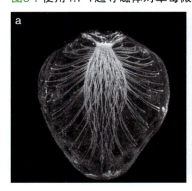
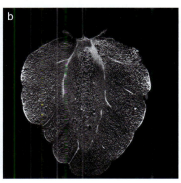

a　草莓的MIP图像（基于T1加权像绘制）
图像矩阵：256×256×256
像素尺寸：125μm×125μm

b　草莓的密度加权图像
切片厚度：125μm
图像矩阵：256×256×256
像素尺寸：125μm×125μm

● 草莓含有许多气泡，但可以通过MIP观察到维管束。

图6 | 使用9.4 T超导磁体拍摄的人类胚胎标本和使用1.0 T永磁体拍摄的中指图像

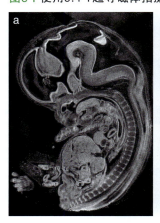
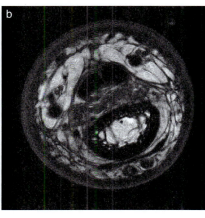

a　人类胚胎标本的断层图像（9.4 T）
切片厚度：60μm
图像矩阵：512×256×256
像素尺寸：60μm×60μm（人类胚胎标本由京都大学提供）。

b　人体中指（活体）横截面图像（1.0T）
切片厚度：800μm
图像矩阵：256×256×32
像素尺寸：80μm×80μm

● 磁共振显微成像使用从1.0 T（永久磁铁）到9.4 T（超导磁铁）的磁铁。

⑧ 选择性激发技术（ZOOMit）

宇根田宏德

选择性激发技术

①任何射频波形都可以在两个发射通道上独立、随意地控制。
②同时改变三轴梯度磁场中的任何磁场梯度。
③激发任意形状体积的技术。

　　众所周知，自3T磁共振成像开始应用于临床以来，在射频控制方面进行了重大技术革新。具体而言，为发射射频提供了两个发射通道，每个射频的强度和相位差可针对每个受试者或部位进行独立控制，以优化射频（图1和图2）。这样做的目的是为了解决随着磁场强度的增加，发射射频的频率会增加，射频波长会缩短，由于射频之间的干扰，会在人体中产生驻波，从而导致信号不规则，尤其是在躯干中。在这里，选择性激发作为一种较新的激励技术被引入（图3）。

图1 | 传统方法

两个射频传输通道发射的射频波是振幅和相位相同的sinc波。

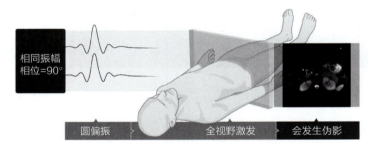

相同振幅
相位=90°

圆偏振　　　　全视野激发　　　　会发生伪影

图2 | 3T磁共振成像的改进措施

B_1以匀场为目的，两个射频发射通道发射的射频分别在强度和相位上进行任意控制。

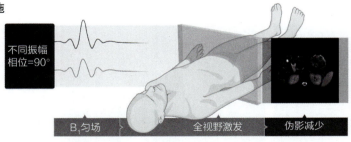

不同振幅
相位=90°

B_1匀场　　　　全视野激发　　　　伪影减少

图3 | 选择性激发

通过精确切换两个射频发射通道发射的射频波形和梯度磁场，不仅可以在切片方向上，而且可以在成像平面内的读取方向和相位方向上进行选择性激发。

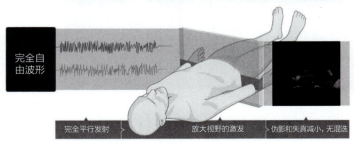

完全自由波形

完全平行发射　　　　放大视野的激发　　　　伪影和失真减小，无混迭

技术说明

选择性激发的基本思路是利用双轴梯度场和两个射频脉冲激发一个矩形区域，切片选择来自两个轴[1]。

作为一个非常简单的例子，图4显示了一个90°脉冲分成两个45°脉冲的概念示意图。可以看出，自旋可以在平面内相位方向上被选择性激发。

如图5所示，在实际的局部激发中，使用了复杂的射频和梯度场控制。不过，直观地说，选择性激发法可以看作是EPI的逆过程。在EPI中，在切换梯度场的同时从切片平面上的自旋读取回波，并将数据填入至k空间，而在局部激发中，在切换梯度场的同时应用射频。

在选择性激发中，由于射频分割和梯度场反转，时间比普通自旋激发系统要长，但为3T磁共振成像开发的多通道射频发射使缩短自旋激发时间成为可能。

图4 | 选择性激励的简单示例

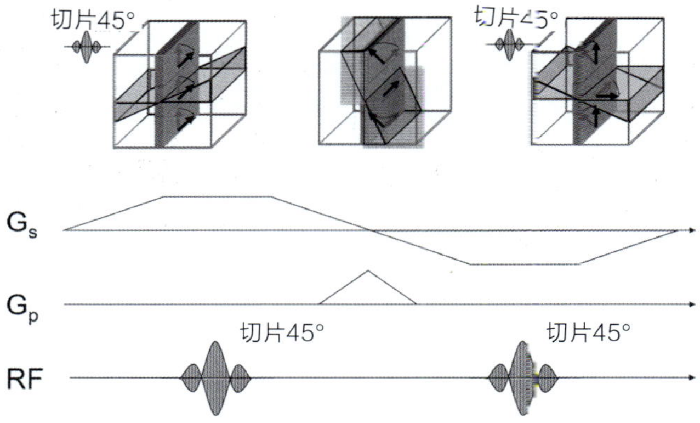

图5 | 应用射频和梯度的示例

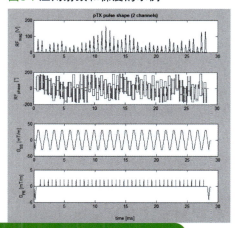

选择性激发成像的优势

Eliasing –减少混迭伪影

磁共振技术将所有需要观察的位置信息识别为单独的频率成分。因此，即使只观察局部区域，该区域以外的位置信息也会被折叠到FoV中，即出现区域混迭伪影（图6）。

相位方向上的选择性激发不需要相位方向上的过采样，并可避免混迭伪影。

图6 | 放大成像导致的混迭伪影

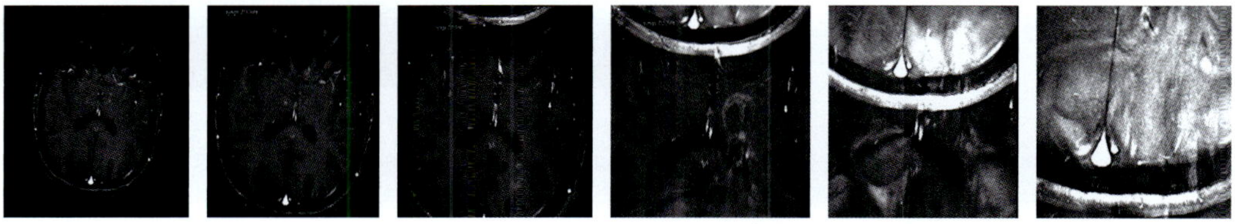

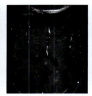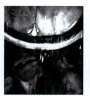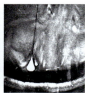

减少弥散加权成像的失真

在使用传统的单次EPI成像时，由于各组织的磁感应强度不同而造成的局部磁场干扰，会导致身体各部位出现失真。局部激发减少了与局部激发区域相匹配的相位编码数量，从而缩短了EPI读取时间，并显著改善了失真（图7）。

图7丨减少弥散加权成像失真

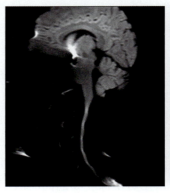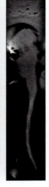

缩短3D成像时间

3D成像的主要问题之一是成像时间长。使用局部激励可以避免3D的双向混迭伪影，从而缩短超采样部分的成像时间（图8）。

图8丨利用局部激发缩短成像时间

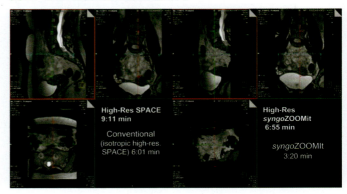

High-Res SPACE
9:11 min

Conventional
(isotropic high-res.
SPACE) 6:01 min

High-Res
*syngo*ZOOMit
6:55 min

*syngo*ZOOMIt
3:20 min

减少伪影

选择性激发可用于减少来自FOV以外的运动和流动伪影。可以避免躯干呼吸、肠道蠕动和颈部吞咽造成的图像质量下降（图9）。在三维成像中，涡轮加速导致的传统T2滤波效应可通过局部激发得到改善，从而获得更好的低组织对比度分辨率（图10）。

图9丨颈椎图像示例

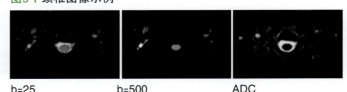

b=25　　　　　　b=500　　　　　　ADC

图10丨骨盆区域图像示例

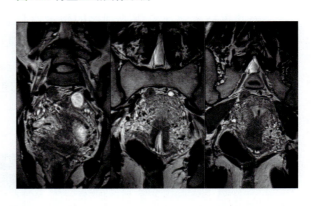

[1] Alley MT, Pauly JM, Sommer FG, et al. Angiographic Imaging with 2D RF pulses. Magn Rosen Med 1997; 37: 260-7.

RF：射频；EPI：回波平面成像；ROI：感兴趣区域

⑨ LOLO（Zoom 成像，小视野成像技术）

小原　真

技术事项 Ⅸ

- LOLO（Local look）是一种使用选择性激发技术，可以在比受试者更小的视野内进行成像，而不会出现混迭伪影。
- 与常规FOV成像相比，在保持相同空间分辨率的情况下，成像时间可以缩短。

常规激发方法

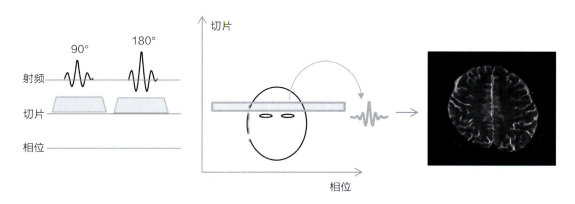

在施加90°和180°脉冲时，在切片方向施加选择性梯度场，并采集受激截面产生的SE信号进行图像重建。

LOLO选择性激发法

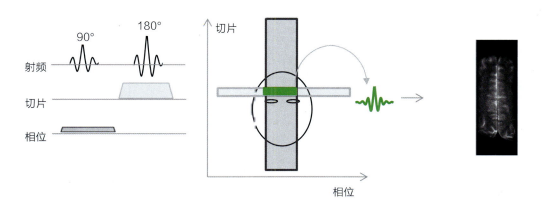

如果在相位方向上施加90°脉冲照射时的选择性梯度场，则90°和180°两个射频产生的SE将被限制在图中的绿色区域。因此，可以缩小成像范围，而不会出现蓝色区域以外的混迭伪影。

临床应用

支持多切片

当90°脉冲和180°脉冲的激发方向正交时，90°脉冲在切片方向上提供无限制的激励，因此无法进行多切片；而通过倾斜90°脉冲的激励方向则可以进行多切片。

OVS：外周容积抑制

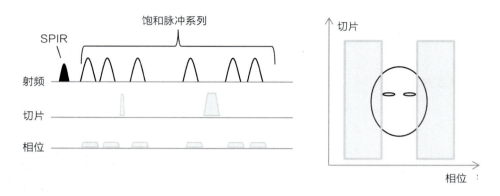

　　预先在成像范围外施加饱合脉冲（OVS），以防止信号折返。VOS脉冲序列经过优化，对目标T1值组织的饱和度影响最大。

支持多切片

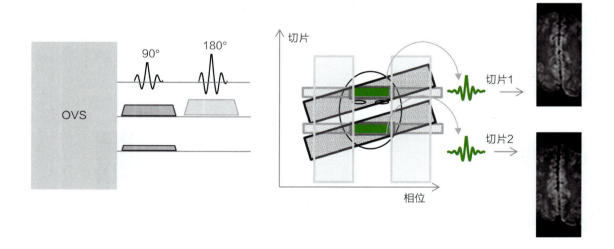

　　倾斜90°脉冲可实现多切片激发，而不会产生串扰。然而，为避免串扰，必须保持切片间隙足够大，因此要进一步缩小切片间隙，成像必须分成多个包。

SE：自旋回波

⑩ VBM 分析

後藤政実

- VBM（基于体素的形态学分析）是一种分析方法，用于评估体素内组织（体素内包含的组织体积）存在的概率[1]。
- 在灰质、白质和脑脊液研究中应用广泛。
- 可以探索性的方式进行全脑评估，因此无需预先设定感兴趣的区域（此为最大优势）。

利用"组织出现在体素中的概率"和"体素大小"的信息，可以根据出现概率计算出"体积"。

分析流程（分组分析）

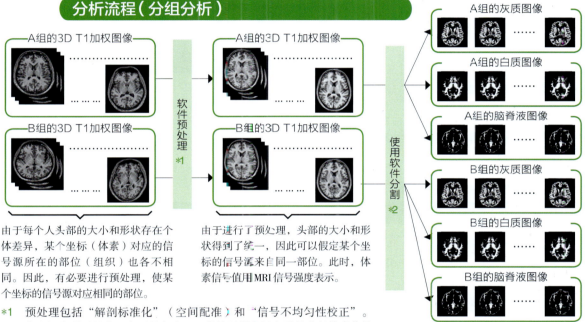

A组的灰质图像

A组的白质图像

A组的脑脊液图像

B组的灰质图像

B组的白质图像

B组的脑脊液图像

由于每个人头部的大小和形状存在个体差异，某个坐标（体素）对应的信号源所在的部位（组织）也各不相同。因此，有必要进行预处理，使某个坐标的信号源对应相同的部位。

由于进行了预处理，头部的大小和形状得到了统一，因此可以假定某个坐标的信号源来自同一部位。此时，体素信号值用MRI信号强度表示。

分割过程将T1加权图像分割成组织图像。此时，体素信号值根据组织存在概率显示。存在概率接近1，显示为白色，接近0，显示为黑色。

*1 预处理包括"解剖标准化"（空间配准）和"信号不均匀性校正"。在空间变形过程中，有两种方法：一种是根据空间变形量进行体素信号值校正，另一种是不进行体素信号值校正，前一种方法用于容积测定。在分析组织在体素中存在的概率时，建议使用后一种方法，这也是VBM和VSRAD的常用方法。

*2 关于分割处理，请参见下一节"技术问题"中的解释性文字。为了解释分析流程，"预处理"和"分割"是分阶段进行的，但在当前的处理流程中，处理不是"逐步"进行的，而是"并行"进行的。

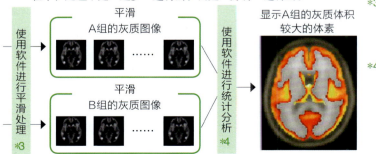

平滑
A组的灰质图像

平滑
B组的灰质图像

显示A组的灰质体积较大的体素

*3 使用设定半高宽的高斯（归一化）滤波器进行平滑处理。半高宽越大，对"图像噪声"和"空间错位"的影响就越小，但也可能导致灵敏度降低。

*4 使用基于体素的VBM进行某些研究时，关键在于统计分析的设计。需要针对以下问题提出假设并进行设定：是要进行组间比较吗？是要进行相关性分析吗？是否必须考虑混杂因素？统计分析中的显著性水平要设定在何处等等。

VSRAD：基于体素的阿尔茨海默病特定区域分析系统

①信号不均匀。
②图像失真。
③错误分割。

信号曲线

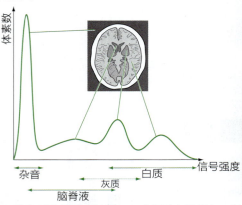

概率图

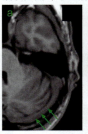

错误分割（绿色箭头）

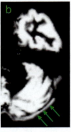
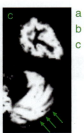

a T1加权像
b 单对比度分割
c 多对比度分割

①~②为了消除技术问题，已进行了大量研究，例如在"SPM"分析过程中采用"DARTEL"（详见下节）等，通过改进技术问题，分析精度持续提升[2~4]，但尚未完全解决。在分割处理中，概率图（从特定人群大脑中获取的体素内组织存在概率）与图像的轮廓曲线（各组织信号值水平）起着关键作用。换句话说，基于"概率图中体素内组织存在概率"和"体素信号值所指示的组织概率"，可求得"分析图像中体素内组织存在概率"。因此，当空间位置与信号值接近灰质（如横向静脉等）时，易发生错误分割（图中b），但采用多对比度分割[*5]（图中C）可改善此情况。通过优化空间归一化、信号不均匀性校正技术及分割技术，将错误分割降至最低，该分析方法的实用性仍在不断提高。

*5 有关多重对比度的信息，请参阅下一页。

用于诊断疾病

①阿尔茨海默病 ③抑郁症
②精神分裂症 ④癫痫

其他应用

①老化 ③功能
②性别差异 ④其他

在疾病应用中，最具代表性的是阿尔茨海默型痴呆症，此外还有大量关于其他疾病应用的研究报告[5]。这些研究为阐明病理与脑结构之间的关联提供了丰富信息，但在进行个体诊断时仍存在诸多问题。例如，导致海马体萎缩的疾病不仅限于阿尔茨海默型痴呆症，现实中萎缩现象本身仅能起到辅助判断作用。不过，使用VBM方法已报道了许多引人注目的成果，包括衰老引发的脑萎缩进展过程[6]、萎缩区域及体积的性别差异[7]、记忆功能与脑容量的关联[8]、饮酒[9]和吸烟[10]对脑萎缩的影响，以及体型与脑容量的关系等。

[1] Ashburner J, Friston KJ. Voxel-based morphometry--the methods. Neuroimage 2000; 11: 805-21.
[2] Shuter B, Yeh IB, Wang SC, et al. Reproducibility of brain tissue volumes in longitudinal studies: effects of changes in signal-to-noise ratio and scanner software. Neuroimage 2008; 41: 371-9.
[3] Ewers M, Teipel SJ, Hampel H, et al. Multicenter assessment of reliability of cranial MRI. Neurobiol Aging 2006; 27: 1051-9.
[4] Leow AD, Klunder AD, Thompson PM, et al. ADNI Preparatory Phase Study. Longitudinal stability of MRI for mapping brain change using tensor-based morphometry. Neuroimage 2006; 31: 627-40.
[5] Kakeda S, Korogi Y. The efficacy of a voxel-based morphometry on the analysis of imaging in schizophrenia, temporal lobe epilepsy, and Alzheimer's disease/mild cognitive impairment: a review. Neuro-radiology 2010; 52: 711-21.
[6] Sato K, Taki Y, Kawashima R, et al. Neuroanatomical database of normal Japanese brains. Neural Netw 2003; 16: 1301-10.
[7] Good CD, Johnsrude I, Frackowiak RS, et al. Cerebral asymmetry and the effects of sex and handedness on brain structure: a voxel-based morphometric analysis of 465 normal adult human brains. Neuroimage 2001; 14: 685-700.
[8] Goto M, Abe O, Ohtomo K, et al. Entorhinal cortex volume measured with 3T MRI is positively correlated with the Wechsler Memory Scale-Revised logical/verbal memory score for healthy subjects. Neuroradiology 2011; 53: 617-22.
[9] Sasaki H, Abe O, Ohtomo K, et al. Structural and diff usional brain abnormality related to relatively low level alcohol consumption. Neuroimage 2009; 46: 505-10.
[10] Gallinat J, Meisenzahl E, Staedtgen M, et al. Smoking and structural brain deficits: a volumetric MR investigation. Eur J Neurosci 2006; 24:1744-50.
[11] Taki Y, Kinomura S, Fukuda H, et al. Relationship between body mass index and gray matter volume in 1,428 healthy individuals. Obesity 2008; 16: 119-24.

⑪ SPM12 和 DARTEL 分析

後藤政実

SPM（统计参数绘图）

- 专为fMRI和PET图像分析设计的免费软件。[*1]
- SPM软件通常用于VBM分析。

*1　由伦敦大学的Friston等开发。可从其网站（http://www.fil.ion.ucl.ac.uk/spm/）下载。

　　SPM12软件具有DARTEL和多对比度分割功能，这两种功能都可用于改进VBM分析结果。

微分同胚解剖配准（Diffeomorphic Anatomical Registration Through Exponentiated Lie algebra，DARTEL）

　　是John Ashburner在2007年《神经图像》杂志（NeuroImage）上报道的解剖标准化方法[1]。

DARTEL的优势

①提高对阿尔茨海默病的诊断能力[2]。
②降低分析结果的设备间依赖性[3]。
③使高空间分辨率的统计分析切实可行[4]。

　　通过使用DARTEL提高"解剖配准"的准确性，还可以改进信号不均匀性校正和噪声（伪影成分）去除效果。这将减少分析图像质量差异对计算结果的影响。从目前报道的论文来看，在使用SPM分析VBM时，使用DARTEL无疑会提高检测灵敏度。此外，在SPM分析中用于统计分析的图像平滑处理中，通常使用FWHM=6～12mm，但随着DARTEL的出现，有报告建议使用FWHM=4mm。不过，也有很多论文使用默认值，关于参数选择的证据尚未确定。

多对比度分割

　　单一分割（T1加权图像）通常用于分割。多对比度分割除了使用T1加权图像外，还使用FLAIR、T2-和PD增强图像，可减少因信号值接近灰质而造成的误分割。然而，该方法存在需要额外的成像和图像之间配位偏差的问题。最近开发的合成MRI技术可以解决上述问题，可能有助于多对比度分割的广泛应用。

技术事项　Ⅸ

临床应用

SPM中的VBM分析的配置项

　　SPM中为VBM分析准备了许多配置项，但只有少数配置项需要更改默认值。实际设置超出了本节的涵盖范围，因为需要根据实际情况进行调整。因此，我们建议您访问合适的网站获取此类信息。

*K−Lab: http://www.nemotos.net/

*脑结构图研究组：http://dbm.neuro.uni−jena.de/

* ADNI：http://adni.loni.ucla.edu/

[1] John Ashburner. A fast diffeomorphic image registration algorithm Neuroimage 2007; 15: 95-113.

[2] Matsuda H, Mizumura S, Asada T, et al. Automatic voxel-based morphometry of structural MRI by SPM8 plus diffeomorphic anatomic registration through exponentiated lie algebra improves the diagnosis of probable Alzheimer Dis-ease. AJNR Am J Neurora-diol 2012; 33: 1109-14.

[3] Goto M, Abe O, Ohtomo K, et al. DARTEL provides reduced effect of scanner for cortex volumetry with atlas-based method in healthy subjects. Neurora-giology, In press.

[4] McLaren DG, Kosmatka KJ, Johnson SC, et al. Rhesus macaque brain morphom-etry: a methodological comparison of voxel-wise approaches. Methods 2010; 50: 157-65.

⑫ VSRAD 分析

後藤政実

VSRAD（基于体素的阿尔茨海默病特定区域分析系统）

● 用于辅助诊断早期阿尔茨海默病的软件[*1]。

[*1] 由国立神经学和精神病学中心脑病理生理学综合成像中心的Hiroshi Matsuda教授等开发，软件由卫材株式会社提供的http://medical.eisai.jp/products/vsrad/。

VSRAD的特点

　　VSRAD的最大特点是，在使用VBM进行全脑分析的同时，以阿尔茨海默病组与健康受试者之间体积差异最大的区域作为兴趣区域来计算Z值。VSRAD的另一个特点是只需在普通PC上安装即可使用，而在VBM中使用SPM则必须购买相对昂贵的MATLAB。同样，BAAD（基于微分同胚变形的脑解剖分析系统：滋贺医科大学http://www.shiga-med.ac.jp/~hqbioph/BAAD/Welcome_to_BAAD.htmL），也可以安装在个人电脑上以启用VBM。

什么是Z值?

　　它是以标准偏差 σ 的离散程度作为衡量指标，用于表示个体脑萎缩程度的数值。±1σ 包含分布面积的68.27%，±2σ 则涵盖95.45%。换言之，Z值=2以上者仅占百分之几，该数值可解读为体积显著偏离平均值。

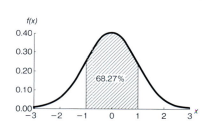

使用注意事项

①3D T1加权像因图像质量变化而产生的误差。

②报告结果的解读。

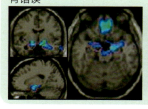

有错误

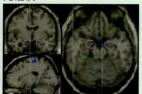

无错误

由于VSRAD使用SPM算法，其获得灰质图像的分割过程原理与SPM相似。因此，它包含了VBM的特点[1]，即在使用信号不均匀度、图像失真度、对比度和信噪比不同的图像时，即使在相同脑容量下也会显示不同的结果。

在VSRAD中，待分析的体积与软件中提供的正常数据库进行比较，因此两者之间图像质量的巨大差异会严重影响分析结果[2]。因此，建议使用本机构图像中的正常数据库进行分析。

VSRAD的优点是可以简便量化萎缩程度，但也存在数值容易误读的风险，因此需要收集相关信息以确保正确解释计算结果。

[1] Goto M, Abe O, Ohtomo K, et al. Influence of signal intensity non-uniformity on brain volumetry using an atlas-based method. Korean J Radiol 2012; 13: 391-402.
[2] Goto M, Suzuki Y, Abe O, et al. Customization of normal data base specific for 3-tesla MRI is mandatory in VSRAD analysis. Radiol Phys Technol 2008; 1: 196-200.

VBM：基于体素的形态测量；SPM：统计参数绘图

⑬ MRE

沼野智一

> ● 通过MR相位成像（波形图像）观察物体内部传播的振动波（传播波），并根据波形图像获得的传播波波长和振幅，计算局部硬度（弹性模量）的一系列过程[1]。

使用MR相位图像

在磁共振弹性成像（MR Elastography，MRE）中，重复时间（TR）与振动频率必须同步。如果同步不完全，就会产生明显的运动伪影，由此产生的图像数据就不能用于MRE。当适当强度的传播波与TR同步时，传播波在磁共振相位图像中而不是在磁共振强度图像中显示出来（图1a）。然而，由此产生的磁共振相位图像可能需要进行图像处理。磁共振相位图像中会出现一种称为相位缠绕的现象，即相邻像素值变得不连续（图1b）。例如，磁共振相位图像中的像素值（相位值）具有从0°到360°的周期性函数特性，因此无法区分5°和365°，从而导致不连续。

这种"不连续性"可以通过相位解缠绕过程[2,3]消除，该过程可确保正确识别超过360°的相位值（图1c）。由此获得的磁共振相位图像可显示传播波的波长（黑白条纹间距：λ）和振幅（黑白条纹亮度：u）信息（图1d）。

图1 | 传播波的磁共振相位成像

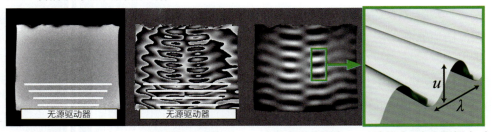

a 磁共振强度图像　　b 磁共振相位图像　　c 相位解缠绕图像　　d 波长（λ）和振幅（u）

MEG的作用机制

传播波会造成物体内部的微小位移，这些位移被成像为磁共振相移量。本节将介绍将微小位移作为相移量卷积到磁共振相位图像中的机制。以使用GRE方法的MRE脉冲序列为例，如图2所示。在一般的MRE脉冲序列中，会加入运动编码梯度（MEG）以提供对微小位移的敏感性。为了简化说明，图中只显示了梯度场的频率编码轴，而忽略了弛豫和扩散现象以及应用于其他轴的梯度场的影响。

如果将横向磁化的相位视为扇形，那么由激励脉冲产生的横向磁化（图2a）会被施加正极性的MEG云相位（相位扭曲：扇形扩大；图2b～d）。此时，磁化由于波的传播而发生振荡位移，这种位移和MEG在时间上是同步的（同步的"MEG和振荡"为红色），因此发生了相移（扇面的方向从12点钟方向变为1点钟方向；图2d）。下一个具有负极性的MEG会导致重相位（相位重新收敛：收拢扇面；图2d-f），但由于位移和MEG是同步的（同步的"MEG和振荡"为蓝色），相移会进一步提前（扇面方向变为2点钟方向；图2f）。然后，施加正负极性的读出梯度场产生GRE，但相移（2点钟方向的扇面方向）基本保持不变，因为读出梯度场和振荡周期并不同步。这使得位移引起的相移信息得以存储（卷积在磁共振相位图像中）（图2a与图2h）。

通过这种机制，传播波可以在磁共振相位图像中可视化，而可视化的传播波图像称为波图像。通过使MEG的应用频率与振动频率相匹配，可最大限度地提高MEG的灵敏度，但二者并不一定要相匹配；MEG的应用导致TE延长，因此必须在振动灵敏度和TE延长的缺点之间进行权衡。

图2 | MRE脉冲序列和振动位移导致的MR相位变化

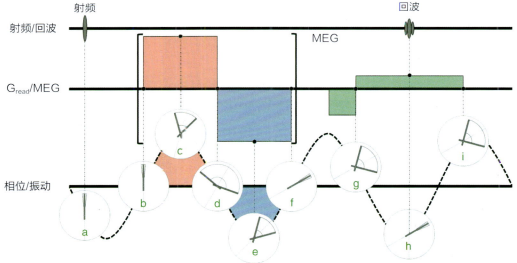

弹性模量成像

MRE需要与振动同步进行多次成像，随着每个振动周期的分割数（振动相位偏移）的增加，得到的弹性模量图像的精确度也会提高。因此，激励装置系统和磁共振成像必须精确同步。图3显示了典型的"4"振动相位偏移。图示为波形图像（共成像四次）。振荡相位偏移相差180°的图像（① vs. ③；② vs.④），可视化传播波的波峰和波谷（黑白）被反转。弹性模量是通过这种方法获得的不同振荡相位的多个波图像计算得出的。弹性模量可使用LFE[4]根据传播波的局部波长（λ）计算，或使用AIDE[5]根据传播波引起的位移（u）计算。用AIDE计算的本模弹性模量图像如图4所示。

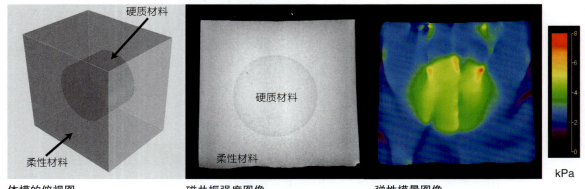

图3 | 与MRE脉冲序列
同步的四个振荡
相位

射频
回波
射频/回波
MEG
G_read/MEG
振荡相位
① ② ③ ④
振动相位0°
振动相位90°
振动相位180°
振动相位270°

图4 | 具有不同硬度内部结构的体模的MRE

硬质材料
柔性材料
硬质材料
柔性材料
kPa

体模的俯视图   磁共振强度图像   弹性模量图像

[1] Muthupillai R, Lomas DJ, Rossman PJ, et al. Magnetic resonance elastography by direct visualization of propagating acoustic strain waves. Science 1995; 269: 1854-7.

[2] Moon-Ho Song S, Napel S, Pelc NJ, et al. Phase unwrapping of MR phase images using Poisson equation. IEEE Trans Image Process 1995; 4: 667-76.

[3] Barnhill E, Kennedy P, Johnson CL, et al. Real-time 4D phase unwrapping applied to magnetic resonance elastography. Magn Reson Med 2015; 73: 2321-31.

[4] Manduca A, Oliphant TE, Dresner MA, et al. Magnetic resonance elastography: non-invasive mapping of tissue elasticity. Med Image Anal 2001; 5: 237-54.

[5] Oliphant TE, Manduca A, Ehman RL, et al. Complex-valued stiffness reconstruction for magnetic resonance elastography by algebraic inversion of the differential equation. Magn Reson Med 2001; 45: 299-310.

GRE：梯度回波；MEG：运动编码梯度；TE：回波时间；LFE：局部频率估计；AIDE：代数反演微分方程

① MRI 的安全管理（1）
MRI 中的医疗事故现状

土井　司

MRI自1946年作为从原子核获取信号的方法被发现以来，其研究在不断推进，旨在提取组织的NMR信号，并于1973年首次成功拍摄小鼠图像。从1980年起，人体头部成像成为可能，1982年日本首台0.05T临床设备在中津川市民医院投入使用。1985年，采用超导磁体的1.5T MRI问世，这种无辐射损伤、组织对比度高且能实现功能评估的影像诊断设备取得了重大突破。与此同时，随着1.5T MRI的普及，由磁体吸引、灼伤、周围神经刺激及噪音等引发的安全隐患也逐渐受到人们关注。

MRI所具有的静态磁场引起的吸力效应和射频脉冲产生的热量在以前的成像设备中并不存在，因此没有引起操作人员和相关人员的注意。然而，2001年7月在纽约发生的一名男孩被氧气瓶砸死的事件[1]震惊了MRI操作人员。从那时起，人们开始以更加严肃的态度提出了防止铁磁性材料吸入的措施。

铁磁吸入事故

248页的图表列出了日本放射线系统工业协会（JIRA）编制的2004年至2019年日本报告的吸入事故数量。随着设备的普及，事故数量有所增加，2011年超过200起。此后，这一数字暂时下降，但在过去几年中一直稳定在132～166例。尽管单看每年的案例数量似乎并不高，但自2004年以来的16年中，有458个氧气瓶、599根静脉注射撑杆、149辆轮椅和102副担架被吸入，清洁工人的清洁设备被吸入185起，建筑工人、医务人员的工具被吸入89起。

事故总数并不少，如果包括因使用铁磁性材料（如MR系统）而导致的98例动力踝具事故，则已达到2377例。日本大约有6800台磁共振设备，每三台设备中就有一台（如果假设一台设备不会导致两起事故）发生过涉及吸入铁磁性材料的事故。每15个氧气瓶中就有一个发生过吸入事故，而涉及大型铁磁性医疗设备（包括氧气瓶、输液撑杆、轮椅和担架）的吸入事故数量已达到五分之一。

根据作者在2010年进行的一项问卷调查，在1353家做出答复的机构中，有509家报告了737起铁磁性物质吸入事件[2]。事件数量与JIRA在2004年至2010年间报告的704起几乎相同，所占比例也几乎相同。从事故绝对数量来看，100～500张床位的中等规模机构发生较多，但按机构数计算的发生率低于50%；而500张床位以上大型机构的事故发生率则超过50%。值得注意的是，30%的机构发生过多次吸入事故，且大型医院的事故发生率更高。

射频脉冲引发的热损伤事故

2000年报告了首例纹身烧伤病例[3]。美国食品和药品管理局（FDA）统计了过去10年中的257例热灼伤病例，其中与线圈接触和心电图有关的病例占总数的69%，21例涉及受检者的衣物、纹身或首饰。在作者于2010年进行的一项调查中，12%（154例/1319台设备）发生过热损伤事件[4]。最常见的是大腿内侧的导电回路形成（39例）以及电缆与皮肤接触（38例）[2]。通过避免仰卧位双腿并拢和阻断导电回路形成，就可以预防此类热损伤。此外，最近的医疗设备都在随附文件中列出了发热测试结果，因此，如果按照这些测试结果进行操作，就不会有任何问题，但部分彩妆和市售服装、黏合剂和化妆品中含有导电金属或氧化铁，会带来潜在的危害。

造成人身伤亡的严重事故

除了磁共振成像固有的危险外，还必须认识到跌倒的发生率高于普通放射检查。据推测，这是因为病人需要独自换衣服，并穿着拖鞋前往检查室[5]。

总结

大型医院的高发生率表明，要让众多MRI从业人员和被检查患者以及相关人员知晓这件事是多么困难。铁磁性物质的吸引事故已不能再说是与己无关的事了。对于射频（RF）脉冲导致的热损伤问题，有必要充分考虑其机制后再判断是否实施MRI检查。

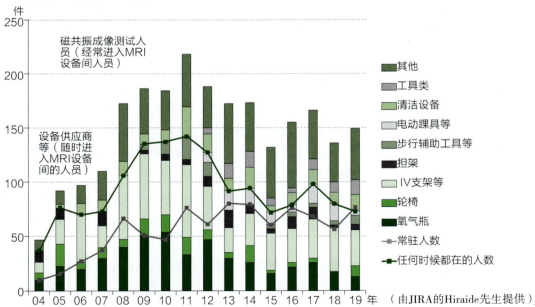

（由JIRA的Hiraide先生提供）

[1] 高原太郎. 米国MR室で起こった酸素ボンベ吸着事故について. Innervision 2001; 16: 76-9.
[2] 土井　司，山谷裕哉，上山　毅，ほか. MR装置の安全管理に関する実態調査の報告―思った以上に事故は起こっている―. 日放技学誌 2011; 67: 895-904.
[3] Wagle WA, Smith M. Tattoo-induced skin burn during MR imaging. AJR Am J Roentgenology 2000; 176: 1795.
[4] Delfino JG, Krainak DM, Flesher SA. MRI-related FDA adverse event reports: A 10-yr review. Med Phys 2019; 46: 5562-71.
[5] 土井　司，永吉　誠，山谷裕哉，ほか. 放射線科における患者転倒の環境要因の分析―医療安全における科学分析手法の提案―. 日放技学誌 2019; 75: 1260-9.

② MRI 的安全管理（2）
MRI 医疗事故的详细事例及从中吸取教训的措施

土桥俊男

铁磁吸入事故增加的背景

①设备安装数量增加。

②工作时间增加（检查次数增加）。

③夜间和节假日的紧急测试增加。

④教育和培训系统不完善。[*1, 2]

*1 根据对大型强磁体吸引事故原因分析过程中进行的问卷调查中有关安全管理教育的数据显示，定期开展MR设备操作安全教育的机构仅占整体的30%。此外，以全院为对象实施教育的机构也仅约30%。报告指出，现状是在大型医疗机构中面向全体医院职工开展MR安全教育存在较大难度。

*2 日本磁共振医学会与日本医学放射学会联合制定了《临床MRI安全使用指南》（2020年3月19日部分修订）。其中规定，需定期对医疗机构内部医务人员进行培训。此外，指南还建议，安全管理责任人及安全管理人员每年应参加一次由MRI相关团体举办的安全培训课程。

吸附事故

氧气瓶吸附导致的儿童死亡（磁共振成像人员不能忘记的事故）

一个带入检查室的铁磁性氧气瓶被磁共振成像仪吸入，击中了一名躺在磁共振成像仪中的6岁男孩的头部。两天后，男孩因钝性脑损伤、颅骨骨折和脑内出血死亡[2]。

日本发生的铁磁吸附事件（图1）。

很多时间，是因为操作人员误认为"病人已被转移到了磁共振专用轮椅上"或"病人被换成了磁共振专用输液架"，但实际情况并非如此，因此发生了严重事故[3]。还有许多事故涉及磁共振成像专用担架上铁磁氧气瓶的吸入（图1a、b转自参考文献2）。

图1 | 铁磁吸入事故

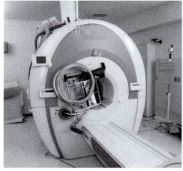
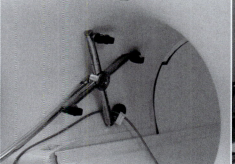
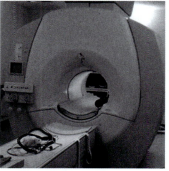

a　吸入轮椅　　　　　　　　b　吸入静脉点滴架　　　　　　c　吸入氧气瓶

电动力脚踝引发的事故（图2）

有报告称，放射技师和护士戴着电动脚踝进入检查室时，他们的脚被吸附在设备上，无法动弹[3]。在某些情况下，病人被消磁并获救。还有一名病人忘记了自己戴着电动脚踝，直接进入扫描机架而被吸附。许多注重健康的人都有可能使用这些电动力装置，因此病人和医护人员都需要非常小心。

图2 | 电动脚踝引发的事故

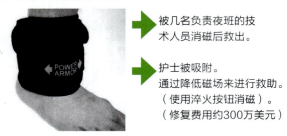

被几名负责夜班的技术人员消磁后救出。

护士被吸附。
通过降低磁场来进行救助。
（使用淬火按钮消磁）。
（修复费用约300万美元）

防止吸附事故的措施

- 不要让门处于开放状态。
- 不要出现检查室没有MR负责人的情况。
- 建立防止外人单独进入MRI室的制度。
- 明确哪些东西可以带入磁共振室，哪些不可以。
- 如果可能的话，考虑采取不将担架、轮椅、点滴架带入 MRI 检查室的操作方式。
- 了解医院内的风险并考虑应对措施。
- 参考未发生过吸附事故的机构的管理措施（运行良好的情况，成功经验）。
- 定期在医院开展宣传活动、教育和培训。

最危险的情况是检查室的门是开着的，而房间里没有MRI操作人员；由于磁共振成像专用担架上的铁磁性氧气瓶等被吸附的事故时有发生，因此必须严加防范。

图3 | 防止吸附事故的措施

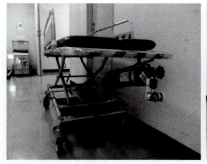
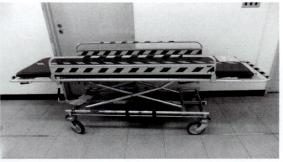

如果在这种情况下放置氧气瓶，氧气瓶可能会低于成人的视线高度。图1c所示的病例就是病人在这种情况下进入实验室时发生的吸附事故。

防止吸附事故的措施举例

对于采用可拆卸式床板或能将顶板向外推出的推车式设计，通过在前室或走廊将患者转移至检查床，可避免误将含强磁性材料的轮椅或担架带入。同时，也能防止搭载于MRI专用担架上的强磁性氧气瓶等发生吸附事故（图1c）。此外，由于患者在MRI检查室外完成转移，无需让放射科以外的医务人员进入MRI室。

射频引起的烧伤（图4）

有报告称，在检查过程中，有病人因两条小腿之间的点状接触导致灼伤（图4a）[4]。还有一例可能是睡衣中使用了导电性材料（图4b→）而导致烧伤的病例[4]。病人在检查过程中抱怨背部发热，但检查人员认为是射频导致体温升高，于是继续检查，结果造成烧伤。

图4 | 射频造成的烧伤

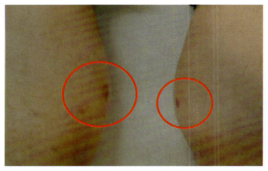

a 小腿烧伤案例　　　　（转载自参考文献4）

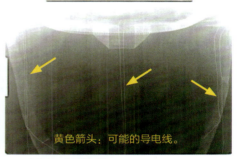

黄色箭头：可能的导电线。

b 睡衣的X射线图像

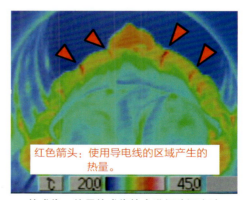

红色箭头：使用导电线的区域产生的热量。

c 热成像：使用热成像技术进行验证实验

防止灼烧伤的措施

在对病人进行定位时，应注意避免以下四种情况：

- 表面线圈、心电图仪的导线与身体接触的状态。
- 手脚与设备架台护罩接触的状态。
- 身体形成的环路的状态。
- 带有心电图电极和非推荐导联的状态。

提前解释烧灼伤的可能性，并确保如果患者感觉到任何异常，不要忍耐，而是使用呼叫按钮或其他方式通知操作者。

①我感觉比平时热
②我的后背很热
③○○处感到疼痛或发热
　➡对这类病人的主诉，需高度警惕

[1]山谷裕哉，土井　司，上山　毅，ほか：MR検査における大型強磁性体吸引事故の原因分析. 日本放射線技術学会誌, 2013; 69: 99-108.
[2]高原太郎. 米国MRI室で起こった酸素ボンベ吸着事故について. INNERVISION 2001; 16: 76-9.
[3]土橋俊男. VI-1. 3T MRIの吸着事故を防ごう. INNERVISION 2012; 27: 67.
[4]土橋俊男. MRI検査の安全管理 最新事情. 映像情報Medical 2012; 44: 78-85.

③ 使用化妆品的应对措施

星　由紀子

化妆品种类

- 化妆品分为护肤化妆品、彩妆化妆品、身体护理化妆品、护发化妆品和芳香化妆品[1, 2]。彩妆化妆品和护发化妆品被认为对MRI有影响。在化妆品中，眼部化妆品（眼影、眼线笔、睫毛膏、眉笔等）通常含有大量氧化铁。
- 一些掩盖白发的化妆品也含有大量氧化铁。

图1 | 主要化妆和护发化妆品的种类和用途

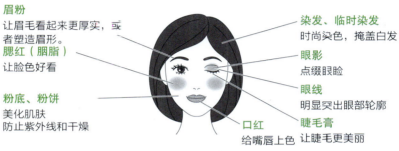

眉粉
让眉毛看起来更厚实，或者塑造眉形。

腮红（胭脂）
让脸色好看

粉底、粉饼
美化肌肤
防止紫外线和干燥

染发、临时染发
时尚染色，掩盖白发

眼影
点缀眼睑

眼线
明显突出眼部轮廓

睫毛膏
让睫毛更美丽

口红
给嘴唇上色

对图像的影响

氧化铁含量高的化妆品对图像造成影响。

图2 | 伪影图像

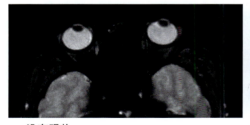
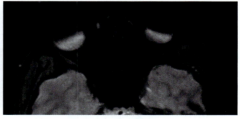

a　没有眼妆

b　因眼线而导致眼球图像缺失

对设备的影响

- 氧化铁会被MR设备吸引。含有氧化铁和纤维的睫毛膏和染发粉可能会被吸附到设备上，因此要注意。

发热风险

- 有因化妆品引起烧灼伤和灼热感的案例[3]。
- 氧化铁具有铁磁性，有热损伤的风险。
- 有些化妆品还含有电导率高的铜和铝成分[1]。
- 热损伤风险最高的部位是射频直接照射的地方。

技术事项 X

临床应用

应对措施

- 在大多数情况下，所用化妆品的成分并不为人所知。
- 含铁氧化物较多的眼妆，务必要求卸除。由于出汗等因素影响，与体内金属类似，其发热（灼伤）风险极难预测，因此无论拍摄部位如何，原则上都应卸除。建议提前准备擦拭型卸妆液和镜子。
- 如果患者正在使用遮盖白发的粉末或临时遮盖白发的化妆品，请患者戴上一次性帽子（如果因伪影而影响诊断，则改期再检查）。
- 使用说明书、海报等，事先告知不要使用化妆品。

> **文例**
> - 化妆品中可能含有金属成分，您可能会被要求在检查前除去化妆品。
> - 检查期间，请勿使用眼妆、临时白发遮盖物或其他化妆品。
> - 如果您使用遮盖粉末或化妆品来遮盖白发，请提前告知我们，因为它们可能会吸附在设备上。

- 虽然不一定需要卸掉粉底和散粉等，但要告诉她们，如果出现面部灼伤感，不要强忍着，因为灼热感和灼伤的情况时有发生。

> 当出现刺痛、灼热、针扎等不适感时，请勿忍耐，立即按下呼叫铃！

化妆这件事

- 化妆是为了掩盖自己的缺点，卸妆对有些人来说是一种情感上的痛苦。
- 如有可能，应为病人留出一个补妆空间。

最近的热门话题

- "磁性假睫毛"这类产品也开始在市场上销售。由于使用了磁石，进行MRI检查时必须取下。

图3 | 磁性假睫毛

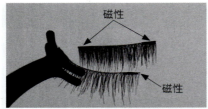
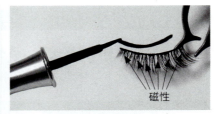

a 上下两列磁性假睫毛夹在自身的睫毛上

b 将磁性假睫毛吸附在磁性眼线上

[1] 宇山侊男，岡部美代治，久光一誠. 化粧品成分ガイド 第7版. 東京, フレグランスジャーナル社, 2020, p24-35, p79-242.
[2] 独立行政法人 製品評価技術基盤機構 化学物質管理センター 編. 身の回りの製品に含まれる化学物質シリーズ 化粧品（改訂第5版）. 2012, p8-10.
https://www.nite.go.jp/data/000103622.pdf
[3] 土井 司，山谷裕哉，上山 毅，ほか. MR装置の安全管理に関する実態調査の報告 —思った以上に事故は起こっている—. 日放線技会誌 2011; 67: 895-904.

④ 使用贴敷剂的应对措施

吉田　礼

按药物分类的应对措施

- 处方药品（需有医疗机构审核的处方）。
  ⇨需要在MRI中确认（**表1**）
- 非处方药（可直接从药店等处购买，无需医疗机构处方）
  ⇨只有尼古丁制剂标注了MRI相关注意事项，在MRI检查时需要揭除贴敷剂。

处方药品的应对措施

- A组：附件说明包括磁共振成像的注意事项。
  - 尼古丁产品和一些受管制药品*都属于这一类。
    ⇨在磁共振成像扫描时，应将揭除贴剂。
- B组：虽然说明书中没有关于MRI的相关注意事项或其他信息，但有关于产品所含金属的说明。
  - 主要是膏药类镇痛药和口服制剂，以及一些受管制药物。
    ⇨建议在磁共振成像检查期间取下贴剂。
- C组：使用说明书中未提及磁共振成像相关注意事项或含金属成分。
  - 主要是贴剂类镇痛药和一些受管制药物。
    ⇨在有贴剂附着的情况下进行检查也没有问题。

* 管制药物：包括毒药、剧药、麻醉药和精神药物，分别在使用、处置和管理方面受到法律管制。

遵守受管制药品的规定

- 管制药品在处方中大多是重要的药品。而且，如果要揭掉制剂（比如药品的包装、贴膜等），会面临治疗中断以及制剂废弃处理的问题。所以，不能随意揭掉制剂，应该先和委托医生（即开具处方的医生）讨论检查的必要性，再探讨是否可以进行检查。另外，万不得已要揭掉贴剂进行检查时，应该向药剂师确认废弃处理方法以及是否可以重新贴回贴剂。
- 某些受管制药品（Norspan®胶贴、Fentanyl®胶贴、Fentos®胶贴、Fentanyl'1-day'和'3-day'胶贴®、Fentanyl Citrate 1-day胶贴®、Durotep® MT贴片、 OneDuro®贴片）的包装说明书指出，用药部位温度升高会增加药物吸收量，导致用药过量甚至死亡。在磁共振成像中，由于射频加热和表皮效应，体表附近的局部温度可能会升高。因此，对于使用Durotep®MT贴剂和OneDuro®贴剂（属于C组）的患者，应考虑是否有必要进行MRI检查，并考虑在MRI检查前揭除制剂，或改用其他检查方法。

表1 | 需要小心处理的制剂清单

分类、基本反应	产品名称®	使用规则	识别方法	备注
A组 在磁共振成像扫描时，应将贴剂揭除	尼古丁透皮贴剂	尼古丁成瘾治疗	识别码（CG EME，） CG FMF、CG CWC）	
	硝化甘油透皮贴剂	治疗心绞痛的药物	产品名称、识别代码识别标志	管制药物（剧药）
	罗替伐汀透皮贴剂	帕金森病药物	产品名称	管制药物（剧药）
	丁丙诺啡透皮贴剂	麻醉剂	产品名称	管制药物（剧药、精神药物）
B组 建议在MRI扫描期间，最好揭掉制剂	沃普龙贴	皮肤科用药	外观（由淡黄红色和白色半透明两层组成圆形薄片状）	口腔用贴剂
	阿弗他贴片	皮肤科用药	外观（由淡黄红色和白色半透明两层组成圆形薄片状）	口腔用贴剂
	利夫拉普贴片	皮肤科用药	白色或黄白色	
	芬特斯塔普	麻醉药	产品名称	管制药物（剧药、麻醉药）
	芬太尼"1日用"和"3日用"贴剂	麻醉药	产品名称	管制药物（剧药、麻醉药）
	枸橼酸芬太尼1日用贴剂	麻醉药	产品名称	管制药物（剧药、麻醉药）
C组 即使在贴着制剂的状态下进行检查，也没有问题	巴索雷塔	治疗心绞痛的药物	识别标志（NTG）	管制药物（剧药）
	米里斯帖	治疗心绞痛的药物	产品名称	管制药物（剧药）
	迷你硝贴	治疗心绞痛的药物	识别标志（NTG）	管制药物（剧药）
	美迪透贴	治疗心绞痛的药物	识别标志（NTG）	管制药物（剧药）
	硝化甘油贴	治疗心绞痛的药物	外观（无色、半透明、四角为圆形的长方体）	管制药物（剧药）
	罗纳森贴	抗精神病药物	产品名称	管制药物（剧药）
	依可隆贴	抗痴呆药	产品名称	管制药物（剧药）
	利伐司贴	抗痴呆药	产品名称	管制药物（剧药）
	喷雷司贴	麻醉药	产品名称	管制药物（剧药）
	利多卡因贴	麻醉药	产品名称	管制药物（剧药）
	得百宁MT贴剂	麻醉药	产品名称	管制药物（剧药、麻醉药）
	万得百宁贴剂	麻醉药	产品名称	管制药物（剧药、麻醉药）
	拉芬太尼贴剂	麻醉药	产品名称	管制药物（剧药、麻醉药）
	哈洛匹贴剂	治疗帕金森病的药物	产品名称	管制药物（剧药）
	恩纳贴剂	局部麻醉药	外观（乳白色，长方形，圆角，中间为白色的圆形贴片）	管制药物（剧药）

分类、基本反应	产品名称®	使用规则	识别方法	备注
	索肤拉凝胶敷料	抗菌药	外观（均匀附着黄白色药膏的粗棉布纱布）	
	妥洛特罗贴剂	支气管扩张剂和支气管哮喘药	外观（白色、四角圆形的方形贴剂）	
	雌二醇凝胶	雌性激素制剂	外观（浅橙色，椭圆形）	
	美诺艾迪组合贴	子宫用药	外观（白色、半透明、圆形）	
	比索诺尔贴剂	降压药	外观（白色半透明至淡黄色半透明）	
	硝酸异山梨酯贴剂	治疗心绞痛的药物	外观微黄色半透明（膏体部分）	
	富马酸比索洛尔贴剂	治疗心绞痛的药物	产品名称	
	福莫特罗贴剂	支气管扩张剂和支气管哮喘药	产品名称	
	新氧氟沙星贴剂	泌尿系用药	产品名称	

如何检查和识别粘贴剂

在检查前的问诊中，务必确认所贴敷制剂的具体内容。除镇痛药外，大多数制剂均标有制剂名称、识别标记或识别代码，即使未标注者也可通过外观或功效特征进行辨别，因此制剂识别相对较为容易。此外，贴剂的获取途径（是否来自医疗机构处方）及病历中的处方记录等信息，对于制剂识别同样具有重要价值。

然而，由于有时无法通过问诊准确确认患者是否贴有制剂等情况，为确保MRI检查的安全实施，应在始终关注患者状态的前提下进行操作。

图1 | 贴剂的识别

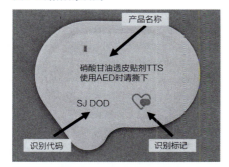

需谨慎使用的贴剂通常标有识别标记、识别代码和制剂名称（例如本制剂为硝酸甘油透皮贴剂® 25mg）。

⑤ 地震和灾后 MRI 设备损坏的应对措施

引地健生

日本大地震中MRI设备的损坏情况

- 磁体主体发生偏移。
- 海啸导致吸附事故。
- 冷却系统停止运行。
- 设备制造商和服务人员也是受害者。

中井等人基于平成24年度厚生劳动科学研究费补助金地域医疗基础开发推进研究项目《大震灾中MRI设备引发的二次灾害防止与损害最小化防灾标准制定》所实施的问卷调查报告[1, 2]以及二次（访问）调查结果[3]，提取了最关键事项。此外，依据日本磁共振医学会安全性评估委员会汇总的灾害时期安全管理指南[4]与日常防灾指南[5]内容，概述了防止二次灾害发生及减灾的要点。

由于强烈的地震摇晃，磁体会偏移

没有锚定的设备会从基座或底板上脱落，而锚固的设备，会出现螺栓弯曲变形、断裂或损坏地板而脱落。

磁体主体移动时
- 患者台的长轴方向发生偏移，导致无法从孔内拉出患者台。
  ▶ 需要在假设头部和颈部使用的大型线圈与孔腔内壁发生移位、患者被尼龙搭扣固定，或者患者台无法下降的情况下，进行患者救援演练。
- 可能导致二次性淬火导管变形或断裂
  ▶ 曾发生过自然失超等潜在失超可能的磁体，可能因强烈震动而立即失超。此时存在氦气充满检测室内的危险性。

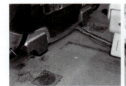 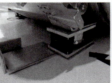 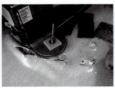 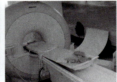 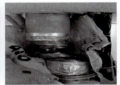

从基座上脱落并移动　在地板上的滑动和移动　锚栓和锚杆的变形，地板损坏　患者工作台轴向偏移　淬火管破裂

根据中井等人的调查报告[1]，在收到回复的458家机构中，有57家遭遇了磁体移位的损坏。此外，在拥有超导型装备的332家机构中，有15家经历了失超管道损坏的二次损害。

冷却系统会因强烈地震而损坏，或因长时间断电后停止运行

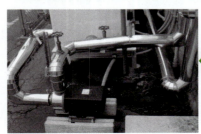 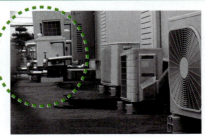

地面下沉导致冷却系统损坏

当冷却系统停止工作时

● 当剩余液氦较少时，延迟淬火的风险会增加。

　▶在长期停电的情况下，至少为冷却系统配备由自身的发电系统供电的系统是可取的。

海啸灾害导致的大型磁性物体被吸附

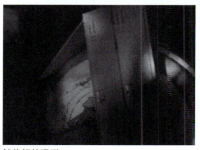

储物柜的吸附

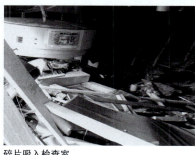

碎片吸入检查室

危险！
【强力磁伤（MRI装置）】
致消防、警察和自卫队人员：
　此处存在强磁场。
　不要靠近。
联系方式：○○医院
电话：○○○-○○○-○○○○
联系人：放线科○○○

泄漏磁铁上的张贴示例

海啸袭击沿海地区时

● MRI检查室的门或墙壁遭到破坏，导致大量磁性物体进入室内，被超导磁体或永磁体吸附。此外，磁体本身也可能被冲出室外。

　▶为了预防参与救助及灾后恢复重建工作的人员发生二次灾害，需做到以下几点：

　　①在磁体主体留置于建筑物内的状态下，需采取严格措施限制人员进入检查室。

　　②若磁体已被冲至室外，需明确标示其为"强力磁铁"，并采取防止人员靠近的措施。

　　根据Nakai等的调查报告[1]，在332家拥有超导设备的设施中，有32家出现了冷却或空调系统故障。此外，28家设施因某种原因出现液氦迅速减少的情况。此外，19家设施在地震发生期间或之后出现了淬火现象，其中5家设施在地震发生后24小时内立即出现了淬火现象。

　　此外，沿海地区的12处设施也因海啸遭受浸水破坏。其中两台永磁装置被冲出大楼。还有人认为，淬火可能是由水浸或吸附的大块磁性材料引起的，但没有得到明确的证据。

设备制造商和服务人员也是受害者

设备制造商的公司大楼可能会陷入功能瘫痪状态。服务人员本身也可能成为灾难的受害者。此外，由于受灾设施分布范围广且涉及多个设施（设备），因此需要相当长的时间才能开始修复工作。

　▶在仅由医院工作人员进行检查并需自行判断是否重启检查的情况下，建议预先与设备厂商协商确定检查项目与操作流程。

根据中井等人的调查报告[1]，仅有29.2%的设施在灾害发生后3天内启动了设备维修作业。此外，有5.8%的设施在设备维修作业启动前等待时间甚至超过了两周。

　　另一方面，在无法等待设备维护人员进行检修作业的情况下，不得已仅由设施工作人员自行检查后便重启运行的设施比例达到了39.5%。

其他

①房屋的抗震结构是最好的震灾对策。
　▶从同一设施内分别安装在非抗震结构和抗震结构建筑中的设备损坏程度的差异来看，包括医院在内，今后新建的公共设施应优先考虑采用抗震结构。

②全楼紧急地震预警系统对即时患者救援具有重要价值。
　▶只要房间内可以接收到外部电波，那么放置一个市面上作为防灾用品出售的紧急地震警报器以及支持紧急地震警报功能的手机，就是有效的防灾措施。

③强烈建议定期开展针对强震情境的患者救援演练。

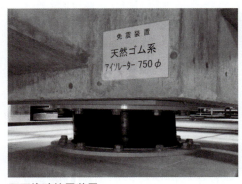

层压橡胶抗震装置

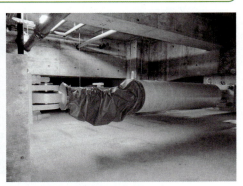

油压减震器的振动控制装置

对遭受7级地震袭击的栗原中央医院进行案例研究

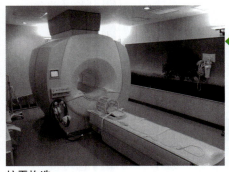

安装在主楼的抗震设备

安装在配楼中的抗震设备

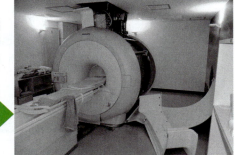

抗震构造　　　　　　　　　　　　　　　　抗震构造

[1] 中井敏晴，山口さち子，土橋俊男，ほか：東日本大震災によるMR装置602台の被災状況報告，日磁医誌 2013; 33: 92-119.
[2] 前谷津文雄，阿部善弘，菱沼　誠，ほか：東日本大震災の被災地宮城県におけるMR装置被害の実態調査報告，日放技学誌 2014; 70: 235-41.
[3] 町田好男，前谷津文雄，引地健生，ほか：東日本大震災により被災したMR検査室を訪ねて－被災地から伝えたいこと，映像メディカル 2014; 46: 350-5.
[4] 災害時におけるMR装置の安全管理に関する指針，日本磁気共鳴医学会安全性評価委員会，2014.
[5] MR検査室の防災指針，日本磁気共鳴医学会安全性評価委員会，2014.

⑥ 有条件 MRI 兼容设备

矢部邦宏

技术事项 X

> 对于佩戴有条件MRI兼容装置的患者，其MRI检查条件可能在未经事先及时通知的情况下已发生了变更。每次检查前，务必从设备制造商的官方网站获取最新版说明书并遵照执行。

什么是有条件磁共振成像兼容设备

　　有条件磁共振兼容（MR conditional）是一个术语，用于描述医疗设备或体内植入物的磁共振兼容性，即在指定的MR环境中不存在已知的危害（图1）。

　　有源植入式医疗设备（AIMD，以下简称设备）是植入人体进行治疗的医疗设备。它们由接收和传输电信号的发生器部分，以及连接发生器与器官的导线部分组成。植入传统装置的患者，目前禁用磁共振成像检查。

　　多种有条件磁共振（MR）兼容设备已获批准。需注意，不同厂商及机型所支持的MRI检查内容和对应方式存在差异。

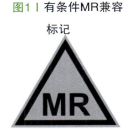

图1 | 有条件MR兼容标记

- 心脏植入式电子设备（CIED）
  - 起搏器（心脏起搏器：近年来还推出了无线起搏器）。
  - 植入式心律转复除颤器（ICD）。
  - 心脏再同步治疗（CRT）。
  - CRT-D结合了CRT和除颤器，而CRT-P则具有起搏功能。
- 神经调控设备：神经调控是指使用设备通过电-磁刺激或给药来调节神经活动的治疗方法。
  - 脑深部电刺激（DBS）：对脑深部（丘脑、下丘脑或苍白球内侧部）进行单侧或双侧电刺激，以减轻帕金森病等症状。
  - 脊髓电刺激（SCS）：将弱电流作用于脊髓，以缓解慢性疼痛。
- 人工耳蜗

　　有条件磁共振兼容设备在指南和说明书中对MRI检查的成像条件有严格限制。根据发生器与导线的组合关系，可能存在无法进行检查的情况。需通过患者随身携带手册或有条件MR兼容设备卡来确认发生器与导线的型号组合。X线片无法用于型号确认。需注意存在MR不安全导线与MR条件性发生器错误组合使用的情形。

临床应用

- 成像时间（射频辐照总时间）、SAR、B_{1+rms} 限制。
- 对成像位置、等中心（禁止在胸部周围成像）、线圈的限制。
- 设备植入后的时间间隔。
- MRI检查前的预处理–停用设备功能–限制设备功能。

针对植入有条件MRI兼容设备的患者的注意事项

对于有条件兼容磁共振（MR）装置，为实现在磁共振检查中的安全使用，会限制或停止其部分功能。

- 将模式切换为强制起搏停止的MR检查模式。由于T波峰等心律失常，可能诱发室性心动过速或心室颤动。需预见到心脏骤停的可能性，务必准备好除颤器。

- 对于CRT-D等具备除颤功能的设备，需在关闭除颤功能的状态下进入检查室。扫描过程中即使发生室性心动过速或心室颤动，除颤功能也不会启动。需预见到可能引发心脏骤停的情况，务必提前准备好除颤器。

- 神经调控装置也需在功能停止后进入室内。DBS检查需谨记可能出现呼吸停止等可能性。

- 人工耳蜗的应对措施因机型及磁场强度而异。部分机型需通过外科手术取出磁体，或采用绷带强力压迫固定后方可进入检查室。需注意作用于人工耳蜗的吸引力与扭矩。已有报告案例显示，植入体内部磁体发生反转，需实施人工耳蜗磁体置换术。

SAR 和 B_{1+rms} 概述及降低方法

比吸收率（SAR）是指人体暴露于电磁辐射时，单位质量组织在单位时间内吸收的电磁辐射能量，单位为W/kg。假设人体是一个内部均匀的球体，则平均SAR为

$$SARave = \frac{\sigma D (B_0 \theta R)^2}{\rho}$$

σ：导电率；D：占空比；B_0：磁场强度；θ：翻转角；R：球半径；ρ：组织密度

B_{1+rms}是磁共振成像系统在成像过程中产生的射频场的磁共振成像贡献分量的时间平均值，单位为μ_T。

在IEC标准中，B_{1+rms}的定义是射频发射线圈运行中心在任何10s脉冲序列运行期间平均值的预测最大值。

$$B_{1+rms} = \sqrt{\frac{\int_0^{tx} [B_1 + (t)]^2 dt}{tx}}$$

t：时间；tx：积分时间，整个序列的任意10s持续时间

要降低SAR（比吸收率）、B_{1+rms}，可以延长TR–降低翻转角 θ –减少切片数–选择分段成像–去除SAT脉冲–降低涡轮系数–选择1.5T–使用并行成像技术。固定参数选项也很有用。

SAR上限（用于体积发射线圈）

单位W/kg

平均时间		6min		
		全身 SAR	身体部位 SAR	头部 SAR
身体区域		全身	接受检查的身体部分	头部 SAR
运行模式	正常运行	2	$2 \sim 10^{a)}$	3.2
	一级管理	4	$4 \sim 10^{a)}$	3.2
	二级管理	> 4	$> 4 \sim 10^{a)}$	> 3.2
MR 检查的最大能量值		最大能量值（SAR × 检查时间）必须通过风险管理加以限制。		
短期 SAR		任何 10 秒钟内的 SAR 上限值不得超过限值的两倍		

注：上限值会根据"接受照射的患者身体部分重量 / 患者体重"的比例动态变化。
— 正常操作模式
身体局部比吸收率（SAR）=10W/kg –（8W/kg × 接受照射的患者身体部分重量 / 患者体重）
— 一级水平管理操作模式
身体局部比吸收率（SAR）=10W/kg –（6W/kg × 接受照射的患者身体部分重量 / 患者体重）

在开始检查之前，确认成像时间、SAR和B_{1+rms}是否与设备的随附文档相符，并在进行检查时仔细观察。

- 从重要程度高的序列开始进行成像。
- 使用与MR（磁共振）兼容的生物监测仪，在观察多项生命特征数据的同时进行检查。
- 不得将 MR 设备的同步波形用于患者管理，这偏离了 MR 设备的附带说明书要求。
- 一定要让患者持有紧急用蜂鸣器，除了观察生命信息外还要进行目视观察。
- 在紧急情况下，为了能迅速将患者搬出 MR 检查室外，要让担架在检查室内待命。
- 准备好处于可用状态的除颤器后，再开始 MR 检查。

参与对植入了有条件兼容 MR装置患者进行MRI检查的操作人员，至少要熟知 SAR（比吸收率）、B_{1+rms}，以及如何控制和确认成像时间，才可以从事相关检查工作。因此，操作者最好是磁共振专业技术人员。为此，日本医学放射线学会、日本磁共振医学会、日本心律失常学会制定了以下规定：

- 放射科、循环内科/心血管外科人员（针对 CIEDs，即心脏植入式电子装置的情况）。
- 能够按照有条件兼容 MRI 设备附带说明书中记载的条件进行成像（设备限制）。
- 配备磁共振专业技术人员或相关人员，对 MRI 设备的精度和安全进行管理。
- 有丰富的 CIEDs 诊疗经验，能够进行设备管理（针对 CIEDs 的情况）。
- 已完成规定的培训课程。

图2｜磁共振检查前的预处理、功能停止和限制

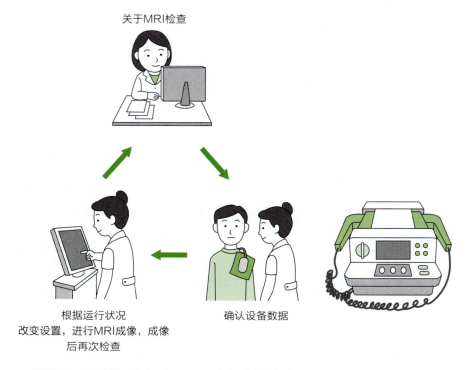

关于MRI检查

根据运行状况
改变设置，进行MRI成像，成像
后再次检查

确认设备数据

采用PM强制起搏应对，ICD除颤功能停止。

总结

- 磁共振专业技术人员需确认所要求的检查内容与有条件MRI兼容设备的附带文件是否相符，并与所有相关医生（主治医生、放射科医生等）协商以调整检查内容。
- 不能仅依据主治医生的判断就开始检查。
- 检查时要始终考虑到有条件MRI兼容设备可能出现的故障和发热情况。
- 要认识到，为进行 MRI检查可能会停止或限制有条件MRI兼容设备的功能，并预想可能发生的情况。
- 当检查中出现不良事件时，要建立能与医生联动并立即应对的机制。
- 每次检查时都必须确认安全手册等的记载内容。
- 不能根据过去的 MRI 检查实施记录来判断是否可以进行检查。
- 查看MRI有条件兼容设备的最新信息：
  - ·心律失常装置患者磁共振成像检查信息网站
    http://cieds-mri.com/jadia/public/top/index -MR
  - ·医疗器械符合性查询系统。
    https://www.medie.jp/solutions/mri

RF：射频；SAR：比吸收率

⑦ MRI 使用的成像标记物

石森文朗

> ● 市售产品示例 ・比克利标记物（用于MRI，由Beekley生产）
> 　　　　　　　・多模态标记物（MRI/CT兼容，IZI会社生产）
> ● 替代品示例　　・Adalat®（硝苯地平）胶囊
> 　　　　　　　・Breathcare®（小林制药生产）
> 　　　　　　　・Pong into the kettle®（Show a Sangyo）

　　MRI 用标记物是在 MRI 图像上确定目标部位的标识。例如在神经外科领域，在切除或活检未暴露于脑表面的皮质下小病变时，为了将开颅范围减至最小，实施低侵袭性手术，它被广泛使用。近年来，能将手术视野与 MRI/CT 图像进行实时三维合成的"神经导航仪（neuronavigator）"（脑外科手术辅助系统）正逐渐普及，但即便在没有这类设备的医疗机构，MRI 用标记物也可以作为"简便且可靠"地确定 MRI 图像与病变位置关系的有用工具。本章节将介绍市售标记物和代用品的选择方法，以及在实际神经外科手术中标记物的使用方法。

> ● 建议使用市售产品（尤其是比克利标记笔）。
> ● 如果没有，可使用替代品！

　　MRI标记物的第一项要求是必须"在MRI图像上易于识别"，并且"对人体无害（对皮肤无刺激）"、"价格低廉且易于获得"以及"标记物褪色或变质程度小"。

　　最安全的选择是使用市售产品，但这涉及到固定批量（40～50个）采购，会造成一定的成本负担。在不经常进行标识的医疗机构中，很难在有效期前用完。

　　如果没有或手头没有市售产品，可使用Adalat®胶囊等替代品作为标记物。任何符合上述标记物要求的物品都可用作替代品，包括装有油（如植物油或机油）的输液管、坚果、小盒蛋黄酱或人造黄油以及上述其他物品。在选择时，最好考虑到病变的大小和使用顺序，并尝试使用现有的物品。

图1｜市售标记物

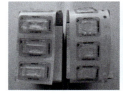 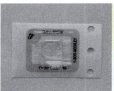 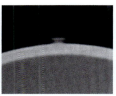 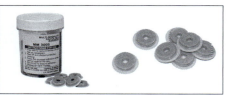

a　比克利标记物　　　　　　　　　　　　　　　　b　多模态标记物

图2 | 标记替代物

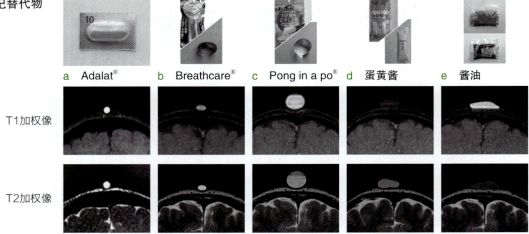

a Adalat® b Breathcare® c Pong in a po® d 蛋黄酱 e 酱油

T1加权像

T2加权像

MRI成像标记物使用示例（脑肿瘤切除前，开颅部位定位）

　　使用标记物时，如果周围有毛发，则应剃掉，如果皮肤上有油脂或污垢，则应使用酒精棉清洁该区域。磁共振成像检查室应始终备有油性笔、长软尺、剃须刀片和胶带（使用替代标记物时），以供标记之用。用于粘贴替代标记物的胶带应选用高粘性美纹胶带，其贴合效果优于手术胶带。

图3 |

标记物固定带

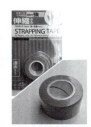

a 以OM线（听眦线）为基准，在水平断面方向的正中线画一条直线。

b 从中线到病变部位，测量左右距离并进行标记。

c 用"X"标出要放置标记物的位置。

d 将标记物贴片紧贴皮肤表面。

e 标记完成（随后进行MRI成像）。

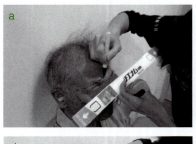

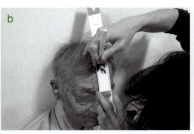

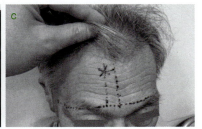

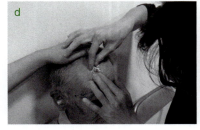

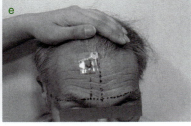

从何处获取商业产品标记物
· 比克利标记物
　Orion−Radsafe Medical Ltd.
　http://www.orrad.co.jp/
· 多模态标记物
　Rixto公司
　http://www.rikutoh.co.jp/

自制MRI标记物

根据所需的序列，只要满足一定条件，也可将身边的材料可用作MRI标记物。但是必须保证这些材料对人体无害。从卫生的角度来看，尤其是在使用食物作为材料时，应做到一次用完。

准备一个可密封的小容器，根据序列选择食用油、稀释的Gd对比剂或水作为内容物。这里使用的容器是一个（小"酱汁盒"）（图4），可以从百元商店或类似商店买到。

钆对比剂是稀释100倍的钆特醇（在笔者的实验中，用自来水稀释100～300倍的钆特醇在T1加权图像中作为标记物时能产生最佳的高信号，但在T2加权图像中没有信号）。食用油可在T1和T2加权图像上用作标记物，但必须注意避免容器损坏和内容物泄漏。蛋黄酱比食用油泄漏的风险要小，但根据容器的形状，可能很难将其装满；在T2加权图像上做标记时，只需装满水（自来水）即可（图5）。

图4 | 小包装酱汁盒

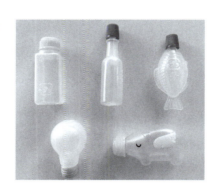

图5 | 自己制作的成像
　　　标记物

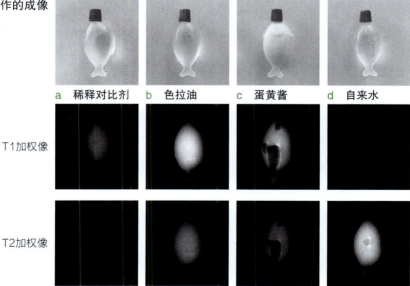

| a 稀释对比剂 | b 色拉油 | c 蛋黄酱 | d 自来水 |

T1加权像

T2加权像

⑧ AIR 线圈

贝原　雄

> ● AIR 是自适应成像接收器（Adaptiue Imaging Receive）的缩写。
> ● 这是一组数据收集技术的总称，可灵活应对和适应检查的各种要求。

AIR 线圈是基于上述概念设计的相控阵线圈。通过大幅改变线圈元件本身的设计，它具有能让患者高度舒适、操作简便的特点，同时拥有一套不受患者体型、成像部位和扫描协议影响，就能获得高质量图像的机制。

AIR 线圈的特点

● 以头部用的 AIR 头部线圈（AIR head coil）和全身用的 AIR 前阵列线圈（AIR anterior array coil）为主的线圈组。

● 单个线圈元件仅由一个细的 INCA 电线和一个几平方厘米的节能前置放大器模块构成。与以往以印刷电路板为主的相控阵线圈相比，它明显更轻、更灵活。

● 线圈元件之间的电气干扰（互感）被最小化，大幅提高了线圈大小和形状设计的自由度。因此，与传统相控阵线圈相比，通道数量增加，线圈近位和远位方向的灵敏度以及信噪比（SNR）都有显著提升。

● 在并行成像中，g 因子最大可降低 56%[*]，即使使用更高的加速倍数，也能将信噪比的下降控制在最小限度。

● AIR 头部线圈可以在前单元和后单元之间插入垫片使用，与线圈倾斜单元组合后，具备出色的适应不同患者的能力，并在检查过程中可以打开。

● AIR 前部阵列线圈具有像毛毯一样轻便柔软的形状和广泛的覆盖范围，不仅可用于躯干检查，在四肢关节、上臂、大腿以及侧卧位检查时也能轻松缠绕使用。

[*] 与传统相控阵线圈的比较。

图1 | 仅由INCA导线和低功耗前置放大器组成的线圈元件

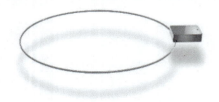

SNR：信噪比；DWI：弥散加权成像；MUSE：多重灵敏度编码

图2｜AIR头部线圈外观照片和图像

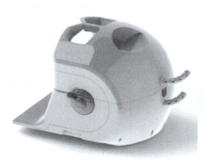

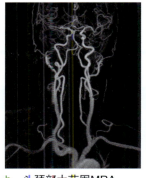

尽管是一个头部专用线圈，但颈部背侧元件能够收集到颈动脉起始处的信号。

a   AIR头部线圈

b   头颈部大范围MRA

图3｜AIR前部阵列线圈外观照片和图像

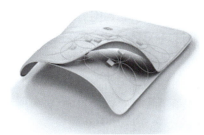

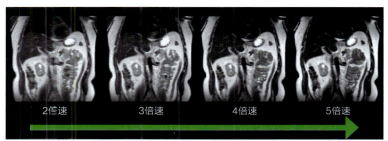

2倍速　　　3倍速　　　4倍速　　　5倍速

a   AIR前部阵列线圈（30个单元）

b   高速化的躯干扫描

由于g因子较低，即使并行图像加速因子增大，图像的劣化程度也很低，而且还能获得因节省时间而减少模糊等好处。

图4｜使用AIR前部阵列线圈进行高分辨率DWI

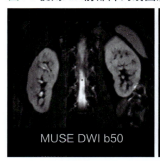

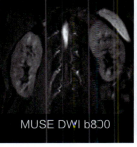

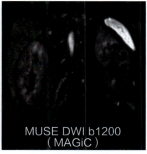

MUSE DWI b50　　　MUSE DWI b800　　　MUSE DWI b1200（MAGiC）

通过多激发DWI（MUSE）与弥散加权成像相结合，可提供高分辨率、低失真度和高信噪比的弥散加权成像。

图5｜AIR前部阵列线圈的使用

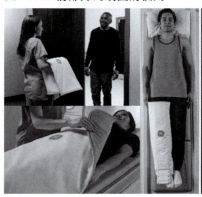

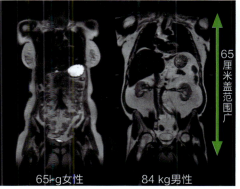

65厘米盖范围广

65 kg女性　　　84 kg男性

它具有毯子般的柔软性，重量轻，非常便于携带和设置，可用于多种用途，如覆盖在躯干上、缠绕在腿上或缠绕在一只上臂。线圈的覆盖面积为65cm，因此无需担心线圈的位置问题，一次病人设置即可进行高质量的局部和大面积检查。

⑨ 无氦磁体

諏訪 亨

BlueSeal磁铁

● 无需氦气转换　　●仅需7L氦气　　●无淬火管

　　氦气在包括医疗在内的许多产业中都扮演着重要角色，但人们担心在不久的将来它可能会出现供应不足的情况。为了降低对这种珍贵自然资源——氦气的依赖程度，学者们研发出了无氦超导型磁体"BlueSeal磁体"。BlueSeal磁体借助微冷却（Micro-cooling）技术，仅用7L氦气就能维持超导状态（如**图1**所示）。这少量的氦气被密封在磁体内，不会排放到外部。所以，即便发生被称为"失超（quench）"的情况（即液氦气化导致磁场消失），氦气也不会排出磁体外。正因如此，无需安装失超管，这不仅减轻了施工成本负担，而且在因建筑物结构问题无法安装失超管等情况下，也不会受到安装限制，安装的自由度很高。此外，该磁体比传统磁体轻约900kg。这使得它能够安装在以往安装磁共振成像（MRI）设备较为困难的市中心大楼以及建筑物的高层，从而增加了新设备引入和增设的机会（如**图2**所示）。

图1 | BlueSeal磁铁

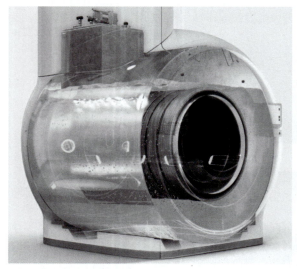 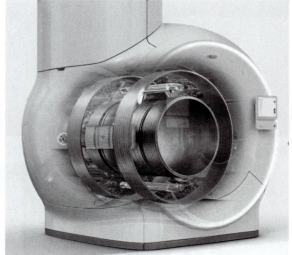

传统磁铁使用约1500L氦气　　　　　　　　　　只需7L氦气的BlueSeal磁铁

BlueSeal磁体只需要7L氦气就能保持超导性，而传统磁体需要1500L氦气。

图2 | 灵活的安装环境

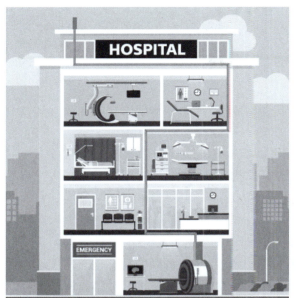

传统磁体
需要淬火管和排气口

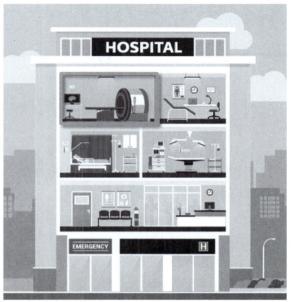

BlueSeal磁体
无需淬火管，配置更加灵活

新的MR操作（EasySwitch解决方案）

　　BlueSeal磁体配备了一种名为EasySwitch Solution的新服务功能，可在无需补充氦气的情况下实现临时消磁和励磁。即使在发生意外吸附事故的情况下，这项新功能也能实现磁场的临时消磁，并在吸附材料被清除后恢复磁场。没有氦气补充等成本负担和停机时间延长，可以为医院运营方面带来益处，从长远来看可以降低成本负担。BlueSeal磁体对氦气的依赖性较低，可用于新型磁共振成像运行模式。

⑩ 电影渲染和电影式 VRT

井村千明

它的开发目的是将CT和MRI容积数据中的图像当作相机拍摄的照片进行处理。

在传统的体绘制技术中，单个光源发出的虚拟光线会照射到物体上（光线投射），然后根据每个组织直线透射到观察者眼睛的光线量来构建三维图像（图1）。

这种方法无法反映光线实际照射到组织时发生的吸收和散射（图2）。电影渲染在处理图像时会考虑目标组织对光线的复杂吸收和散射（图3）。此外，由于采用多光源而非单一光源进行光线投射计算，因此处理后的图像具有三维效果和纹理感（图4），而数据处理则是通过光源的吸收和散射进行的，数据处理变得庞大。

图1 | 光线投射

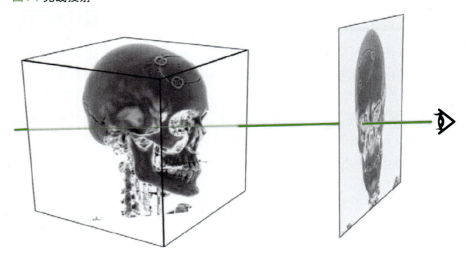

图2 | 光照射组织时的反应

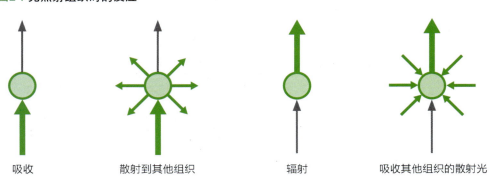

吸收　　　散射到其他组织　　　辐射　　　吸收其他组织的散射光

图3丨光线投射的差异

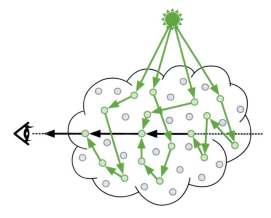

a 体积渲染中的光线投射   b 电影渲染中的光线投射

图4丨电影渲染提供了一种三维效果与质感

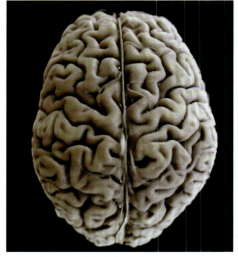
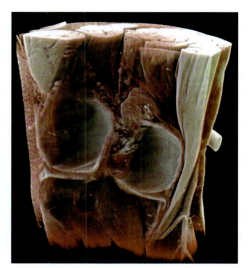

a 大脑MRI数据的电影渲染图   b 膝关节MRI数据的电影渲染图

[1] Gyllensvärd F. Efficient Methods for Volumetric Illumination. Linköping Studies in Science and Technology, Dissertations No. 1406.

⑪ PET/MRI

久保　均

　　PET/MRI扫描仪是PET扫描仪和MRI扫描仪的融合体，基本上可以认为是用MRI扫描仪取代了PET/CT扫描仪中的CT扫描仪部分。不过，两者在结构和用途上有很大不同。

　　PET/MRI设备的结构大致分两种：一种是分离型，即将MRI设备和PET设备单体在直线上并排摆放，使用同一个检查床；另一种是集成型，把PET设备嵌入到MRI设备中，使两者的有效视野（FOV）中心对齐（如图1所示）。在PET设备的探测器中，原本使用的是对磁场非常敏感的光电倍增管。不过，随着技术的发展，现在可以用半导体（雪崩光电二极管：APD）或硅光电倍增管（Silicone Photo Multiplier：Si‐PM）来制造探测器。这样一来，探测器就不会受到磁场的影响，能够被整合到MRI设备中，从而推动了集成型PET/MRI设备的研发。

　　表1列出了不同PET/MRI系统配置的优缺点。目前的主流是集成式。

图1｜分离型PET/MRI设备的构造

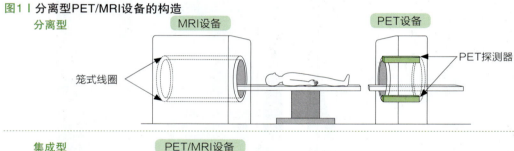

分离型

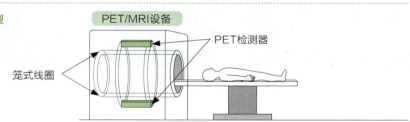

集成型

表1｜不同系统配置的优缺点

PET/MRI 设备类型	优点	缺点
分离型	• 由于 PET 装置和 MRI 装置都可以使用现有的型号，所以无需花费大量精力进行新的开发，能够在短时间内提供在硬件和软件方面都运用了最先进技术的设备。 • PET 装置和 MRI 装置的操作与单独使用这两种装置时并没有太大区别。	• 无法同时进行 PET 和 MR 采集。 • 需要更大的房间。 • 由于成像的时间存在差异，可能会导致 PET 和 MR 图像的错位。
集成型	• 可同时进行 PET 和 MR 采集。 • 因此，两个图像的位置完全对齐。 • 正电子发射计算机断层显像和磁共振成像可同时测量受试者被施加刺激后生物体功能的变化。	• 由于需要开发特殊的硬件和软件，因此增加了开发时间和成本。 • 整个检查时间比 PET/CT 长，因为它取决于 MR 成像时间的长短。 • 操作复杂。

PET/MRI设备特有的问题

①获取用于衰减校正的μ地图。

在各种成像模式中，PET成像被认为具有更高的定量性，这不仅是因为它采用了高能γ射线的原理，还因为它进行了各种校正以提高定量性。其中，衰减校正是提高定量性的一项非常重要的校正。

在PET/CT中，X射线CT图像是X射线吸收的图像，用于创建μ地图以进行衰减校正。然而，在磁共振成像中，无法直接获取X射线吸收信息，因此需要使用Dixon和UTE（超短TE）方法，利用分割方法创建μ地图。目前已开发出多种方法，但这些评估仍需临床验证才能最终完成。

②PET和MR的集成操作环境

有几种集成多模态系统，如PET/CT、SPECT/CT和angio-CT，它们有多种模态，但分别成像。然而，PET/MRI集成系统需要前所未有的操作，因为PET采集和MRI成像可以完全同时进行。确保PET和MRI的一致性也很重要，因为PET基本上是一种全身成像技术，而MRI是一种区域成像技术。目前的集成系统基本上以MRI系统为基础，并结合了PET功能，操作环境也基于此架构构建。

③MRI检查禁忌证

与PET/CT检查相比，PET/MRI检查的禁忌证主要取决于MRI。由于PET方面的禁忌证很少见，除非是患者全身状况极差的情况，因此在进行检查时，有必要对MRI方面的安全禁忌证给予足够的重视和确认。

PET/MRI设备的未来展望

在临床应用方面，一体化PET/MRI设备被认为是首款能够使用多种成像模式在完全相同的时间点进行测量的设备。在PET检查中，通过使用不同的示踪剂，可以评估各种生物功能；而在MRI检查中，除了能获取形态信息外，还逐渐可以获得大量的功能信息。使用这种设备，能够同时对生物体在特定状态下的功能进行评估。当该产品可比时，人们认为它具有前所未有的应用潜力。然而，目前在日本，仅使用像^{18}F-2-脱氧-2-氟-D-葡萄糖（^{18}F-FDG）这类已纳入医保报销范围的示踪剂，无法为该设备创造新的应用价值，其在刚上市时的热度似乎正在消退。为了推动PET/MRI这一前所未有的成像模式设备的发展，开发适用于该设备的示踪剂以及具有高临床实用性的应用程序是必不可少的。

FOV：视场；TE：回波时间

⑫ MRI 引导下的前列腺活组织检查

片平和博

MRI引导下前列腺活检概述

在前列腺癌诊疗中，活检的准确性至关重要。前列腺癌的筛查过程如下：通过PSA筛查发现疑似前列腺癌患者，接着用前列腺 MRI 进行诊断，随后通过活检来确定诊断结果，这一流程是前列腺癌诊疗的主流方式。然而，前列腺活检对前列腺癌的检出率并不太高，目前主流是超声引导下活检。在这种情况下，如果是较大的前列腺癌，活检准确性不太容易出现大问题，但像位于前列腺尖部腹侧的小肿瘤等，活检结果容易出现假阴性。这是因为超声作为引导的准确性不高。这里存在的问题是，即便 PSA 水平很高，活检结果却呈阴性（假阴性）；而且在这种情况下，即使活检结果为阴性，PSA 水平仍持续升高，再次进行活检可能还是阴性（再次出现假阴性），从而陷入两难困境。作为解决这一困境的方法，近年来，有报告指出 MRI 引导下活检以及 MRI – US 融合引导下活检具有一定的有效性。本文将对 MRI 引导下活检进行概述。

MRI引导下活检的优点和缺点

MRI引导下的活检是指在MRI室直接成像的同时，实时监测前列腺癌的位置并进行活检（图1）。其主要优点和缺点如下。

优点

①活检准确率高

由于穿刺是在MRI的同时进行的，因此就活检的准确性而言，它被认为是最准确的。即使前列腺因穿刺而变形，也可以纠正。即使是小的前列腺癌，也能进行高精度穿刺。

②活组织检查结果与病理检查结果的Gleason评分高度一致

系统性前列腺活检不一定能穿刺到恶性程度最高的病灶，容易造成低估，而磁共振成像引导下的活检能穿刺到恶性程度最高的区域，因此活检结果与总病理的Gleason评分之间的吻合率较高。

③减少活检穿刺次数

标准的前列腺活检是系统性活检，一般需要10～12次穿刺，而磁共振成像引导下的活检是靶向性活检，一般只需要两三次穿刺。尽管穿刺次数少，但活检的准确性却很高。此外，穿刺次数少还能降低穿刺出血和感染的风险。

缺点

①占用MRI室

活检需要一个小时左右，在此期间无法使用MRI。不过，如果只选择那些怀疑超声引导活检呈假阴性的病例进行活检，就可以减少这一缺点。

②免费医疗

因为不在保险范围内，所以需要自费。在我们医院，费用定为100 000日元。不过，考虑到超声引导活检出现假阴性的风险，费用并不算昂贵。

图1 | MRI引导的腹侧前列腺癌活检，超声引导的活检容易出现假阴性

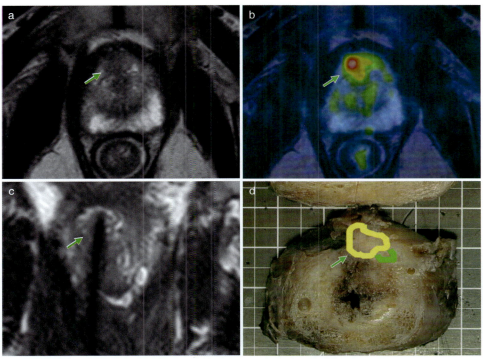

a：T2加权像。
b：扩散加权和T2加权像融合图像
c：MRI引导下的活检
d：全切除病理
70岁，男性，超声引导下前列腺活检阴性，随后在MRI引导下进行活检。磁共振引导下的活检是通过斜穿刺进行的，因此位置与水平切片略有不同。

⑬ MRI 引导下的乳腺活组织检查

户﨑光宏

　　MRI引导下活检于2018年4月被纳入医保范围；自笔者在日本首次实施磁共振引导下活检以来，已经过去了10多年，但在此之前，核磁共振引导下活检是一项需要自费的特殊检查，能够实施磁共振引导下活检的机构数量非常有限。不过，与欧洲和美国一样，现在如果进行乳腺MRI检查，必须设立MRI引导下的活组织检查项目，或与能够进行活组织检查的机构合作。

为什么需要在MRI引导下进行活检

　　MRI检测到的病变一般称为MRI检出病变。随后，在与MRI增强区域相对应的部位再进行一次超声检查（MRI靶向US）。如果MRI靶向US显示的病变与MRI一致，则应在超声引导下进行活检；如果不一致（仅MR可见病变），则应在MRI引导下进行活检。

　　迄今为止，在日本，如果MRI靶向US无法确定病灶，患者只能接受MRI随访。如图1所示，超声引导下活检的结果为良性（或正常），患者必须接受随访，直到乳腺癌达到可通过超声检测的大小。

图1 | 仅在MRI中可见的乳腺癌（→）

| 1年前 | 1年后 |

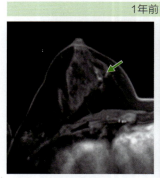
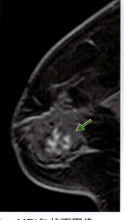
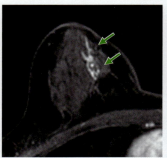
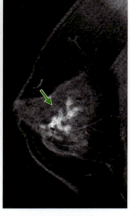

a　MRI横断面图像

b　MRI矢状面图像

c　MRI横断面图像

d　MRI矢状面图像

根据MRI显示，怀疑为恶性病变〔乳腺影像报告和数据系统（BI‐RADS）分类4类〕，从分支状形态（b）推测可能是非浸润性导管癌。

进行了多次超声引导下活检，结果均显示为良性。

1年后的MRI检查（c、d）显示病变有增大。此时，通过超声引导下活检诊断为非浸润性导管癌。

该病例本应在1年前MRI检查（a、b）时就进行MRI引导下活检，但当时该检查项目还未被纳入医保报销范围。

试行要点

- MRI引导下的活组织检查需要压板来固定乳房。有Grid网格型和Post & Pilla（支柱型）两种类型。网格型相对很容易操作，建议第一次进行活检的技术人员从这种方法开始。有些活检线圈只有网格型规格。

- 一般来说，先牢固固定定位块，然后刺入导引器（图2a）。然而，我曾见过在套管针尖端未刺入乳房内的状态下就继续进行操作的案例。因此，有必要确认套管针尖端确实已刺入乳房内。另外，定位块有时会固定得很牢固，难以取下。反之，若定位块固定得太浅，可能会弄错与病变部位的距离。基于以上情况，笔者不使用定位块，而是在直接观察皮肤表面的情况下进行导引器的刺入和活检操作（图2b）。在日本，很多病例乳房较薄，需要注意避免皮肤损伤，所以推荐这种操作手法。

图2 | 导引器穿刺

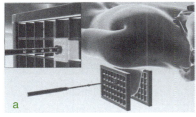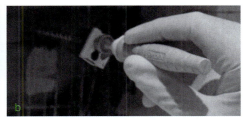

操作说明中提到要牢固固定定位块（a），然后刺入导引器。然而，笔者不使用定位块（b），而是在直接观察皮肤表面的情况下进行导引器的刺入和活检操作。

摘要

- 自2007年以来，作者对300例连续病例进行了研究，结果发现恶性肿瘤的发生率为38%（图3）。其中大部分是非浸润性癌，但值得注意的是，浸润性癌的比例也超过了10%。

- 从2020年4月起，针对遗传性乳腺癌卵巢癌综合征的已发病患者，乳房MRI作为筛查项目可通过医保实施。讨论MRI引导下活检的必要性完全没有意义，今后必须尽快开展质量控制。必须尽可能避免因不恰当的适应证判断而延误早期乳腺癌的诊断、因过度的适应证判断而进行不必要的活检，以及因操作不熟练而降低MRI引导下活检的成功率。

图3 | 日本MRI引导下活检的乳腺恶性肿瘤发生率

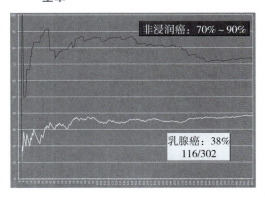

⑭ 乳腺 MRI/ 超声融合引导活组织检查

植松孝悦

概述

乳腺对比增强MRI的灵敏度非常高（94%～100%），但特异性较低（37%～97%）。这意味着并非所有对比增强乳腺MRI检测到的病变都是乳腺癌，因此必须进行组织活检，以确定最佳治疗策略，包括手术方案。因此，《乳腺癌诊疗指南》[1]建议进行二次超声检查。这是因为乳腺超声检查是一种价格低廉、无暴露的患者友好型检查方法，并有助于在超声引导下进行活检。然而，由于仰卧位进行乳腺超声检查和俯卧位进行乳腺MRI检查的检查体位存在明显差异，超声检查和磁共振成像检查之间的病灶错位在所难免，病灶的准确对比往往比较困难。此外，超声检查高度依赖于检查者的技术，这使得检查的可重复性和客观性成为问题。此外，乳房体积较大或乳房脂肪较多的患者更有可能难以通过二次超声检查来显示MRI检测到的病灶。为了解决这一问题，日本开发了利用磁定位导航的超声融合技术（图1），作为一种精确的第二次超声检查，它既客观又不受检查者技术水平的影响，成功提高了MRI检出病变的显示率（图2，表1）。目前，应用这项新技术的乳腺MRI超声融合引导活检术正在全球范围内逐步推广。

乳腺MRI超声融合技术（图1）

①单侧对比剂增强仰卧位乳腺MRI图像（图2d、e）在具有融合功能的超声系统上采集为DICOM图像。以下四家公司提供具有融合功能的超声系统：HGPP。

只需将超声探头上的乳头与仰卧位单侧对比增强乳腺MRI图像上的乳头对齐，即可完成乳腺MRI图像与实时超声图像的融合（图2d）。乳腺MRI超声融合检查的方式与汽车导航系统类似。

图1 | 乳腺MRI超声融合系统

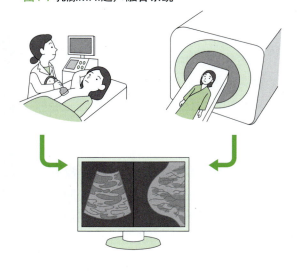

图2 | 对比增强乳腺MRI诊断右侧乳腺癌扩散（60岁，女性）

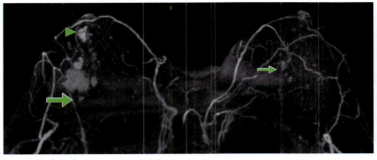 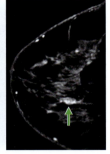

a　对比增强乳腺MRI的MIP图像　　　　　　　　　　　　　b　卧位矢状位图像

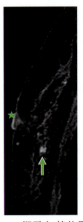 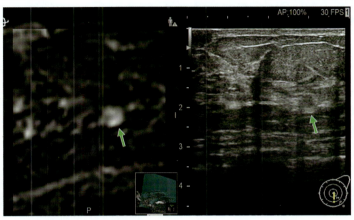

c　仰卧矢状位图像　　d　乳房MFI超声融合图像

a：左侧乳房可见非肿块增强（→）。该病灶是MRI检测到的病灶，乳房X线摄影或超声检查均未发现。右侧乳房显示浸润癌（➡）和非浸润性（▶）癌。

b：在仰卧矢状位图像中，MRI检测到的左侧乳房病变可诊断为粗大的线状增生（→）。

c：在仰卧位矢状像中，虽然是同一病列的乳房，但乳房厚度消失，从能显示乳头（★）的切片来看，可以知道MRI检测到的病变（→）的位置也与俯卧位矢状像不同。此外，MRI检测到的病变也呈现局灶性强化。

d：在常规的二次复查超声检查中未能显示的MRI（右侧）检测到的病变（→），通过MRI超声融合技术在超声图像（左侧）中被显示出来（→）。这两幅图像的位置信息是实时同步的。

乳腺MRI超声融合引导活检的提示

　　①仰卧位拍摄的乳腺MRI图像，对于乳腺MRI与超声图像融合至关重要。如上所述，检查体位不同，乳房的大小和形状也大不相同。正常的乳腺MRI自然是在仰卧位进行双侧乳腺成像，而用于乳腺MRI超声融合引导活检的MRI图像则是在仰卧位进行单侧乳腺成像。这种仰卧位单侧乳腺MRI只需在造影后进行一次成像，不需要进行动态研究。仰卧位乳腺MRI与超声融合可实现精确的实时导航。在仰卧位重新进行对比剂增强乳腺MRI还有助于确定仰卧位双侧乳腺成像中MRI检出的病变是生理性对比剂增强的正常乳腺组织、对比剂增强的乳腺增生，还是真正的病变。

②在对较大的乳房或乳房周边 MRI 检测出的病变进行融合处理时，仅以乳头进行位置对齐，MRI 超声融合图像可能会出现位置偏差。这种情况下，利用超声检查的彩色多普勒或能量多普勒模式，再次与对比增强乳房 MRI 图像中的血管进行位置对齐，就有可能获得非常精确的 MRI 超声融合图像。

③借助乳房 MRI 超声融合技术进行二次超声检查，在超声检查技师的配合下会成为更简便的方法。也就是说，让超声检查技师负责到乳房 MRI 超声融合技术的二次超声检查这一步，之后由医生进行乳房 MRI 超声融合引导下的活检，通过开展多专业团队医疗合作，也有可能减轻医生的工作量。

乳腺磁共振成像超声融合引导活检结果（表1）

在常规的二次复查超声检查中，仅能显示出通过MRI检测出的病变的30%～64%。然而，当实施采用乳腺MRI超声融合技术的精准二次超声复查时，病变的显示率会大幅提升至85%～95%。此外，在乳腺MRI超声融合引导下进行活检的阳性预测值为23%～35%，这与此前报告的MRI引导下乳腺活检的阳性预测值相同。

表1 | 乳腺MRI超声融合引导活检结果

	MRI 检出病变率		乳房 MRI 超声融合引导活检结果	
	常规二次超声检查（%）	乳腺 MRI 超声融合技术（%）	恶性肿瘤（%）	良性肿瘤（%）
中野等[2]	30	90	23	77
Pons 等[3]	43	91	35	65
Uematsu 等[4]	64	95	29	71
渡边等[5]	34	85	24	76

[1]乳癌診療ガイドライン②疫学・診断編2018年版、日本乳癌学会編　検診・画像診断　FQ4．マンモグラフィ検診の淡い集簇石灰化病変にマンモグラフィガイド下生検は必須か？」(http://jbcs.gr.jp/guidline/2018/index/kenshingazo/fq4/)
[2]Nakano S, Kousaka J, Fujii K, Yorozuya K, Yoshida M, Mouri Y, Akizuki M, Tetsuka R, Ando T, Fukutomi T, Oshima Y, Kimura J, Ishiguchi T, Arai O. Impact of real-time virtual sonography, a coordinated sonography and MRI system that uses an image fusion technique, on the sonographic evaluation of MRI-detected lesions of the breast in second-look sonography. Breast Cancer Res Treat 2012; 134: 1179-88.
[3]Elena Pastor Pons, Francisco Miras Azcón, María Culiañez Casas, Salvador Martínez Meca, José Luis García Espona. Real-time MRI navigated US: role in diagnosis and guided biopsy of incidental breast lesions and axillary lymph nodes detected on breast MRI but not on second look US. Eur J Radiol 2014; 83: 942-950.
[4]Uematsu T, Takahashi K, Nishimura S, Watanabe J, Yamasaki S, Sugino T, Oishi T, Kakuda Y, Sato M, Hayashi T. Real-time virtual sonography examination and biopsy for suspicious breast lesions identified on MRI alone. Eur Radiol 2016 ; 26: 1064-72.
[5]Watanabe R, Ando T, Osawa M, Ido M, Kousaka J, Mouri Y, Fujii K, Nakano S, Kimura J, Ishiguchi T, Yoshida M, Imai T, Fukutomi T. Second-look US Using Real-time Virtual Sonography, a Coordinated Breast US and MRI System with Electromagnetic Tracking Technology: A Pilot Study. Ultrasound Med Biol 2017; 43: 2362-2371.

⑮ CWI

片平和博

与MRI类似的CT成像

近年来，CT/MRI取得了显著进步。一般来说，CT可提供高空间分辨率图像，而MRI可提供高对比度分辨率图像。然而，本应提供高对比度分辨率图像的MRI在描绘钙化方面却远不如CT。为了解决这一局限性，钙加权成像（CWI）现已应用于临床。

CWI成像和图像处理方法

在CWI中，首先采用multi-FFE法同时采集多个TE的成像。此时需考虑化学位移的影响，所有TE均以同相位方式获取。例如采集4个回波时，在3T设备中分别选取2.3ms、4.6ms、6.9ms和9.2ms的TE值。随后对这些获取图像进行"叠加"处理——由于FFE序列特性，信号会随TE延长而衰减，但所有TE图像中钙化灶均呈近乎无信号的共同特征。利用这一特点，通过叠加可使钙化灶以对比鲜明的极低信号显现。最后为模拟CT图像效果，对"极低信号"区域进行"黑白反转"处理，使钙化部分转化为高对比度的高信号区域。需注意的是，除了钙化外，肌腱、韧带及空气等结构也能呈现出对比度良好的高信号，这一点与CT不同（实际上这对肌腱韧带的CT样成像反而有利）。在空间分辨率方面，虽取决于MRI设备规格与线圈性能，但可获得与CT相当（约0.6mm各向同性）的成像效果。

CWI的临床应用

CWI的临床应用范围广泛。在MRI检查或阅片时，所有需要参考CT图像钙化信息的场景均为良好适应证。CWI可发挥作用的临床场景包括：

①创伤时的骨折评估，除骨髓水肿评估外，还可评估骨折线（图1）。

②脊柱MRI检查中对后纵韧带骨化症和黄韧带骨化症的评估（图2），以及与椎间盘突出的鉴别。

③韧带和肌腱的评估，韧带和肌腱的3D图像显示。

④在评估肿瘤性病变性质时，对是否伴有钙化的判断。

⑤MRI在检测骨转移方面具有高灵敏度，但无法像CT那样作为成骨性或溶骨性骨转移的判断依据。

TE：回波时间；FFE：快速场回波

图1 | 外伤后出现膝关节疼痛，为明确诊断行MRI检查（男性，60岁）

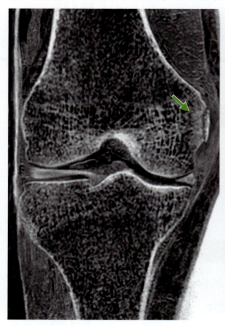

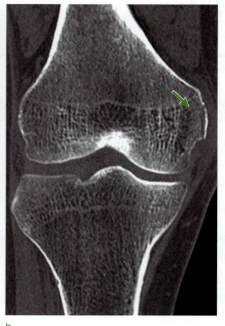

a

MRI显示的CWI，骨折线清晰可见（→）。

b

同日采集的膝关节CT图像。同样，骨折线（→）清晰可见；如果MRI清晰显示骨成像，可能就不需要进行CT检查了。

图2 | 颈椎手术后颈椎MRI随访（男性，50岁）

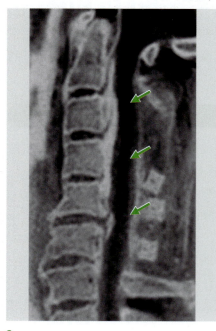

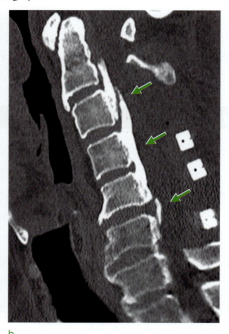

a

采用CWI技术进行MRI成像，显示颈椎后纵韧带骨化（→）。显示为高信号，清晰可见。

b

颈椎CT。具有清晰可见的颈椎后纵韧带骨化（→），CWI亦可作为CT-like成像应用。

284

⑯ DWIBS / CT 融合

境野晋二朗

什么是DWIBS/CT融合?

- 一种结合了在肿瘤诊断方面表现优异的DWIBS与在形态诊断上优势明显的CT，通过生成融合图像进行评估的影像诊断方法。
- 仅采用DWIBS序列进行融合成像，可缩短扫描时间，若只需针对临床必要部位进行检查，则无需进行全身成像。
- 通过在以癌症随访观察为目的的MRI成像，流程中增加部分DWIBS成像，可立即投入临床使用。
- 不受糖尿病、肾病变、哮喘等基础病的影响。
- DWIBS是一种无辐射、经济、无需造影的MRI成像技术，与PET相比，医保限制较少，可在需要时（如调整放疗计划时）进行扫描。
- 为提高融合精度，需采取如保持MRI与CT扫描体位一致或在自由呼吸状态下成像等措施。
- 我院在放疗计划中未采用特殊扫描技术，但DWIBS较单纯CT能提供更多的临床信息，因此认为其具有实用价值。

DWIBS/CT成像的特点

识别CT难以识别的病灶（图1和图2）

①骨间骨转移评估。
②成骨性骨转移与治疗反应性良性钙化的鉴别诊断。
③确定肺不张与导致肺不张的肿瘤之间的界限。

图1 | 去势抵抗性前列腺癌的骨转移与治疗反应性良性钙化的鉴别

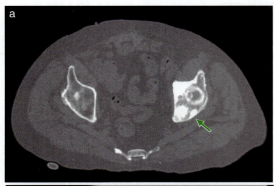
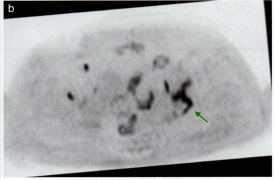
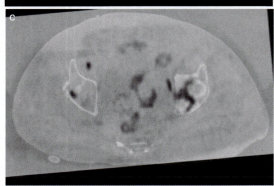

这是一例被诊断为多发性骨转移的患者，经过激素疗法、化疗后发生去势抵抗性前列腺癌骨转移。

在 CT 图像（a）中，除了左髋关节出现成骨性改变外，成骨性改变区域之间骨髓的密度比右髋关节更高（如箭头 a 所示）。

在 DWIBS 图像（b）中，成骨性病变部位信号较弱，而其间的骨髓内可见高信号（如箭头 b 所示）。

综合这两种检查所见，推测成骨性改变是治疗带来的良性钙化，而其间的骨髓处出现了骨转移复发。

通过 DWIBS/CT 融合图像（c），能更直观地看出癌症在成骨性病变区域之间复发的情况。

图2 | 肺癌纵隔淋巴结转移：肺不张与转移区域的分界线

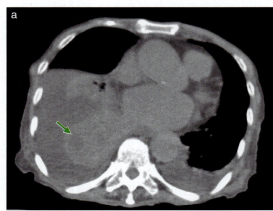
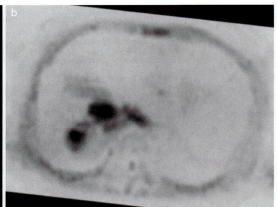
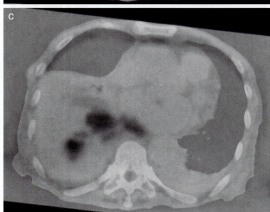

肺癌伴纵隔淋巴结转移导致肺不张、胸腔积液及右肺下叶肺不张区域内肺转移的病例。

在 CT（a）中，肺不张区域内的转移灶较周围不张肺组织呈略低密度（a→），但纵隔肿瘤与肺不张的边界因缺乏密度对比而显示不清。

在 DWIBS（b）中，胸水表现为相对低信号，肺不张呈现微弱信号，而纵隔淋巴结转移及肺不张内的肺转移灶则显示为高信号。

DWIBS/CT 融合（c）可直观显示肺不张与纵隔淋巴结转移的边界参考。

⑰ MR 注射器

傅法昌幸

注射器的发展趋势

对比增强检查需要什么？

- 对比剂（如注射器配方）
- 留置针（如20G和22G）
- 生理盐水注射器（20mL或50mL）
- 延长管（1～2m）

注射速度和针头之间有什么关系？

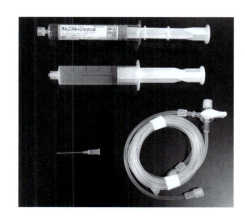

- 留置针使用时的参考标准
  - 24G：约1.5mL/s
  - 22G：约4 mL/s
  - 20G：约6mL/s

注射速度是多么快？ ➡取决于检查目的

- M RA：1～3mL/s
- 动态显像：1～5mL/s
- 灌注：3～10mL/s
- MRDSA：3～10mL/s

※可同时注射对比剂和生理盐水

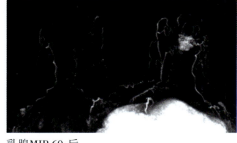

乳腺MIP 60s后
对比剂：1mL/s 7mL
生理盐水：1mL/s 7mL
※同时注射

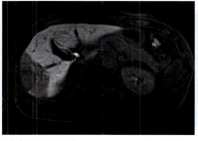

肝脏EOB 30s后
对比剂：1mL/s 7mL
生理盐水：1mL/s 7mL
※同时注射

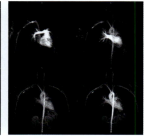

MRDSA
4mL/s 15mL

（数据由AIC八重洲诊所影像检查中心Nozomu Koyama博士提供）

技术事项　X

临床应用

需要注意什么?

● 由于使用较长的导管，需注意避免导管被床体夹住或与线圈等物勾挂。

● 留置针和导管的连接。

● 三通阀的方向。

有哪些注射模式?

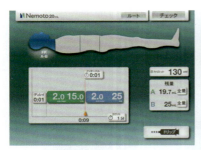 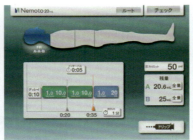 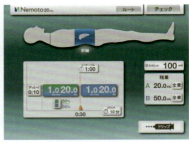

a　对比剂➡生理盐水
常用的注射方法是用生理盐水推入导管内的对比剂。

b　对比剂➡对比剂➡生理盐水
分两个阶段改变对比剂流速并延长持续时间的方法。适用于大范围成像。

c　对比剂+生理盐水（同步）➡生理盐水
同时进行注射，这种注射方法能够通过延长注射时间或使用少量对比剂来获得团注效果。

有哪些功能?

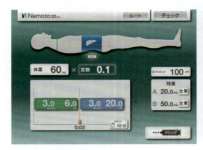 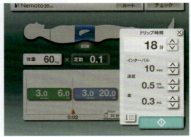 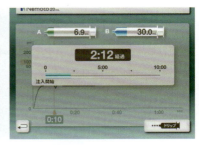

a　体重输入模式
通过输入体重，自动计算和设置每种对比剂用量的功能。

b　滴注模式
在确保血管通路通畅后，在对比剂注入前后持续注入生理盐水的功能。

c　经过时间指示
注入后能清晰地显示经过时间，是确保可以进行延迟成像的功能。

心脏检查过程

（min）

0	扫查
	Cine SA
	T2 SA
10	冠状动脉MRA
	Cire 2ch
	Cire 4ch
	Cine 3ch
20	负荷灌注
30	静态灌注
	用于LGE的Look-Locker
	第1次LGE（SA，2 ch，4 ch，3 ch）
	用于LGE的Look-Locker
40	第2次LGE（SA，2ch，4ch，3ch）

Cine 4通道视图

负荷通路
左臂22G留置针
→

对比剂通路
右臂置入20G留置针
抽吸生理盐水50mL以上
→

注意事项
通过三磷酸腺苷（ATP）进行的心肌负荷灌注MRI检查，在扫描过程中持续注入ATP是必不可少的。因此，有必要另外开辟一条注射途径，与必须快速静脉注射的对比剂注射途径分开。

冠状动脉MRA

ATP 0.14mg/（mg·min）（在6min连续输液过程中进行扫描）

进行稀释以便能够注入6min
例如60kg：0.14×60×6=50.4mg（=ATP）

对比剂剂量：体重x0.05mL
速度：4mL/s
生理盐水：20mL

开始注入ATP 2min后注入对比剂并进行成像。在成像过程中必须持续注入ATP。

对比剂剂量：体重x0.05mL
速度：4mL/s
生理盐水：20mL

停止ATP注射，开始成像

负荷灌注　　　静息灌注

在静息灌注结束后，立即追加相当于体重×0.05mL的剂量。在进行LGE检查时，对比剂的总给药量应为体重×0.15mL。追加给药结束后，大约1~2min开始进行LGE扫描［此时，通常距离首次静脉注射对比剂已经过去了约10min。在出现水肿的情况下，或者患有轻度心肌纤维化（如心肌病）时，有时只能在早期的LGE检查中观察到对比剂增强效果。因此，建议尽早开始扫描］。

第一次LGE扫描后立即开始成像。

由于可以对零时间点（Null point）进行稳定的LGE成像，因此可以确定完全纤维化（瘢痕）的范围。

LGE

共计：40~50min

（数据由AIC八重洲诊所影像检查中心Nozomu Koyama博士提供）

与"临床MRI安全操作指南"相关的产品(见下文)

MRI检查期间的安全管理

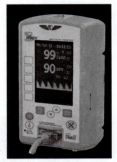

MRI脉冲血氧计
iMagox™

· 启动迅速,具备抗身体移动和低灌注能力的血氧饱和度(SpO_2)传感器。
· 配备3种传感器专用握柄,只需插入手指就能轻松佩戴(有小号、中号、大号)。

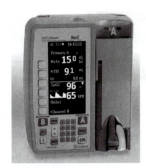

MRI输液泵
MRidium™ 3860 +

· 即使在儿科和急救现场也能适用,可进行0.1~1400 mL/h的宽泛流量设置。
· 能够连接现有的一次性注射器(10~50mL)。

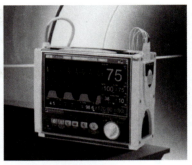

MRI兼容患者监护系统
Pimot

· 可以测量心电图(ECG)、动脉血氧饱和度(SpO_2)、呼吸频率、无创血压、呼吸末二氧化碳浓度($EtCO_2$),可选体温和药剂相关指标

对比剂使用的安全管理

● 不良反应的应对措施。
● NSF预防措施。

在设置屏幕中,可以查看
· 患者姓名
· 不良反应史
· 对比剂名称

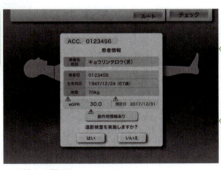

MR的CE界面

· 患者姓名
· eGFR值
· 不良反应史

RIS

· 所用对比剂的名称

※选项。
※取决于设施系统的规格。

参考资料

摘自《临床MRI安全使用指南》(2020年3月19日)

一般社团法人日本磁共振医学会
公益社团法人日本医学放射线学会

(3)MRI 检查中的安全管理
检查过程中要对患者的状态进行监测,必要时观察心率、血氧饱和度等,并建立利用能传达患者中止检查请求(患者紧急呼叫)系统的运行机制。构建紧急情况的备用系统,并编制操作手册。

(6)对比剂使用的安全管理
使用 MRI 对比剂时要获取患者的同意书。要具备应对 MRI 对比剂副作用、预防肾源性系统性纤维化(NSF)的教育内容以及应对措施的手册。此外,安全管理负责人和安全管理工作人员要定期(至少每两年一次)参加有关 MRI 对比剂的研讨会,以确保重要信息(如 MRI 对比剂使用注意事项的修订)得到广泛传达。

MIP:最大强度投影;MRDSA:磁共振数字减影血管造影术

⑱ 钆对比剂的安全性

神田知紀

　　钆（Gd）是一种重金属，对生物体有毒，且具有在生物体内蓄积的特性。当将钆作为对比剂注入人体时，会给其添加具有以下两种功能的螯合剂后再进行注射：一是确保钆在人体内不发挥毒性；二是使钆在注射后能迅速排出体外（如图1所示）。螯合剂的结构因上市的对比剂不同而有所差异，大致可分为线性型和环状型。环状型钆对比剂比线性型钆对比剂稳定性更高，但这两种螯合结构都非常稳定，均已作为对比剂应用。

　　急性不良反应是指在使用对比剂后1小时内发生的不良反应，包括红斑和荨麻疹等轻微不良反应，以及喉头水肿和过敏性休克等更严重、危及生命的不良反应。危险因素包括既往对比剂急性反应史、需要药物治疗的哮喘和过敏症。有风险因素的患者可以通过停止检查或更换对比剂类型等措施。关于类固醇预处理是否有效，目前的意见不一，而且并非总是必要的。

　　NSF是肾功能减退患者因使用钆对比剂而引发的副作用，会引起延迟性皮肤瘙痒和红斑，严重时会导致为脏器官纤维化甚至死亡。线性型钆对比剂的副作用更多，因此肾功能减退（eGFR≤30）的患者禁用线性型钆对比剂。环状钆对比剂在肾功能减退的患者中很少诱发NSF，目前仅列为相对禁忌。对于肾功能减退且必须使用钆对比剂的患者，在充分说明发生NSF的风险后，可以考虑接受环型钆对比剂。

图1 | 环状型钆对比剂的螯合物结构

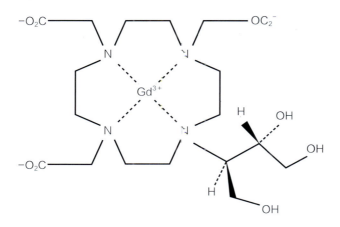

钆（Gd）对比剂在体内的蓄积问题，在过去几年里受到了广泛关注。引发这一问题受到关注的契机是，有报告指出，多次使用线性钆对比剂的患者，在T1加权像上小脑齿状核和苍白球逐渐呈现高信号（图2）。而环状钆对比剂几乎不会出现这种现象，由于线性钆对比剂的螯合物不稳定，因此推测其会残留在脑内。在解剖的组织中也检测到了钆，这也证明了使用线性对比剂后人体组织中会有钆残留。

另一方面，目前尚无钆残留对人体造成不良影响的报告，不同国家对钆残留问题的应对措施也有所不同。在日本，原则上禁止使用线性钆对比剂，仅允许对有环状钆对比剂副作用史的患者使用。肝特异性钆对比剂虽然属于线性钆对比剂，但由于没有可替代的对比剂，目前仍不受使用限制。

近年来，排泄到环境中的钆对比剂也备受关注，欧洲泌尿生殖放射学会（ESUR）指南第10.0版也提及了这一问题。注入人体的钆对比剂会随尿液排出并扩散到环境中，近年来河流和海洋中的钆浓度逐渐升高。虽然目前也没有特别报告显示其对人体有影响，但考虑到钆在人体和环境中的蓄积情况，钆对比剂的使用应控制在最低必要限度。

图2 | 注射钆对比剂后小脑齿状核T1加权像高信号

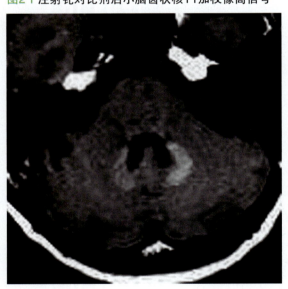

临床应用

① 概论

高原太郎，原留弘樹

● 主要是指通过强T2加权图像仅突出显示水的图像。

广义

狭义

主要呈现水的成像。
- 长TE（>120ms）
- 脂肪抑制（＋）
- 厚切片（10～50mm厚）
  ➡ 整体成像。

除了水之外，周围的结构也会被显现出来。
- 中等TE（约100ms）
- 脂肪抑制（－）
- 薄切片（3～5mm厚）
  ➡ 局部图像。

≈T2加权像

T1加权像"水成像"

● 原本就是T1值较短的液体（会浓缩胆汁及残留物的肠液）
● 经过对比增强处理的液体（MRU、MRA）

图1 | 含有残留物的肠液

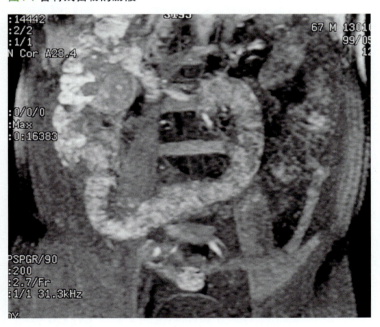

　　对于T1值较短的液体，没有固定的术语，但"T1增强水成像"这一术语可能是合适的。图1所示的例子属于此类情况。

单切片法和多切片法

图2 | MRCP方法

	单切片法	多切片法（或3D）（有脂肪抑制）		多切片法（无脂肪抑制）
		MIP 图像	原图	原图
切片厚度	厚	厚（根据原始图像计算）	薄	薄
TE	长（300 ~ 1000ms）	中（100ms 级）	中（100ms 级）	中（100ms 级）
评价内容	整体图像	整体图像	局部图像（有脂肪抑制）	局部图像（无脂肪抑制）
成像的示意图	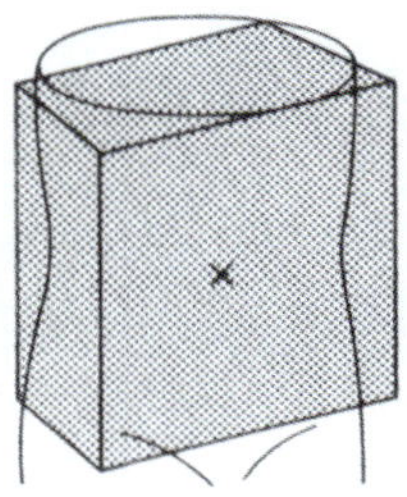	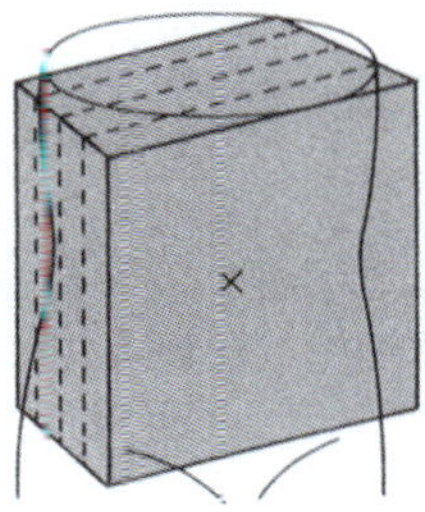	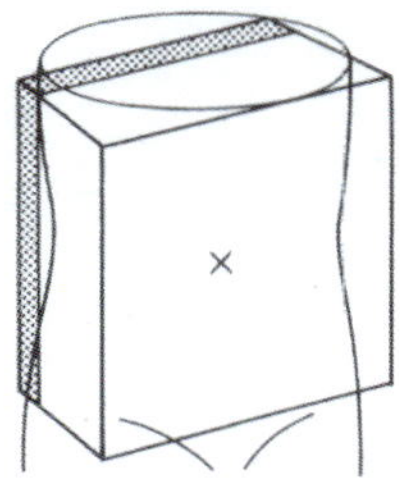	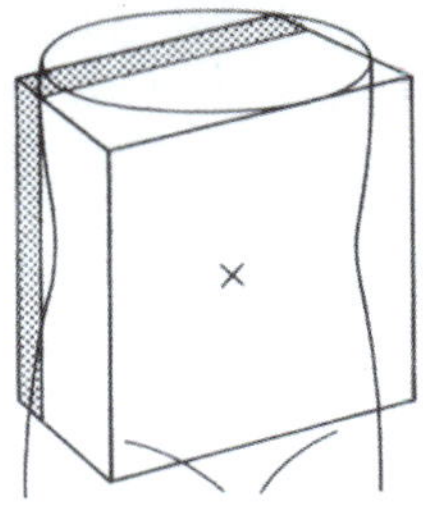
图片示例	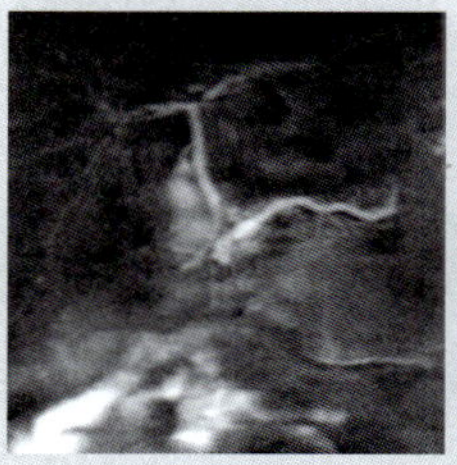	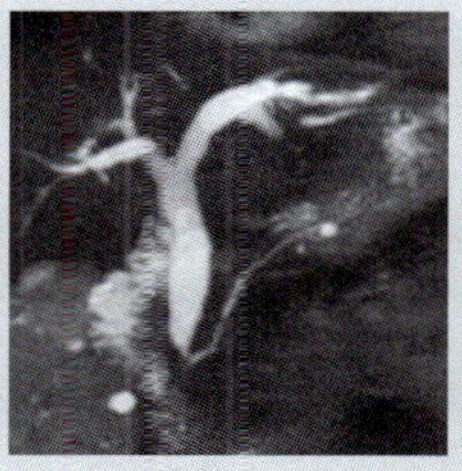	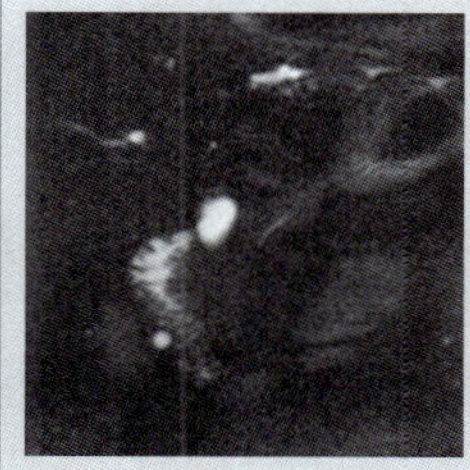	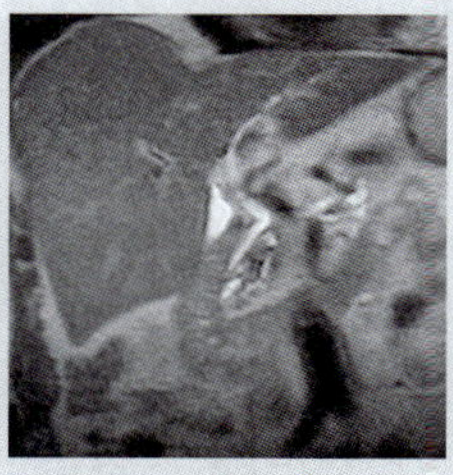
备注	不可能向任何方向投影。	在 3D 有时出现模糊的情况。	了解液体部分的细微结构。	了解液体部分和周围脂肪组织之间的关系。

- 适当结合使用较厚（约5cm）和较薄（1~2cm）的单层扫描法，以确保检查无盲点。

- 就多切片方法（脂肪抑制）而言，由于胰管连续性差，二维方法已日渐式微，采用导航回波的三维扫描法是目前的主流。

切片厚度与最佳TE值之间的关系

随着切片厚度的增加，背景信号强度也会增加。因此，需要注意的是，最佳TE值会随着切片厚度的变化而变化，如图3所示。

图3 | 最佳切片厚度与有效TE之间的关系

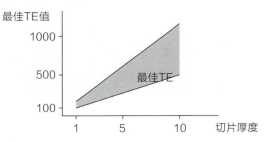

图4 | MRCP中的切片厚度和有效TE

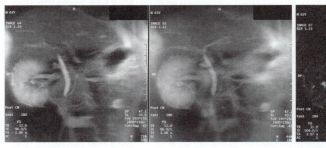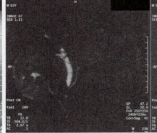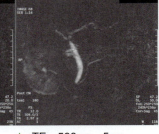

a　TE=96ms，2cm　　b　TE=96ms，5cm　　c　TE=500ms，2cm　　d　TE=500ms，5cm

当TE=96ms时，由于背景信号低，2cm分辨率更好。相反，当TE=500ms时，由于背景信号低和信噪比低，5cm的切片效果更好。因此，有必要根据有效的TE选择相应的最佳层厚。

液体体积与信号强度之间的关系

当被测物相对于切片厚度[*1]足够小时，液体体积和信号强度会显示出很好的相关性。

重叠部分，由于切片厚度中所包含的液体量较多，所以会显示出高信号。在进行影像判读时，需要留意重叠部分的信号增强情况。

图5 | 液体体积与信号强度的关系

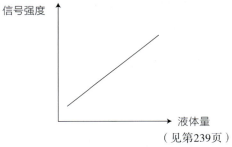

（见第239页）

图6 | MRCP中液体体积（重叠）与信号强度之间的关系

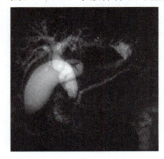

[*1]大致是指被显像物体（液体）的厚度为切片厚度的70％以下时。

MRCP：磁共振胰胆管成像

② SSFSE 和容积

小林邦典

单次激发快速SE（SSFSE）

> 在单次激发快速SE T2加权图像（厚切片）中，体积和信号强度大致成正比。

当然，测量对象仅限于T2弛豫时间较长的物体（液体）。这种方法不能直接确定绝对量，但其特点是可以轻松确定相对体积的变化。

```
┌─────────────────────────────┐
│ 无论物体的形状多么复杂        │
└─────────────────────────────┘ ┐
                                  ├── 也能保持相称性
┌─────────────────────────────┐ ┘
│ 即使形状随体积变化而改变      │
└─────────────────────────────┘
```

将自来水装满外科手套，在减少水量的同时反复使用 FASE 进行成像（图1）。从图像中得出的相对信号强度与相对容量之间呈现出正比例关系（图2）。

图1 | 装满水的手套

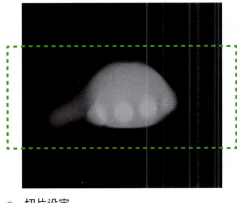 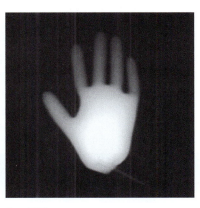

a　切片设定 　　　　　　　　　　　b　ROI

2 DFASE（东芝：VISART）层厚100mm，TE 500ms，ETS 5ms

图2 | 相对体积与信号强度之间的相关性

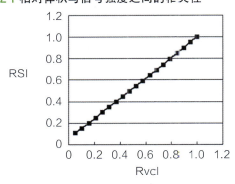

相关系数=0.99
y=0.051+0.944x
RSI：相对信号强度
Rvol：相对体积

当切片边缘的线性关系无法保证时

图3显示了切片厚度设置为100mm时的切片轮廓。当测量物体的厚度接近切片厚度时，体积和信号强度之间的线性关系会降低，因为切片两端的激励不足。根据切片轮廓，设备A的可靠范围约为切片厚度的60%，设备B约为30%。图4显示了两种设备均采用设定切片厚度70%进行测量的结果。

图3 | 设备A和设备B的切片剖面图

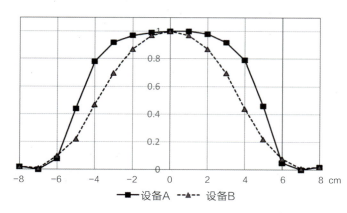

图4 | 信号强度随体积变化而变化

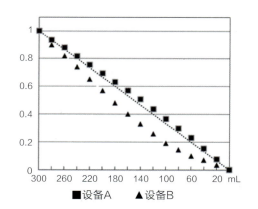

临床应用

由健康志愿者进行的饮水胃排空功能检查（图5）。在饮用300mL水后立即开始，每隔15s进行一次定时成像。可以将胃内液体随时间减少的情况捕捉为相对信号强度的变化（图6）。

图5 | 饮水胃排空功能检查

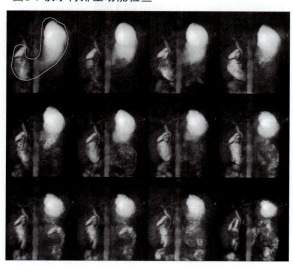

图6 | 信号强度随时间的变化

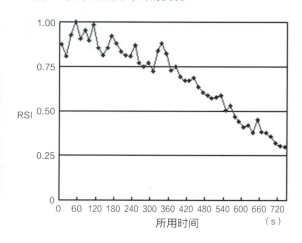

注意事项

- 体积和信号强度之间的关系取决于切片轮廓。
- 切片轮廓取决于所使用的设备和成像序列，应在测量前预先掌握。
- 以固定接收增益进行测量。

  如果使用的是动态扫描程序，则没有问题，但如果在扫描过程中暂停，则液体接收器增益或接收器增益有可能因液体容积变化而改变。如果出现这种情况，信号强度就没有意义了。此外，如果体积减小，如饮水胃排空功能测试，则没有问题，但如果体积增大，则应注意信号溢出。

- 尽可能抑制背景信号。

  背景信号的存在是导致低估体积变化的一个因素。应使用精确的脂肪抑制和较长的TE，尤其是在使用较厚切片进行测量时。

- 即使测量对象的形状或本积发生变化，ROI的大小也不会改变。

  一般来说，MRI设备获得的信号强度是一个平均值。在这种情况下，通过固定待测空间（ROI面积×切片厚度）来确定体积和信号强度之间的比例关系。如果感兴趣区域的大小发生变化，例如由于运动等原因，则该区域的总信号强度（感兴趣区域内所有像素信号值的总和）可用于精确测量。

FASE：快速不对称自旋回波；TE：回波时间；ETS：回波列间距；RSI：相对信号强度；Rvol：相对体积；ROI：感兴趣区域

③ MRCP 易出现的错误

入江裕之

● MRCP出现问题的关键环节
  ·成像和重建方法的问题   ·采用了不同程度的T2加权   ·磁化率伪影

如果是因为成像和重建方法的问题➡一定要查看原始图像！

● 遗漏缺损的情况	➡ MIP图像、单投影图像
● 运动伪影	➡ MIP图像
● 高估了狭窄程度	➡ MIP图像

在MIP图像和单投影（single-projection）图像中，由于部分容积效应，小的缺损会显示不出来，看上去好像消失了。因此，对小结石的评估需要在原始图像上进行。在MIP图像中，运动伪影也不容忽视。如果呼吸屏气做得不好，会导致出现假性狭窄或假性扩张。此外，MIP重建有高估狭窄程度的倾向，当在MIP图像中发现有狭窄时，需要在原始图像或单投影图像上进行确认。

图1丨胆结石病例

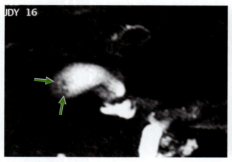

a 原始图像   b MIP图像

原始图像（a）显示胆囊有多个小缺损（→），但在MIP图像（b）中看不到任何缺损。

T2加权程度的差异➡一定注意序列！

● 缓慢血流的显影	➡ HASTE：T2加权不明显
● 浓缩胆汁、血性胆汁显示不佳	➡ True RARE：T2加权明显

理解用于磁共振胰胆管造影（MRCP）的序列的T2加权程度非常重要。例如，HASTE序列的T2加权程度相对较弱，因此门静脉和肝静脉等缓慢血流会显影，有时会与胆管混淆。另一方面，True RARE序列的T2加权程度较强，存在难以显影浓缩胆汁和血性胆汁的问题。

图2｜门静脉成像

使用HASTE序列的MRCP：在（a）图中，门静脉显影（→），这可能会与右侧副肝管相混淆；而在采用true RARE序列的MRCP（b）图中，门静脉未显影。

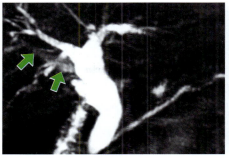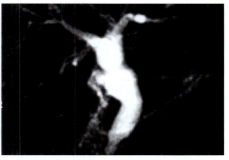

a　MRCP（HASTE）　　　　　　　b　MRCP（true RARE）

图3｜血性胆汁示例

由于存在血性胆汁，胆总管内的胆汁出现T2缩短现象。不过，在使用HASTE序列的MRCP（a）图中，可以看到胆总管显影（→）；而在采用true RARE序列的MRCP（b）图中，胆管系统未显影。

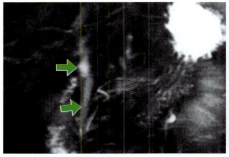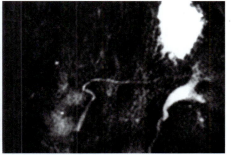

a　MRCP（HASTE）　　　　　　　b　MRCP（true RARE）

磁化率伪影

> ● 金属：手术夹、IVR线圈等。
> ● 消化道内的空气。

图4｜PTPE线圈引起的肝内胆管假性狭窄【→】

金属手术夹和IVR线圈会产生磁化率伪影，成为假性狭窄或假性梗阻的原因。胃肠道中的空气也会造成磁化率伪影，但较少见。

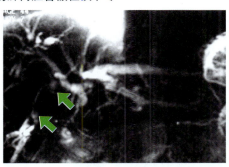

注：腹腔镜胆囊切除术用的手术夹
→由于采用钛金属结构，因此不会产生伪影！

源于解剖学或生理学因素

> ● 易与病变混淆的解剖结构　● 禁食期间的胰管假性狭窄
> ● 十二指肠乳头旁区域　　　● 动脉所致胆管假性狭窄
> ● 胆道积气（Pneumobilia）

易与病变相混淆的解剖结构

➡调整角度和厚度，可以参考Boesdel®（Felicelts®）说明！

胃十二指肠液

- 胃皱襞之间的胃液➡胰腺导管扩张?
- 十二指肠球部➡胆囊颈部?
- 十二指肠憩室、肝囊肿、肾盂、输尿管➡胰腺囊肿?

通过MRCP可以观察到流动性较小的液体。因此，消化道内的液体、泌尿系统中的尿液以及周围脏器的囊性病变自然也会被显影出来。为了避免这些情况的干扰，有必要考虑成像的角度和厚度，确保成像范围不包含目标区域以外的部分。消化道内的液体可以通过服用Borsdel®（一种胃肠道对比剂）和Telicelt®（一种对比剂）轻松消除。

图5 | 易将十二指肠球部误认为是病变

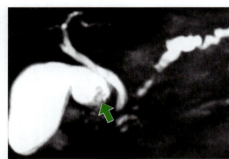

十二指肠球部看起来像胆囊的颈部，球部内的空气也被显像为缺损（→），从而易与胆结石混淆。

图6 | 全胃切除术

注：Borsdel®口服溶液四水氯化锰合物溶液。每袋250mL中含有36mg四水氯化锰（以锰计为10mg）。具有很强的T2缩短效应，可作为MRCP成像时的消化道阴性对比剂使用。

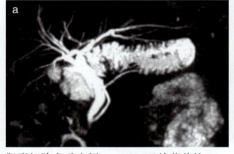
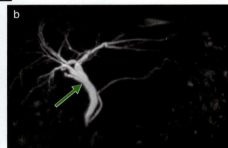

胆囊切除术后病例。Boesdell®给药前的MRCP（a）中，小肠液的高信号明显，干扰了尾部主胰管和胆总管中段的显影。使用Boesdel®（b）后，小肠液的高信号完全消失，胰尾部主胰管和胆总管中段的轮廓清晰，可明确诊断胆道变异（残余胆管与肝内胆管右后支汇合，右后支与肝总管低位汇合（→）。

胆道积气➡轴向图像很重要!

图7 | 胆道积气

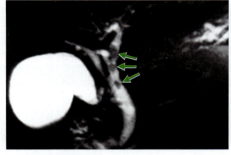
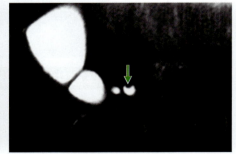

a MRCP冠状位像   b MRCP轴位图像

胆管积气易与胆管结石相混淆。胆管积气与结石的鉴别要点在于，在轴位图像上，结石会沉向背侧，而胆管积气会浮向腹侧。对胆管结石的评估，轴位MRCP是必不可少的。在常规的冠状位MRCP图像（a）中，可以看到胆总管内有充盈缺损（箭头所示），疑似结石。而在轴位图像（b）中，充盈缺损位于胆总管的腹侧，由此可知是胆管积气。

図8 | 胆总管内的流
动伪影（→）

注意：流动伪影！！

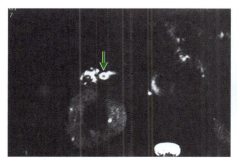

胆汁呈现间歇性流动，有时在
MRCP轴位像上可观察到胆管缺
损。其鉴别要点在于缺损通常位于
胆管的中部。

> 注意胆管的中心位置！

动脉造成的胆管假性狭窄➡ True FISP具有诊断价值

- 肝右动脉➡肝总管、左肝内胆管　● 胃十二指肠动脉➡中段胆总管

图9 | 胆管假性狭窄

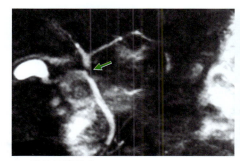

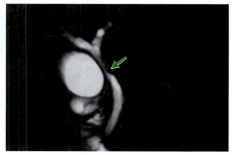

a　线状假性狭窄　　　　　　　　　b　偏心性压迫

由于与胆管相邻的动脉搏动，有时会出现胆管系统的假性狭窄。右肝动脉导致的肝总管假
性狭窄较为常见，其次是右肝动脉导致的左肝管假性狭窄、胃十二指肠动脉导致的胆总管
中段假性狭窄。右肝动脉导致的假性狭窄多呈现线状（a：→），胃十二指肠动脉导致的多
表现为偏心性的压迫移位（b：→）。采用稳态采集图像的GRE序列中的true FISP技术，能
使胆管和血管都呈现高信号，因此便于了解胆管和血管的位置关系，对诊断假性狭窄很有
帮助。

乳头附近

- 嵌顿结石的假阴性　　　Oddi括约肌收缩⇒假性狭窄

图10 | Oddi括约肌收缩
导致的假性狭窄

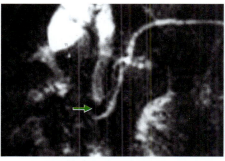

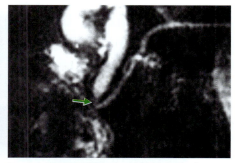

a　Oddi括约肌收缩时：假性狭窄（＋）　　b　Oddi括约肌松弛时：假性狭窄（－）

结石在胆汁背景下，会呈现为高信号中的低信号区域。由于乳头附近的胆总管下段较细，
嵌顿在该部位的结石周围胆汁较少，所以难以显影。同时，还需要注意因Oddi括约肌收缩
导致的胆总管下段假性狭窄。即便在胆总管下段发现狭窄，也不能仅凭一次检查就做出判
断，需要间隔一段时间后再次成像，以排除Oddi括约肌收缩的影响。在图像a中，可见胆总
管末端有狭窄（箭头所示），但间隔一段时间后拍摄的图像b显示，Oddi约肌松弛，胆总管
末端的狭窄消失（箭头所示）。

MIP：最大强度投影；HASTE：半傅立叶获取单发涡轮回波；True RARE：真实弛豫增强快速采集；MRCP：磁共振胰胆
管成像；GRE：GRIDient Echo；True FISP：真实稳态进动快速成像

Borsdel®（对比剂）向胆总管反流

在Oddi括约肌功能障碍的病例中（例如由于十二指肠乳头切开术），十二指肠内溶液可能倒流到胆总管。在这种情况下使用Borsdel®进行MRCP检查时，Borsdel®可能会回流到胆总管，由于其T2缩短效应非常强，胆总管下段的信号强度可能会降低，从而影响该区域的诊断（使用Felicelz®时这种现象不太明显）。如果有十二指肠乳头切开术等病史的患者，建议在使用Borsdel®之前先进行MRCP检查。

图11 | 胆总管切开术后病例

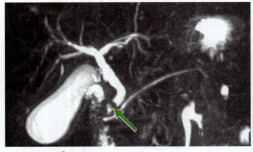 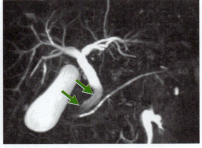

a Borsdel®给药前 　　　　　　　　　　　b Borsdel®给药后

Borsdel®给药前的MRCP（a）显示胆总管下部有阴影缺损（→），诊断为结石。Borsdel®给药后MRCP（b）显示，胆总管下部信号减弱（→），未发现结石。

注意：锰是Borsdel®的主要成分，口服后，部分从肠道吸收并随胆汁排出体外。据报道，给药后超过20min进行MRCP成像可能会导致胆管成像效果下降。Borsdel®还具有很强的T1缩短效应，如果在用药后立即进行动态增强扫描，图像质量可能会下降，因此在这种情况下，应在动态增强扫描完成后再给药。

普美显对比增强MRI中的胆管显影消失

普美显（Gd-EOB-DTPA）是一种肝细胞特异性对比剂，被广泛用于肝脏肿瘤的MRI诊断。这种对比剂会被肝细胞吸收并随胆汁排出体外，因此在肝功能正常的情况下，胆管系统在肝细胞期会出现明显的T1和T2缩短。如果在此阶段进行MRCP，则根本无法显示胆管系统，因此如果需要进行MRCP，则必须在使用普美显之前进行。

图12 | 胰腺体IPMN随访观察病例

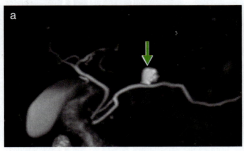 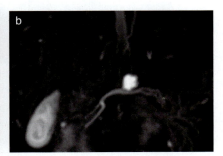

Gd-DTPA造影后的MRCP（a）显示胰腺体有一个囊性病变（→），似乎是一个分枝型导管内乳头状黏液性肿瘤（IPMN）。随访期间，超声检查怀疑肝脏有一个小结节，于是进行了普美显对比剂增强MRI。肝细胞期成像后进行了MRCP成像（b）。肝内胆管至总胆管完全未显影，胆囊颈部也显示不清。

④ MRU 磁共振尿路造影

小澤由莉子

成像方法：参见"①概述"（第294页）。

尿液的排泄路径

- 尿液由肾脏产生，从肾盏流经肾盂进入输尿管，在输尿管的蠕动作用下被输送到膀胱。
- 当输尿管通过时会出现生理性狭窄（肾盂输尿管连接部、髂总动脉交叉部和膀胱壁贯穿部）。
- 磁共振尿路造影（MRU）是一种能够从起始部到膀胱整体显示这些弯曲输尿管的序列，在检查输尿管结石等方面很有用。

> - 血尿
> - 输尿管扩张（结石）
> - 尿道检查➡首先，采用MRU检查尿路情况。

检查步骤

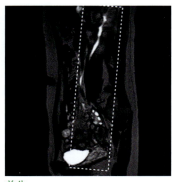

首先...
由于肾脏略微位于背侧，而膀胱位于腹侧，因此显示输尿管应相应地采取斜冠状位成像。

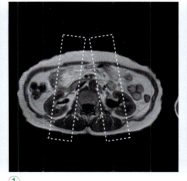

①
MRU图像首先在矢状位采集，以准确划分左右输尿管。避开中央脑脊液（CSF）可减少MRU以外的高信号，使其更容易被观察到。

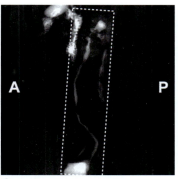

②
在矢状面上确认输尿管的走行范围。由于输尿管存在弯曲的部分，所以要注意确保观察完整无遗漏。同时需要留意，左右两侧输尿管的形态可能会有所不同。

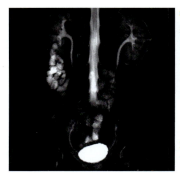

③
获取从肾脏到膀胱的MRU图像。即使在这种状态下，如果输尿管扩张，也很容易看到，但由于残留的背景信号，很难完全观察到。有必要进行一些重建，使其尽可能接近良好的图像（见下页）。

【成像条件】
2 D-MRU；单次TSE，FOV：350，厚度：60mm，矩阵：360，TR：8000ms，TE：850ms，成像时间：8s

技术事项

临床应用 一

重要提示：连续成像和动态观察（cine MRU）

> 不要满足于一次成像！通过连续成像，观察输尿管的蠕动。

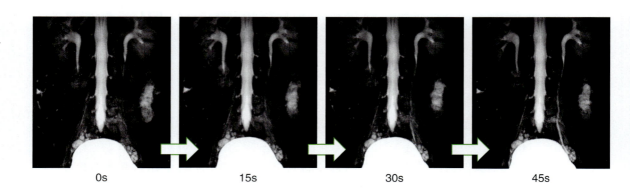

| 0s | 15s | 30s | 45s |

仅进行一次成像可能无法获得良好的MRU图像。这是因为输尿管的蠕动在扩张和非扩张区域之间交替进行。为避免这种情况，应反复进行屏气成像，以获得可持续观察蠕动的MRU图像。图像之间的间隔时间应尽可能短，以保证时间上的连续性并便于观察尿流，但应避免饱和度的影响。在重复屏气成像的情况下，这个问题不会出现，因为指令发出间隔时间一般为6～8s。采用相干梯度回波（balance SSFP）时，可以进行单次屏气成像。

如有必要，还可以添加MRU图像，因为MRU图像是矢状拍摄的，可以很好地观察膀胱流入区域。

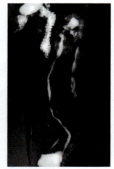

矢状位

病例：右侧双肾盂和双输尿管

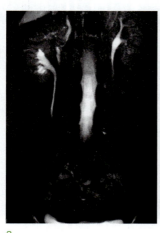

a

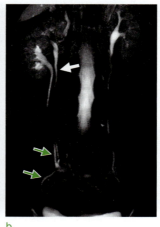

b

在这种情况下，重复2D-MRU成像非常有用。

仅进行一次成像后很难获得良好的MRU图像（a）。不过，经过反复屏气成像，可以获得尿液从重复的肾盂排出的MRU图像（b:⇨）。此处，还确认了重复输尿管在底部合并为单一管道延续至膀胱的解剖信息（b: →）。

2D和3D，屏气和呼吸同步

2D MRU成像的时间分辨率高，对患者造成的时间负担小，因此在筛查方面非常有用。

3D MRU成像空间分辨率高、信噪比大，非常有价值，但它通常与传统的呼吸同步成像一起进行，而呼吸同步成像在成像筛查时非常耗时。此外，从原理上来说，它受肠蠕动的影响很大，因此可能无法获得良好的图像（见下图）。

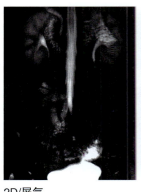 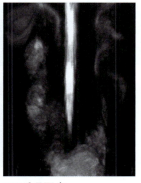

2D/屏气 　　　　　　　　　3D/呼吸同步

另一方面，压缩感知等图像重建技术的改进也使成像速度进一步加快。虽然空间分辨率不如呼吸同步法，但现在甚至可以进行3D屏气成像；创建MIP的能力有助于去除肠道信号和多方位观察。

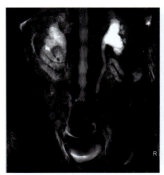 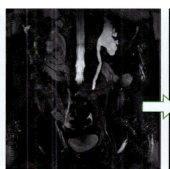 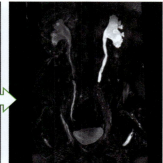

2D/屏气 　　　　　　3D/屏气（full MIP）　　　　3 D/屏气（full MIP-cut）

【成像条件】

屏气3D-MRU；Multi shot TSE，FOV：400，层厚：2mm，切片：50，矩阵：512，TR：1435ms，TE：500ms，ETL：150，CS SENSE：4，成像时间：17s

各自的优缺点！依据用途灵活选用

	2D/屏气	3D/屏气	3D/呼吸同步
时间分辨率	○	△	×
空间分辨率	△	△	○
曝光时间	○	○	×
MIP	×	○	○

为了更清晰地显示

①使用利尿剂

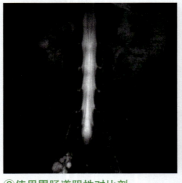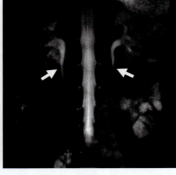

使用呋塞米等利尿剂时，其利尿作用会使尿液排出体外。*

检查前不能喝水，但与常规不同的是，应避免在磁共振检查前几个小时禁食禁饮，因为这会导致脱水。

*呋塞米®1/4 A+10mL 生理盐水静脉注射，等待2～3min进行成像。

②使用胃肠道阴性对比剂

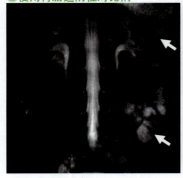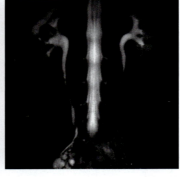

残留的胃肠道信号可能会影响MRU的信号强度，使其难以看清，建议口服胃肠道阴性对比剂，并间隔一定时间后再检查。约20～30min后成像，可获得具有抑制背景图像的良好MRU图像。*

* Borsdel® 120mL饮用型

使用对比剂的MRU

- 注意T2缩短效应的影响
- 考虑使用小剂量对比剂

动态成像后，由于对比剂的T2缩短效应的影响，输尿管会消失而无法清晰显影。通过减少对比剂的用量，可以抑制T2缩短效应，从而获得良好的MRU图像。

以往，采用的方法是以1mL/s的注射速度注入2mL的Gd – DTPA，然后用20mL的生理盐水进行冲洗。对比剂会在全身循环并被稀释，然后通过肾脏排泄。最快大约3min左右，对比剂就会开始流入肾盂肾盏（详细内容请参考存档版本）。

近年来，所使用的对比剂已逐渐转变为钆布醇，其获批使用剂量已减至0.1mmol/kg，为原来的一半。如果将上述剂量配制成约10%的对比剂稀释溶液，推测使用约5%的对比剂稀释溶液进行注射，也能够获得同等质量的MRU图像（见右图）。

[成像条件] 3D FS T1W（GRE）；FOV：360，层厚：15.mm，切片：100，矩阵：512，FA：10，TR：3.057ms，TE：1.54ms，ETL：90，SPAIR，成像时间：17s

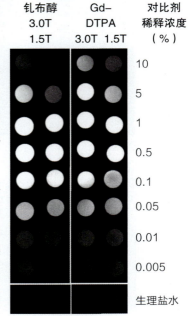

钆布醇 3.0T 1.5T	Gd–DTPA 3.0T 1.5T	对比剂稀释浓度（%）
		10
		5
		1
		0.5
		0.1
		0.05
		0.01
		0.005
		生理盐水

GRE：GRadient Echo b；SSFP：Balanced Steady State Free Precession；SNR：Signal to Noise Ratio；MIP：Maximum Intensity Projection；FOV：Field Of View；TSE：TSE；TR：重复时间；TE：回波时间；ETL：回波序列长度；CS：压缩感知；FA：翻转角度；SPAIR：波谱衰减反转恢复

⑤ MR 脑池造影和 MR 脊髓造影

長縄慎二

MR脑池造影（MR cisternography）

成像方法

① 将脑池中的颅神经、血管和病变以阴影缺损的形式呈现出来，且不需要对比剂。

② 需采用三维方法的重T2加权成像。

　▶确保在流动的CSF中获得高信号，并勾勒出精细的颅神经、血管和其他结构。

③ 采用轴位断层进行成像。

　▶对双侧内耳道、内耳器官和三叉神经进行高效成像。

④ 主流成像序列：FR（Fast Recovery[*1]、Restore、T2 plus和DRIVE等）–3D–FSE[1]和3D–CISS2）[*2]

⑤ 新兴成像序列：SPACE、VISTA和CUBE等可变翻转角的3D–TSE。

[*1] FR脉冲是一种强制恢复纵向磁化的脉冲，即使TR相对较短，也能获得高信号。它在耗时的3D成像中非常有用。

[*2] 3D–true fISP（true SSFP、FIESTA、平衡TFE）[3]成像速度快，但易因磁敏感效应而出现条纹状伪影，因此不适合用于确定人工耳蜗植入适应证的判定。可用于紧急情况下的内耳道的初步筛查。

成像要点

● 主要适应证

　• 颅神经源肿瘤

　• 神经血管受压

　• 确定人工耳蜗植入适应证

　• 迷路病变（畸形、炎症、出血、肿瘤）

　• 用于解剖的内淋巴水肿图像（磁共振蝶形图上的内淋巴和外淋巴均为高信号）

图1 | 左前庭神经鞘瘤

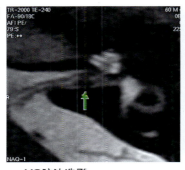 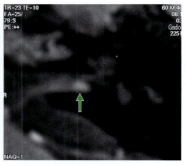

a　MR脑池造影
前庭神经源性肿块表现为脑脊液缺损（→）。

b　对比增强T1加权图像
肿瘤明显强化（→）。

图2 | MR脑池造影的假阳性表现

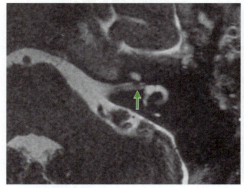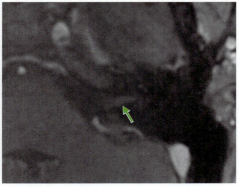

a　磁共振脑池造影　　　　　　　　　　b　对比增强T1加权图像

在内耳道的顶端部分，内耳道的骨性隆起可能会在MR脑池造影中显示为缺损图像，有时类似肿瘤的表现（a：→）。应进行矢状面重建或采用Gd对比增强扫描来确认（b：→）。

图3 | 迷路炎

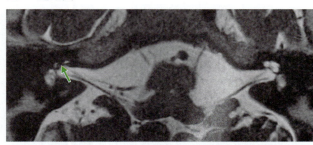

a　MR脑池造影原始图像

前庭和半规管有缺损，耳蜗淋巴液腔也有缺损（→）。

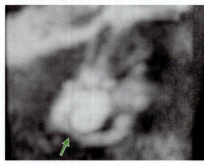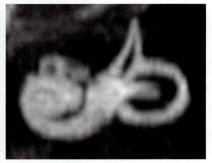

b　MIP图像　　　　　　　　　　c　正常人图像

与正常人的图像（c）相比，耳蜗淋巴液腔（b:→）的缺陷非常明显。

MR脑池造影显示的图像有缺损，这是由于迷路内的炎症、钙化和蛋白质水平升高导致肉芽形成，以及出血导致淋巴液T2值缩短。与正常耳朵的MIP重建图像相比，异常情况非常明显。

● 判断人工耳蜗适应证[2,4]

- 耳蜗淋巴腔无缺陷（创建迷路的MIP图像）。
- 耳蜗神经正常形成。
- 有无迷路畸形（检查耳蜗轴是否有缺陷等）。
- 内耳道是否扩张（若存在扩张，可能导致手术中淋巴液喷出）。
- 中耳腔是否存在炎症（活动性炎症是手术的禁忌证）。

MR脊髓造影（MR myelography）

成像方法

①将脊髓腔内的脊髓、神经根、马尾、血管成像。
②显示压迫脊髓腔的骨质增生、韧带增厚、椎间盘突出等病变的影响。
③无需对比剂。

* MR脊髓造影是一种利用椎管内的脊髓液腔是液体这一事实进行的水成像技术。通过检查水成像中的"非水部分"，可以间接观察到脊髓液内的脊神经根、马尾和血管的状态。由此，可显示骨质增生、椎间盘病变等对脊髓腔造成的压迫。这种方法不需要用对比剂。

成像要点

● 颈椎到上胸椎：脑脊液（CSF）流速较快。也易受肢体运动（如搏动、吞咽和呼吸）的影响。
  ➡将头尾方向设为相位方向，可防止脑脊液信号衰减（尤其是在RARE序列中）。平行成像在这种情况下非常有用。
  ➡最近，使用3D-true FISP（FIESTA，balancedTFE）已能获得优质图像。适合使用原始图像进行详细诊断。
● 胸椎下部至腰椎和骶椎：CSF流速较慢，受身体运动的影响较小，因此分辨率较高。

成像序列导致的差异

● 2D单切片摄影（厚层）[5]
  ➡RARE系统（SSFSE、HASTE、FASE等）在1~2s内拍摄一张图像，但多方位观察需进行多方向扫描。
● 2D多切片法、3D法（薄层）[6]
  ➡使用3D-RARE序列、3D-CISS或3D-true FISP；需同时观察原始图像，因为仅观察MIP会掩盖被CSF包裹的小病灶。

图4 | 2 D单切片（55mm厚）MR脊髓造影

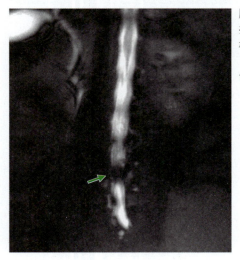

腰椎间盘突出（60岁，女性）。由于斜位拍摄，胆囊和胆总管也被显示出来。可以看到椎间盘突出造成的缺损（→）。
（2 D-FASE，TR ∞，TE 500，联合脂肪抑制）

图5 | 3 D-FASE薄层（2mm厚）

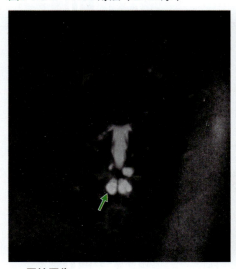

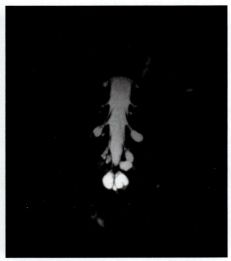

a　原始图像　　　　　　　　　　　　b　MIP图像

多发性骶管囊肿（40多岁女性）。在原始图像（a）中，可以看到在MIP图像（b）中不清晰的囊肿内分隔（→）以及椎管内的马尾神经。MIP处理后，与二维单切片法相比，空间分辨率和对比度都更优。

［1］Naganawa S, Koshikawa T, Fukatsu H, et al. Fast recovery 3D fast spin-echo MR imaging of the inner ear at 3T. AJNR 2002; 23: 299-302.
［2］Naganawa S, Koshikawa T, Fukatsu H, et al. MR cisternography of the cerebellopontine angle: comparison of threedimensional fast asymmetrical spin-echo and three-dimensional constructive interference in the steady-state segue-nces. AJNR 2001: 22: 1179-85.
［3］Tsuchiya K, Aoki C, Hachiya J. Evaluation of MR cisternography of the cerebellopontine angle using a balanced fast-field-echo sequence: preliminary findings. Eur Radiol 2004; 14: 239-42.
［4］Seitz J, Held P, Waldeck A, et al. Value of high-resolution MR in patients scheduled for cochlear implantation. Acta Radiol 2001: 42: 568-73.
［5］Tsuchiya K, Katase S, Hachiya J. MR myelography of sacral meningeal cysts. Acta Radiol 1999; 40: 95-9.
［6］Baskaran V, Pereles FS, Russell EJ, et al. Myelo-graphic MR imaging of the cervical spine with a 3D true fast imaging with steady-state precession technique: initial experience. Radiology 2003; 227: 585-92.

SE：快速自旋回波；CISS：稳态建设性干扰；TSE：涡轮自旋回波；true FISP：真正的快速成像与稳态前冲；RARE：FIESTA：采用稳态采集的快速成像平衡；TFE：平衡涡轮场回波；HASTE：半傅立叶采集单稳态回波；HASTE：半傅立叶采集单稳态回波；MIP：最大强度投影；FASE：快速不对称自旋回波；TR：重复时间；TE：回波时间

⑥ MR 羊膜腔胎儿成像（MRAF）

原田明典，扇 和之

成像方法

> ①以胎儿和羊水腔为目标，采用较厚的切片厚度（一般30～100 mm左右）的2D单切片技术，进行水成像[1~3]。
>
> ②联合脂肪抑制，以消除胎儿和母体的脂肪信号[2,3]。

成像要点

> 通过MR羊膜腔胎儿成像（MRAF），可以用于显像：
> - 胎儿体表和充满液体的脏器全貌：MR胎儿成像[1,2]。
> - 羊膜腔轮廓（羊水过多或羊水过少）、脐带、胎盘：MR羊膜腔胎儿成像[2,3]。

①根据成像目标（羊膜腔轮廓？胎儿的全貌？胎儿的肺部？等等……）正确选择合适的切面和层厚很重要！！

②在胎动强烈的情况下，以采取以下措施防止胎动伪影：

- 设置更短的回波空间。
- 同一切面的多次成像。

③同时采用传统的T2中度加权的二维多层扫描法获取MR图像，并与MRAF互补结合用于诊断。

图1 | 脐疝

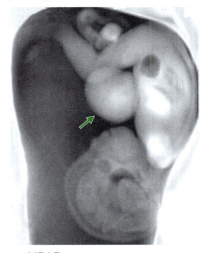

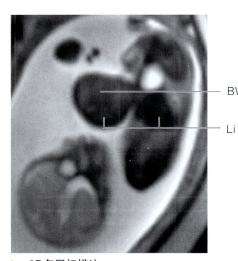

a MRAF
腹壁前方可见球状肿物，为脐疝的表现。清晰地显示出病变部位（→）和胎儿的全貌。

b 2D多层扫描法
传统的2D多层扫描法可用于确定疝内容物。
BW：肠；Li：肝

图2 | 四肢短缩症（先天性软骨发育不良）

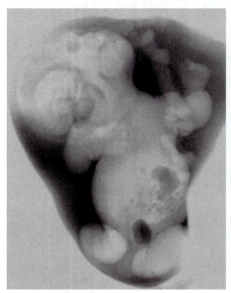

a　MRAF（冠状切面） 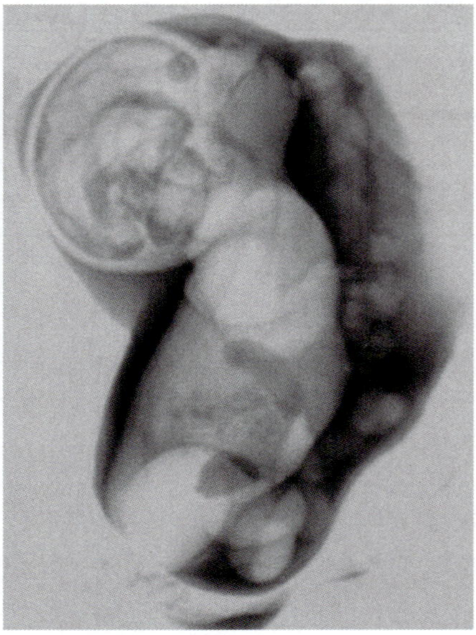　　　　　　b　MRAF（矢状切面）

冠状切面（a）和矢状切面（b）的MRAF可以很好地识别胎儿四肢和躯干之间的协调比例关系。

图3 | 充满液体的器官和病变显示

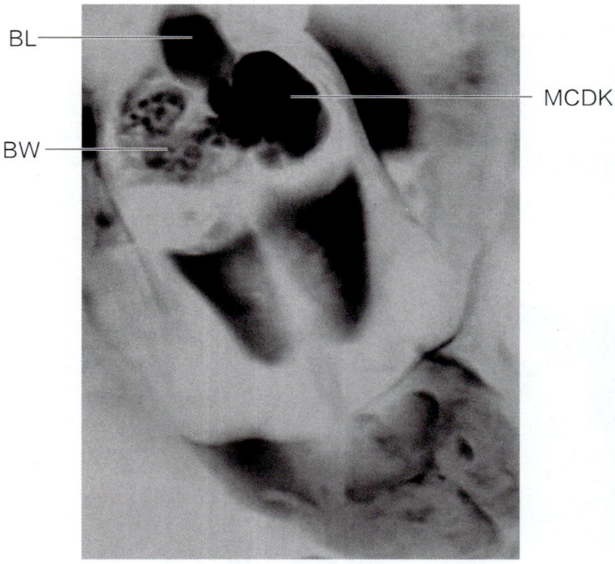

BL
BW
MCDK

膀胱（BL）和充满羊水的肺、肠道（BW）与多囊发育不良肾（MCDK）被清晰地显示出来。

图4 | 腹壁破裂

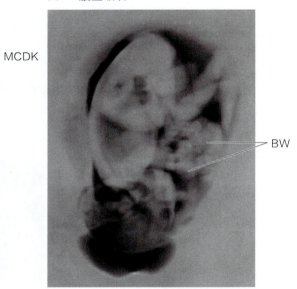

BW

胎儿肠道（BW）脱入羊膜腔。与图1的脐疝不同，此处显示的是未被疝囊覆盖的游离肠管。

图5 | 骶尾部畸胎瘤

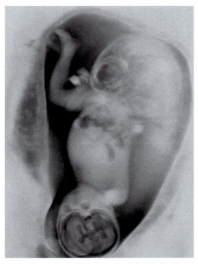

通过MRAF，不仅可以很好地描绘出肿瘤和胎儿的整体情况，还可以很好地描绘出肿瘤内部引起多囊性改变的情况。羊膜腔轮廓和胎盘形状也清晰可辨。

图6 | 二指肠闭锁症

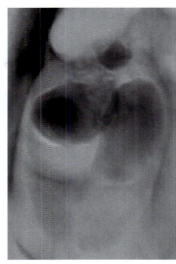

在含有液体的状态下，清晰地描绘出了明显扩张的胃的全貌。

图7 | 颈部脐带缠绕

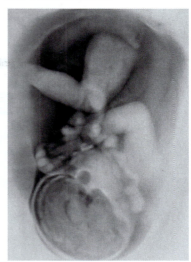

在MRAF中，脐带缠绕胎儿颈部的情况很明显。据报道，当颈部脐带缠绕程度较严重时，会对子宫内的胎儿和分娩过程产生不良影响。

图8 | 胎儿水肿

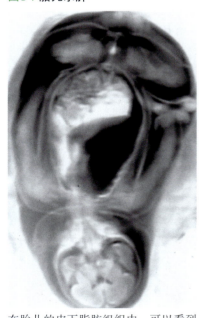

在胎儿的皮下脂肪组织中，可以看到明显的弥漫性水肿。同时发现了大量的胸水，将纵隔向对侧推移。

图9 | 先天性脑积水

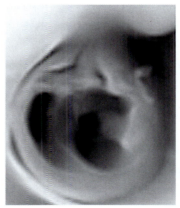

用MRAF清晰地描绘出了两侧脑室的明显扩张。

图10 | 双胎

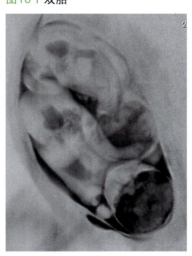

用MRAF可以清楚地看到双胎（双绒毛膜、双羊膜腔）的全貌。

[1] 寺腰博明，内山勝弘，江良謙一，ほか．MRIによる新しい胎児画像－胎児体表面画像（MR fetography）の考案－．日磁医誌 2000; 20: 138-49．

[2] Ohgi K, Toyoda M, Yokote H, et al. Fetal MR imaging with a half-Fourier rapid acquisition with relaxation enhancement sequence: the value of 2D single slice hydrography and cine-display. Proc ISMRM 2001; Med 9: 2081.

[3] 豊田真規子，扇 和之，横手宏之，ほか．胎児MRIにおける2Dシングルスライス法のhydrographyおよびシネ表示の有用性．日本医放会誌 2001; 61: S185-6．

[4] 島田信宏．羊水胎児造影．東京：南山堂; 1978．

① 急性脑梗死弥散加权成像

井田正博

超急性期脑缺血（脑梗死）的MRI诊断要点

①弥散加权成像已经可以检测到不可逆的组织损伤。

②诊断大脑皮层主干分支的阻塞情况并检测灌注异常。

→①和②差别在于是否存在半暗带。

- 脑缺血超急性期影像诊断的目的并不是早期发现梗死，而是早期发现可治疗的区域，从而进行治疗。

- MRI诊断的关键是在患者到达医院后尽快进行检查：①通过弥散加权成像发现不可逆损伤；②继而识别主干动脉与皮质分支的闭塞情况以及皮质分支区域的异常灌注。最后根据①和②之间的差异（弥散–灌注不匹配）来评估是否有半暗带。

- 在进行MRI之前要先进行CT，以排除出血。不过，在可以紧急进行MRI的医疗机构中，并不总是有必要仅仅为了排除出血而进行CT检查。

  - 磁共振成像还可以诊断超急性脑出血（见表1和第330页"脑实质内出血的诊断"）。

- 在进行急诊MRI之前，应查明患者的病史和既往史（有无高血压、糖尿病、心房颤动），包括发病时间。在开始治疗和进行对比剂增强灌注成像时，应选择靠近尺侧皮静脉的静脉，确保有可靠的静脉通路（留置针和带阀的延长管）通向患者的心脏。此外，在进入MRI扫描室前的等待期间，

表1｜超急性脑缺血的MRI诊断方法
超急性脑缺血的MRI方案（EBARA医院卒中科）

成像方法	（上排）诊断梗死的主要结果 /（下排）次要结果
1. 弥散加权像	及早发现因缺血导致的细胞水肿→不可逆的组织损伤
2. FLAIR	**诊断皮质支阻塞（动脉内信号）** 也可以用于诊断急性至亚急性蛛网膜下腔出血
3. T2* 加权像或 SWI	**可显示主干至皮质支闭塞（磁敏感征象）**
4. MR 血管造影	**可显示 Willis 动脉环的形态以及动脉粥样硬化程度** 还可检测未破裂的病变
5. T2 加权像	**可显示陈旧性梗死病史、颈内动脉的流空信号** 也能显示超急性期血肿（氧合血红蛋白）。
6. 对比增强灌注图像	**弥散 – 灌注不匹配评估** （以排除不符合溶栓治疗条件者）。
7. 造影后 MRA（对比增强 3D GRE 法）	**评估侧支血管的灌注情况** 可检测静脉窦血栓、动静脉畸形、巨大动脉瘤；原始图像还可用于评估椎动脉–基底动脉夹层、前庭神经和面神经，以及检测静脉窦血栓。
8. 弥散张量成像	用于确定病变的位置，以及评估病变与锥体束和视交叉的关系。

应通过普通胸部X线检查是否存在心衰（因为患者在治疗期间会有液体输入）并检查心电图（即使没有心电图机，也要检查脉搏是否规则，排查是否有阵发性心房颤动）。

- 确保正确解读紧急情况下进行的MRI结果非常重要（在紧急情况下，例如下班后，不仅需要放射科医生，还需要神经内科和神经外科医生能够进行诊断）。

通过弥散加权成像诊断超急性脑缺血

①弥散加权成像能最早且可靠地检测出脑缺血造成的组织损伤（细胞水肿）。
②在弥散加权图像上显示高信号，在ADC图像上ADC值降低。
③如果患者存在急性发作的神经系统症状，而T2加权图像上没有发现，而弥散加权图像上有高信号，则首先应考虑是急性脑缺血。

- 弥散加权成像可在最早阶段检测出因灌注不足造成的组织损伤。在弥散加权图像呈现高信号，ADC值降低（图1）。
- 在脑缺血的超急性期，细胞水肿导致的限制性扩散环境被认为是扩散能力降低的原因。造成这种情况的因素包括：
    - ①由于缺血导致ATP生成减少，质膜上的主动运输功能下降［细胞内Na^+，Ca^{2+}浓度（升高）→细胞内含水量增加］。
    - ②由于细胞内细胞器被破坏，细胞内黏度增加 }
    - ③细胞水肿导致细胞间隙变窄 } → 扩散环境受限
- 如果患者有急性发作的神经系统症状，弥散加权图像呈高信号，而T2加权图像未见异常，则首先要考虑超急性脑梗死（ADC值降低）。
- 相反，如果患者有急性发作的神经症状，但T2加权图像上有高信号且无弥散异常，则可排除超急性梗死（ADC值升高）。
    - 可逆性后部脑病综合征（PRES）就是一个典型的例子（图2）。

图1 | 心源性栓塞
发生1小时后，男性，70岁

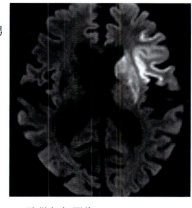 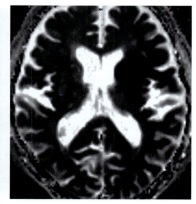

a 弥散加权图像
左侧大脑中动脉外侧纹状动脉区至皮质分支区上干区域可见高信号病变。

b ADC图像
在同一区域观察到ADC值下降。

图2 | 可逆性后部脑病综合征（PRES）

女性，20岁。主诉：抽搐发作。妊娠39周。妊娠高血压（HDP）。计划入院待产期间出现全身抽搐发作和意识障碍。癫痫发作18小时后进行MRI检查。

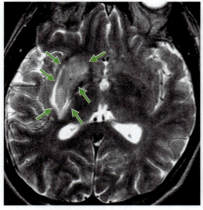
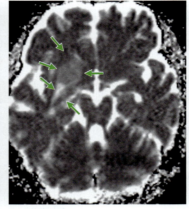
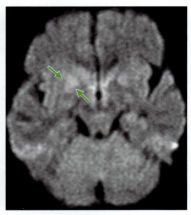

a T2加权图像	b ADC图像	c 弥散加权成像
可见右侧基底节区域的高信号病变（→）。	右侧基底节区域病变的ADC值升高。	

在右侧基底节区的部分病灶中有轻微高信号（→），但结合ADC图像，可以看出弥散加权图像上的高信号是T2透射所致。急性期的T2加权图像显示高信号，但弥散能力没有降低，表明并不是急性梗死；发病第15天的T2加权像（未显示）显示信号异常已消失，表明病变是可逆的。

弥散加权图像显示高信号不可逆

- 在脑缺血的超急性期，大多数弥散加权图像上的高信号（弥散能力降低）都是不可逆的，最终会进展为梗死灶。
  - 在发病1小时以内就已经出现大范围弥散功能降低的病例中，往往是由于栓塞性阻塞且没有侧支血流代偿，局部脑血容量和脑血流量也显著降低。即便在发病1小时以内，这种情况也已经属于不可逆。
- 在少数情况下，弥散能力的轻度降低可能是可逆的。
  - 在发病初期，缺血程度较轻，弥散加权成像上没有信号变化，或者仅有淡薄的高信号（ADC值仅有轻微降低）的区域，存在可逆的可能性。
- 在脑缺血的超急性期，弥散加权图像高信号（弥散能力降低）是不可逆的表现，不适合进行溶栓治疗。
  - 对于主干或皮质分支闭塞的病例，仅检测到弥散异常不足以进行超急性梗死的影像诊断，还必须评估周围是否存在弥散-灌注不匹配。

弥散-灌注不匹配

①存在比弥散异常区域范围更广的灌注异常区域（弥散-灌注不匹配）。
②弥散异常区域代表最终梗死的最小范围，灌注异常区域代表梗死的最大范围。
③弥散异常区可在灌注异常区内向最终梗死方向扩大。
④不匹配区域中可能存在半暗带。

- 在动脉系统闭塞部位附近没有侧支血液供应，从灌注压最低的缺血中心部分，即缺血程度最大的区域（缺血中心）开始，弥散能力就会降低。
- 在主干和皮质分支闭塞时，灌注异常区可能比弥散异常区更宽。发病24小时内的弥散异常区会随着时间的推移逐渐扩大，最终与灌注异常区一起形成梗死。
  - 灌注异常区域代表最终梗死的最大范围，弥散异常区域代表最小范围。
- 灌注异常区域与弥散异常区域（即灌注异常但尚未出现弥散异常的区域）之间的差值就是弥散–灌注不匹配，在这一区域内可能存在一个经治疗仍可逆转的区域（可治疗的缺血半暗带）。
  - 在穿通动脉闭塞（腔隙性梗死）中，当弥散异常已经出现时，基本已处于弥散–灌注匹配的阶段。

表2丨阿替普酶静脉溶栓治疗的适应证（原则上）

从神经病学角度看
①在发病后 4.5h 内（如有可能在 3h 内）开始给药。
② NIHSS 评分 ≥ 4 分，但 < 26 分。
③ 3 个月内未发生严重脑血管意外。
从成像诊断角度来看
①排除颅内出血。
②确认动脉闭塞部位：虽然没有特定的临床类型适应证标准，但皮质支闭塞的病例符合条件 　a）从主干至皮质支，FLAIR 动脉内信号。 　b）从主干到皮层分支的 T2* 加权图像，SWI 显示磁敏感血管征。
③存在弥散 – 灌注不匹配区域。
④认为弥散异常区域是不可逆的。

图3丨扩散–灌注不匹配的概念

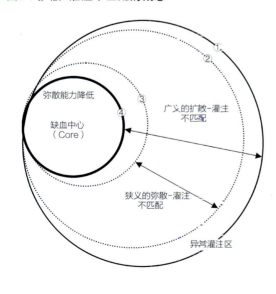

①广义的不匹配（①～④）：
达峰时间（TTP）延长。

②可恢复的半暗带：
（②～③：狭义的不匹配）：平均通过时间（MTT）延长、局部脑血容量（rCBV）增加，局部脑血流量（rCBF）轻度减少

③已经不可逆转的不匹配区域：
rCBV、rCBF降低、ADC值正常或轻度降低

④缺血中心（⇒最终发展为梗死）：
rCBV和rCBF明显降低，ADC值降低

FLAIR动脉内信号

① FLAIR显示超急性期闭塞皮质分支的高信号图像。

②可作为对比增强灌注成像的适应证指标。

- 在诊断超急性缺血时，不仅需要检测弥散异常，还需要检测主干闭塞和皮质分支闭塞导致的灌注异常区域。
- FLAIR描绘了具有高信号（FLAIR动脉内信号）的闭塞皮质分支[1]（图4）。
  - 容易发现，因为它们被描述为阳性征象。
- 在GRE T2*加权图像和SWI上，导致阻塞的血栓或栓子表现为局部磁感应强度的变化（低信号），反映了其内部脱氧血红蛋白的浓度的变化（磁敏感血征象标志）。
- 表示栓子或血栓引起的栓塞和远端灌注异常（血流速度延迟）。
  - 动脉内信号的分布范围大致与灌注异常的范围（TTP延长区）相对应。
  - 与MRA显示的闭塞一致（TOF效应消失）。
  - 在慢性梗阻患者中，MRA上的TOF信号会消失，并且不会出现动脉内信号。
- 可以作为对比剂增强灌注成像的适应证指标。
  - 如果动脉内信号的分布范围大于弥散能力降低的范围，则存在弥散–灌注不匹配。
  - 即使无法进行对比增强灌注成像，也能预测弥散–灌注不匹配。
- 图5所示病例的发病时间为1小时40分钟，患者处于超急性期，因此考虑了溶栓治疗的指征。

①由于上干区域（①）的rCBV和rCBF都已明显降低，扩散能力也已出现下降，可以认为是不可逆的。

②中干区域（②）显示灌注异常，但rCBV和rCBF仅轻度下降，可视为可治疗的半暗带。

③由于存在半身不遂和完全失语（运动+感觉），表示中干区域的神经症状已经出现。

④溶栓可能会导致上干出血性梗死，而中干部可能是可逆的，发生出血性并发症的风险较低。

图4 | FLAIR动脉内信号

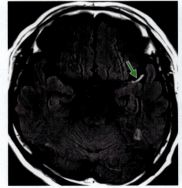 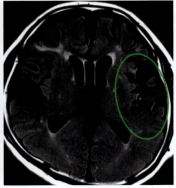

左侧大脑中动脉可见FLAIR动脉内高信号（→）。从左侧大脑谷到左侧侧裂沟观察到连续的线状或点状高信号（○）。正常一侧的右侧大脑中动脉未观察到异常信号。

⑤在该病例中，考虑到挽救中干区域免遭梗死影响有助于改善预后和生活质量，在知情同意后进行了经静脉溶栓（通过缓慢静脉输注80万单位TPA）。术后血压得到了充分控制。

⑥最终梗死情况正如溶栓治疗前预测的那样，上干区域发生了最终梗死（h: →），并出现了少量出血性梗死（h: *），但占位效应很小。中干区域未发生梗死（h: ②），患者的偏瘫和失语症状得到了改善。

图5 | 栓塞性梗死的超急性期

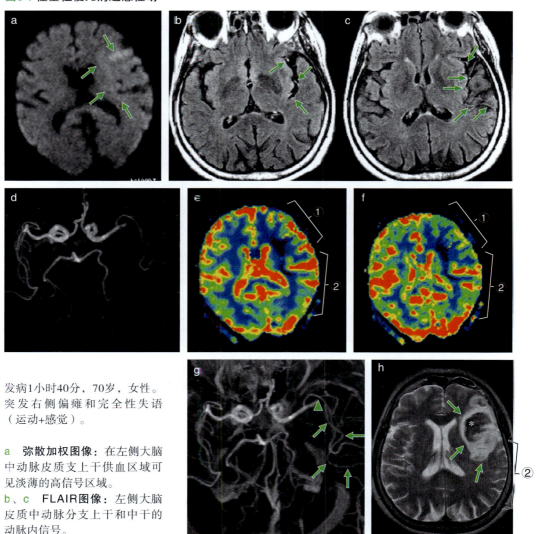

发病1小时40分，70岁，女性。突发右侧偏瘫和完全性失语（运动+感觉）。

a　弥散加权图像：在左侧大脑中动脉皮质支上干供血区域可见淡薄的高信号区域。

b、c　FLAIR图像：左侧大脑皮质中动脉分支上干和中干的动脉内信号。

d　MRA：左侧大脑中动脉M2近端闭塞，上干和中干TOF信号消失。下主干通畅。因此，上干区被认为处于弥散–灌注匹配状态，中干区处于弥散–灌注不匹配状态。

e　（rCBV）对比灌注图像

f　（rCBF）对比灌注图像：上干区域（①）的rCBV和rCBF明显下降。但中干区域（②）rCBV和rCBF仅有轻微下降。

g　对比增强MRA

h　T2加权图像：中干和上干可见管腔增强效果，提示可能存在通过软脑膜侧支循环的血流。

❶急性脑梗死弥散加权成像　**321**

弥散加权图像中的高信号有时是可逆的

- 在超急性期脑缺血中，大多数弥散加权成像高信号区都是不可逆的梗死区。但小部分可能是可逆的（可逆性细胞水肿）。

- 在发病初期，缺血程度较轻和只有微弱高信号的区域（ADC值略有下降），这种情况可能是可逆的。

- 除超急性脑缺血外，其他类型细胞水肿也可能是可逆的。例如，在惊厥后脑病中，细胞性水肿通常是可逆的。

图6 I 可逆扩散异常病例

男性，80岁。左侧大脑中动脉栓塞，发病90分钟。右侧偏瘫和失语。

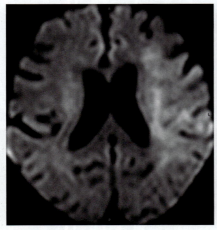 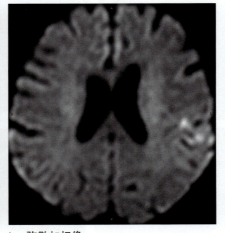

a 弥散加权像
与左侧大脑中动脉相比，该区域出现淡淡的高信号。

b 弥散加权像
经过取栓治疗后实现了血管再通，患者的右侧偏瘫和失语症得到了改善。虽然部分区域仍可见终末梗死，但大部分弥散异常是可逆的。

T2*加权像和SWI

- 在对磁感应强度变化敏感的GRE T2*加权图像上，或在SWI图像上，可以看到急性期栓子内脱氧血红蛋白或血色素造成的局部低信号。这是皮质分支闭塞的一个重要征象。

- SWI对磁感应强度的变化更为敏感，空间分辨率也更高，可显示出盗血灌注状态，从灌注异常区域内反流的皮质静脉因脱氧血红蛋白浓度升高而出现明显的低信号。

图7 | 右侧大脑中动脉（M1远端，栓塞）

心源性栓塞发病2小时

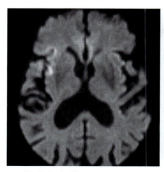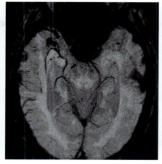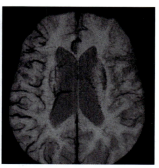

a 弥散加权像	b SWI	c SWI

a：在右侧大脑中动脉岛叶动脉供血区域发现局限性高信号。

b：在右侧大脑中动脉M1段远心端观察到局限性低信号，这是由于栓子内的脱氧血红蛋白导致磁化率发生变化，从而呈现出低信号（磁敏感征）。提示右侧大脑中动脉M1段远端存在栓塞性闭塞，以及右侧大脑中动脉皮质支供血区域的灌注异常。然而，弥散异常区域仅局限于右侧大脑中动脉岛叶动脉，存在广泛的弥散－灌注不匹配现象。

c：观察到从弥散－灌注不匹配区域引流的皮质静脉内脱氧血红蛋白浓度升高，提示处于"灌注不良"状态。

通过弥散加权成像诊断超急性脑缺血：与CT的比较

CT中的脑缺血超急性期的早期征象：

①灰质密度降低导致灰质/白质对比度降低。

②基底节轮廓模糊不清（由于基底节中央灰质密度降低）。

③脑水肿导致脑回轻度肿胀，脑沟模糊不清。

④在大脑动脉皮质支的近端，有时能看到栓子呈现为高密度影（致密征）。

不过，有时很难将其与因动脉硬化导致的血管壁钙化所形成的高密度影进行区分。

图8 | 心源性栓塞（发病2小时）

男性，70岁。突发左侧偏瘫，伴心房颤动。

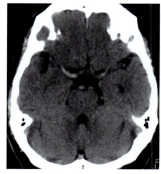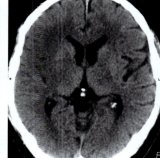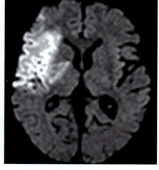

a CT图像	b CT图像	c 弥散加权成像（几乎与CT同时进行）

a：右侧大脑中动脉M1段的高密度MCA征。

b：大脑中动脉下侧纹动脉区和皮质支上干区的灰质密度降低，灰质/白质对比度降低，这也可以通过CT诊断出栓塞性脑梗死的超急性期。

c：细胞水肿导致的信号效应高于CT。

- ①和②与弥散能力降低一样，被认为是不可逆组织损伤（细胞性水肿）的表现。虽然其灵敏度和特异度比弥散异常稍低，但在3～6小时以内的栓塞症中是经常出现的表现。
  - 不过，成像条件和读片能力造成的差异也很大，因此需要采用能使皮质/白质对比度充分的成像方法，并且读片医生也需要接受相关训练。
  - 在栓塞的超急性期，通过弥散图像检测细胞水肿也是基于这一早期征兆。
- 与栓塞症相比，弥散加权成像对缺血程度较低的血栓形成和腔隙性梗死更有价值。
- 对于症状严重的主干栓塞，CT很容易做出诊断；但对于穿通动脉水平的梗死，患者表现出的神经症状相对较轻，则需要弥散加权图像来确定是否需要住院治疗。

> 弥散加权图像对于动脉粥样硬化性血栓梗死和腔隙性脑梗死的超急性期诊断是必需的。

图9 | 动脉粥样硬化性血栓梗死（发病1小时）

男性，80岁。几天来反复出现短暂性脑缺血发作；1小时前发病，伴有左侧不完全瘫痪和构音障碍。

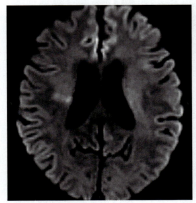 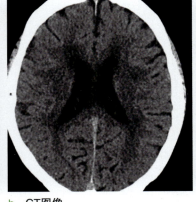 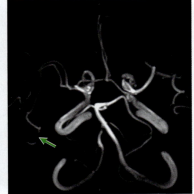

a 弥散加权图像	b CT图像	c MRA
来自右侧大脑中动脉皮质末支至髓质动脉水平的局部高信号。	CT显示无异常。	右侧大脑中动脉M3段出现动脉粥样硬化性管腔不规则狭窄（→）。

表3 | 根据临床表现分类的脑梗死发病机制

临床表现	发病机制	原因	急性期治疗
栓塞性梗死	栓塞	心源性（左心耳血栓脱落并发心房颤动） 动脉源性（颈内动脉起始部斑块破裂和继发性血栓脱落）	取栓疗法 血栓溶解术
动脉粥样硬化性梗死	血栓栓塞 血流动力学问题	主干至皮质支水平动脉粥样硬化 主动脉血栓脱落→栓塞（动脉源性栓塞） 主干动脉闭塞导致灌注压降低	抗血小板治疗
穿通动脉梗死	动脉硬化 血栓栓塞	高血压导致的外周交通动脉脂质变性 起始部血栓导致的动脉粥样硬化性梗死 微小栓塞	微循环改善疗法

＊相同的机制

弥散加权图像的缺陷

①即使是在弥散成像时，也需要一段时间才能出现结果。

②腔隙性脑梗死和分支动脉粥样硬化性脑梗死需要一段时间才能出现高信号。

③无扩散异常的两种可能性：

- 无缺血（梗死）
- 弥散–灌注不匹配

→半暗带，即存在治疗的可能性。

④即使在弥散加权图像上没有发现异常，也不能排除梗死。

- 弥散异常不会在动脉闭塞或缺血发生后立即出现；在细胞水肿发展过程中，弥散能力会降低，从而导致弥散加权图像上出现高信号。
  - 如果闭塞发生在主干水平，如心源性栓塞，且缺血程度高，没有侧支血流，则从发病约30分钟起就会出现异常弥散。
  - 在动脉狭窄缓慢进展的动脉粥样血栓性梗死中，由于侧支血流可能建立，弥散异常出现的时间较长，缺血程度也不如栓塞那么大。
  - 在腔隙性和分支性动脉粥样硬化性梗死（即穿通动脉闭塞）中，缺血程度更小，弥散异常需要几个小时才能出现。
- 在发病24小时内，尤其是发病6小时内进行MRI检查时，如果未出现弥散异常，那么存在以下两种可能性：
  ①可能不存在因灌注异常导致的缺血（梗死）情况。
  ②相反，有可能出现了弥散 – 灌注不匹配现象。
- 在弥散 – 灌注不匹配的情况中，可能存在半暗带，也就是有可能符合溶栓治疗的适应证，因此需要通过灌注成像进行进一步详细检查。

图10 I 脑桥左旁正中动脉处的动脉粥样硬化性血栓梗死（发病4小时）

女性，80多岁。右侧偏瘫和头晕症状缓慢进行性加重。第2天，右侧偏瘫进一步恶化。

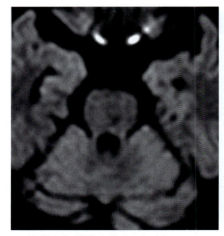

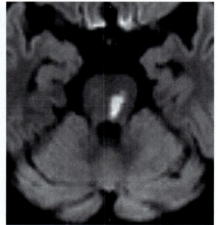

a 弥散加权图像（发病4小时）
后循环系统未见弥散异常。

b 弥散加权图像（第2天）
脑桥左旁正中动脉区域出现弥散异常。

① 急性脑梗死弥散加权成像 **325**

延髓外侧梗死的诊断

①即使在弥散图像上，脑干梗死也需要一定的时间才能发现。

②延髓外侧梗死中椎动脉夹层的发生率较高。

③需要对比增强3D GRE T1加权图像来评估椎基底动脉的管腔。

- 延髓外侧梗死会伴有Wallenberg综合征。
- 椎动脉V4夹层是延髓外侧梗死的常见原因。
  - 短TE的对比度增强3D T1加权图像（对比度增强MRA原始图像）有助于诊断椎动脉夹层。
- 由于弥散异常不会在发病数小时内出现，因此通过在对比增强3D T1加权图像上诊断椎动脉夹层或闭塞非常重要，因为椎动脉是延髓旋支的母动脉。

图11 I 延髓左外侧急性梗死
40岁，男性。

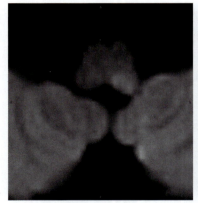 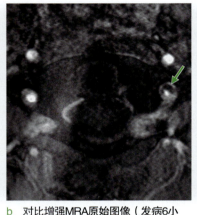 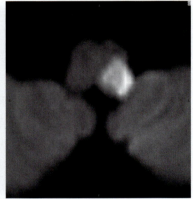

a　弥散加权成像（发病6小时）
延髓左外侧部分信号略高，但不确定。

b　对比增强MRA原始图像（发病6小时）
左侧椎动脉V3至V4（→）出现夹层和血栓形成的假腔。

c　弥散加权图像（第2天）
延髓左外侧有边界清晰的高信号。

脑梗死的分期和弥散图

①弥散成像和T2加权成像结果可用于对脑梗死进行分期。

②不过，要注意T2透射效应。

- 弥散加权图像也有助于诊断脑梗死的分期。亚急性期或更晚期的梗死在T2加权图像上显示高信号，结合弥散加权图像的结果，有助于诊断脑梗死的病程和分期（表4）。
- 在超急性期的细胞水肿之后，急性期又因脑血屏障被破坏而发生血管性脑水肿。
  - 血管性水肿会增加单位组织的含水量，导致T2加权图像上出现高信号。从第2天到亚急性早期，细胞性水肿和血管性水肿混合存在。

- 单纯性血管性水肿会导致细胞外液容量增加（细胞间隙开放）和局部含水量增加，从而导致T2加权图像呈现高信号并伴有弥散能力降低（T2透射效应导致弥散加权图像上的高信号，但ADC值增加）。静脉闭塞超急性期的静脉性水肿和可逆性后部脑病综合征（PRES）（见图2）就是典型的例子。
- 在慢性期，神经元坏死和胶质增生，细胞间隙扩大，细胞外液间隙扩张，导致弥散增加，弥散加权图像上出现低信号。

①在陈旧性梗死中发现急性梗死。
②对所有病例进行弥散成像，以避免漏诊急性梗死。

表4 | 脑梗死分期及弥散图像、T2加权图像和CT结果

分期	病情	MRI			CT
		DWI	ADC	T2 加权图像	
发病即刻	闭塞后，仅有灌注异常	无变化	无变化	无变化	无变化
超急性期	细胞性水肿	高信号	降低	无变化	早期征象
急性期	细胞性水肿 + 血管性水肿	高信号	降低	高信号	低吸收区
亚急性期	巨噬细胞、血管生成性水肿逐渐减少	高→（伪归一化）→低信号	降低→→升高	高信号（模糊效应）高信号	低吸收区（模糊效应）低吸收区
慢性期	坏死、吸收→瘢痕化	低信号	升高	高信号	低吸收区（脑脊液浓度）、萎缩

伪归一化：ADC值从下降到上升，在弥散加权成像上从高信号到低信号的过渡期间暂时恢复至正常或等信号水平。多在发病后1～2周左右出现。

模糊效应：发病后2周左右，随着血管生水肿的消失，CT上由于低吸收区密度增高会出现等吸收区和病变轮廓模糊；MRI上也会出现T2加权像高信号和T1加权像低信号的等信号和模糊，但不如CT上明显。

图12 | 1例多发性腔隙性梗死病例，弥散加权图像有助于检测急性梗死

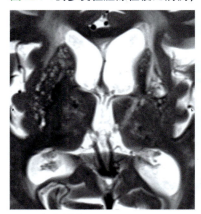

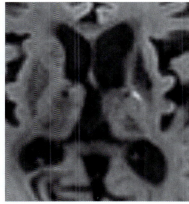

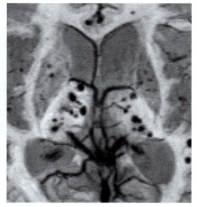

a T2加权图像
双侧壳核、双侧丘脑存在多发陈旧性腔隙性梗死状态。可以观察到呈现低信号的微小含铁血黄素沉着。无法从这些多发性陈旧性腔隙性梗死中识别出急性期梗死。

b 弥散加权图像
左侧内囊后肢，仅在左前脉络动脉区域发现局限性高信号（ADC值降低），诊断为高血压性腔隙性脑梗死急性期。

c 磁敏感加权图像
双侧丘脑、双侧壳核等处可见多发性微小含缺血黄素沉积。这一结果反映了穿支动脉粥样硬化的变化。

> $$\text{MRI信号强度}=N\,(H)\cdot\overset{\text{T1弛像}}{(1-e^{-TR/T1})}\cdot\overset{\text{T2弛豫}}{e^{-TE/T2}}\cdot\overset{\text{扩散}}{e^{-bD}}$$
>
> $$\overset{\text{质子}}{}$$
>
> b值越大，图像的扩散增强效果越好。

- 弥散加权像是在T2加权像的基础上，施加用于弥散加权的梯度磁场（MPG，其强度用b值表示）来增强弥散现象的图像，并非仅反映ADC值的图像。施加这个MPG需要较长的TE，因此也会反映组织的T2值。即使ADC值正常或升高，只要病变存在T2延长（在T2加权像上呈高信号），在弥散加权像上就可能呈现高信号。这种T2延长对弥散加权像的影响被称为"T2透射效应"。
  - "T2透射效应"是指在没有弥散能力降低，但因T2延长而在弥散加权像上呈现高信号的状态。
  - 即使弥散加权像上呈现高信号，如果T2加权像也为高信号，就一定要评估ADC值。
- 在脑梗死从急性期弥散能力降低向慢性期弥散增强转变的过程中，会有一段时间弥散加权像的信号和ADC值与正常情况相当，这种现象被称为"伪归一化"。
- ADC值在脑梗死发病7～10天后会恢复到正常水平，但由于弥散加权像会反映T2值（存在T2透射效应），其高信号消失需要14天以上，因此在脑梗死亚急性期，弥散加权像表现的随时间变化和ADC值的随时间变化存在不一致的情况。也就是说，ADC像出现伪归一化之后，弥散加权像才会出现伪归一化。

图13 | 脑梗死和T2透射效应

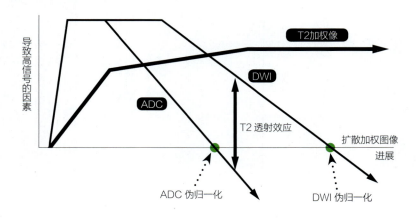

通过弥散各向异性确定脑梗死的位置

①各向异性扩散图像有助于观察与皮质脊髓束的关系。
②有助于区分脉络丛动脉前区梗死和丘脑梗死。

- 在诊断急性脑梗死时应注意弥散各向异性。
  - 不要将因与MPG的施加方向垂直的神经纤维的弥散各向异性导致的高信号误认为是梗死。
- 相反，弥散各向异性可用于脑梗死的定位诊断。
- 利用弥散张量进行纤维束追踪成像有助于诊断脑梗死的定位。

图14 Ⅰ 右侧丘脑梗死急性期

70岁，男性。左上肢瘫痪，左侧不完全偏瘫。

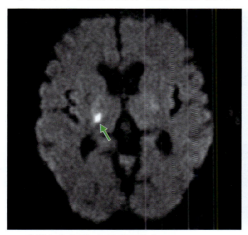

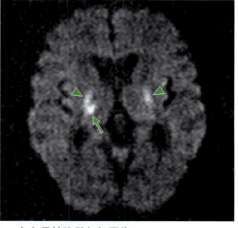

a 弥散加权图像（跟踪图像）
右侧丘脑外侧区域急性期梗死（高信号）
（→）。

b 各向异性弥散加权图像。
（仅在前后方向应用扩散加权梯度场）
在左侧内囊后肢的皮质脊髓束纤维，通过扩散各向异性呈现出高信号（▶）。急性期的高信号病变与右侧皮质脊髓束纤维的扩散各向异性表现不一致，并非右侧内囊后肢（右侧前脉络丛动脉供血区域）梗死，而是右侧丘脑外侧区域（右侧大脑后动脉丘脑膝状体动脉供血区域）发生的梗死。

图15 Ⅰ 左侧纹状体动脉区域梗死

急性右侧不完全瘫痪

利用弥散加权图像进行纤维束追踪成像。

内囊后肢的皮质脊髓束的部分纤维从左侧纹状动脉梗死区域（高信号病变）穿过，这与不完全瘫痪的表现相符（由东京大学放射科增谷先生的软件进行分析得出）。

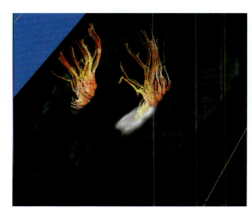

诊断脑实质内出血

> 超急性脑出血的MRI表现：
> ①弥散加权图像为高信号，边缘处为低信号。
> ②发病后即刻在T2加权图像上出现中度高信号。

- 脑实质内血肿的 MRI 表现会因血细胞中血红素铁的氧化－还原状态、细胞内外的分布[3]位置以及分布情况的差异而随时间发生变化（表5）。
- 发病后即刻的超急性期脑实质内血肿主要成分为氧合血红蛋白。氧合血红蛋白具有抗磁性，在T2加权像和T1加权像上均无信号变化。不过，由于血肿的水分含量，在T2加权像上呈轻度高信号，在T1加权像上呈轻度低信号。
- 发病数小时左右，血肿边缘会出现由脱氧血红蛋白导致的T2加权像低信号区。
- 在弥散加权像上，血肿中心呈高信号，而边缘则因脱氧血红蛋白的磁敏感效应呈低信号。
- 超急性期血肿从发病后即刻起，脑实质就呈现出不同的信号，因此在发病数小时内，T2 加权像和 T1 加权像上无明显表现的脑缺血等疾病与之较易鉴别（表6）。

表5｜脑实质内血肿的MRI表现：随时间变化

病期	血红蛋白的变化	分布	MRI 结果	
			T2 增强图像	T1 加权图像
超急性期	氧合血红蛋白	红细胞内	轻度高信号	轻度低信号
急性期	脱氧血红蛋白	红细胞内	低信号	低信号和等信号
亚急性期	高铁血红蛋白	红细胞内	低信号	高信号
	高铁血红蛋白	红细胞外	高信号	高信号
慢性期	含铁血黄素	红细胞外	低信号	低信号

图16｜高血压性丘脑出血超急性期（3小时后）

70岁，男性。

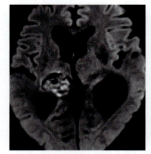 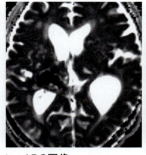 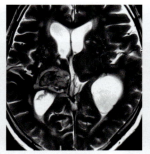 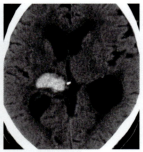

a　弥散加权成像　　　b　ADC图像　　　c　T2加权图像　　　d　CT图像

a：右丘脑高信号病变（氧合血红蛋白）。边缘和内部混合不均匀低信号（脱氧血红蛋白）。
b：ADC值降低，反映了血肿的黏度。
c：中度高信号（氧合血红蛋白），反映血肿含水量增加。边缘和内部出现低信号（脱氧血红蛋白）。
d：呈现较高的吸收区域。

表6 | 超急性期脑出血和脑缺血：MRI表现比较

超急性期脑出血	超急性期脑缺血
• 发病后立即观察到信号变化。 • T2加权图像→中度高信号，边缘部低信号，周边轻度水肿 • 弥散加权成像→高信号，边缘部因磁敏感效应致低信号	• 发病后即刻无任何发现。 • 血管性水肿引起的信号变化经过12小时以上才会在T2加权像上显示。 • 在弥散加权像上，发病约30分钟左右就可能出现相关表现，并且存在弥散异常区域<最终梗死区域<灌注异常区域的关系。

蛛网膜下腔出血的诊断

①超急性期在FLAIR上呈现高信号。

② MRA还可诊断动脉瘤破裂。

- CT是诊断蛛网膜下腔出血的首选检查；CT可显示高吸收区。
- FLAIR将急性蛛网膜下腔出血呈现为低信号脑脊液中的高信号[4,5]。
  - 质子密度加权图像同样呈现高信号。
  - 弥散加权成像也会显示蛛网膜下腔的高信号以及磁感应造成的伪影。
- 蛛网膜下腔出血的主要原因是脑动脉瘤（多为囊状动脉瘤）破裂。在急性期，根据血肿的主要位置可以估计动脉瘤破裂的位置。
- MRA也能诊断破裂的动脉瘤，当FLAIR检测到蛛网膜下腔出血时，也应通过MRA寻找破裂的动脉瘤。
  - MRA可从各个方向进行重建，有助于确定脑动脉造影DSA的最佳成像方向。
- 外伤性蛛网膜下腔出血主要发生在直接外力作用的部位，即沿颅骨冠状面（coup）以及额叶和颞叶底部（contra coup）区域。其成因多为脑表面血管断裂或出血性脑挫裂伤穿孔所致。常合并急性硬膜下血肿和脑挫伤。
- 当难以区分外伤性出血还是动脉瘤破裂导致的蛛网膜下腔出血时，MRA是评估是否存在动脉瘤的一种无创方法。

图17 | 蛛网膜下腔出血急性期

60岁，男性。

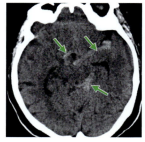 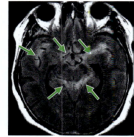 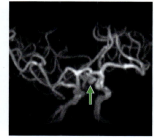 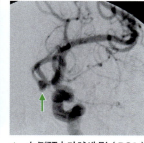

a CT图像　　　　　b FLAIR图像　　　　　c MRA　　　　　d 左侧颈内动脉造影（DSA）

a：从鞍上池到左侧裂池和环池的高密度蛛网膜下腔出血（→）。

b：FLAIR还显示低信号脑脊液中的高信号蛛网膜下腔出血（→）。根据出血的分布，需考虑各部位动脉瘤破裂的可能，但由于大脑半球间裂隙（大脑纵裂）也有出血，因此前交通动脉瘤也是一个鉴别因素。

c：发现前交通动脉有一个形状不规则的囊状动脉瘤，诊断为动脉瘤破裂。

d：在前交通动脉中发现了破裂的动脉瘤。

技术事项

临床应用 二

① FLAIR有助于诊断亚急性蛛网膜下腔出血。
- 急性期 FLAIR=CT　　　- 亚急性期 FLAIR>CT
② 对发病数天的头痛，需进行FLAIR检查。

- 蛛网膜下腔出血可能很难通过CT检测出来，因为由于脑脊液循环对出血的冲刷，蛛网膜下腔出血的密度在发病后几天内就会下降；而通过FLAIR，亚急性蛛网膜下腔出血也会显示高信号，因此其检出率高于CT。
  - 如果疑似蛛网膜下腔出血的病例被认为是在发病几天后发生的，即使CT检查结果为阴性，也应使用FLAIR进行仔细检查。

图18 | 亚急性蛛网膜下腔出血

男性，30岁，自7天前起反复出现轻微头痛。

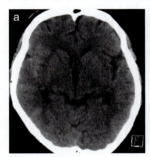 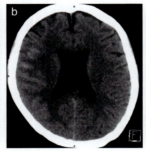 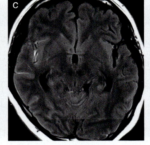 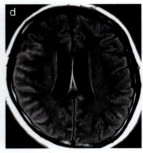

a, b CT图像
右侧侧裂池显示不清。右额叶浅层蛛网膜下腔有轻微高密度，但不能确定是否存在蛛网膜下腔出血。

c, d　FLAIR图像
右侧侧裂池和右侧蛛网膜下腔广泛高信号，可诊断为急性至亚急性蛛网膜下腔出血。

[1] Toyoda K, Ida M, Fukuda K. Fluid-attenuated inversion recovery intraarterial signal: an early sign of hyperacute cerebral ische-mia. AJNR 2001; 22: 1021-9.
[2] Burdette JB, Ricci PE, Petitti N, et al. Cerebral infarction: time course of signal changes on diffusion-weighted MR images. AJR 1998; 171: 791-5.
[3] Gomori JM, Grossmann RI, Goldberg HI, et al. Itracranial hematomas: imaging by high-field MR. Radiology 1985; 157: 87-93.
[4] Ogawa T, Inugami A, Shimosegawa E, et al.: Subarachnoid hemorrhage: evaluation with MR imag-ing. Radiology, 186: 345-351, 1993.
[5] Noguchi K, Ogawa T, Inugami A, et al. Acute subarachnoid hemorrha-ge: MR imaging with fluid attenuated inversion recovery sequence. Radiology 1995; 196: 773-7.
[6] Ida M, Kurisu Y, Yamashita M. MR angiography of ruptured aneurysm in acute subarachnoid hemorrhage. AJNR 1997; 18: 1025-32.

FLAIR：流体衰减反转恢复；ISWI：感知觉加权成像；ADC：表观弥散系数；GRE：梯度回波；TOF：时间飞跃；DSA：数字减影血管造影

② 扩散张量（1）

森　進

技术事项

用扩散成像方法可测量磁场梯度方向上的水分子运动

图1｜磁场梯度与扩散载荷之间的关系

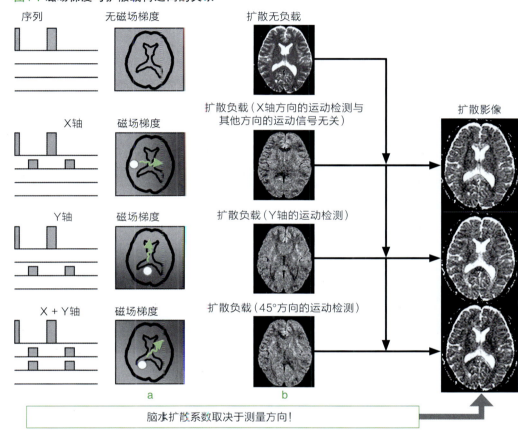

序列　　　无磁场梯度　　　　　　　　扩散无负载

　　　　　　　　　　扩散负载（X轴方向的运动检测与
　　　　　　　　　　其他方向的运动信号无关）　　　　　扩散影像

X轴　　　磁场梯度

Y轴　　　磁场梯度　　　扩散负载（Y轴的运动检测）

X＋Y轴　　磁场梯度　　　扩散负载（45°方向的运动检测）

a　　　　　　　　　　b

脑水扩散系数取决于测量方向！

扩散反映了系统的结构

图2｜各向同性和各向异性扩散

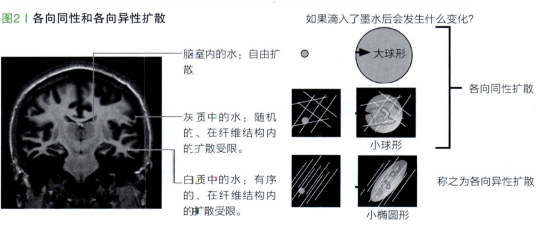

如果滴入了墨水后会发生什么变化？

脑室内的水：自由扩
散

灰质中的水：随机
的、在纤维结构内
的扩散受限。

白质中的水：有序
的、在纤维结构内
的扩散受限。

大球形

各向同性扩散

小球形

称之为各向异性扩散

小椭圆形

临床应用 ⅱ

- 虽说统称为扩散，但也包含大小、形状（球形？椭圆形？），如果是椭圆形，则包含方向等信息。
- 如果是球形，则为各向同性扩散。
- 如果是椭圆形，则为各向异性扩散。

如果扩散是各向异性的，则扩散测量值与角度有关

图3 | 扩散的角度依赖性

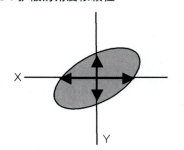

在这个例子中，Y轴上的扩散速度较慢，而X轴上的扩散速度较快。

这种扩散无法仅用单一的扩散系数来表示。

表示各向异性扩散需要六个值

图4 | 主轴

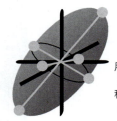

用于描述形状的三个轴［垂直于最长轴、最短轴和中间轴的长度：主轴（λ1,λ2,λ3）］

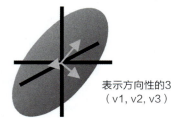

表示方向性的3个矢量（v1, v2, v3）

例如：λ1=λ2=λ3：各向同性扩散，无方向性，一个λ值即可完整描述系统。
例如：v1=v2=v3：各向异性扩散，具有方向性，需要六个值来才能描述系统。

如何测量各向异性扩散？

=确定扩散椭圆的形状和方向=确定上述6个值

图5 | 各向异性扩散的测量方法

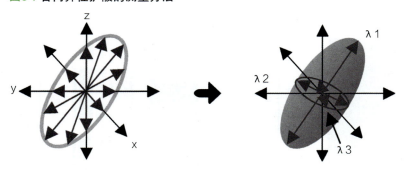

如果能沿多个方向测量扩散系数，就能重建扩散椭圆的三维形状和方向。

表1 | 各向异性扩散的计算方法（示例）

轴	扩散系数	轴	扩散系数
X	1	X＋Y	1.5
Y	1.2	X＋Z	2.6
Z	3.2	Y＋Z	3.5

张量计算 →

λ1 = 3.5
λ2 = 1.5
λ3 = 0.4
v1 = (−0.3, −0.1, 0.0)
v2 = (0.8, 0.5, 0.3)
v3 = (−0.6, 0.8, 0.0)

通过测量任意六条轴的扩散情况，就可以通过张量计算确定主轴的长度（λ1、λ2、λ3）及其方向（v1、v2、v3）。

在扩散张量成像中，计算每个像素的扩散椭圆

图6 | 扩散椭圆

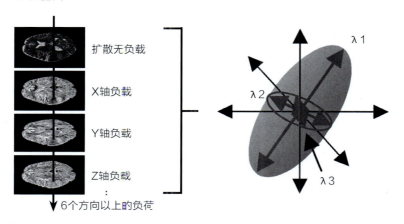

扩散无负载

X轴负载

Y轴负载

Z轴负载

：

6个方向以上的负荷

λ1

λ2

λ3

如何显示扩散张量计算结果①

各向异性图=扩散椭圆有多长多细？

简单示例：最长轴和最短轴之差 λ1−λ3，或比率 λ1/λ3；

更高级的计算示例：

$$FA = \frac{\sqrt{(\lambda_1 - \lambda_2)^2 + (\lambda_2 - \lambda_3)^2 + (\lambda_1 - \lambda_3)^2}}{\sqrt{2}\sqrt{\lambda_1^2 + \lambda_2^2 + \lambda_3^2}} \qquad VR = \frac{\lambda_1 \lambda_2 \lambda_3}{((\lambda_1 + \lambda_2 + \lambda_3)/3)^3}$$

与上面的简单示例相比，这种计算方法受噪声的影响较小，对结果为0（各向同性）至1（各向异性）的缩放具有优势。

图7 | 各向异性图像

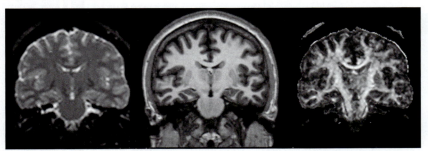

T2加权图像   T1加权图像各向异性
（FA）图像

各向异性图为

① 各向异性程度高的区域较亮。
② 神经纤维密度高的区域较亮（各向异性高）。
③ 白质区域偏亮，灰质区域偏暗。

如何显示扩散张量计算结果②

矢量图=扩散椭圆的方向=纤维方向

图8 | 各向异性图

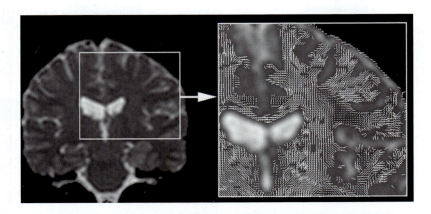

如何显示扩散张量计算结果③

可以同时显示彩图=各向异性和纤维方向

图9 | 各向异性图1（彩色图）

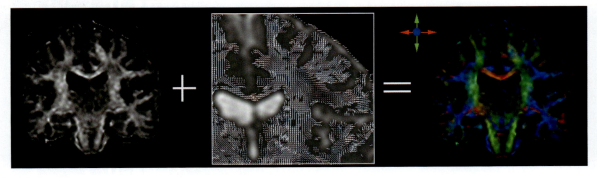

彩色图谱可用于识别白质中的不同神经纤维

图10 | 各向异性图2（彩色图），例如脑干

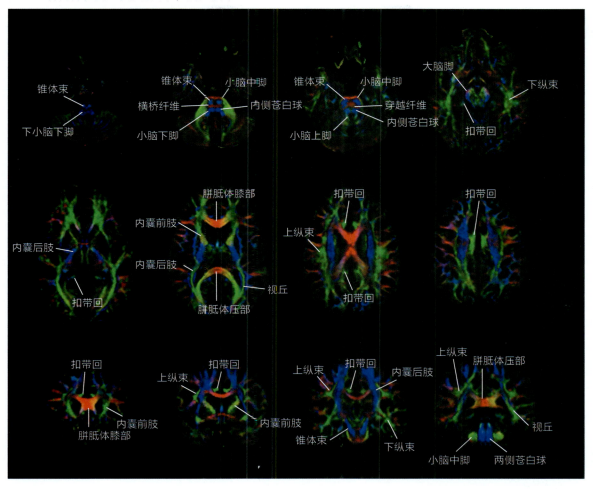

三维弥散张量成像可用于研究神经纤维的三维结构

图11 | 三维构建原理

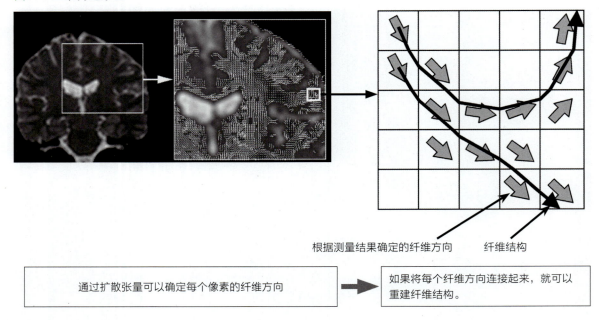

根据测量结果确定的纤维方向　　　纤维结构

通过扩散张量可以确定每个像素的纤维方向	如果将每个纤维方向连接起来，就可以重建纤维结构。

三维构建示例

图12 | 三维构建示例

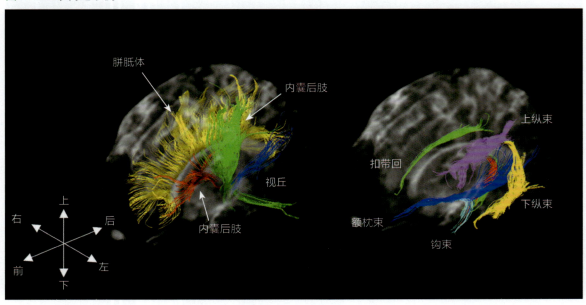

胼胝体

内囊后肢

视丘

内囊后肢

上　后　左
右　　　前　下

上纵束

扣带回

下纵束

额枕束

钩束

③ 扩散张量（2）的其他进展

酒井晃二

微观结构估算

- 通过增加MPG方向数来提高角度分辨率（DSI：扩散频谱成像）[1]。
- 通过增加b值，提升扩散尺度分辨率（QSI：Q空间成像）[2]。
- 通过不同方向的MPG估算微观各向异性（DDE：双扩散编码）[3]。
- 通过重复MPG极性反转提高微观结构可视性（OGSE：振荡梯度自旋回波）[4]。
- 通过增加激发切片数而缩短成像时间（SMS：同步多切片激发）[5]。

图1｜由于MPG和b值的增加以及成像方法的改进，分辨率也有所提高

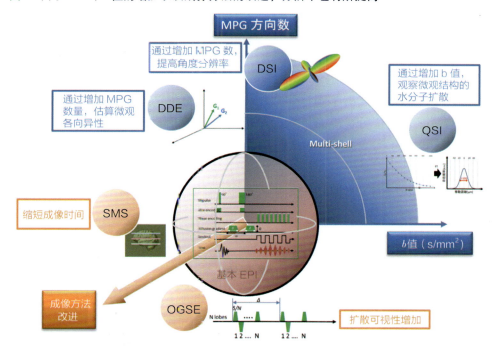

从张量模型开始观察体素内水分子的迁移状态，通过增加MPG的方向数和b值，向观察体素内微观结构发展（图1）。此外，由于SMS等成像时间更快，在一定时间内获得的信息量增加，促进了其在临床研究中的应用，并为验证微观结构做出了贡献。

估算体素内结构

为解决交叉纤维束等问题，引入了提高角度分辨率的技术，如多张量[6]、HARDI[7]和Q球成像[8]。此外，还引入了大b值，以捕捉扩散尺度较小的水分子运动。通过分析这些信息，就可以估算出一个体素内的微观结构（图2）。在临床实践中，MRI在提高分辨率方面受到时间限制。因此，人们正在努力通过提高成像速度和设计分析方法，从毫米级的信息推断微米以下的微观结构。

图2 | 通过增加体素信息来估算微观结构

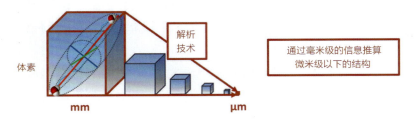

分析方法

基于模型的分析是进行假定了一定模型（如形状特征等）的分析。例如，设定"体素内充满了圆柱体和球体，小颗粒在它们的间隙中四处移动"这样的情况来进行分析。而无模型分析则不需要设定一定的模型，而是基于理论公式进行分析（也称为理论模型）（图3）。

图3 | 基于模型的分析和无模型分析

分析方法
- 基于模型：自由水成像、NODDI、渗透扩散系数等。
- 无模型：峰度成像、Q空间成像、弥散波谱成像、广义FA、μFA等。

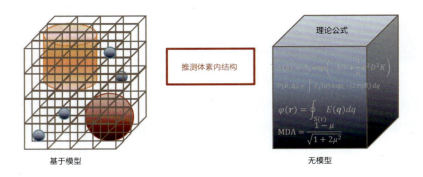

基于模型的分析方法

图4 | 自由水成像

在DTI中添加用于描述细胞外自由水（如脊髓液）信号（D_{fw}）的隔室模型[9]。

$$S_i = S_0 \left[(1-f)\exp(-bg^T Dg) + f\exp(-bD_{fw}) \right]$$

D：3×3对称扩散张量
g：扩散梯度方向
S_i：b=i处的扩散图像信号
f：自由水的体积分数

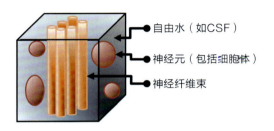

- 自由水（如CSF）
- 神经元（包括细胞体）
- 神经纤维束

- 修正游离水造成的部分体积效应。
- 扩散各向异性（FA）可以得到更好的描述。
- 可用于帕金森病的诊断分析[10]。

CSF：脑脊液。

图6 | μFA（微分各向异性）

从体素中微观特征值的方差得出微观各向异性。（μFA）[13]

$$\mu FA = \sqrt{\frac{3}{2} \frac{\langle V_\lambda(D_i) \rangle}{\langle V_\lambda D_i \rangle (\langle V_\lambda D_i \rangle /3)^2}}$$

V_λ：微观特征值方差

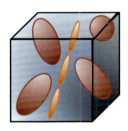

由不同各向异性构成的体素

- 假设生物组织的扩散可以用一组微观成分来表示（每个成分具有单独的扩散张量D_i）。
- 通过考虑D_i的特征值方差（V_λ），可以得到μFA。
- μFA表示体素中微观成分的扩散各向异性。
- 它可以区分因神经纤维束交叉或邻近而导致的各向异性减弱，其在多发性硬化症和其他疾病中的应用已有报道[14]。

图5 | NODDI（神经元定向分散和密度成像）

假设神经组织中的水分子可分为三个独立的隔室[11]。

$$A = (1-V_{iso})(V_{ir}A_{in} + (1-V_{in})A_{en}) + V_{iso}A_{iso}$$

A：信号强度，V：体积分数。
iso：各向同性扩散，in：神经组织内，en：神经组织外。

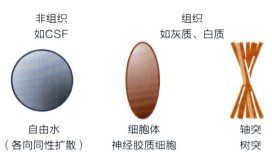

| 非组织 | 组织 |
| 如CSF | 如灰质、白质 |

自由水（各向同性扩散）　　细胞体神经胶质细胞　　轴突树突

- 主要用于评估整个大脑组织的微观结构。
- 建立一个模型，将神经组织中的水分子分为：各向同性扩散的CSF隔室、各向异性分布的神经元外隔室和扩散受限的棒状隔室。
- 已有NODDI用于阿尔茨海默病、帕金森病和其他退化性脑部疾病、肌萎缩侧索硬化症和亨廷顿病的报告[12]。

图7 | PDI（渗透-扩散指数）

水分子的膜渗透性建模[15]

$$S(b) = S_0(M_u e^{-bD_u} + (1-M_u)e^{-bD_r})$$

$S(b)$：b值处的平均信号；
M_u：无限制扩散的信号分量。

$$PDI = D_r/D_u$$

PDI：渗透-扩散指数；
D_u：膜间扩散系数，D_r：膜内扩散系数

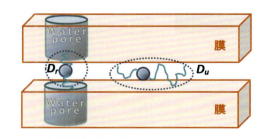

- 两个受限水池模型。
- 模拟半渗透细胞膜（D_r）。
- 对精神分裂症患者脑白质缺陷的应用也进行了研究[15]。

③ 扩散张量（2）的其他进展　**341**

图8 | DKI（扩散峰度成像）[16]

用非高斯分布估算微观结构

$$S(b)=S_0exp\left(-bD+\frac{1}{6}b^2D^2K\right)$$

S_i：$b=i$处的扩散图像信号，D：3×3对称扩散张量。

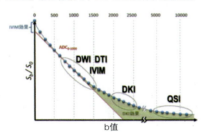

- 通过高b值和长回波时间捕捉非高斯分布，并将偏离S_0 exp（$-bD$）的程度计算为K（峰度）。
- 在高b值（1500 s/mm以上）[2]条件下，扩散峰度的影响是显而易见的。
- 峰度会沿与IVIM灌注相反的方向产生图形偏差，导致表观扩散系数降低。
- 预计未来可用于肿瘤和变性疾病的诊断。

图9 | QSI（Q空间成像）[2]

通过高b值成像，以微米为单位估算微观结构

$$P(R,\Delta)=\int E_\Delta(q)\exp(-i2\pi qR)dq$$

R：位移，E：信号强度

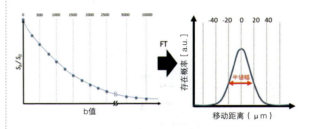

- 使用主 b=10000 的多个b值来测量信号衰减，再根据$b=4\pi^2q^2(\Delta-\delta/3)$的关系，得到在 q 空间（波数空间）（$m^{-1}$）中的信号衰减。
- 半宽 × 0.425 = 平均移动距离（MD）
- 平均位移（MD）可定量反映微结构的大小，有助于观察体内的微小变化（如神经变性、肿瘤异质性）[18]。

图10 | DSI（扩散频谱成像）[1]

提高了频谱的定向分辨率

$$w(u)=\int P(pu)p^2dp$$

$w(u)$：方位分布函数，p：离散和，u：③向量

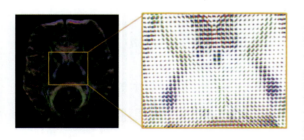

- 对体素中复杂的纤维束的定向分布进行成像。
- 神经纤维束成像具备对神经组织中的神经纤维进行成像的能力。
- DSI纤维束成像相对准确地显示了视交叉、半卵圆中心和脑干中已知的解剖纤维交叉结构[19]。

图11 | MDA（多向各向异性）[20]

分别估算多方向的各向异性

$$MDA=\frac{1-\mu}{\sqrt{1+2\mu^2}},\mu=\left(\frac{\Phi_{min}}{\Phi_{max}}\right)^{2/3}$$

$$\Phi_{max}=\frac{D_1}{4\pi D_2}$$
$$\Phi_{min}=\frac{D_2}{4\pi D_1}$$

Φ：方位分布数，D：扩散系数，max：最大值，min：最小值

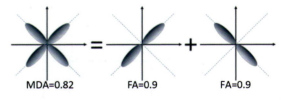

- 与模型无关的多方向各向异性（MDA）测量。
- 指标根据方向分布函数（ODF）定义，得出与FA的解析关系（通过张量拟合消除不利影响）。
- 可与压缩感知相结合。
- 与传统的FA或GFA相比，它可能提供更好的纤维各向异性指标，并可改善多方向神经纤维束的疾病评估。[21]

> **存在的问题：** 与目前的临床DWI相比，所有方法都需要更长的测量时间。
> 临床应用需要更快的成像速度和更好的方案。

[1] Wedeen VJ, Hagmann P, Tseng WI, et al. Mapping complex tissue architecture with diffusion spectrum magnetic resonance imaging. Magn Reson Med 2005; 54: 1377-86.

[2] Assaf Y, Cohen Y. Assignment of the water slow-diffusing component in the central nervous system using q-space diffusion MRS: implications for fiber tract imaging. Magn Reson Med 2000; 43: 191-9.

[3] Henriques RN, Jespersen S, Shemesh N. Microscopic anisotropy misestimation in spherical-mean single diffusion encoding MRI. Magn Reson Med 2019; 81: 3245-61.

[4] Siow B, Drobnjak I, Ianus A, et al. Axon radius estimation with oscillating gradient spin echo (OGSE) diffusion MRI. Diffusion Fundamentals 2013; 18: 1-5.

[5] Auerbach EJ, Xu J, Yacoub E, et al. Multiband accelerated spin-echo echo planar imaging with reduced peak RF power using time-shifted RF pulses. Magn Reson Med 2013; 69: 1261-7.

[6] Sid FA, Abed-Meraim K, Harba R, et al. Analytical performance bounds for multi-tensor diffusion-MRI, Magn Reson Imaging 2017; 36: 146-58.

[7] Hirsch JG, Schwenk SM, Rossmanith C, et al. Deviations from the diffusion tensor model as revealed by contour plot visualization using high angular resolution diffusion-weighted imaging (HARDI). MAGMA 2003; 16: 93-102.

[8] Tuch DS. Q-ball imaging, Magn Reson Med 2004; 52: 1358-72.

[9] Bergmann Ø, Henriques R, Westin CF, et al. Fast and accurate initialization of the free-water imaging model parameters from multi-shell diffusion MRI. NMR Biomed 2020; 33: e4219.

[10] Andica C, Kamagata K, Hatano T, et al. Free-Water Imaging in White and Gray Matter in Parkinson's Disease. Cells 2019; 8: 839.

[11] Zhang H, Schneider T, Wheeler-Kingshott CA, et al. NODDI: practical in vivo neurite orientation dispersion and density imaging of the human brain. Neuroimage 2012; 61: 1000-16.

[12] Andica C, Kamagata K, Hatano T, et al. MR biomarkers of degenerative brain disorders derived from diffusion imaging. J Magn Reson Imaging 2019; doi: 10.1002/jmri.27019.

[13] Henriques RN, Jespersen SN, Shemesh N. Microscopic anisotropy misestimation in spherical-mean single diffusion encoding MRI. Magn Reson Med 2019; 81: 3245-61.

[14] Yang G, Tian Q, Leuze C, et al. Double diffusion encoding MRI for the clinic. Magn Reson Med 2018; 80: 507-20.

[15] Kochunov P, Chiappelli J, Hong LE. Permeability-diffusivity modeling vs. fractional anisotropy on white matter integrity assessment and application in schizophrenia. Neuroimage: Clin 2013; 3: 18-26.

[16] Marrale M, Collura G, Brai M, et al. Physics, Techniques and Review of Neuroradiological Applications of Diffusion Kurtosis Imaging (DKI). Clin Neuroradiol 2016; 26: 391-403.

[17] Yuan ZG, Wang ZY, Xia MY, et al. Diffusion Kurtosis Imaging for Assessing the Therapeutic Response of Transcatheter Arterial Chemoembolization in Hepatocellular Carcinoma. J Cancer 2020; 11: 2339-47.

[18] Nagano H, Sakai K, Tazoe J, et al. Whole-tumor histogram analysis of DWI and QSI for differentiating between meningioma and schwannoma: a pilot study. Jpn J Radiol 2019; 37: 694-700.

[19] Wedeen VJ, Wang RP, Schmahmann JD, et al. Diffusion spectrum magnetic resonance imaging (DSI) tractography of crossing fibers. Neuroimage 2008; 41: 1267-77.

[20] Tan ET, Marinelli L, Speri JI, et al. Multi-directional anisotropy from diffusion orientation distribution functions. J Magn Reson Imaging 2015; 41: 841-50.

[21] Szeszko PR, Tan EkT, Uluğ AM, et al. Investigation of superior longitudinal fasciculus fiber complexity in recent onset psychosis. Prog Neuropsychopharmacol Biol Psychiatry, 2018; 81: 114-121.

MPG：运动探测梯度；DTI：弥散张量成像；HARDI：高角度分辨率弥散成像；IVIM：体素内不相干运动；MD：分子动力学；ODF：③分布函数；DWI：弥散加权成像

④ 脑 AiCE 的应用

北島美香

高级智能清晰成像引擎（AiCE）在MRI中的应用

● AiCE是一种使用深度学习进行降噪的方法（见第64页），可用于易出现低信噪比的高分辨率MRI图像降噪，并缩短常规检查中的成像时间。

● 它有望与压缩感知等其他成像省时技术结合使用，并利用高分辨率磁共振成像图像进行定量评估。

AiCE易出现的问题和预防措施

● 使用AiCE的图像必须包含所需的目标信息。如果信噪比过低，图像中不包含所需的图像信息，那么使用AiCE就无法获得所需的信息。

● 应根据使用AiCE的序列和图像质量来考虑AiCE的最佳强度。

图1 | 应用于海马区的T2加权图像

a 二次叠加图像

b AiCE使用图像

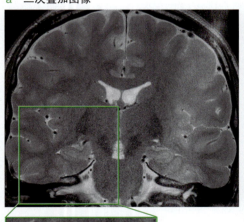
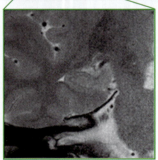
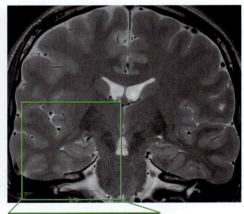
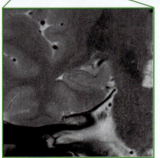

[1] Kidoh M, Shinoda K, Kitajima M, et al. Deep Learning Based Noise Reduction for Brain MR Imaging: Tests on Phantoms and Healthy Volunteers. Magn Reson Med Sci 2020; 3: 195-206.

⑤ 功能磁共振成像

山田　惠

　　功能磁共振成像（fMRI）是一种利用MRI技术记录由大脑活动引起的血流动力学变化的方法。需要注意的是，fMRI是对大脑活动的间接记录，因为血流增加是继发于大脑电活动的一种次级现象。另一方面，与传统的脑功能成像（如正电子发射计算机断层扫描）相比，fMRI是一种创新技术，因为它可以在同一受试者身上反复进行，而不会产生辐射。

　　血流动力学的记录方法有很多种，比如使用对比剂来显示局部脑血容量（rCBV）变化的方法，以及使用动脉自旋标记（arterial spin labeling）的方法等，但最常用的是血氧水平依赖（BOLD）法。这是一种对血液中氧合血红蛋白（oxyhemoglobin，oxy－Hb）和脱氧血红蛋白（deoxyhemoglobin，deoxy－Hb）比例变化引起的信号变化进行成像的技术。

BOLD方法的原理

①大脑激活。
②局部脑血流量（rCBF）增加（rCBF↑）。
③氧摄取分数（OEF）增加很少或几乎没有增加（OEF→）
④氧合血红蛋白的相对增加↑（氧合血红蛋白↑,脱氧血红蛋白↓）
⑤改善磁场均匀性。
⑥增强局部信号。

　　上述氧合血红蛋白相对增加的示意图见图1。

图1 | 氧合血红蛋白相对增加的示意图

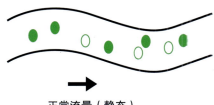
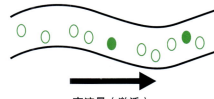

正常流量（静态）　　　　　　　　　　高流量（激活）

○氧合血红蛋白　●脱氧血红蛋白　　　　在高流量（激活）状态下，氧合Hb↑,脱氧Hb↓。

BOLD法成像序列的要点

　　由于要记录局部磁场均匀性的变化，通常使用T2*加权图像（GRE）。使用EPI序列是为了增加叠加次数，并在受试者可耐受的范围内缩短成像时间。

除了BOLD效应之外，还有其他关于fMRI信号来源的理论

①内流效应　　　　②rCBV增加　　　　③静脉血流速度增加

如上所述，除了氧合血红蛋白（oxy－Hb）比例的变化之外，还有各种各样的现象会对fMRI产生影响。其中，①流入效应的影响是广为人知的。这指的是，从成像切片平面外部流入的自旋数量会随着大脑活动相应增加，进而对信号变化产生影响的现象。如果TR设置得过短，①的影响就会增强，所以在使用EPI时，一般会将TR设置为1000ms以上。③是与①类似的现象，有报告指出，随活动而变化的静脉血流速度会对图像产生影响[2]。

fMRI的缺点

任务（Task）和休息（Rest）期间的信号变化率仅为百分之几。因此，fMRI原始图像中的伪影可能会对分析结果产生显著影响。为了弥补较低的信号变化率和伪影的混入，增加叠加次数对于获得稳定的结果是必不可少的。正如后文所述的范式设计那样，一般来说，通常会将任务重复进行多次。

表1 | 伪影的成因

生理因素	实验问题	机械故障
心率	被检者的移动	电设备不稳定性——噪声和无线电波
呼吸	扫描仪噪音	振动
对刺激的习惯性反应		磁敏感效应（颅底等）

fMRI的信号强度变化取决于磁场强度。因此，高磁场系统有助于获得良好的图像。例如，在1.5T时信号变化为2%～5%，在4T时可望达到15%。此外，与4T相比，7T可以获得更好的信号[3]。

关于刺激响应

在fMRI中，刺激与信号变化之间的时间间隔相对较短，约为几秒钟。这比实际的生性理神经反应（ms或更短）要长得多。另一方面，传统脑功能成像技术PET的时间分辨率为几分钟，而fMRI的时间分辨率极高，能够捕捉到几秒钟量级的血流变化，其优势非常明显，这使得不同以往的任务设计得以实施。下一节"激活模式"将对此进行讨论。

激活模式

模式设计是fMRI的一个重要因素。下文将对此进行简要说明。

①区块设计

区块设计是将任务划分为多个时间区块，这种技术最初用于基于PET的大脑功能成像。

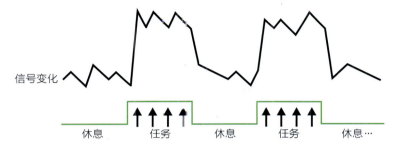

信号变化

休息　　任务　　休息　　任务　　休息…

图2 | 基于区块设计的听觉刺激

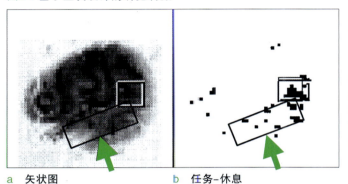

a　矢状图　　　　　b　任务-休息

正方形：感觉性语言区。
长方形：颞上回（初级听觉区）
（→）

例如，假设任务是在一段时间内让实验对象听字母并让其复述。如果以什么都不做的"休息"状态为基准来取差值，那么听觉区域和感觉性语言中枢都会被显现出来。

②复杂区块设计

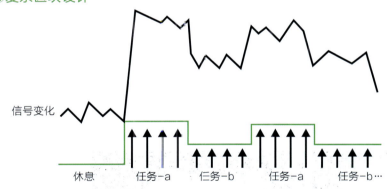

信号变化

休息　　任务-a　　任务-b　　任务-a　　任务-b…

图3 | 基于复合区块设计的听觉刺激

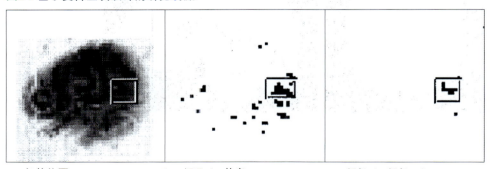

a　矢状位图　　　　b　任务-b-休息　　　　c　任务-b-任务-ab

可以将多个任务组合使用。

例如，假设设定了一个分两个阶段的任务设计：在任务a中，让受试者听字母并进行复述；在任务b中，让受试者听字母但不进行复述。如果不使用休息状态（rest）作为对照，而是用任务 b 的数据减去任务a的数据，那么就只能捕捉到感觉语言区的活动，而听觉区域不会被凸显出来。

③事件相关fMRI

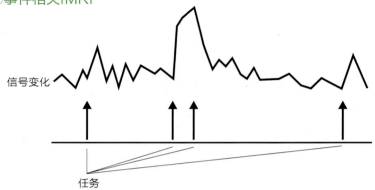

利用fMRI良好的时间分辨率[4]，还可以在任意时间执行零星任务。这种范式设计的优点是受试者不会对任务产生习惯性反应。不过，对所获数据的分析会变得更加复杂，而且很难只用差分图像来分析数据。如图所示，当两个连续任务相邻时，已知某些脑区的反应是相加的，这一事实也被用于分析。

静息态fMRI（RS-fMRI）

　　自1995年Biswal等报告以来，这种方法已成为研究领域的热门话题之一[5]。此前所述的常规任务负荷型fMRI，一直假定在未执行任务的休息状态下，信号只是一条平坦的基线。但实际上，本方法的起点正是发现了该休息信号的低频分量存在有规律的波动。基线的波动在每个部位都有同步区域，由此推测这些区域之间存在相互关联（图4）。这种推测出的区域间的联系在PET中也有发现，被称为默认模式网络。

图4｜典型的RS-fMRI示意图

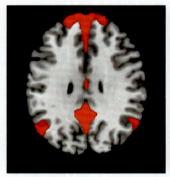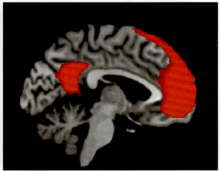

通过独立成分分析绘制（88名受试者的数据分析示例）。
（京都府立医科大学精神病学系Yuki Sakai博士提供）

分析方法

　　波动的解析方法有好几种，具有代表性的有独立成分分析（ICA）和基于种子点的连接性分析（SCA）。使用最广泛的是ICA，它是一种将每个体素中的数据按时间序列分离成多个相加成分的探索性方法，无需先验信息就能进行解析。SCA 解析则需要先设定某个感兴趣的区域作为起点，而且不能否认其存在主观性，因此被认为不太适合探索性研究。

本方法的优点

　　在临床应用方面，普通的负荷型fMRI必须为任务负荷做准备，这种繁琐性一直是个阻碍。例如，施加视觉任务时，要么使用专用眼镜，要么需要安装屏幕和投影仪。但使用静息态功能磁共振成像（RS – fMRI）时，受试者只需在扫描仪中安静地待 5～10 分钟左右，所以相对容易纳入常规检查。

本方法的缺点

　　最初，对于用这种方法观察到的现象，很多人持怀疑态度，认为可能是由伪影造成的。比如，呼吸就是影响基线的众多因素之一。不过近年来，其生理学背景也成为了研究对象，正朝着被阐明的方向发展。然而，目前其机制仍未完全阐明，关于"到底是在观察什么并不明确"这样的批评依然存在。

fMRI 的临床应用

　　实际临床应用包括以下方面，但其未来潜力尚不可知。

- 神经外科手术前的功能评估
- 癫痫病灶的定位
- 优势半球的确定
- 痴呆症患者的高级脑功能测试等

图5 | 右侧颅穹隆部脑膜瘤

（40岁，女性）

为确定运动区，采用区块设计进行拇指与食指对指运动的成像。术前对运动区进行映射（定位）对于安全开展手术是很有用的[4]。

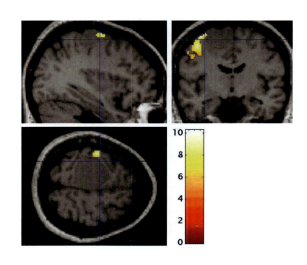

图6 | 对一名颞叶癫痫病患者采用区块设计进行单词生成任务的图像
（20岁，男性）

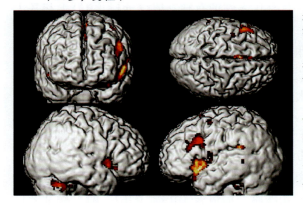

通过这一结果可知优势半球在左侧，与阿米妥测试[*1]的结果一致。不过，阿米妥测试不仅存在因血管造影操作而引发脑梗死的风险，而且结果分析也很繁杂。人们期待fMRI能成为这种有创检查的替代方法。

* 阿米妥测试
阿米妥是一种巴比妥类催眠剂，通过将其直接注入单侧颈内动脉来确定语言中枢的定位。然而，阿米妥目前已停止生产，预计今后fMRI在语言功能评估方面的作用将会增加。

临床应用要点

> ①采用血液样本的简约范式设计（区块设计等）
> ②使用简单的后处理（简单差分图像等）。
> ③每次都按照固定方案重复检查。

临床成功使用fMRI的要点包括上述内容。上述临床fMRI与以高级脑功能测试为目的的fMRI通常具有略微不同的特点。

未来展望

> ①以DWI作为原始图像的fMRI成像方法问世[6]。
> ②结合使用DTI纤维追踪技术开展神经科学领域的研究。
> ③使用BOLD方法和SWI测量耗氧量（$CMRO_2$）[7,8]。

近期值得关注的新技术包括以上几项。

尤其是$CMRO_2$测量，有可能成为评估脑缺血的有力工具，前景十分广阔。

[1] Ogawa S, Lee TM, Kay AR, et al. Brain magnetic resonance imaging with contrast dependent on blood oxygenation. Proc Natl Acad Sci U S A 1990; 87: 9868-72.
[2] Yamada K, Naruse S, Nakajima K, et al. Flow velocity of the cortical vein and its effect on functional brain MRI at 1.5T: preliminary results by cine-MR venography. J Magn Reson Imaging 1997; 7: 347-52.
[3] Duong TQ, Yacoub E, Adriany G, et al. High-resolution, spin-echo BOLD, and CBF fMRI at 4 and 7 T. Magn Reson Med 2002; 48: 589-93.
[4] Yoshiura T, Hasuo K, Mihara F, et al. Increased activity of the ipsilateral motor cortex during a hand motor task in patients with brain tumor and paresis. AJNR Am J Neuroradiol 1997; 18: 865-9.
[5] Biswal B, Yetkin FZ, Haughton VM, et al. Functional connectivity in the motor cortex of resting human brain using echo-planar MRI. Magn Reson Med 1995; 34: 537-41.
[6] Song AW, Harshbarger T, Li T, et al. Functional activation using apparent diffusion coefficient-dependent contrast allows better spatial localization to the neuronal activity: evidence using diffusion tensor imaging and fiber tracking. Neuroimage. 2003; 20: 955-61.
[7] Kim SG, Rostrup E, Larsson HB, et al. Determination of relative CMRO2 from CBF and BOLD changes: significant increase of oxygen consumption rate during visual stimulation. Magn Reson Med 1999; 41: 1152-61.
[8] Kudo K, Liu T, Murakami T, et al. Oxygen extraction fraction measurement using quantitative susceptibility mapping: Comparison with positron emission tomography. J Cereb Blood Flow Metab 2016; 36: 1424-33.

GRE：梯度回波；EPI：回波平面成像；TR：重复时间

⑥ MRDSA

土屋一洋，片瀬一朗

MRDSA（磁共振数字减影血管造影）是MRA的一种应用成像方法。它将T1加权连续快速成像与钆对比剂的快速静脉注射相结合，通过从对比剂到达后的时相图像中减去对比剂到达之前的时相图像（减法运算），从而仅显示血管的信号。近年来，利用并行成像和k空间的高效填充方法，通过三维数据采集能够获得空间分辨率和时间分辨率都良好的图像。此外，借助3T磁共振设备也能够获取对比度良好的图像。主要的适用疾病包括脑肿瘤和血管畸形（如动静脉畸形和硬脑膜动静脉瘘）。

成像方法

原则上采用T1加权快速序列成像（典型成像方法）。

- 3 D–FLASH方法（ S ，用"TWIST"表示）
- 3D–快速SPGR（FSPGR）法（ G ）
- 3 D–FFE方法 [C P （以"4 D–TRAK"为代表）]

原理

后处理（用于3D数据采集）。

图1 | MRDSA的原始数据

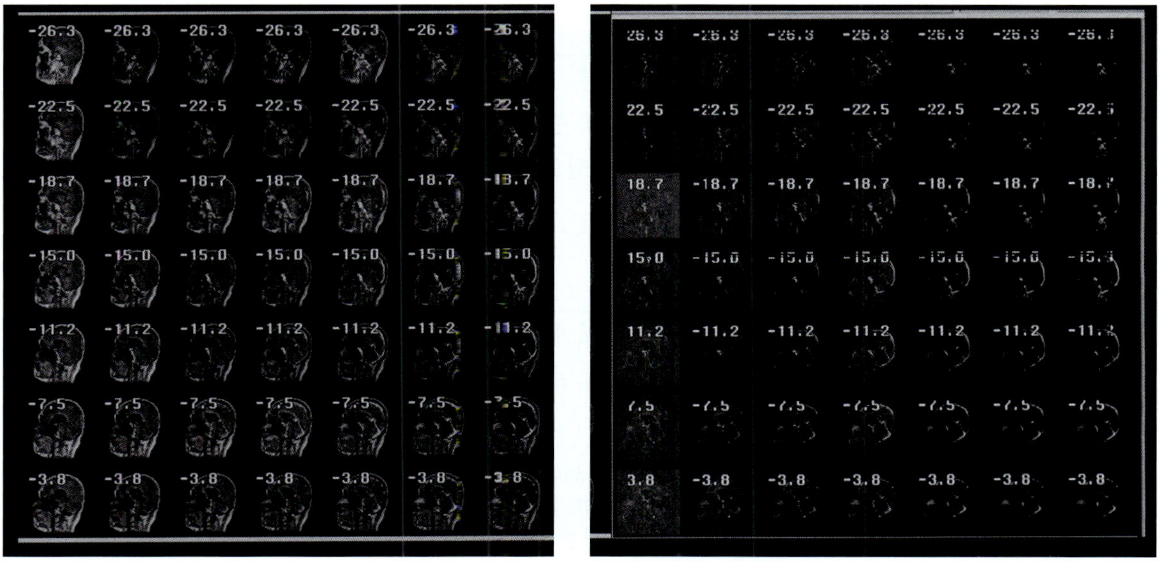

a 原始数据
重建后的分区（原始图像）。显示数字的纵向是每个分区的位置，横向表示时相。

b 减影后的原始图像
对所有分区的Gd对比剂到达之前的第一时相图像进行减影处理，仅保留对比剂信号。

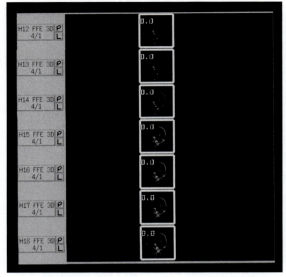

c MIP处理后的图像

将每个时相的原始图像都进行MIP处理，并按时间从上到下排列。

病例

图2丨穹隆部脑膜瘤

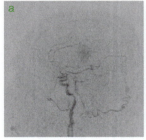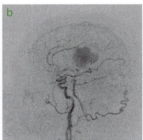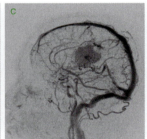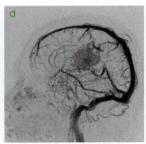

随着时间相位变化，肿瘤清晰显影。在延迟时相（c、d）中，还可以看到周围扩张的静脉。

MRDSA的优点

①微创，可确定病变部位的血流动力学。

②通过减影法，可以更清晰地观察到血管信号。[1]

③有助于确定肿瘤栓塞术和动静脉畸形栓塞术等的治疗效果（可轻松添加到常规检测中）。[2]

MRDSA的缺点

①整个病变可能无法包含在设置的切片平面内。[3]

②动脉系统的信号有时会残留（混合）在静脉相。[4]

③空间和时间分辨率有限。[5]

[1] 在某些情况下，可以识别出肿瘤供血动脉和动静脉畸形的流入动脉和流出静脉。

[2] MRDSA图像处理需要10～15min，具体时间取决于设备。

[3] 虽然通过改变成像设置可以对大的病灶进行成像，但有必要根据常规MRI确定合适的成像截面。

[4] 残余动脉信号是由于静脉注射对比剂的团注效果不佳以及时间分辨率的限制造成的。

[5] 为了提高时间分辨率，空间分辨率受到了限制，这似乎是目前常规使用的高速成像方法的一个局限。

MIP：最大密度投影

⑦ **4D MRA**

土屋一洋

技术事项

4D MRA的基本原理

● 无需对比剂，在3D信号采集中加上时间轴信息的MRA。
● 将Look-Locker采样应用于ASL的血流信号采集。
● 对头部动脉进行无创、高时间分辨率和高空间分辨率的形态学和血流动力学评估。

也称为非对比MRDSA或时间分辨MRA，Look-Locker采样包括在任意预脉冲后以不同的延迟时间进行多次数据采集，在单次采集中即可获得时间序列信息，从而大大节省时间。

CINEMA和4D-TRANCE

● 4D MRA最典型的成像方法是4D-TRANCE（4D-时间分辨血管造影非对比增强）。
● 基于多相ASL的成像技术，与CINEMA基本相同（见第440页"血管成像"）。

在CINEMA系统中，数据采集采用涡轮场回波（TFE）方法，而在4D-TRANCE系统中，建议采用涡轮场EPI（TFEPI）方法。

TFEPI减少了辐照射频的数量，降低了自旋饱和效应，使血流的可视化时间更长。时间分辨率可设置为最小160ms。

4D-TRANCE的实际临床应用

我院的成像设置和参数

时相8，时间分辨率250ms，TR/TE 10/5.4，翻转角10，视野21×21cm，成像矩阵176×161，切片厚度/间隙1.5/-0.75，切片数170，SENSE 2.5，成像时间5分26秒。

主要适应证

①动静脉短路疾病，如脑动静脉畸形和硬脑膜动静脉瘘。
②大动脉狭窄和闭塞性疾病（包括烟雾病和搭桥手术后）。
③高血供性脑肿瘤。

临床应用二

应用示例

图1 | 脑动静脉畸形

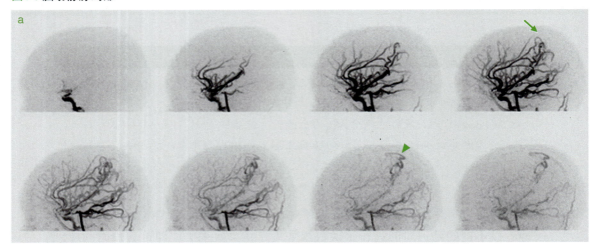

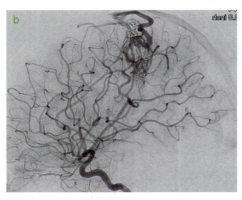

在 4D MRA（a）图像中，可以看到以大脑中动脉的分支（→）作为流入动脉的顶叶脑动静脉畸形，同时也显影出了朝向矢状窦的流出静脉（▸）。这一表现与 DSA（b）的检查结果相符。

图2 | 脑动静脉畸形

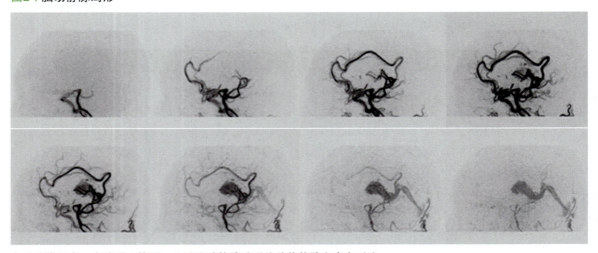

在丘脑附近有一个畸形血管团，显示脑动静脉畸形从盖伦静脉向直窦引流。

图3 | Moyamoya病患者搭桥手术后的STA-MCA

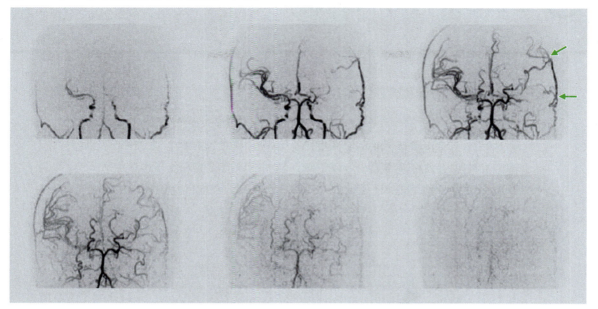

4D MRA（仅显示6个时相）可见，烟雾病以左侧为主，在左侧进行的STA-MCA双搭桥（→）保持通畅，并由此观察到左侧大脑中动脉分支的显影。

图4 | 海绵窦硬脑膜动静脉瘘栓塞前和栓塞后

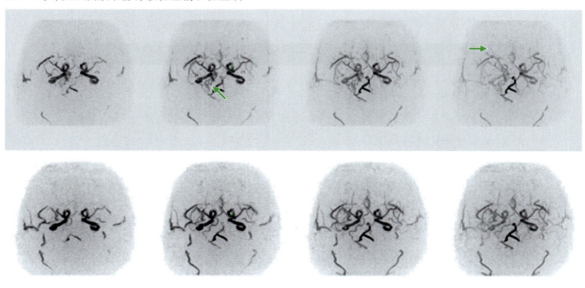

上排为栓塞前4D MRA（仅显示第4期），显示由于右侧海绵窦硬膜外动静脉瘘（→）导致的下岩静脉窦和眼上静脉显影。在下排的术后4 D MRA中，这些血管已经消失。

ASL：动脉自旋标记；TR：重复时间；TE：回波时间；DSA：数字减影血管造影术

⑧ CEST-APT

栂尾　理

CEST ➡ 化学交换饱和转移（图1）

- 化学交换是指处于不同频率的两个质子池进行质子交换的现象。
- 饱和转移（Saturation transfer）是指当一个质子池被饱和时，通过化学交换，被饱和的质子会转移到另一个质子池，从而使该质子池的质子也被饱和。
- 其中一个质子池是低浓度溶质中的可交换质子，很难直接用MRI成像。
- 另一个质子池是自由水，它有助于在MRI中直接成像。

图1 | 双池交换的质子交换

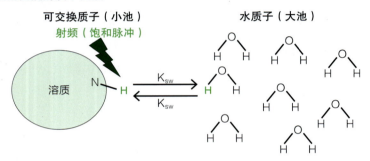

CEST成像

- 基于新型MR对比剂的分子成像。
- 旨在通过质子交换引起的整体水信号的减少，间接且灵敏地检测和显影低浓度溶质并且进行成像。
- 对比剂分为两类：内源性对比剂和外源性对比剂，前者以体内含有的可交换质子为目标，无需使用对比剂；后者作为对比剂给药。

CEST概念

- CEST是一种新型MRI对比，这种现象以前在磁共振领域已为人所知，但在2000年被重新认识，并命名为CEST[1]。
- 它与磁化转移现象类似，但传统的磁化转移指的是背景大分子宽频率范围内的质子与自由水中的质子之间的转移，而CEST化学交换指的是嵌入溶质中具有特定频率的质子与散装水中的质子之间的交换。CEST化学交换是指某种溶质中的具有特定频率的质子与自由水中的质子之间的交换现象。
- 在活体组织中，由于酰胺基（–NH）或羟基（–OH）的质子与周围的大量水分子进行交换，因此这两个质子是内源性CEST成像的目标。

- 由于质子的交换率随pH值和温度的变化而变化，预计也能获得这方面的信息。
- 使用含有可交换质子的对比剂进行外源性CEST成像也是可行的，葡萄糖和碘基对比剂（如，碘帕醇）可作为外源性CEST成像的对比剂。顺磁CEST（ParaCEST）对比剂，即使用顺磁金属的对比剂，也在开发之中。

CEST的基本原理（图2）

图2 | ^{1}H和Z−波谱

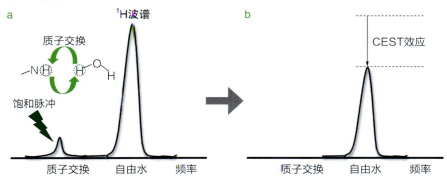

a：饱和脉冲对低浓度溶质中的可交换质子进行频率选择性饱和，可交换质子的频率不同于自由水的频率。

b：由于这些饱和质子以恒定的速率不断与周围的自由水交换，因此它们会依次移动到自由水中，从而导致大量水信号降低。这种信号衰减称为CEST效应。

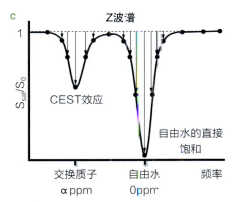

c 如果在连续改变饱和脉冲频率的同时测量并绘制自由水信号图，就会得到如图所示的信号衰减程度不同的曲线，该曲线称为Z频谱。在自由水（图中为0ppm）的频率下，可以观察到直接水饱和导致的信号衰减，而在目标可交换质子（此处为α ppm）的频率下，可以观察到CEST效应导致的信号衰减。这种CEST效应反映了低浓度溶质的浓度和质子的交换速率。

CEST成像的脉冲序列（图3）

图3 | 脉冲序列的基本配置

射频　饱和脉冲　成像 90°

500ms或更长
CEST成像需要长饱和脉冲

- 在CEST成像中，使用500ms到数秒的长饱和脉冲作为预脉冲，以便有足够的时间进行质子交换。
- 一般来说，饱和脉冲越长或越强，CEST效应就越显著。磁场强度越高，CEST效应也越大。

- 在临床MRI中，由于SAR和占空比的限制，脉冲持续时间和强度都受到了影响。然而，在生物体内，较长的饱和脉冲持续时间或较高的强度会增加磁化传递效应，并可能降低CEST效应。

绘制Z波谱不对称图（图4）

图4 | 绘制MRT$_{asym}$

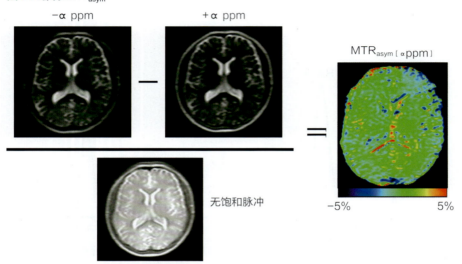

$-\alpha$ ppm $+\alpha$ ppm

无饱和脉冲

MTR$_{asym[\alpha ppm]}$

-5% 5%

在CEST效应的简易映射中，会使用Z波谱的不对称性MTR asymmetry（磁化转移率不对称性）图像。它是这样得到的：先求出目标质子频率（$+\alpha$ ppm）的图像与以自由水频率为中心、位于其另一侧频率（$-\alpha$ ppm）的图像之间的差值，然后用这个差值除以未施加饱和脉冲时拍摄的参考图像的值。

$$MTR_{asym[\alpha ppm]} = (S_{[-\alpha ppm]} - S_{[+\alpha ppm]})/S_0$$

其中，$S_{-\alpha ppm}$和$S_{+\alpha ppm}$分别表示饱和脉冲频率为$-\alpha$ ppm和$+\alpha$ ppm时的信号，S_0是没有饱和脉冲时的参考成像信号。

静磁场（B$_0$）不均匀性校正（图5）

图5 | B$_0$利用地图校正B$_0$不均匀性

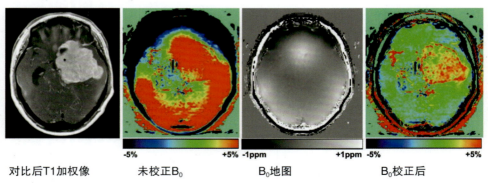

对比后T1加权像   未校正B$_0$ B$_0$地图   B$_0$校正后

-5% $+5\%$ -1ppm $+1$ppm -5% $+5\%$

- 静态磁场的不均匀性导致的频率偏差会给CEST效应带来很大误差。
- 在成像过程中，应尽可能精确地对齐。
- 后处理中校正B$_0$的不均匀性是必不可少的。校正方法包括Z波谱的多项式拟合[1]、WASSR方法[2]以及使用单独成像的B_0地图[3]。

CEST成像类型

	名称	目标化合物	交流质子	频率	预期临床应用
内源性	APT[4]	可移动蛋白质/肽	–NH	+3.5ppm	对胶质瘤进行分级，确定治疗效果，区分放射性坏死和复发。脑梗死 pH 值估计
	glycoCEST[5]	糖原	–OH	+0.5～1.5ppm	评估肝脏和肌肉中储存的糖原
	gagCEST[6]	糖胺聚糖	–OH	+1ppm	评估关节软骨和椎间盘的退化情况
	MICEST[7]	肌醇	–OH	+0.6ppm	老年痴呆症等
	GluCEST[8]	谷氨酸	–NH₂	+3ppm	帕金森病、精神疾病
外源性	GlucoCEST[9]	葡萄糖 2–DG	–OH	+1ppm	肿瘤的葡萄糖代谢
	lopamidol CEST[10]	碘帕醇（碘对比剂）	–NH	+4.2 ppm 和 +5.5 ppm	组织的 pH 值估计
	ParaCEST[11]	顺磁性金属（Eu, Tb, Dy, Yb, Tm）	–H₂O –NH –OH	通过镧系元素诱导位移产生不同信号	可作为 pH 值、温度、锌、葡萄糖的传感器

酰胺质子转移（APT）成像

- 利用3 T磁共振成像技术实现内源性CEST成像[4]
- 检测体内可移动性蛋白/肽中的酰胺（–NH）质子。

  与自由水相比，偏移+3.5 ppm
- $MTR_{asym\,3.5ppm}$：（$S_{-3.5ppm}-S_{+3.5ppm}$）/S_0映射= APT增强图像

- 体内蛋白质可分为两类：一类是具有固态特性和短T2的结合蛋白，另一类是具有长T2和液态特性的移动蛋白/肽。
- APT成像可根据移动蛋白/肽中的酰胺（–NH）浓度或质子交换速率获得对比度。
- 这种对比来自不同类型蛋白质和肽合成的差异。
- 在体内观察到的$MTR_{asym\,3.5ppm}$是CEST效应和核欧豪瑟效应（NOE）的总和，如下式所示：APT的CEST效应与酰胺质子浓度和质子交换速率κ成正比。此外，质子交换速率κ取决于pH值，因此如果其他因素不变，$MTR_{asym3.5ppm}$将反映pH值。

$$MTR_{asym\,3.5ppm} = NOE + APT$$

$$APT = \frac{\kappa[amide\,proton]}{2[water\,proton]}(1-e^{-t_{sat}/T_1})\,T_1$$

$$\kappa = 5.73 \times 10^{pH-9.4}$$

κ：质子交换率，t_{sat}：饱和脉冲的持续时间

临床应用

- 肿瘤的定性诊断：胶质瘤分级、确定治疗反应、区分假性进展或放射性坏死与肿瘤复发[12]等。
- 脑梗死的pH增强图像：如半暗带的预后评估[13]。

图6 | 通过APT成像对胶质瘤进行分级

男性，30岁。弥漫性星形细胞瘤（Ⅱ级）

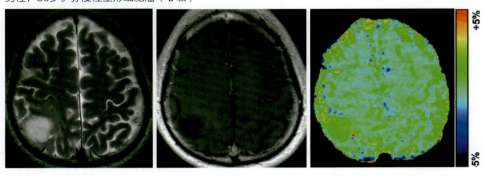

70岁，女性。胶质母细胞瘤（Ⅳ级）

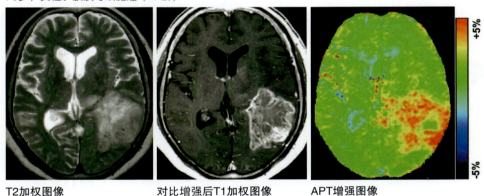

T2加权图像　　　　　对比增强后T1加权图像　　　　　APT增强图像

上行：与正常脑实质相比，低级别胶质瘤的APT增强信号仅轻度升高。下行：高级别胶质瘤的APT增强信号更高。

图7 | 通过APT成像评估脑梗死的pH值

60岁，女性。超急性期脑梗死（发病后1小时50分钟）

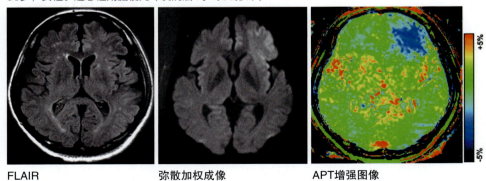

FLAIR　　　　　弥散加权成像　　　　　APT增强图像

FLAIR（左图）显示没有可识别的梗死灶。弥散加权图像（中）显示左额叶有一个轻微的高信号区域。APT增强图像（右图）可见梗死区域的APT增强信号有所减弱，这可能是由于pH值降低所致。

APT成像的挑战

- 如前所述，由于$MTR_{asym\ 3.5\ ppm}$不仅受酰胺质子浓度的影响，还受NOE、T1、pH值和水浓度等多种因素的影响，因此信号难以解读。
- 它还会受到背景的磁化转移效应影响。无论病变是良性还是恶性，像囊肿这类含有液体成分的情况，由于磁化转移效应较小，与固体相比，化学交换饱和转移（APT）信号会更高。
- 观察到的信号变化通常很小，一般只有百分之几，因此对运动特别敏感。例如，在躯干部应用时需要呼吸同步。

糖胺聚糖CEST（gagCEST）成像

- 利用3 T磁共振成像技术实现内源性CEST成像[6, 14]
- 检测糖胺聚糖中的羟基（-OH）质子。
  ......与自由水相比，偏移+1 ppm

- 糖胺聚糖是由双糖重复结构组成的无支链长链多糖，与核心蛋白结合形成蛋白多糖，广泛存在于体内，主要是结缔组织中。
- 内源性CEST成像可通过3T MRI进行，但需要比APT更精确的匀场和B_0校正，因为其频率更接近+1 ppm的自由水。

临床应用

- 评估踝关节软骨的退行性变化　　●椎间盘退化的评估。

图8 | 腰椎间盘的gagCEST成像

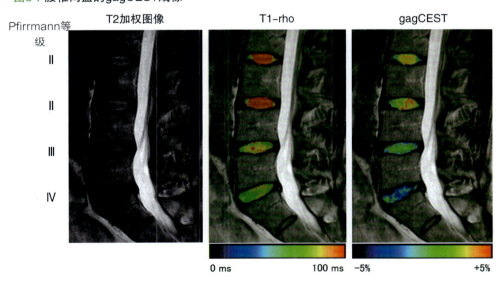

在T2加权图像中，L4 /5和L5 /S1椎间盘退变明显。这些椎间盘的值T1-rho缩短（中），CEST效应减弱（右）。

[1]Zhou J, Blakeley JO, Hua J, et al. Practical data acquisition method for human brain tumor amide proton transfer(APT) imaging. Magn Reson Med 2008; 60: 842-9.

[2]Kim M, Gillen J, Landman BA, et al. Water saturation shift referencing(WASSR)for chemical exchange saturation transfer(CEST)experiments. Magn Reson Med 2009; 61: 1441-50.

[3]Togao O, Hiwatashi A, Keupp J, et al. Amide proton transfer imaging of diffuse gliomas: Effect of saturation pulse length in parallel transmission-based technique. PLoS One 2016; 11: e0155925.

[4]Zhou J, Payen JF, Wilson DA, et al. Using the amide proton signals of intracellular proteins and peptides to detect pH effects in MRI. Nat Med 2003; 9: 1085-90.

[5]van Zijl PC, Jones CK, Ren J, et al. MRI detection of glycogen in vivo by using chemical exchange saturation transfer imaging(glycoCEST). Proc Natl Acad Sci U S A 2007; 104: 4359-64.

[6]Ling W, Regatte RR, Navon G, et al. Assessment of glycosaminoglycan concentration in vivo by chemical exchange-dependent saturation transfer(gagCEST). Proc Natl Acad Sci USA 2008; 105: 2266-70.

[7]Haris M, Cai K, Singh A, et al. In vivo mapping of brain myo-inositol. Neuroimage 2011; 54: 2079-85.

[8]Cai K, Haris M, Singh A, et al. Magnetic resonance imaging of glutamate. Nat Med 2012; 18: 302-6.

[9]Walker-Samuel S, Ramasawmy R, Torrealdea F, et al. In vivo imaging of glucose uptake and metabolism in tumors. Nat Med 2013; 19: 1067-72.

[10]Longo DL, Busato A, Lanzardo S, et al. Imaging the pH evolution of an acute kidney injury model by means of iopamidol, a MRI-CEST pH-responsive contrast agent. Magn Reson Med 2013; 70: 859-64.

[11]Woods M, Woessner DE, Sherry AD. Paramagnetic lanthanide complexes as PARACEST agents for medical imaging. Chem Soc Rev 2006; 35: 500-11.

[12]Zhou J, Tryggestad E, Wen Z, et al. Differentiation between glioma and radiation necrosis using molecular magnetic resonance imaging of endogenous proteins and peptides. Nat Med 2011; 17: 130-4.

[13]Sun PZ, Wang E, Cheung JS. Imaging acute ischemic tissue acidosis with pH-sensitive endogenous amide proton transfer(APT)MRI--correction of tissue relaxation and concomitant RF irradiation effects toward mapping quantitative cerebral tissue pH. Neuroimage 2012; 60: 1-6.

[14]Togao O, Hiwatashi A, Wada T, et al. A qualitative and quantitative correlation study of lumbar intervertebral disc degeneration using glycosaminoglycan chemical exchange saturation transfer, Pfirrmann Grade, and T1 ρ. AJNR Am J Neuroradiol 2018; 39: 1369-75.

⑨ MSDE 诊断脑转移

菊地一史，米山正己，吉浦　敬

MSDE 在脑转移瘤诊断中的应用

● MSDE可提高检测脑转移的灵敏度

对脑转移瘤的诊断通常采用GRE（如MPRAGE）或TSE（如SPACE）对比后高分辨率3D T1加权图像。然而，使用这些成像技术很难区分增强的血管和脑转移瘤，这可能会妨碍准确诊断。因此，在采集图像之前，需要使用MSDE（运动敏感驱动平衡）制备技术来抑制血流等运动质子的信号。因此，只有强化的病灶（脑转移灶）呈现高信号，才能更容易检测到它们，进而提高灵敏度[1]。

● MSDE的不足之处

包括MSDE在内的"黑血成像"可抑制血流信号并突出病变，已在临床用于颈动脉斑块成像和黑血栓成像（BTI），用于评估硬膜窦和深静脉中的血管内血栓。MSDE的血管抑制强度由Venc（速度编码）设置决定：Venc设置越低，抑制强度越强，即使在缓慢流动的血管中也是如此，但血流信号并不能完全消除。据报道，残留的血管信号可能会被误认为是病灶，导致诊断特异性降低。为了避免这种情况，需要同时拍摄血管抑制图像（黑血"开"）和无血管抑制图像（黑血"关"），因而增加了成像时间[1]。

● E（容积各向同性同步交织黑血和亮血检查），是MSDE2的改良技术[2]

在VISIBLE中，首先使用MSDE对血管信号进行抑制，然后在血管信号首次减弱的时间点通过GRE快速套取图像。此时，用中心填充法填充k空间，使黑血对比度最大化（图1：黑色图像）。接下来，等待血管信号恢复后再用GRE采集图像。在VISIBLE中，黑血就是这样"打开"和"关闭"的，无需延长扫描时间即可实现双像同步采集。与MPRAGE相比，VISIBLE黑色图像有助于检测脑转移瘤（图2）。此外，参照亮色图像，很容易确定增强病灶是真正的病灶（脑转移瘤）还是残余血管（假性病灶）（图3），从而实现高灵敏度和高特异性的脑转移瘤诊断[3]。

图1 | 使用MSDE的VISIBLE模式

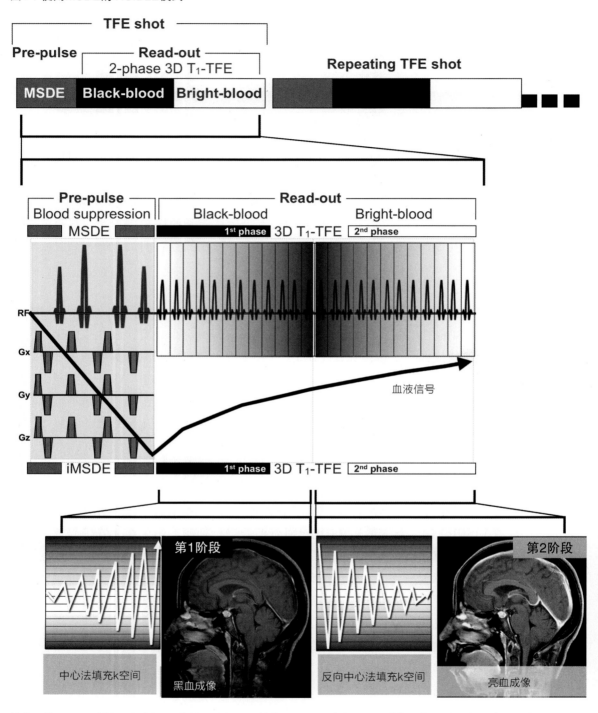

首先，使用MSDE制备法抑制血流信号，然后在血管信号最小时首先用GRE采集图像，并用中心填充法填充k空间，以最大限度地提高黑血对比度（左图：黑色图像）。接下来，等血信号恢复后再用GRE采集图像。在这种情况下，用反向中心填充法填充k空间，使k空间的中心位于血管信号最大恢复的时间点（右图：亮血图像）。

（改编自参考文献2）。

图2 | MPRAGE和VISIBLE的比较

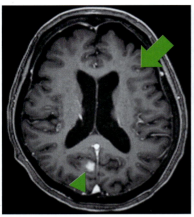 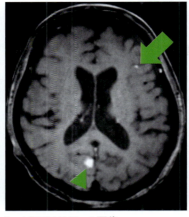 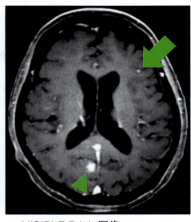

| a MPRAGE | b VISIBLE Black图像 | c VISIBLE Bright图像 |

肺癌伴多发性脑转移病例。目前广泛用于检测脑转移灶的三维GRE（在本例中为MPRAGE）会显示许多对比度增强的血管，容易与转移灶混淆。而使用MSDE的VISIBLE黑血成像可显著抑制血管信号，有助于检测转移灶。不仅右枕叶（▶）病灶清晰可辨，左额叶（➡）微小病变在黑血图像中成也能明确诊断。在亮血图像中，MSDE所抑制的血管信号得以恢复。

（改编自参考文献3）。

图3 | 利用VISIBLE Bright图像确定假病变（消失的血管）

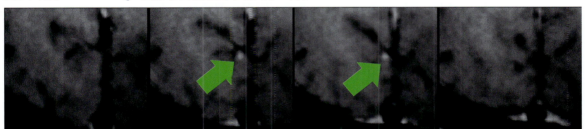

a VISIBLE 黑血图像

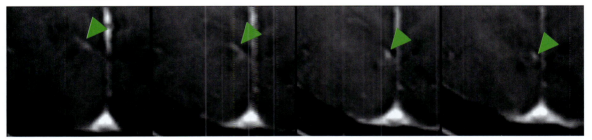

b VISIBLE 亮血图像

同一病例的VISIBLE黑血图像（a）和VISIBLE亮血图像（b），显示黑血图像中右枕叶的结节状高信号区域（➡），提示有转移。而在亮血图像中，该区域在上下切片中是连续的（▶），表明黑血图像中的发现是残留血管的一部分。因此，用亮血图像确认黑血图像中的发现可减少假阳性，并有助于提高特异性。

（改编自参考文献3）

[1] Nagao E, Yoshiura T, Hiwatashi A, et al. 3D turbo spir-echo sequence with motion-sensitized driven-equilibrium preparation for detection of brain metastases on 3T MR imaging. AJNR Am J Neuroradiol 2011; 32: 664-70.

[2] Yoneyama M, Obara M, Takahara T, et al. Volume isotropic simultaneous interleaved black- and bright-blood imaging: a novel sequence for contrast-enhanced screening of brain metastasis. Magn Reson Med Sci 2014; 13: 277-84.

[3] Kazufumi Kikuchi, Hiwatashi A, Togao O, et al. 3D MR sequence capable of simultaneous image acquisitions with and without blood vessel suppression: utility in diagnosing brain metastases. Eur Radiol 2015; 25: 901-10.

MPRAGE：磁化准备梯度回波快速采集；GRE　梯度回波；TSE：涡轮自旋回波

⑩ MR 神经成像

高原太郎

磁共振神经成像（MR-neurography）

①弥散加权磁共振神经成像（高b值磁共振神经成像）
➡整体观察（神经节外侧）
②常规/低b值（弥散预处理）MR神经成像
➡局部观察＞整体观察。

- 弥散加权磁共振神经显像（使用高b值）因其强大的背景信号抑制功能而适用于观察周围神经的整体走行[1,2]。而应用MPG则无法勾画出椎管内的小神经根。

- 使用传统GRE或FS-SE-T2 WI（或STIR）进行神经成像，或使用弱带有扩散预脉冲的磁共振神经显像不能充分抑制背景信号，因此主要通过产生薄图像（如部分MIP）来定位病变。对于椎管内的细小神经根，则通过无扩散预脉冲的图像进行观察。

MPG同步方向和神经成像

- 在躯干部位➡当在SI方向施加MPG时，神经显像被抑制
➡在AP（＞RL）方向施加MPG时，神经可被显像
- 与三轴数据相加相比，使用单轴数据（AP 方向的 MPG）更为优越（单向 MPG）[3]

- 神经是一种细长的结构，沿走行方向的扩散速度较高，而垂直于走行方向的扩散速度较低（各向异性扩散）。因此，整体扩散系数较小。当MPG的轴向与神经走行方向一致时，则很难成像。

图1 I MPG在AP、RL和SI方向上的图像差异

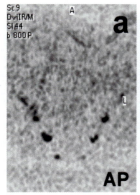
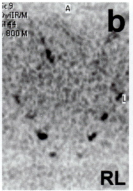
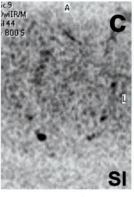

这是对骶神经区域进行成像的扩散加权水平断层像的原始图像。当把MPG设定为上下（SI）方向时，（神经的）显影效果不佳。由于可以假定在躯体部分神经沿体轴（SI）方向走行的概率较高，所以在前后（AP）方向能获得最佳结果。此外，将三张图像合成时，由于不同的位置偏差而无法进行准确叠加，这也会降低图像质量。如果采用单轴弥散加权像，则可以排除此类不便情况。

图2 | MPG在1轴、3轴和6轴方向上的图像差异

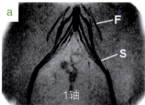 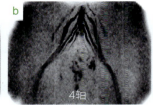 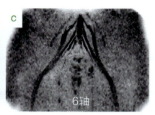

a 1轴　b 4轴　c 6轴

在同一成像时间对腰骶神经丛进行磁共振神经成像，只在一个轴（AP方向）上进行MPG可提供最清晰的神经成像。

（改编自参考文献2）

SUSHI法

● SUSHI方法[4] ➡ 从AP方向（绘图）减去SI方向（抑制）
➡ 有效消除无法控制的背景（如关节液）
➡ 存在错位问题。

图3 | 使用SUSHI方法抑制背景信号

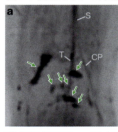 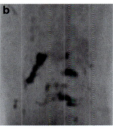 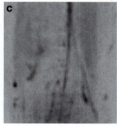 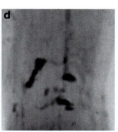

a b c d

膝关节的MRI。a是在前后（AP）方向对内侧副韧带MPG成像，b是在上下（SI）方向对内侧副韧带MPG成像。神经在图像a中被强化，在图像b中被抑制。另一方面，关节液（→）具有各向同性，所以在这两幅图像中呈现出相似的影像。用图像a减去图像b得到图像c，关节液被有效去除了。不过，由于图像a和图像b存在位置偏差，关节液无法完全去除。d是常规的DWIBS法。

S：坐骨神经，T：胫骨神经，CP：腓总神经

（改编自参考文献4）。

弥散制备磁共振神经成像[5]

● 使用具有弱扩散效应的预脉冲*1
● 预脉冲是T2预处理类型。
● 预脉冲能抑制血液和脊髓液的流动信号。
● 后面的序列是可任意选择。

*1 参见"通过MSDE诊断脑转移"一节，第363页。

图4 | 使用扩散预脉冲和三维实时成像技术（VISTA）进行磁共振神经成像

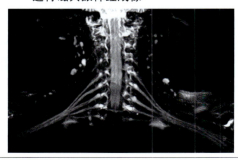

正常志愿者。主序列是TSE，因此不会出现图像失真，而且极易受到易感性的影响。背景信号较高，因此必须使用薄MIP才能获得完整图像。适合局部诊断。

[1] Takahara T, Hendrikse J, Yamashita T, et al. Diffusion-weighted MR neurography of the brachial plexus: feasi-bility study. Radiology 2008; 249: 653-60.
[2] Yamashita T, Kwee TC, Takahara T. Whole-body magnetic resonance neu-rography. N Engl J Med 2009; 30; 361: 538-9.
[3] Takahara T, Hendrikse J, Kwee TC, et al. Diffusion-weighted MR neurography of the sacral plexus with unidirectional motion probing gradients. Eur Radiol 2010; 20: 1221-6.
[4] Takahara T, Kwee TC, Hendrikse J, et al. Subtraction of unidirectionally encoded images for suppression of heavily isotropic objects (SUSHI) for selective visualization of peripheral nerves. Neu-roradiology 2011; 53: 109-16.
[5] Yoneyama M, Takahara T, Kwee TC, et al. Rapid High Resolution MR Neurography with a Diffusion-weighted Pre-pulse. Magn Reson Med Sci 2013; 25; 12: 111-9.

SUSHI：单向编码图像减影，用于抑制重度各向同性

技术事项

临床应用 二

⑪ 脑脊液淋巴系统

田冈俊昭

什么是脑脊液淋巴系统（Glymphatic system）

- 2012年，伊利夫（Iliff）和内德加德（Nedergaard）等提出了一个假说，认为血管周围腔隙构成了一个与脑内淋巴系统相当的系统，并将其命名为"类淋巴系统（glymphatic system）"[1]。这个词是由神经胶质（Glia）细胞和淋巴系统（lymphatic system）组合而成的新造词。

- 类淋巴系统是一个与颅内脑脊液、脑内组织液循环相关的概念，目前它还只是一个假说。

- 这并不是发现了新的解剖学结构，而是从脑内废物排泄功能的角度，对已知结构进行重新审视后提出的理论。

- 类淋巴系统假说的概述如下（图1a）：
  - 血管周围管腔是脑脊液流入脑实质的通道。
  - 该管道的驱动力是动脉搏动。
  - 流入动脉周围血管间隙的脑脊液通过由水通道蛋白4（AQP4）控制的水通道进入脑组织间隙，水通道蛋白4分布在构成血管周围间隙外壁的星形胶质细胞足突上。
  - 进入间质的脑脊液会收集组织中的代谢废物蛋白。
  - 冲洗细胞间隙后的脑脊液继而流入静脉周围的血管间隙，并被排出脑外。

图1 | 淋巴系统和神经体液

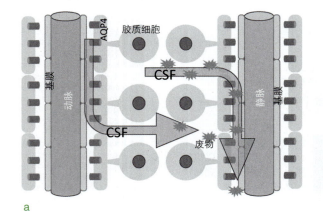
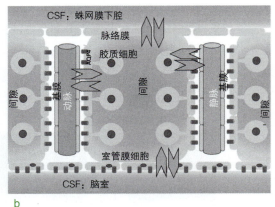

a　脑脊液系统概念：脑脊液通过血管周围间隙流入脑实质。

b　神经体液和共同空间：脑组织中的间质腔和脑脊液腔不仅起着支撑结构的作用，还是物质运输、免疫功能或细胞间信号传递的空间。这一共同空间由神经体液填充，包括脑脊液、间质液和血液的隔室，各隔室之间进行物质交换。

（图1 a、b：改编自参考文献11）

- 在类淋巴系统假说中，脑组织间隙的功能不仅是支撑结构，还是中枢神经系统中物质转运、免疫功能和细胞间信号传递的共同空间。
- 包括血液、脑脊液和间质在内的"神经体液"一词已被提出，作为中枢神经系统公共空间内液体的总称（图1b）。

类淋巴系统的评估方法

- 类淋巴系统的首次评估是通过双光子激光显微镜观察注入脑脊液腔的荧光示踪剂来完成的[1]。然而，激光显微镜的观察范围仅限于脑表面。
- 在动物实验中，有一种方法是将钆对比剂通过枕大孔注入脑脊液腔，然后使用MRI观测脑实质的信号变化[2]。这种方法可以对全脑进行评估。
- 人类类淋巴系统的评估手段有限。虽然部分机构开展了少量钆对比剂髓内注射的研究，但这种钆对比剂的髓内注射使用方式并未获得批准。
- 在静脉注射钆对比剂数小时后，进行 T2加权FLAIR成像，有可能检测到转移至脑脊液中的钆对比剂，从而间接评估类淋巴系统的部分活动（图2）[11]。
- 基于放射冠区血管周围间隙走行方向的局限性扩散能力与类淋巴系统活动相关的假设，有人尝试了一种名为沿血管周围间隙的扩散张量成像分析（DTI－ALPS）的方法[3, 11]。

图2｜静脉注射的钆对比剂迁移到脑脊液中

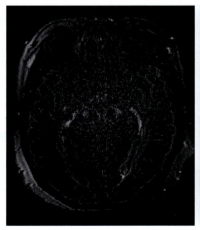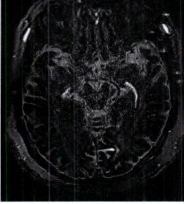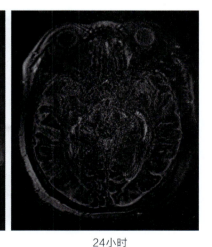

| 0小时 | 4小时 | 24小时 |

强T2加权FLAIR成像（TR=9000，TE=545，TI=2250）。
图像显示的是施用正常剂量钆对比剂后即刻、4小时和24小时的图像。
强T2加权FLAIR与普通FLAIR的不同之处在于，长TE不仅抑制了脑脊液信号，还抑制了脑实质信号，是一种可以检测到脑脊液中的少量对比剂的技术。
在使用对比剂4小时的图像中，脑室中的脑脊液呈高信号，表明钆对比剂发生了迁移。请注意，脑室中的信号没有增加；在24小时的图像中，脑脊液腔的信号略有减少，表明钆对比剂已被清除。

与类淋巴系统有关的疾病

阿尔茨海默病

- 由于类淋巴系统参与了β-淀粉样蛋白的排出，因此已被证明与阿尔茨海默病相关[1]。
- 有可能在脑组织中会出现这样一种恶性循环：β-淀粉样蛋白的积聚会导致类淋巴系统功能下降，而这又会进一步导致β-淀粉样蛋白的积聚。

头部外伤

- 在小鼠中度至重度外伤模型动物实验中，受伤后小鼠外伤部位血管周围腔内皮质中注入的示踪剂迁移量明显减少，这表明头部外伤可能会导致类淋巴系统功能下降[4]。

正常压力脑积水

- 虽然这是未被批准的用途，但有报告称，在正常压力脑积水病例和对照组中进行了鞘内注射Gd对比剂。
- 随着时间的推移，正常压力脑积水组和对照组的脑脊液间隙都出现了脑实质染色增强，但在24小时随访时，正常压力脑积水组的脑实质染色有延长的趋势，这表明脑功能障碍可能与病理状况有关[5]。

脑卒中/其他

- 在大鼠身上进行的动物实验表明，蛛网膜下腔出血会导致类淋巴系统出现功能障碍[4]。
- 同样，在实验大鼠身上，脑梗死后类淋巴系统也会出现类似的功能障碍[4]。
- 有报告称，在淀粉样血管病中，类淋巴系统功能障碍与淀粉样沉积有关[6]。
- 在一项使用鞘内钆对比剂作为示踪剂对Ⅱ型糖尿病大鼠模型进行的研究中，与对照组相比，对比剂从脑实质中清除的时间有所延迟，这表明类淋巴系统受到了损害[7]。

睡眠与类淋巴系统

- 研究表明，与清醒时相比，睡眠时类淋巴系统的活动显著增强[8]。
- 睡眠时，由于神经胶质细胞体积缩小，间质空间扩大，从而增加了类淋巴系统的活动性[8]。
- 类似的现象不仅出现在自然睡眠中，也出现在麻醉状态[8]。
- 关于人类痴呆症的发病与睡眠以及类淋巴系统的关系，尽管是间接的，但也进行了各种各样的研究。
- 脑脊液中的β淀粉样蛋白水平是脑组织淀粉样沉积的预测指标，已有研究表明睡眠障碍与β淀粉样蛋白水平的变化有关[9]。

- 有报告指出，即使只是一个晚上熬夜不睡觉，也会影响生理性的早晨脑脊液中淀粉样蛋白β42的生理性减少，这可能会增加患阿尔茨海默病的风险。

[1] Iliff JJ, Wang M, Liao Y, et al. A paravascular pathway facilitates CSF flow through the brain parenchyma and the clearance of interstitial solutes, including amyloid β. Sci Transi Med 2012; 4: 147.
[2] Gaberel T, Gakuba C, Goulay R, et al. Impaired glymphatic perfusion after strokes revealed by contrast-enhanced MRI: a new target for fibrinolysis? Stroke 2014; 45: 3092-6.
[3] Taoka T, Masutani Y, Kawai H, et al. Evaluation of glymphatic system activity with the diffusion MR technique: diffusion tensor image analysis along the perivascular space (DTI-ALPS) in Alzheimer's disease cases. Japanese journal of radiology 2017; 35: 172-8.
[4] Iliff JJ, Chen MJ, Plog BA, et al. Impairment of glymphatic pathway function promotes tau pathology after traumatic brain injury. J Neurosci 2014; 34: 16180-93.
[5] Ringstad G, Vatnehol SAS, Eide PK. Glymphatic MRI in idiopathic normal pressure hydrocephalus. Brain 2017.
[6] Peng W, Achariyar TM, Li B, et al. Suppression of glymphatic fluid transport in a mouse model of Alzheimer's disease. Neurobiol Dis 2016; 93: 215-25.
[7] Jiang Q, Zhang L, Ding G, et al. Impairment of the glymphatic system after diabetes. J Cereb Blood Flow Metab 2017; 37: 1326-37.
[8] Xie L, Kang H, Xu Q, et al. Sleep drives metabolite clearance from the adult brain. Science 2013; 342: 373-7.
[9] Roh JH, Huang Y, Bero AW, et al. Disruption of the sleep-wake cycle and diurnal fluctuation of beta-amyloid in mice with Alzheimer's disease pathology. Sci Transi Med 2012; 4: 150ra22.
[10] Ooms S, Overeem S, Besse K, et al. Effect of 1 night of total sleep deprivation on cerebrospinal fluid β-amyloid 42 in healthy middle-aged men: a randomized clinical trial. JAMA neurology 2014; 71: 971-7.
[11] Taoka T, Naganawa S. Glymphatic imaging using MRI. J Magn Reson Imaging 2020; 51: 11-24.

技术事项

临床应用 三

FLAIR：流体衰减反转恢复；DTI：弥散张量成像；TE：回波时间

⑫ Dp-MRN，SHINKEI 和 3D NerveVIEW

米山正己

什么是Dp-MRN[1]、SHINKEI[2] 和 3D NerveVIEW？

> MSDE一种利用预脉冲抑制背景组织（脂肪、血液、肌肉）以获取磁共振神经图像的方法。

参考：根据显影时间的不同，有几个不同的名称，但无论哪个，序列都是相同的。

Dp－MRN：弥散准备磁共振神经成像（Diffusion prepared MR Neurography）。

SHINKEI：用墨水标记静止组织的快速成像使神经鞘信号增强（nerve－SHeath signal increased with INKed rest－tissue RARE Imaging）。

序列图和概念

图1 | Dp-MRN序列图

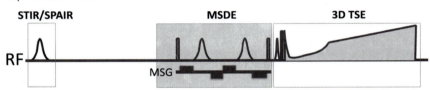

图2 | Dp-MRN的概念

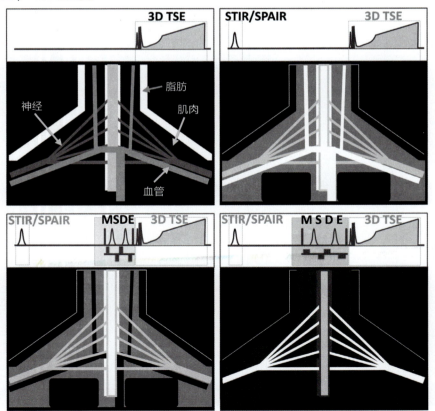

Dp-MRN是基于3D VRFA-TSE（第90页）技术，结合了MSDE预脉冲（第159页）和脂肪抑制的序列。

①基础脉冲序列为3D VRFA-TSE，可在约5min内生成1mm各向同性T2加权图像（等效TE约为70ms）。

→脂肪显示高信号，神经显示不清晰。

②采用IR型（SPAIR/STIR）脂肪抑制法，用于均匀抑制大面积脂肪。

→动态范围的变化不仅导致神经出现高信号，也导致血液和肌肉等背景组织出现高信号。

③加入MSDE可抑制血液信号。

→然而，由于肌肉信号的残留，神经的对比度仍然较低。

④利用MSDE基于T2预处理脉冲这一事实，将应用时间延长至50ms左右，以匹配肌肉的T2值，从而同时抑制血液和肌肉信号。

→因此，本底信号被有效抑制，进而将神经结构以高信号清晰显示。

联合使用宽带STIR

由于臂丛周围结构形态复杂，容易受到静磁场不均匀的影响，因此常使用STIR，但用于3D FLAIR等的传统IR脉冲的传输带宽相对较窄，有时很难在臂丛神经区域获得良好的STIR脂肪抑制。Dp-MRN使用专用的宽带STIR脉冲，传输带宽为2 kHz，可在整个FOV上实现均匀的STIR脂肪抑制。

图3 | STIR脉冲特性比较

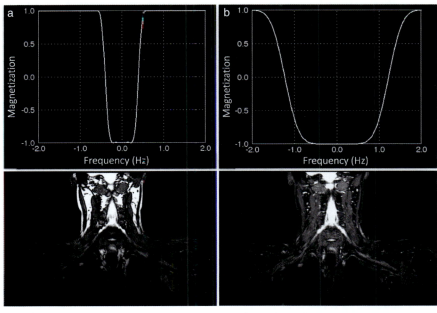

a：使用传统STIR脉冲进行3D TSE的Dp-MRN；靠近头部区域的脂肪未被抑制。
b：使用宽带STIR脉冲的Dp-MRN，整个FOV显示良好的脂肪抑制。

宽带Dp-MRN

Dp-MRN的视场角为450mm，结合宽带STIR，实现了由C_5-T_1构成的臂丛的高对比度显影。

图4 | 肱神经丛Dp-MRN

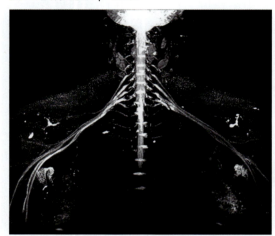

成像条件：TR=2400ms，TE=70ms；回波序列长度（ETL）=70，宽带STIR，MSDE（3轴，VENC =1cm/s，$MSDE_{prep-time}$（准备时间）=50ms，扫描时间= 6min30s。图片由比利时布鲁日圣扬医院提供。

与脂肪抑制T2加权图像的比较

同一受试者的脂肪抑制（mDIXON）T2加权图像与Dp-MRN （3D NerveVIEW）图像对比。在Dp-MRN中，静脉和肌肉等背景组织被MSDE脉冲抑制，使神经被更清晰地显示出来（**图5**）。Dp-MRN基本上也属于一种T2加权图像，因此神经周围的肿瘤病变也会以高信号显示出来。

图5 | 肱神经丛FST2-增强图像与Dp-MRN的对比

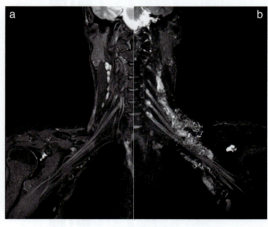

a：二维多切片mDIXON-TSE
b：Dp-MRN：3DNerveVIEW
图片由比利时布鲁日圣扬医院提供。

[1] Yoneyama M, Takahara T, Kwee TC, et al. Rapid high resolution MR neurography with a diffusion-weighted pre-pulse, Magn Reson Med Sci 2013; 12: 111-9.
[2] Hiwatashi A, Togao O, Yamashita K, et al. Evaluation of chronic inflammatory demyelinating polyneuropathy: 3D nerve-sheath signal increased with inked rest-tissue rapid acquisition of relaxation enhancement imaging（3D SHINKEI), Eur Radiol 2017; 27: 447-53.

TE：回波时间；SPAIR：波谱衰减反转恢复；STIR：短TI反转恢复；MSDE：运动敏感驱动平衡；FOV：视场；TR：重复时间

⑬ DKI 和 QSI 脊神经成像（脊髓和脊柱的定量成像与分析）

堀　正明

> ①各种先进的弥散MRI技术已应用于脊髓研究。
> ②近年来，脊髓和脊柱的定量分析已成为可能。

采用DKI和QSI进行脊神经成像

ADC和FA是在临床中使用弥散MRI获得的定量值，是反映水分子弥散程度和方向性的指标，这些值的变化通常用于临床反映神经组织的微观结构变化。然而，ADC值的降低有多种可能的原因，例如细胞密度或黏度增加，因此反映组织变化的特异性可能有限。因此，使用更多且更高b值的高级弥散MRI成像和分析，包括DKI、QSI和NODDI[1]（图1）。有关DKI和QSI的详情，请参阅第169-173页。NODDI方法假设神经组织由轴突、细胞体和自由水三个部分组成，是一种通过拟合弥散磁共振成像获得的信号来估算每种成分的体积分数和神经纤维的分散情况，是一种相对专门用于评估神经组织的方法。与ADC或FA相比，这些方法获得的定量值作为临床生物标志物可能更有用。事实上，在多发性硬化症[2]和颈椎病[3]患者中，NODDI比DTI能捕捉到更多的组织特异性损伤。此外，任何人都可以使用几个公开的软件包（https://www.nitrc.org/projects/noddi_ toolbox,http://www.medimg.info.hiroshima–cu.ac.jp/diMaRIA/diMaRIA. htm）分析NODDI。

脊髓和脊柱的定量成像和分析

近年来，包括扩散MRI在内的各种定量成像和分析方法得到了广泛应用，特别是在脑神经领域。在脊髓显像方面，同样的方法也作为临床研究在进行尝试。除了上述更高级的扩散 MRI 成像与分析之外，还包括脊髓的直径、体积以及髓鞘的定量成像等。

另外，在脑部，有像 SPM（https://www.fil.ion.ucl.ac.uk/spm/）和 FSL（https://fsl.fmrib.ox.ac.uk/fsl/fslwiki/FSL）这样著名的分析软件。这些软件能够完成从 MRI 图像的配准、扩散 MRI 的失真校正等分析前处理，到各种扩散定量值的组间分析等一系列工作。但长期以来，脊髓和脊椎的 MRI 分析一直没有类似的软件。近年来，蒙特利尔理工大学的朱利安（Julien）等提出了脊髓工具箱（Spinal Cord Toolbox．https://sourceforge.net/p/spinalcordtoolbox/wiki/Home/）作为综合性的脊髓分析工具，这是非常值得关注的（图2、3）。

图1 | DKI纤维束成像与DTI纤维束成像对比

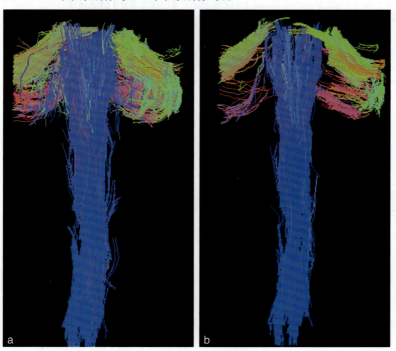

从脑干到颈髓的白质纤维束追踪。
a是基于DKI的方法（https://medicine.musc.edu/departments/centers/cbi/dki/dki-data-processing），b是基于DTI的方法。基于DKI的方法能够描绘出更多的神经纤维数量。

图2 | 关于SCT

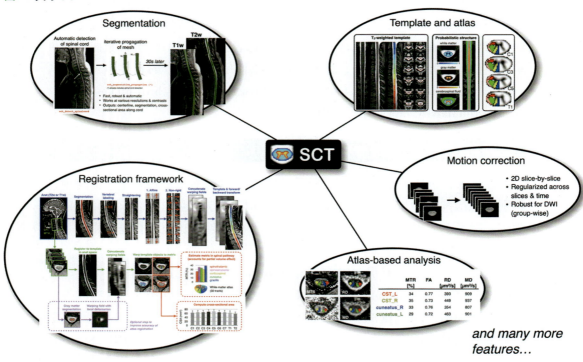

图中显示了SCT中的图像处理列表（图片经软件作者——蒙特利尔联邦理工大学的Julien博士许可使用）。该软件提供了多种功能，最新版本还包括利用深度学习的病灶分离等功能，在此不一一展示。即使不进行脊髓分析，随附的标准脊髓解剖图谱也颇具参考价值。

图3 | 用SCT分割的结构

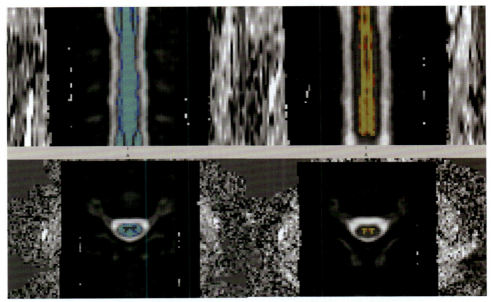

该图像显示了使用SCT技术从真实病例中分离出的脊髓白质和灰质。蓝色部分代表白质，橙色部分是灰质的概率结构。

[1] Zhang H, Schneider T, Wheeler-Kingshott CA, et al. NODDI: practical in vivo neurite orientation dispersion and density imaging of the human brain. Neuroimage 2012; 61: 1000-16.

[2] By S, Xu J, Box BA, et al. Application and evaluation of NODDI in the cervical spinal cord of multiple sclerosis patients. Neuroimage Clin 2017; 15: 333-42.

[3] Okita G, Ohba T, Takamura T, et al. Application of neurite orientation dispersion and density imaging or diffusion tensor imaging to quantify the severity of cervical spondylotic myelopathy and to assess postoperative neurologic recovery. Spine J 2018; 18: 268-75.

[4] Hori M, Hagiwara A, Fukunaga I, et al. Application of Quantitative Microstructural MR Imaging with Atlas-based Analysis for the Spinal Cord in Cervical Spondylotic Myelopathy. Sci Rep 2018; 8: 5213.

ADC：表观扩散系数；FA：分数各向异性；DKI：扩散峰度成像；QSI：q-空间成像；NODDI：神经元定向扩散和密度成像；DTI：扩散张量成像

⑭ Silent MRA（0 TE MRA）

高野　直

静默MRA（Silent MRA）的特点

　　静默MRA是一种非对比MRA成像技术，结合了超短回波时间（UTE）和动脉自旋标记（ASL）[1~3]。

　　传统3D TOF-MRA的TE为几毫秒，而静默MRA的TE为0.016ms。因此，相位弥散的影响较小，可减少磁化率伪影。

　　ASL用于血流信号采集，可实现不受血流方向影响的血流信号采集。

　　通过梯度磁场的逐步变化，无需使用反转磁场即可采集数据，因此被称为ASL。名副其实，几乎没有声音[4]。

静默MRA的临床应用

　　关于脑血管内治疗术后的随访，由于颅内支架内和弹簧圈产生的伪影，三维TOF-MRA和三维CTA流难以显示血流，而静默MRA的磁敏感伪影较少，可以显示支架内的血流（图1）[3]。

　　它还可用于硬脑膜动静脉瘘和脑动静脉畸形等血管畸形的检查，因为使用的是ASL，显像可以不受血流方向的影响。此外，由于它几乎无声，也可用于儿科检查（图2）。

[1] Irie R, Suzuki M, Yamamoto M, et al. Assessing Blood Flow in an Intracranial Stent: A Feasibility Study of MR Angiography Using a Silent Scan after Stent-Assisted Coil Embolization for Anterior Circulation Aneurysms. AJNR Am J Neuroradiol 2015; 36: 967-70.
[2] Takano N. Suzuki M. Irie R. et al. Usefulness of non-contrast-enhanced MR angiography using a Silent scan for follow-up after Yconfiguration stent-assisted coil embolization for basilar tip aneurysms. AJNR Am J Neuroradiol 2017; 38: 577-81.
[3] Takano N, Suzuki M, Irie R, et al. Non-Contrast-Enhanced Silent Scan MR Angiography of Intracranial Anterior Circulation Aneurysms Treated with a Low-Profile Visualized Intraluminal Support Device. AJNR Am J Neuroradiol 2017; 38: 1610-16.
[4] Alibek S, Vogel M,. Sun W, et al: Acoustic noise reduction in MRI using Silent Scan: an initial experience. Diagn Interv Radiol 2014; 20: 360-3.

图1 | 颅内支架辅助颅内弹簧圈栓塞术后病例[3]

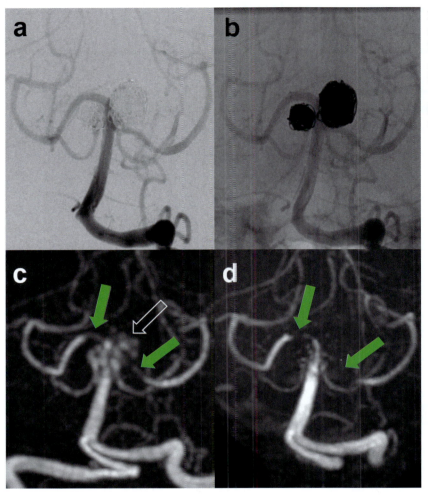

3D TOF-MRA（d）显示支架植入部位的血流信号消失，而静默MRA（c）则清晰显示了血流信号（→）。此外，由于弹簧圈对X射线的衰减，DSA（a）无法显示残余血流，而静默MRA（→）可以显示残余血流。

图2 | 脑血管畸形的病例（a：硬脑膜动静脉瘘，b：脑动静脉畸形）

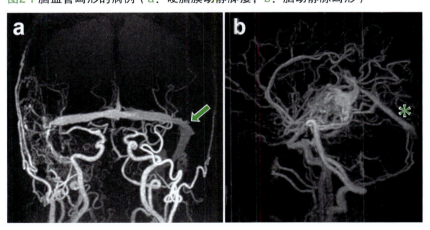

在硬膜动静脉瘘（a）的病例中，显示了动脉血流入并扩张的静脉（→）。b是一名患有脑动静脉畸形的4岁男孩。由于是无声成像，也不受身体移动的影响，病灶（nidus）和引流静脉清晰显示（＊）。

DSA：数字减影血管造影

⑮ 神经黑色素敏感成像

鎌形康司

什么是神经黑色素敏感成像？

神经黑色素是儿茶酚胺合成的代谢产物，仅局限且大量存在于黑质致密部的多巴胺能神经细胞以及蓝斑核的去甲肾上腺素能神经细胞中。神经黑色素磁共振成像（Neuro‑melanin MRI）是为了使神经黑色素可视化，对成像参数进行调整后的快速自旋回波T1加权像。神经黑色素会与铁、铜等金属结合，成为顺磁性物质，因此被认为具有浓度依赖性的T1缩短效应（也就是说在T1加权像上呈现高信号）。此外，在黑质和蓝斑核部位，由于神经黑色素的顺磁性，磁化率传递效应减弱（信号降低不明显）；而周围的背景信号则因磁化率传递效应受到抑制（出现信号降低），所以黑质、蓝斑核与周围脑组织之间的对比度进一步增强。在1.5T的磁共振T1加权像中，神经黑色素与周围脑组织的T1差异较小，很难检测到对比度差异。但在3.0T的磁共振成像中，由于信噪比提高、T1弛豫时间延长、磁化率传递效应增强等因素，能够检测到反映神经黑色素的信号。

神经黑色素敏感成像的临床应用

在神经黑色素MRI中，健康人由于存在神经黑色素，黑质致密部和蓝斑核的信号相较于周围脑组织呈现高信号；而帕金森病患者由于神经黑色素减少，高信号变得不明显（图1）。此外，已知黑质致密部呈现高信号区域的体积与帕金森病的严重程度分级（Hohen‑Yahr分类）以及病程长短相关。我们曾报告过神经黑色素MRI在临床上对进行性核上性麻痹与帕金森病的鉴别诊断中具有重要作用。根据我们的研究结果，进行性核上性麻痹患者黑质致密部内侧的信号明显低于帕金森病患者，结合中脑体积，能够高精度地鉴别进行性核上性麻痹患者和帕金森病患者（ROC曲线下面积=0.99）。从病理学角度来看，进行性核上性麻痹患者黑质致密部内侧含神经黑色素的神经细胞丢失较为严重，我们的研究结果与以往的病理学研究一致。神经黑色素MRI也被用于评估抑郁症和精神分裂症患者的病情。据Shibata等的报告，精神分裂症患者黑质的信号明显高于健康人，这被认为反映了该病患者体内多巴胺过量的状态。另一方面，抑郁症患者蓝斑核喙侧2/3区域的信号明显低于健康人，这一现象被认为反映了上行去甲肾上腺素系统的功能异常。

神经黑色素敏感成像的验证

问题在于神经黑色素MRI是否真的能检测出神经黑色素的含量，同时还能确认其病理学背景。事实上，尸检大脑已被用于神经黑色素敏感成像。皮层中黑质致密部的信号与神经黑色素阳性神经细胞密度存在显著相关性[5,6]。

为了让神经黑色素磁共振成像得到更广泛的临床应用，目前正在研究因MRI机型和成像协议不同而导致的信号强度变化。例如，Schwarz等开展了一项多中心研究，使用了两种不同的MRI设备和三种成像协议，并提出了一种对因MRI设备和成像协议不同而产生的信号强度变化进行归一化处理的方法。该研究报告称，通过对因MRI机型和成像协议不同而导致的信号强度变化进行归一化处理，与未进行归一化处理的情况相比，帕金森病的诊断能力显著提高，未来有望应用于其他疾病的诊断。

神经黑色素MRI存在的问题

神经黑色素敏感成像有几个问题有待解决，例如成像时间长（在我们的研究机构大约需要7min）、切片方向的空间分辨率不足以及容易受到不均匀磁场导致的信号不均的影响。不过，这几乎是唯一一种能在体内无创评估大脑神经黑色素的工具，预计未来会有更多临床应用。

图1丨神经黑色素敏感MRI（a、b：中脑水平的轴切面；c、d：脑桥上段水平的轴切面）

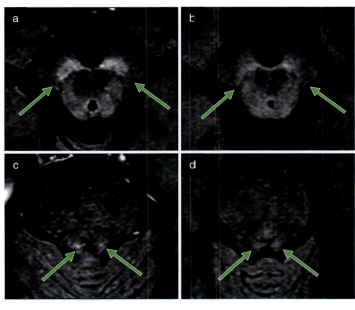

a：健康的老年受试者（60岁，男性）。黑质致密部显示高信号（→）。

b：帕金森病患者（60岁，男性）。黑质致密部的高信号模糊不清（→）。

c：健康老人（60岁，男性）。蓝斑核显示高信号（→）。

d：帕金森病患者（60岁，男性）。蓝斑核的高信号模糊不清（→）。

[1] Sasaki M, Shibata E, Tohyama K, et al. Neuromelanin magnetic resonance imaging of locus ceruleus and substantia nigra in Parkinson's disease. Neuroreport 2006; 17: 1215-8.
[2] Kashihara K, Shinya T, Higaki F. Neuromelanin magnetic resonance imaging of nigral volume loss in patients with Parkinson's disease. J Clin Neurosci 2011; 18: 1093-6.
[3] Taniguchi D, Hatano T, Kamagata K, et al. Neuromelanin imaging and midbrain volumetry in progressive supranuclear palsy and Parkinson's disease. Mov Disord 2018; 33: 1488-92.
[4] Shibata E, Sasaki M, Tohyama K, et al. Use of neuromelanin-sensitive MRI to distinguish schizophrenic and depressive patients and healthy individuals based on signal alterations in the substantia nigra and locus ceruleus. Biol Psychiatry 2008; 64: 401-6.
[5] Kitao S, Matsusue E, Fujii S, et al. Correlation between pathology and neuromelanin MR imaging in Parkinson's disease and dementia with Lewy bodies. Neuroradiology 2013; 55: 947-53.
[6] Cassidycm, Zucca FA, Girgis RR, et al. Neuromelanin-sensitive MRI as a noninvasive proxy measure of dopamine function in the human brain. Proc Natl Acad Sci USA 2019; 116: 5108-17.
[7] Schwarz ST, Xing Y, Tomar P, et al. In Vivo Assessment of Brainstem Depigmentation in Parkinson Disease: Potential as a Severity Marker for Multicenter Studies. Radiology 2017; 283: 789-98.

① 乳腺磁共振成像

印牧義英

乳腺磁共振成像（MR mammography）的适应证和成像注意事项

适应证和成像注意事项以欧洲乳腺成像学会（EUSOBI）和美国放射学会（ACR）提出的指南为基础。最关键的一点的是，建议使用专用乳腺线圈在仰卧位进行成像。还建议使用对比剂进行动态成像，以评估乳腺癌的特征性血流模式。此外，EUSOBI还建议在月经开始后5～12天之间进行成像。这是为了避免背景乳腺的对比效应可能导致难以检测到病变。

针对高危人群的乳腺磁共振成像指南现状

在欧洲和美国，指南还指出了磁共振成像筛查对高危人群（包括遗传性乳腺癌）的作用。指南指出，对于只能通过磁共振成像检测到的病灶，有必要在磁共振成像引导下进行活检，并强调了通过磁共振成像在早期发现病灶的重要性。在日本，日本乳腺癌筛查协会牵头制定了《乳腺癌高危人群乳腺MRI筛查指南》（2013年）。该指南涵盖了上述成像注意事项，并强调了成像方法准确性管理的重要性。

成像协议

成像序列也是基于EUSOBI和ACR提出的指南。使用专用乳腺线圈在仰卧位进行成像；使用STIR方法获得T2加权图像，该方法具有稳定的脂肪抑制效果。作为一种非对比序列，弥散加权图像用于检出恶性病变。设定b值为1000/2000sec/mm^{2}的组合，ADC分布图像也被制作出来。动态对比增强磁共振成像使用eTHRIVE，它能根据各向同性体素生成清晰、无模糊的脂肪抑制3D T1加权GRE图像。

设备	P Achieva	对比剂	钆特酸葡胺
磁铁类型	超导・1.5T	速率	1mL/s
线圈	16通道乳腺线圈		

成像方法	成像断面	顺序	TR（ms）	TE（ms）	FA（°）	ETL	FOV（mm）	矩阵（mm）	切片厚度（mm）	间隙（mm）	切片数量	加权	曝光时间（min）	带宽（kHz）
STIR	轴位	IR-TSE	4200	60	90	19	300	246×352	5	0	24	2	1:58	
弥散加权图像	轴位	SE-EPI	4500	81			300	102×128	5	0	24	2	1:08	
T1加权图像	轴位	SE-TSE	400	12	90	3	300	212×304	5	0	24	2	1:14	
动态（两侧）X3	轴位	3D.T1-TFE	5.8	2.8	10		300	304×304	1.8	−0.9	140	1	0:57×3	
（患侧）X1	矢状位	（e-THRIVE）	6.5	3.2	10		150	224×224	2.2	−1.1	70	1	1:52×1	
（两侧）X1	轴位		5.8	2.8	10		300	304×304	1.8	−0.9	140	1	0:57×1	
对侧	矢状位	e-THRIVE。	6.5	3.2	10		150	224×224	2.2	−1.1	70	1	1:52	

动态增强成像时序图

　　动态摄影采用联合脂肪抑制的3D T1加权像（双侧，横断面图像），时间分辨率设定在1min以内，在造影前、造影早期相进行2次扫描（分别在1min、2min时）、后期相（5min时）进行扫描，共重复4次扫描。在早期相和后期相之间拍摄高分辨率的矢状面图像（患侧），最后拍摄对侧的矢状面图像，至此检查结束。Gd对比剂按照美国放射学会（ACR）诊疗指南中规定的标准剂量0.1 mmol/kg进行团注，随后用15 mL生理盐水进行冲管。对比剂注入开始时间设定为考虑了k空间的k－0时间的造影第一相的20秒前。此外，动态成像数据会被传输到工作站，用于生成动态曲线。

动态成像

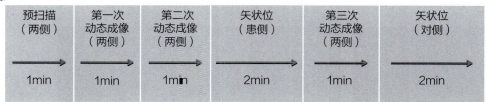

预扫描 （两侧）	第一次 动态成像 （两侧）	第二次 动态成像 （两侧）	矢状位 （患侧）	第三次 动态成像 （两侧）	矢状位 （对侧）
1min	1min	1min	2min	1min	2min

临床病例

病例①：肿块病变环形对比效果

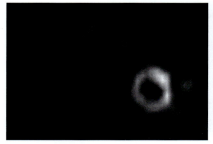

a　弥散加权图像（b=1000）
弥散加权图像显示右乳房内侧有一环形高信号肿块。

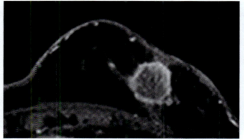

b　对比后T1加权横断面图像
对比后T1加强横断面图像显示肿块边缘处的环形对比强化效应。这是乳腺浸润性导管癌的特征性表现。

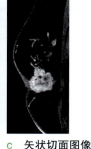

c　矢状切面图像
矢状切面图像除了显示环形伪影效应外，还可以看到轻度的皮肤回缩。

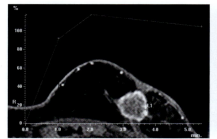

d　动态增强
动态增强显示早期强化和廓清现象，动态增强表现提示恶性可能

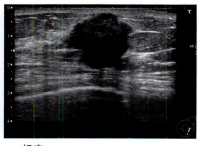

e　超声
可见边缘不规则的低回声肿块。根据超声影像，疑似有肿块周围浸润。

　　在弥散加权成像中，肿块边缘区域呈高信号，提示存在恶性细胞。造影后的动态成像显示，肿块边缘处出现环形强化效应，并伴有廓清现象，提示为典型的乳腺癌。环形强化效应反映了肿瘤边缘的血管生成，在增强后约2min内的早期阶段呈明显强化。
　　超声图像还显示肿瘤边缘处有一个前缘断裂。

病例②：非肿块性病变

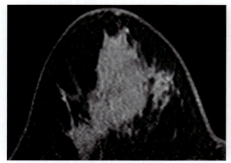

a　造影前T1加权横断面图像
造影前的T1加权图像没有发现明显的异常信号。

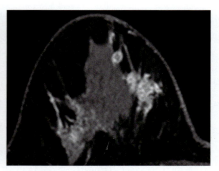

b　造影后T1加权横断面图像
造影后的T1增强图像显示，右侧乳房内侧出现区域性分布的非肿块病变。

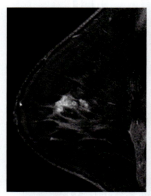

c　矢状切面图像
矢状切面图像也显示出簇状环形增强，这是DCIS特有的对比效果。

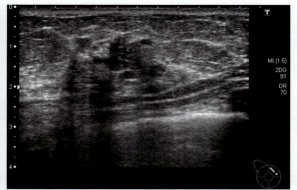

d　超声图像
超声显示为非肿瘤性低回声区，怀疑存在导管内病变。

非肿块性病变主要是提示诸如导管原位癌（DCIS）等导管内病变的特征性对比剂效应。DCIS 特有的造影效果被表述为簇状环形强化，它体现了对比剂在乳管周围间质中积聚的病理状态。如果在腺叶周围也观察到类似的造影效果，则高度怀疑存在病变。

病例③：肿块病变+非肿块病变

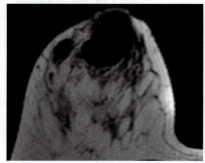

a　造影前T1加权横断面图像
脂肪成分中可见分叶状低信号肿块。在该肿块外还有一个小肿块。

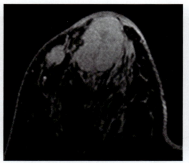

b　造影前脂肪抑制T1加权横断面图像
脂肪成分被抑制，出现了与乳腺组织信号几乎相等的肿块病变。

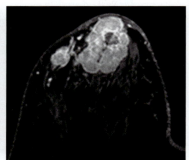

c　造影后T1加权横断面图像
在肿块边缘观察到环形强化效应，提示为乳腺浸润性导管癌。

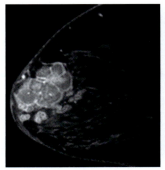

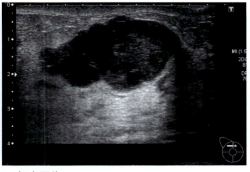

d 造影后的矢状切面图像	e MIP	f 超声图像
矢状切面图像也显示出环形强化效应，肿块周围也有非肿块病变，疑似导管内进展。	除了右侧乳房有多个肿块外，还可见右侧腋窝淋巴结肿大。	右侧AC区可见分叶状、内部回声不匀的低回声肿块。超声检查亦提示恶性可能。

在脂肪成分较多的乳腺MRI检查中，脂肪抑制是必不可少的。此外，造影后的MRI检查中，环形强化效应是浸润癌的典型特征性表现。另外，像本病例一样，有时会在肿瘤周围发现疑似导管内进展的非肿块性病变。出现这种情况时，由于病变可能呈现广泛扩散的趋势，所以需要格外留意。

病例④：确定术前化疗后的疗效

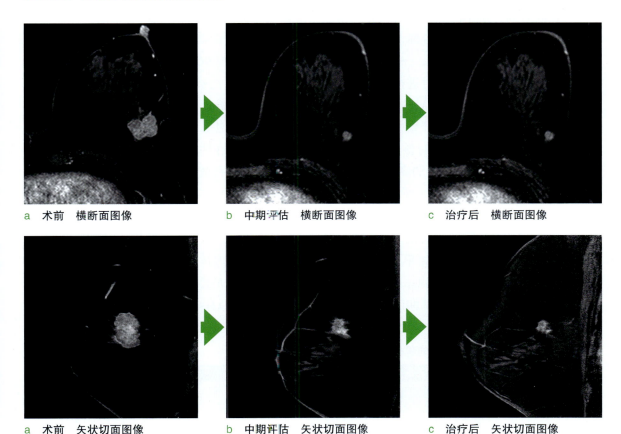

a 术前 横断面图像	b 中期评估 横断面图像	c 治疗后 横断面图像

a 术前 矢状切面图像	b 中期评估 矢状切面图像	c 治疗后 矢状切面图像

治疗前的图像显示，左侧乳房外侧区域有一个具有环形强化效应的肿块病灶。边缘部分不规则，提示浸润性癌可能。术前进行了化疗，观察到肿块在治疗中期到治疗后局部缩小。MRI已被有效用于确定化疗后的疗效，并观察到多种缩小模式，包括本病例中的局部缩小、病灶分散缩小和病灶消失。

② 超早期相位成像

森 菜緒子

在乳腺磁共振成像方案中，对比剂用药后早期（极早期阶段）成像的诊断重要性与日俱增。本章涉及以下主题：

- 超早期相位成像的技术发展。
- 临床优势。
- 超早期相位信号评估方法。
- 超早期相位信号背后的发病机制。
- 未来展望。

超早期相位成像的技术发展

从历史上看，乳房MRI始于1989年关于动态MRI的报告，该报告采用60秒重复10次的成像方式。在20世纪90年代初，有报告提出了通过切片选择进一步提高时间分辨率的成像方法，并且指出早期强化在鉴别良恶性方面最有帮助。1999年，Kuhl等人报告称，不仅利用早期强化，还结合后期相的动态曲线进行诊断是有效的。此后，一种兼顾中等时间分辨率（60～90秒）和高空间分辨率、通过反复成像同时进行动态曲线和形态学诊断的方法被纳入了乳腺影像报告和数据系统（BI-RADS）。超快动态对比增强磁共振成像（Ultrafast DCE-MRI）大约从2014年开始引入，它采用k空间数据共享法，能够以高时间分辨率和中高空间分辨率对整个乳房进行成像。这种方法在注射对比剂后，会在超早期以大约3～10秒的高时间分辨率反复对全乳房进行成像。图1和图2展示了我们所在机构（芝加哥大学1.5T、东北大学3T）的DCE-MRI的成像条件。我们没有使用k空间数据共享法，而是通过降低平面内分辨率、提高灵敏度编码（SENSE）因子，实现了在1.5T设备下全乳房10秒成像，在3T设备下3秒成像。注射对比剂后的超早期设定为10～60秒，之后则像传统的标准动态对比增强磁共振成像（standard DCE-MRI）一样，以60秒的高空间分辨率反复成像，这样既能获取超早期的信号变化，又能进行BI-RADS的动态曲线分析。

图1 | 1.5 T和3 T磁共振成像仪上的超快速与标准DCE-MRI扫描参数

参数	1.5T 设备		3T 设备	
	超快速	标准	超快速	标准
TR/TE（ms）	4.7/2.3	5.5/2.7	2.8/1.5	5.2/2.6
体素尺寸（mm³）	$1.5 \times 1.5 \times 3.5$	$0.8 \times 0.8 \times 2$	$1.1 \times 1.7 \times 4$	$0.7 \times 1.2 \times 1.8$
SENSE 因子（RL）	4	3	3.2	1.6
SENSE 因子（FH）	2	2	2.2	1
半扫描系数	0.75（ky）；0.85（kz）	0.85（ky）；1（kz）	0.7（ky）；0.7（kz）	0.75（ky）；0.8（kz）
时间分辨率	10	60	3	60
切片数量	110	200	80	170
	芝加哥大学		东北大学	

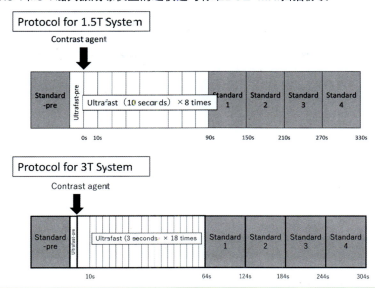

图2 | 1.5 T和3 T磁共振成像仪上的超快速与标准DCE-MRI扫描协议

临床效益

在临床中，超快动态对比增强磁共振成像（ultrafast DCE-MRI）的优点在于，它能够在背景乳腺对比效应被抑制的超早期阶段，对病变的信号变化进行评估。如图3所示，无论是良性肿瘤还是恶性肿瘤，其造影效果都比背景乳腺更高[5]。在实际病例中，对于背景乳腺造影效果较强的情况，标准DCE-MRI的早期阶段病变显示不清晰，但超快动态对比增强磁共振成像能显示在背景乳腺尚未出现造影效果时肿瘤就已显影（图4→）。另一个优点是，在筛查方面有望缩短成像时间[6]。在对乳腺肿瘤进行详细检查时，能否判断其良恶性十分重要。Abe等人指出，在鉴别33个恶性病变和29个良性病变时，超快动态对比增强磁共振成像的信号上升率与标准动态对比增强磁共振成像的廓清率具有同等的诊断效力[6]。

图3 | 恶性病变、良性病变和背景乳腺对比增强效果的差异

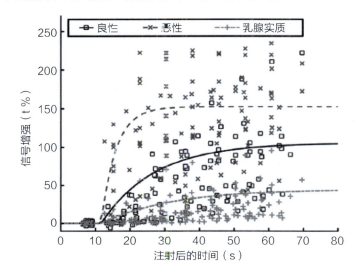

图4 |

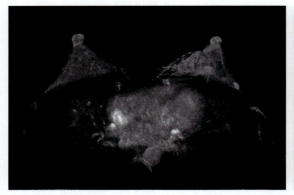
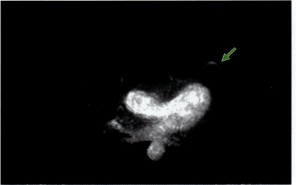

标准DCE-MRI   超快速DCE-MRI

超早期阶段信号评估方法

在超早期相，将光标或ROI放置在病变内强化最明显的部位来获取信号变化[7]。一般采用最大斜率（MS）法来分析信号变化。该方法是将超早期相动力学曲线最陡峭的斜率作为代表参数[7-9]。我们将病变开始显影的时间点设为T0，使用数学模型［$\Delta S(t)=A(1-e^{-\alpha t})$］报告T0时的斜率在良恶性鉴别方面具有实用价值（图5）。其中A是信号上限，α是信号升高率。当难以使用MS法或数学模型时，也可以用大动脉显影时机7～10秒后的信号升高率来替代[6]。此外，作为超快动态对比增强磁共振成像的评估方法，还有评估动脉和静脉显影时相间间隔的方法[10]、表示病变显影所需时间的达峰时间（TTE）等，这些方法都很实用[11]。

图5 | 超早期阶段的动力学曲线拟合数学模型

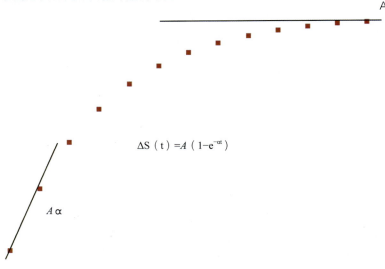

A

$\Delta S(t)=A(1-e^{-\alpha t})$

$A\alpha$

超极早期相信号背后的病理状态

　　超早期相是通过反复对对比剂到达病变部位后，从血管向病变内部漏出的过程进行成像来捕捉相关情况。有报告指出，病变内的微血管密度与超早期相 T0 时的斜率存在相关性[12]。

　　恶性病变中新生血管较多，且血管内皮结构异常明显，因此对比剂漏出速度快；而良性病变中新生血管较少，血管内皮结构保持正常，所以对比剂漏出速度慢[13]。超早期相是一种能够捕捉这种差异的成像方法。

超快速DCE-MRI与简化MRI的区别及未来展望

　　近年来，有人提出将标准DCE - MRI协议的第一阶段（注射对比剂后 60 秒内的成像）用于诊断的简化磁共振成像（abbreviated MRI）[14]。在实际临床中，无需改变标准DCE-MRI协议的成像方法，且能在短时间内完成成像的简化MRI具有明显优势。另一方面，在同一时相对全乳腺进行短时间重复成像的超快DCE-MRI，具有能准确计算 T0、斜率和信号上限的优点。简化MRI有望在筛查中发挥作用，超快DCE-MRI则有望在诊断中发挥作用。这两种方法都需要进行标准化，这被认为是未来需要解决的课题。

[1] Kaiser WA, Zeitler E. MR imaging of the breast: fast imaging sequences with and without Gd-DTPA. Preliminary observations. Radiology 1989; 170(3Pt 1): 681-6.
[2] Stack JP, Redmond OM, Codd MB, et al. Breast disease: tissue characterization with Gd-DTPA enhancement profiles. Radiology 1990; 174: 491-4.
[3] Kuhl CK, Mielcareck P, Klaschik S, et al. Dynamic breast MR imaging: Are signal intensity time course data useful for differential diagnosis of enhancing lesions? Radiology 1999; 211: 101-10.
[4] American College of Radiology. Breast imaging reporting and data system (BI-RADS®) atlas. 5 th ed. Reston, VA, American College Of Radiology, 2013.
[5] Pineda FD, Medved M, Wang S, et al. Ultrafast bilateral DCE-MRI of the breast with conventional fourier sampling: Preliminary evaluation of semi-quantitative analysis. acad Radiol 2016; 23: 1137-44.
[6] Abe H, Mori N, Tsuchiya K, et al. Kinetic analysis of benign and malignant breast lesions with ultrafast dynamic contrast-enhanced MR: comparison with standard kinetic assessment. AJR Am J Roentgenol 2016; 207: 1159-66.
[7] Mori N, Pineda FD, Tsuchiya K, et al. Fast temporal resolution dynamic contrast-enhanced MRI: histogram analysis versus visual analysis for differentiating benign and malignant breast lesions. AJR Am J Roentgenol 211: 933-9.
[8] Mann RM, Mus RD, van Zelst J, et al. A novel approach to contrast-enhanced breast magnetic resonance imaging for screening: high-resolution ultrafast dynamic imaging. Invest Radiol 2014; 49: 579-85.
[9] Ohashi A, Kataoka M, Kanao S, et al. Diagnostic performance of maximum slope: A kinetic parameter obtained from ultrafast dynamic contrast-enhanced magnetic resonance imaging of the breast using k-space weighted image contrast (KWIC). Eur J Radiol 2019; 118: 285-92.
[10] Onishi N, Kataoka M, Kanao S, et al. Ultrafast dynamic contrast-enhanced mri of the breast using compressed sensing: breast cancer diagnosis based on separate visualization of breast arteries and veins. J Magn Reson Imaging 2018; 47: 97-104.
[11] Honda M, Kataoka M, Onishi N, et al. New parameters of ultrafast dynamic contrast-enhanced breast MRI using compressed sensing. J Magn Reson Imaging 2020; 51: 164-74.
[12] Mori N, Abe H, Mugikura S, et al. Ultrafast Dynamic Contrast-Enhanced Breast MRI: Kinetic Curve Assessment Using Empirical Mathematical Model Validated with Histological Microvessel Density. Acad Radiol 2019; 26: e141-s9.
[13] Buadu LD, Murakami J, Murayama S, et al. Breast lesions: correlation of contrast medium enhancement patterns on MR images with histopathologic findings and tumor angiogenesis. Radiology 1996; 200: 639-49.
[14] Kuhl CK, Schrading S, Strobel K, et al Abbreviated Breast Magnetic Resonance Imaging (MRI): First Postcontrast Subtracted Images and Maximum-Intensity Projection--A Novel Approach to Breast Cancer Screening With MRI. J Clin Oncol 2014; 32 2304-10.

BI-RADS：乳腺成像报告和数据系统；DCE：动态对比增强；ROI：感兴趣区；MS：最大斜率；TTE：增强时间

③ ADC 的其他用途（S-index）

後藤眞理子

特征指数（S-index）[1,2]

- 用于评估典型乳腺良恶性病变的弥散加权成像（DWI）信号衰减模式数据库与待评估病变的信号衰减模式之间的相似性的数值（图1）。

- 为了在临床可用时间内，使乳腺病变良恶性鉴别诊断的敏感度和特异度达到最大化，b值取0、200（低b值）、1500（高b值）这三个点进行数据采集[1,2]。

- 有研究报告指出，在乳腺动态MRI的BI-RADS分类中加入S指数评估，可提高乳腺病变良恶性诊断的特异度[2]。

图1 ┃ S-index的理论与计算

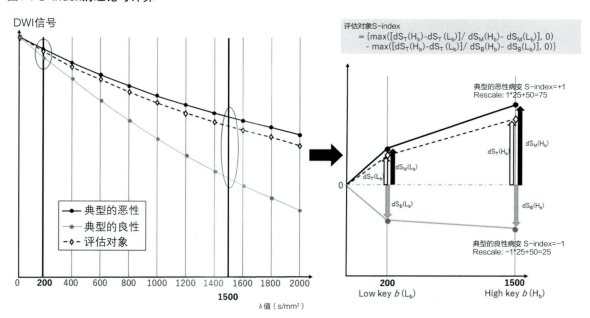

评估对象S-index
$= \{ \max([dS_T(H_b)-dS_T(L_b)] / dS_M(H_b)- dS_M(L_b)], 0)$
$- \max([dS_T(H_b)-dS_T(L_b)] / dS_B(H_b)- dS_B(L_b)], 0)\}$

典型的恶性病变 S-index=+1
Rescale: 1*25+50=75

典型的良性病变 S-index=-1
Rescale: -1*25+50=25

病例：乳腺浸润性导管癌（管腔A型）

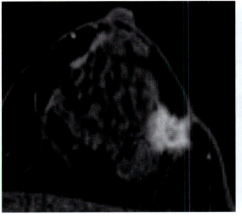

a

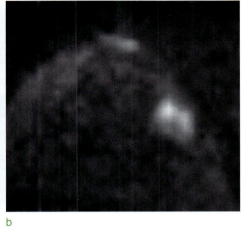

b

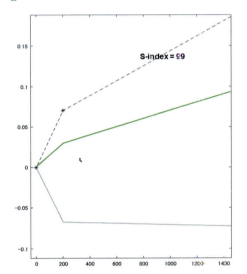

动态MRI早期相（a）显示左侧乳腺乳头外有一不规则肿块。弥散加权图像（b=1500）（b）显示该肿块表现为高信号。经计算，该肿块的S指数为99（恶性）（c）。

优点

● 可以不使用计算模型，根据DWI的信号衰减模式来进行组织分型（即进行良恶性诊断）。

缺点

● 诊断准确性可能因数据库而异（即可靠的数据库至关重要）。

[1] Iima M, Le Bihan D. Clinical Intravoxel Incoherent Motion and Diffusion MR Imaging: Past, Present, and Future. Radiology 2016; 278: 13-32.
[2] Goto M, Le Bihan D, Yoshida M, et al. Adding a Model-free Diffusion MRI Marker to BI-RADS Assessment Improves Specificity for Diagnosing Breast Lesions. Radiology 2019; 292: 84-93.

BI-RADS：乳腺成像报告和数据系统。

④ 乳腺癌 IVIM / 非高斯扩散成像和最佳 b 值

飯間麻美，片岡正子

乳腺癌的IVIM/非高斯扩散成像

在弥散加权成像中，除了临床上广泛使用的ADC之外，还可以计算出多个扩散加权MRI定量值，例如以体素内不相干运动（IVIM）和峰度为代表的非高斯扩散等（图1）。

IVIM是一种针对低b值信号受灌注影响较大这一特点的成像技术，它能够同时评估组织的扩散和微小灌注情况。在乳腺癌中，IVIM的参数f值往往有升高的趋势。已有研究报告了IVIM值与乳腺癌预后相关因素以及病理完全缓解（pCR）之间的关联性，因此它在乳腺癌患者的评估中有望发挥重要作用[1]。

ADC值是在假设水分子运动呈正态分布（高斯分布）的基础上，通过不同b值下的信号强度所得到直线的斜率计算得出的。然而，生物体内的信号强度，特别是在较高的b值（1000s/mm^{2}及以上）时并非呈直线（非高斯扩散），这种偏离高斯扩散的程度可以使用诸如峰度模型等数学模型进行评估。峰度模型在乳腺肿瘤良恶性鉴别方面已显示出其有效性，峰度模型中表示峰度的K值与Ki－67指数（增殖能力标志物）以及乳腺癌的组织学分级之间的关联也有相关报告[1]。

图1｜乳腺癌中的IVIM和非高斯扩散图

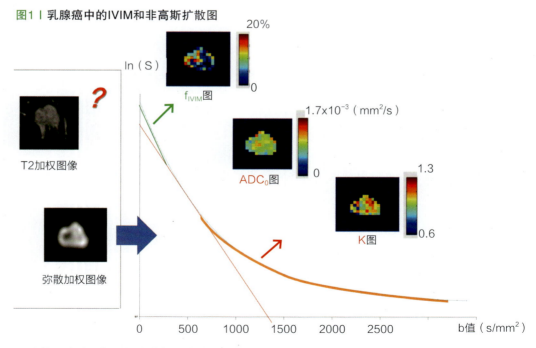

通过使用多个b值进行弥散加权成像的采集和分析，除了传统的ADC图外，还可生成IVIM（fIVIM，D*）和非高斯扩散图（ADC$_0$，K）。

最佳b值

在自由扩散环境中（如囊肿），信号衰减图是一条直线。直线的斜率就是ADC值，也是真实的扩散系数。在这种条件下，无论使用哪个b值（如果没有噪声等影响），ADC值都应显示相同的ADC值。

不过，由于高b值图像会产生噪音，理论上最佳b值是能将噪音降到最低的值（在乳腺中约为800～1000s/mm²）。

另一方面，在体内，由于组织内部的干扰，水分子的运动并非自由扩散，测得的扩散系数与纯扩散系数（自由扩散下）存在偏差，因此被称为ADC（表观扩散系数）。b值越高，ADC值越低（图2）[2]。

根据欧洲乳腺放射学会（EUSOBI）的一份共识文件，乳腺DWI的推荐b值为800s/mm[2, 3]。该值是考虑到无法保证足够信噪比的设备而设定的，几乎所有设备都能在保持足够信噪比的同时最大限度地提高对比度。尤其是现代MRI设备，即使使用较高的b值也能确保一定程度的信噪比，如果设备经过适当调整，建议使用约1000～1500s/mm的较高b值。

图2 | 乳腺癌的扩散加权信号衰减图和ADC图

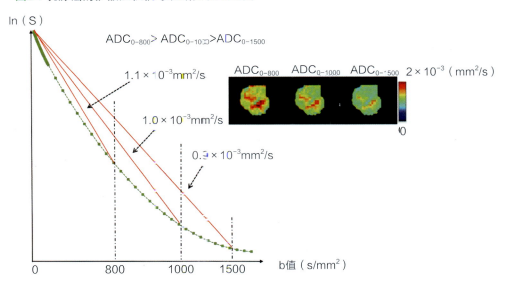

在体内，b值越高，ADC值越低。

[1] Iima, M, Honda M, Sigmund EE, et al. Diffusion MRI of the breast: Current status and future directions. J Magn Reson Imaging 2020; 52: 70-90.
[2] Iima M, Partridge SC, Le Bihan D. Six DWI questions you always wanted to know but were afraid to ask: clinical relevance for breast diffusion MRI. Eur Radiol 2020; 30: 2561-70.
[3] Baltzer P, Mann RM, Iima M, et al. Diffusion-weighted imaging of the breast-a consensus and mission statement from the EUSOBI International Breast Diffusion-Weighted Imaging working group. Eur Radiol 2020; 30: 1436-50.

ADC：表观弥散系数；DWI：弥散加权图像；SNR　信噪比

技术事项

临床应用

⑤ 非对比 MRI 乳腺癌筛查

高原太郎

需要进行新的乳腺癌筛查的背景

- 与老年人易患的其他癌症不同，乳腺癌从30多岁起患者数量开始增多，在40～50岁达到高峰。具有"一旦被查出是进展期癌症，患者就会失去劳动能力"的特点。
- 在日本即使是对常规筛查的对象人群（40岁以上，免费），其受检率也不到一半。
- 主要因为乳房密度高和辐射暴露问题，在日本，40岁以下人群不被列为常规筛查对象。
- 大部分人不愿意接受检查的主要原因是"怕疼"。
- 植入假体的病例（乳腺癌术后、隆胸术后）很难成为传统筛查的对象。

使用DWIBS方法进行非对比乳腺癌筛查

b数值的选择

①b=1500成像→需要高精度模型和线圈。
②当b=1000时，良性病变也会被显示（PPV降低）。
③计算DWI难以使用（因脂肪斑点导致的高亮度伪影）。

显示良好图像的条件

①左右没有差异。
②保证乳腺信号大于脂肪信号。
③脂肪抑制不匀不明显（在MIP中看不到表面脂肪很重要）。

图1 | 乳腺和脂肪信号之间的关系

如果乳腺信号低于脂肪信号，就无法在早期发现乳腺内部发生的异常。

由于脂肪的ADC值较低，因此在高b值图像中信号往往容易持续存在（高信号）。

当脂肪抑制无效或信号增益较差时，更容易出现b这样的图像。

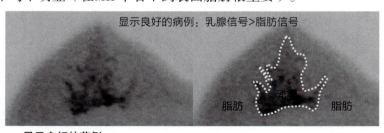

显示良好的病例：乳腺信号＞脂肪信号

脂肪　乳腺　脂肪

a　显示良好的范例

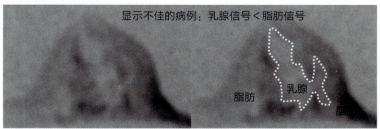

显示不佳的病例：乳腺信号＜脂肪信号

脂肪　乳腺　脂肪

b　显示不佳的范例（黑白反转图像）

非对比乳腺癌筛查的图像

DWIBS图像

- 原始图像（b=0，1500 s/mm²）
- MIP图像（病灶拾取）。
- ADC图像。
    - 注意点①：由于混入了被脂肪抑制处理后的脂肪（ADC≈0），小病变的ADC值会被不恰当地低估（容易看起来像恶性病变）。
    - 注意点②：如果原始图像的信噪比低，ADC值容易显示偏低。
        - ［这是由于空间分辨率过高、设备性能不佳（特别是存在左右差异）等原因造成的］。

其他图像

- 脂肪抑制T2加权图像（原始图像、MIP图像）
    - ①确定乳腺的含水量（肿瘤、水肿、纤维化）。
    - ②检测（浓缩）囊肿。
- 脂肪抑制T1加权图像（原始图像、MIP图像）
    - ①检测乳管中的黏性液体。
    - ②检测浓缩包囊。
    - ③观察乳腺的范围。

图2 I 部分关键图像

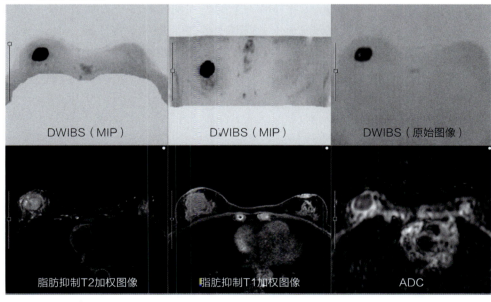

右侧C区的巨大乳腺癌病例。要求影像均匀，脂肪抑制效果良好。在测量ADC值时，尤其要注意左右两侧的差异。当测量部位的SNR扫较于对侧较低时，要注意ADC值会被不恰当地显示为较低，因此其绝对值不太具有参考价值。

PPV：阳性预测值；DWI：弥散加权成像；SNR：信噪比；ADC：表观弥散系数；DWIBS：弥散加权抑制背景体信号的全身成像

⑥ 简版乳腺 MRI

町田洋一

让更多妇女接受MRI筛查

在日本，乳腺磁共振成像被用作详细的术前检查，但在其他国家，它被用作健康检查的工具。

一方面，乳房MRI以对比动态摄影为基础，成像和读片过程繁杂，而且费用高昂，这些问题阻碍了它的普及。过去有报告指出，在乳腺癌发病风险超过20%的女性中，实际接受乳房MRI筛查的仅占6%[1]。

作为解决"虽有用但繁杂且昂贵"这一问题的方法，2014年Kuhl等提出了简化版乳房磁共振成像（Abbreviated breast MRI，简称Ab-MRI）[2]。

Ab-MRI的诊断能力

在Kuhl等人的报告中，针对乳房MRI筛查病例，比较了包含动态研究的完整方案（FDP）和仅解读造影前及造影后第一阶段图像（AP）的情况，报告指出两者的乳腺癌检出率相同（敏感度100%，n=11/606）。此外，AP的解读时间平均为28秒，这表明可以进行高效的影像解读。

后续报告也显示，AP在乳腺癌检出率方面不逊于FDP。另外，2020年2月发表在《美国医学会杂志》（JAMA）上的一项前瞻性多中心研究（EA1411研究）指出，作为对乳腺致密的平均风险女性的乳腺癌筛查手段，Ab-MRI与乳房断层扫描（DBT）相比，具有更高的敏感度（95.7% vs 39.1%），特异度方面则是86.7% vs 97.4%。

图1 | 协议比较

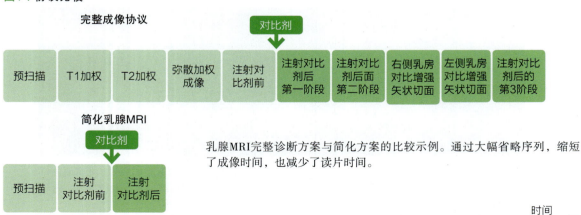

乳腺MRI完整诊断方案与简化方案的比较示例。通过大幅省略序列，缩短了成像时间，也减少了读片时间。

成像方法

关于实际的成像方法，在是否添加T2加权像等方面存在一些差异[5]。在之前的EA1411研究中，成像时间不到10分钟，包含T2加权像以及造影前后的T1加权像等，在详细的成像方法上，似乎采用了对不同方案相对宽容的协议设置。另一方面，Ab-MRI的提出者Kuhl在演讲等场合强烈建议，对于2D图像、T1加权像，先拍摄脂肪未抑制图像，然后制作减影图像及其MIP图像，并用于影像解读。此外，为了防止配准误差伪影，还建议使用压迫板从头尾方向压迫乳房。

这里附上本院的成像协议以供参考（表1）。

虽然我院拍摄的T1加权像是脂肪抑制图像，但即便如此，减影图像及其MIP图像在影像解读时也非常有用（图2）。

另外，如开头所述，Ab-MRI是为筛查目的而提出的，其在诊断方面的有效性有限，需要加以注意。此外，Ab-MRI与超快乳腺MRI是不同的概念。

表1｜成像参数

方向观	冠状
脂肪饱和度	SPAIR
序列	3 D-VIBE
重复时间（ms）	4.13
回波时间（ms）	1.65
翻转角（°）	10
FOV（mm）	330
切片	128
矩阵	
相位	384
频率	480
切片厚度（mm）	1.5
带宽（Hz/Px）	390
时间获取	1:01

我院的Ab-MRI扫描协议。本院从与乳腺科医生共享信息的角度出发，主要进行冠状位扫描，在Ab-MRI中也沿用了冠状位扫描。

SPAIR：频谱衰减反转恢复；VIBE：容积插值呼吸检查

图2｜利用Ab-MRI筛查乳腺癌的个案

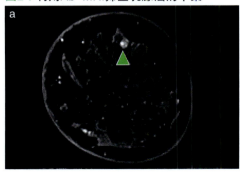
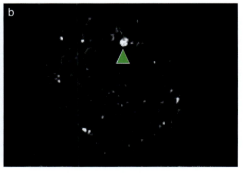

对比后脂肪抑制T1加权冠状切面图像（a），对比前后脂肪抑制T1减影图像（b）（均为冠状切面）。病变在减影图像中更为明显（▲）。虽然可以观察到非常轻微的错位，但基本不影响阅片诊断。

目前，乳腺钼靶摄影筛查存在一个问题，即过度诊断（overdiagnosis）——通过该检查发现了一些对生命预后并无影响的乳腺癌。也就是说，可能检测出了一些即便不进行干预，也不会对患者生命健康造成威胁的乳腺癌病灶，这可能会导致不必要的进一步检查、治疗以及给患者带来心理负担等。

另一方面，对比增强MRI对病变的显示是基于乳腺癌的血管生成和血管通透性增加的原理。基于此原理推测，使用对比增强MRI进行乳腺癌筛查能够有效地诊断出恶性程度较高的癌症。不过，关于对比增强MRI在乳腺癌筛查中的具体效果、优势、适用范围等详细情况，还需要未来进一步深入研究探讨。

[1] Haas JS, Hill DA, Wellman RD, et al. Disparities in the use of screening magnetic resonance imaging of the breast in community practice by race, ethnicity, and socioeconomic status. Cancer 2016; 122: 611-7.
[2] Kuhl CK, Schrading S, Strobel K, et al. Abbreviated breast magnetic resonance imaging (MRI): first postcontrast subtracted images and maximum-intensity projection-a novel approach to breast cancer screening with MRI. J Clin Oncol 2014; 32: 2304-10.
[3] Kuhl CK. Abbreviated Magnetic Resonance Imaging (MRI) for breast cancer screening: rationale, concept, and transfer to clinical practice. Annu Rev Med 2019; 70: 501-19.
[4] Comstock CE, Gatsonis C, Newstead GM, et al. Comparison of abbreviated breast MRI vs digital breast tomosynthesis for breast cancer detection among women with dense breasts undergoing screening. JAMA 2020; 323: 746-56.
[5] Moschetta M, Telegrafo M, Rella L, et al. Abbreviated combined MR protocol: A new faster strategy for characterizing breast lesions. Clin Breast Cancer 2016; 16: 207-11
[6] Shiraishi M, Igarashi T, Terayama T, et al. Breast magnetic resonance imaging for estimation of the tumour extent in patients with pure ductal carcinoma in situ: Comparison between full diagnostic and abbreviated protocols. Eur J Radiol 2020; 123: 1087-88.

⑦ MRI 引导下的乳腺活组织检查

嶋本　裕

　　乳房 MRI 检查的灵敏度很高，能够检测出乳腺钼靶摄影、乳房超声等无法显示的病变（MR 检测病变）。然而，其特异度与其他乳房检查相当，据说 MR 检测病变的正确诊断率为 15%～40%。对 MR 检测病变进行诊断时，组织学评估是必不可少的。因此，欧洲以及欧美的《乳房MRI指南》中指出："所有开展乳房 MRI 检查的机构，必须能够进行 MR 引导下的活检，或者能够将患者介绍至可提供此项服务的机构"。2013 年，日本也制定了乳房 MRI 检查指南，其中提及了 MRI 引导下活检的必要性。

　　2018 年度诊疗报酬修订后，乳腺 MRI 引导下活检被纳入诊疗报销项目。该项目仅适用于在钼靶摄影或超声检查中无法检测到，而仅通过 MRI 成像才能检测到病变的患者，并且仅限于为摘除包含该病变的乳腺组织而实施的情况才能计费。

　　作者自 2011 年（早于该项目被纳入诊疗报酬项目）起在 3 家机构开展了 MRI 引导下活检，累计有 100 例以上的操作经验。在本节中，将详细介绍 MRI 引导下活检的实际操作情况。

磁共振成像引导下活检的要点

- 可提供与MRI兼容的真空辅助活检（VAB）设备。
- 仰卧位，与乳腺MRI检查时的姿势相同，双臂自然下垂并固定。
- 只将患侧乳房放入活检线圈中，并用一个特殊的压板将乳房水平固定。
- 注射对比剂以确定磁共振检测到的病灶，并以此图像为基础制定穿刺计划。
- 从水平方向注射局部麻醉剂，插入活检针外管后采集组织样本。
- 组织取样后再次注入对比剂，检查造影区域是否出现缺损。
- 在MRI检测到的病变中，本组病例中约有1/3是恶性的[80%是非浸润性导管原位癌（DCIS）]。
- 检查耗时约为60min。

　　据报道，在日本女性中，MR检测到的病变中约有1/3是恶性病变，这与本研究病例的数量相当[4]。日本在磁共振引导下进行活检的频率并不低于欧美国家，我们认为MRI引导下的活检对于确定乳腺癌的治疗策略是非常必要的。

在医保诊疗中，申请进行MRI引导下活检时，并不会被询问相关经验等情况。我认为，为了准确且安全地开展 MRI 引导下活检，传递正确的知识至关重要。在本节中，未能详细阐述该操作技术的细节，但我希望今后能努力推动其普及。

图1 | 对比T1加权像（活组织检查前）

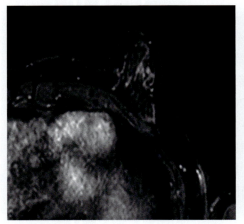

磁共振检测到病变延伸至左侧乳房外侧区域。

图2 | 对比T1加权像（活组织检查后）

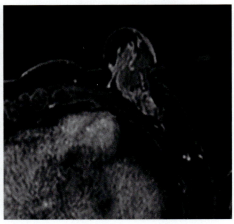

活检显示，病灶被血肿取代，且没有对比度增强。活检结果诊断为非浸润性乳腺导管癌（DCIS）。

图3 | MRI引导下的活组织检查

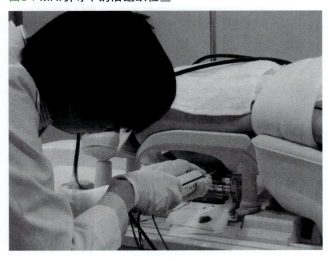

[1] ACR practice paramter for the performance of contrast enhanced magnetic resonance imaging(MRI) of the breast
(https://www.acr.org/-/media/ACR/Files/Practice-Parameters/mr-contrast-breast.pdf)
[2] Mann RM, Kuhl CK, Kinkel K, et al. Breast MRI: guidelines from European Society of Breast Imaging. Eur Radiol 2008;
18: 1307-18.
[3] 日本乳癌検診学会，乳癌ＭＲＩ検診検討委員会. 乳がん発症ハイリスクグループに対する乳房MRIスクリーニングに関するガイドライン ver.1.2.
(http://www.jabcs.jp/images/mri_guideline_fix.pdf)
[4] Tozaki M, Yamashiro N, Sakamoto M, et al. Magnetic resonance-guided vacuum-assisted breast biopsy: results in 100
Japanese women. Jpn J Radiol 2010; 28: 527-33.

① **EOB-DTPA**

五島　聪

肝细胞癌的典型影像学表现

● 与细胞外液对比剂类似，EOB-DTPA对比剂增强磁共振成像可在使用对
比剂后几分钟内对血流进行评估。

　　给药后，EOB-DTPA对比剂即刻分布到细胞外液间隙，从而可以评估从
肝动脉期到门静脉期的血流情况；注射2分钟后的时相称为移行相，在此期
间，肝细胞对EOB-DTPA的摄取增强，许多结节会呈现较周围肝实质更低的
信号。因此，应在门静脉期评估血流引起的肝细胞癌的廓清现象[1]。在肝细胞
期，足够的EOB-DTPA被肝细胞吸收，周围肝实质显示高信号，因此包膜强
化的评估应在移行相完成。

图1 | 多血管性肝细胞癌（60岁，男性）的典型EOB-DTPA增强MRI表现

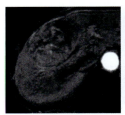 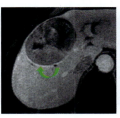 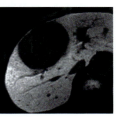

肝动脉相　　　　　门静脉相　　　　　移行相（2min后）　　　　肝细胞相（20min后）

EOB-DTPA对比剂增强磁共振成像显示，肝脏S8段有一个5cm大小的肿块，肝动脉期有不均匀早
期强化。门脉期显示廓清现象（→），门脉期和移行相2min后也显示肿瘤包膜。在肝细胞期，
整个肿块显示低信号，包膜难以评估。

EOB-DTPA对比增强MRI的诊断能力-①典型肝细胞癌

图2 | EOB-DTPA对比增强MRI显示的小肝癌（80岁，男性）

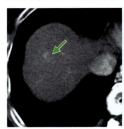 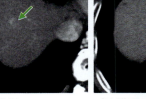 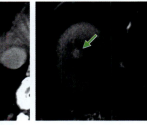 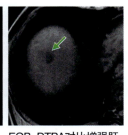

肝动脉相　　　　　对比增强CT门脉相　　　EOB-DTPA对比增强　　　EOB-DTPA对比增强肝
　　　　　　　　　　　　　　　　　　　　　肝动脉相　　　　　　　　细胞相

在肝脏S8段穹顶下方发现了一个直径8mm的结节。在对比增强CT的肝动脉期，可以观察到该结节有
非常轻微的早期强化显影，但在门静脉期没有出现对比剂洗脱的现象。在EOB-DTPA增强MRI检查
中，肝动脉期的强化显影更加清晰，并且在肝细胞期该结节呈现出比周围肝实质更低的信号。

- EOB-DTPA增强MRI对肝细胞癌的检测能力非常高，优于对比增强CT。特别是对于＜1cm的小病灶，肝细胞相位的实用性已得到证实，并被广泛应用于临床实践中[2]。

EOB-DTPA对比增强MRI的诊断能力－②早期肝细胞癌

- EOB-DTPA对比增强MRI对早期肝细胞癌的检测能力很高，优于对比增强CT[2]。特别是，有许多结节仅在肝细胞期显示为低信号区，这些结节需要仔细随访，因为它们将来可能显示出高血供或增大的趋势。

图3 | 仅在肝细胞期显影的早期肝细胞癌（60岁，男性）

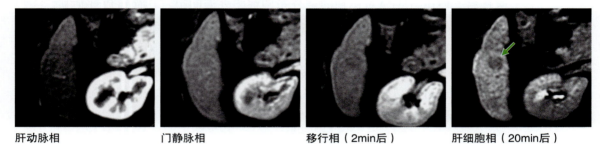

肝动脉相　　　　　门静脉相　　　　　移行相（2min后）　　　肝细胞相（20min后）

EOB-DTPA对比增强肝细胞相显示肝S6段有一个圆形低信号结节。在肝动脉期、门静脉期和移行相（2min后），该结节未显影。

图4 | 肝细胞癌监测共识指南

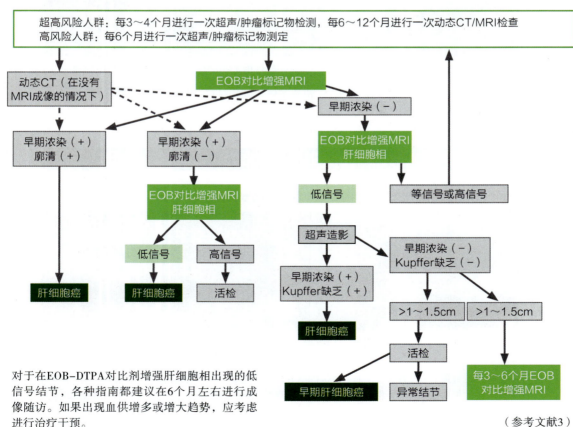

对于在EOB-DTPA对比剂增强肝细胞相出现的低信号结节，各种指南都建议在6个月左右进行成像随访。如果出现血供增多或增大趋势，应考虑进行治疗干预。

（参考文献3）

EOB-DTPA对比增强MRI的诊断能力-③转移性肝肿瘤

- EOB-DTPA对比增强MRI对转移性肝肿瘤具有极高的检测能力，是一种强烈推荐的影像学检查模式[2]。它对小病灶的检测能力也很强，如果与弥散加权图像结合使用，其诊断性能会进一步提高[4]。

图5 | 大肠癌术后随访（60岁，男性）

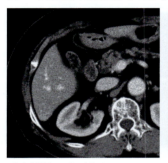 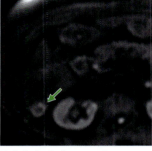 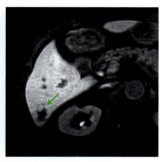

对比增强CT门脉相　　　　　弥散加权像（b=800）　　　　肝细胞相（20min后）

对比增强CT在门静脉期未发现结节，且弥散加权图像和肝细胞期显示肝S6段有一个清晰的结节（→）。

EOB-DTPA对比增强MRI的优化

- 由于EOB-DTPA对比剂的剂量较低（0.1mL/kg），快速注射会导致中心k空间填充时间内时间信号曲线的快速变化，尤其是在肝动脉期，从而导致伪影。因此，建议采用慢速注射（1mL/s）。为保持恒定的成像时间，应结合透视监控[5]。

- 现在，即使在自由呼吸条件下，使用径向采样技术也能进行动态成像。与笛卡尔采样技术相比，由于缺乏k空间边缘数据，空间分辨率稍差，但在难以屏气病例和儿科病人中的需求正在增加。

图6 | 使用荧光透视法的肝动脉时间信号曲线与成像时间的差异

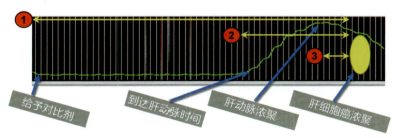

给予对比剂　　到达肝动脉时间　　肝动脉浓聚　　肝细胞癌浓聚

肝细胞癌浓度达到峰值的时间

	平均时间 ± 标准差（s）	范围（s）	差异（s）
❶从使用对比剂开始	32.1 ± 3.2	27 ～ 37	10
❷肝动脉到达时间	15.2 ± 2.3	12 ～ 19	7
❸肝动脉峰值浓聚时间	9.1 ± 2.5	7 ～ 12	5

可通过透视观察肝动脉显影，并可根据肝动脉显影峰值调整成像时间，以尽量减少患者之间的差异。

图7 | 酒精性肝损伤（70岁，男性）

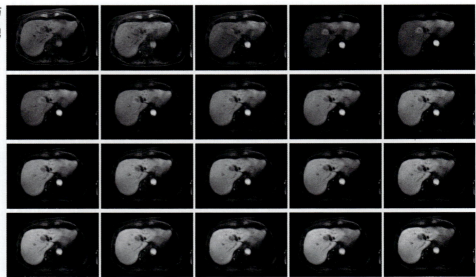

在肝脏的S4段发现一个直径26mm的肝细胞癌。该病灶呈现出早期对比剂浓聚，随后对比剂快速廓清（wash – out）的表现，并且可以观察到周围的肝实质逐渐摄取EOB – DTPA。

切片厚度/间隙3.6 /1.8，带宽（kHz）125，切片数56（ZIP压缩至112），kz方向ARC因子2.0，翻转角（度）12，读出矩阵320，TE/TE 2.87/1.34，FOV（cm²）36 × 36，动态采集的辐条总数1500。

（照片由山梨大学放射科Shintaro Ichikawa博士提供）

EOB-DTPA对比增强MRI的应用方法

胆道系统评估

　　EOB-DTPA对比增强MRI也可评估胆道的解剖结构，因为在肝细胞相和后期阶段有足够的对比剂排入胆管。与MRCP相比，它更容易了解胆道系统与其他脉管系统的关系，因此被重点用于术前、术后和肝移植期间的胆道评估[6]。

图8 | 肝癌术后和胆道重建术后（80岁，男性）

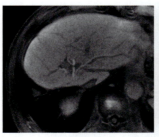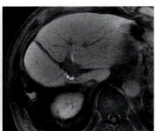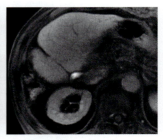

右肝叶切除术后的EOB-DTPA对比增强肝细胞相，清晰显示出从肝门脐头部到肝门的胆管。

[1] American College of Radiology. Liver Reporting & Data System（LI-RADS）. https://www.acr.org/Clinical-Resources/Reporting-and-Data-Systems/LI-RADS
[2] 日本医学放射線学会（編）. 画像診断ガイドライン2016年版. 東京: 金原出版；2016.
[3] Kudo M, Matsui O, Izumi N, et al. Surveillance and diagnostic algorithm for hepatocellular carcinoma proposed by the Liver Cancer Study Group of Japan: 2014 update. Oncology 2014; 87 Suppl 1: 7-21.
[4] Vilgrain V, Esvan M, Ronot M, et al. A meta-analysis of diffusion-weighted and gadoxetic acid-enhanced MR imaging for the detection of liver metastases. Eur Radiol 2016; 26: 4595-615.
[5] Goshima S, Kanematsu M, Kondo H, et al. Evaluation of optimal scan delay for gadoxetate disodium-enhanced hepatic arterial phase MRI using MR fluoroscopic triggering and slow injection technique. AJR Am J Roentgenol 2013; 201: 578-82.
[6] Kang HJ, Lee JM, Ahn SJ, et al. Clinical feasibility of gadoxetic acid-enhanced isotropic high-Resolution 3-dimensional magnetic resonance cholangiography using an iterative denoising algorithm for evaluation of the biliary anatomy of living liver donors. Invest Radiol 2019; 54: 103-9.

② 脂肪和铁定量

增井孝之

脂肪定量评估方法

● 信号脂肪分数 　　 ● 质子密度脂肪分数（PDFF）

信号脂肪分数

根据获得的MR信号进行计算

脂肪-水分离：基于共振频率差（化学位移）。

● 磁共振成像

$$Fat\ fraction\ (\%) = \frac{SI\ (In\ phase) - SI\ (opposed\ phase)}{2\ SI\ (In\ phase)} \times 100$$

注：脂肪抑制法（FS）（化学脂肪饱和法）也可以依此计算。

$$Fat\ fraction\ (\%) = \frac{SI\ (nonFS) - SI\ (FS)}{SI\ (nonFS)} \times 100$$

假设脂肪抑制方法中的所有信号减少都是由于脂肪造成的。

※限制：受不均匀脂肪抑制的影响。

● MRS

$$Fat\ fraction\ (\%) = \frac{Fat}{Fat + Water} \times 100$$

脂肪、水：各自峰值的面积

> 然而，由于MRI信号会受到各种影响，因此需要一个半定量指标，即
> ➡定量指标是PDFF（直接法）

说明

● 磁共振成像

水、脂肪质子共振频率差为3.4 ppm，水质子>脂肪质子

相位	In	Opposed	In	Opposed
1.5T	2.3ms	4.6ms	6.9ms	9.2ms
3T	1.15ms	2.3ms	3.45ms	4.6ms

两点Dixon法：同时采集同相反相双相图像，测量并计算相应ROI的信号强度。

※限制：易受T2*衰减效应的影响，例如重度脂肪肝（>50%）的情况。

图1 | 严重脂肪肝（50岁左右）

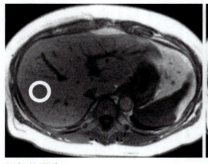
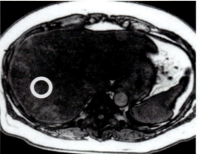

脂肪含量25%。
反相位图像显示中肝脏
弥漫性信号减弱。

同相位图像　　　　　反相位图像

● MRS

图2 | 肝脏的MRS

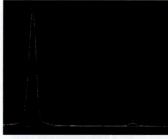

a　正常肝脏的MRS
相对共振频率（ppm）
脂肪分数5%或以下
单体素
点分辨波谱仪（PRESS）
根据获得的数据对水和脂肪进行峰值拟合。通过脂肪与水的面积
比计算脂肪分数。
[分析软件SpectroView（ P ）]。

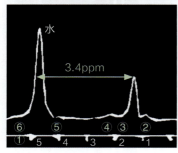

b　脂肪肝的MRS
60岁，重度脂肪肝
脂肪分数26%。
$1.5 \times 1.5 \times 1.5$cm
单体素
PRESS
脂肪主峰：
② β–羧基亚甲基（70%）
③ α–羧基α–烯烃（12%）
⑥烯烃甘油（4%～7%）

质子密度脂肪分数（PDFF）

● 指标不受所用设备、磁场强度和成像条件的影响。

● 可同时通过MRI和MRS获得。

（高重现性、高精度和高稳健性，满足生物标记物的条件）

考虑以下影响MR信号的因素[1]

①T1偏置　②T2*衰减　③多脂肪峰　④其他噪声、涡流等

①在T1加权成像中，相对于TR，要减小翻转角（2D法中15°～20°、3D法中
约5°较为合适）。MRS建议使用3000mm以上的TR。

②使用多回波法，要么独立测量并校正T2*，要么在获取脂肪信号的同时采集数
据，进行T2*衰减的信号拟合。即使是正常肝脏也需要进行校正。

图3 | 肝脏信号随TE变化而衰减

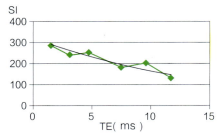

注：肝铁浓度与R2呈线性相关（1/T2*）。

➡ R2*是铁测定指标。

③1.5～3T MRS可以分离出6～7个脂肪峰。最大的峰值（1.3ppm）约占整体的70%。其他峰值应加以考虑和计算。

④噪音：当脂肪分数较低时会出现高估。

涡流：发生在多回波法的快速GRE转换过程中，影响水脂分离的准确性。

*不同磁场强度（3T与1.5T）下的PDFF测量：通过最大限度地减少磁感应效应、进动速度和组织T1值差异的影响，其可重复性已得到验证[2]。

铁的定量评估方法

肝脏铁浓度：信号强度比值法（LIC）

弛豫测定法（Relaxometry）

信号强度比法

多回波屏气GRE方法：

● 多个TE，使用固定TR（120ms）和翻转角（20°）。

● 评估肝脏和脊柱旁肌肉（参考组织）之间的信号比[3]。

①这是最简单的方法，对使用的设备没有限制，适用范围广。

②使用身体线圈是因为要求整个线圈信号均匀。信号相对较低。未对脂肪影响进行校正。

③难以评估重度铁沉积（>375μmol/g干重）；准确度低于弛豫测定法。

弛豫测定法

根据多回波方法中的信号衰减进行量化：T2或T2*的弛豫时间与LIC、R2和R2*之间存在线性相关。

● T2弛豫时间：采用SE方法[4]。

①R2与LIC高度相关。②基本上只有1.5T。③成像时间长（约20min）。

● T2*弛豫时间：采用多回波GRE方法[5, 6]。

①成像时间短（屏气一次）。

②回波间隔短（～1ms），至少需要采集8～12个回波。

③LIC：使用关系式根据R2*（R2）计算（间接获取）。

注：不同的方程适用于不同的条件。请选择合适的公式。

例： 1.5T：铁（μmol/g干重）=R2*/2.31+4.8

3T：铁（μmol/g干重）=0.314R2*−0.96

在1.5T条件下，可以评估出3.6～72μmol/g干重。

在3T条件下，对于检测到中等程度铁沉积的精度较高。当数值达到15μmol/g以上时，需要引起注意。

④在1.5T和3T下具有良好的相关性（直至中度铁沉积）。3T时的R2*约为1.5T时的两倍（斜率为1.917）。

R2*正常阈值1.5T 60s⁻¹，3T 126s⁻¹（相当于LIC 36μmol/g干重）。

⑤可选使用3D multiple Dixon：考虑脂肪的影响。

显示了与多回波2D GRE弛豫测量法的相关性；同时还获得了PDFF。

脂肪和铁测定的临床应用

- 在日常临床实践中能够简便报告每项指标。
- 磁共振成像是评估和随访肝脏任何部位的理想方法。

- 参考标准是通过肝活检进行病理评估。
  - 存在出血和感染等并发症、活检部位受限和取样错误的风险。
- 需要一种简单的方法，对整个肝脏进行无创、客观的评估。

- MRI：IDEALIQ方法（G）、mDIXON−Quant方法（P）、LiverLab（S）。呼屏气时的3D成像可评估整个肝脏；采集6个回波。
  可同时获得脂肪分数图（脂肪定量）、R2*图（铁定量：LIC）。
  StarMap（G），MapIt（S）：通过多回波2D GRE方法数据分析获得R2*图。

- MRS：目前，使用单体素收集数据是标准做法。
  抽样误差是评估分布不均匀病变的一个问题。
  不过，样本本身的测量准确性很高，可作为无创检测的参考标准。

正常脂肪和铁定量值：PDFF＜5%，LIC＜36μmol/g干重

- 肝脏出现脂肪和铁沉积的典型疾病
  ①脂肪肝：甘油三酯在肝细胞内积聚。
    1）非酒精性脂肪肝（NAFLD）
    2）非酒精性脂肪性肝炎（NASH）
  ②铁过载综合征。
  1）遗传性血色素沉着病等。
  2）继发性铁过载症、再生障碍性贫血等。
  ③病毒性慢性肝炎。

④酒精性肝病。

⑤戈谢病、糖原贮积症。

图4 | 脂肪肝：随时间的变化，病情加重的病例（30岁，女性）

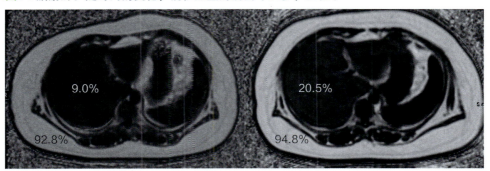

脂肪分数图　　　　　　　　　　　　1年和10个月的随访

IDEAL IQ方法：可在诊断显示器上任意设置感兴趣区，并获得PDFF。

图5 | 脂肪肝+血色素沉着病患者（50岁，男性）

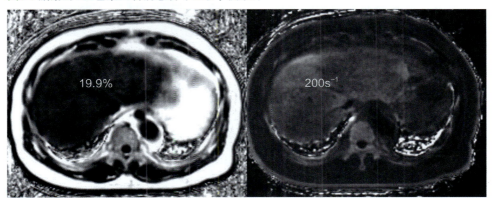

脂肪分数图　　　　　　　　　　　　R2*图

IDEAL IQ方法：可任意设置感兴趣区域，获取PDFF和R2*（ 1000 /T2* ）数值。

[1] Reeder SB, Cruite I, Hamilton G, et al. Quantitative assessment of liver fat with magnetic resonance imaging and spectroscopy. J Magn Reson Imaging 2011; 34: 729-49.

[2] Serai SD, Dillman JR, Trout AT. Proton density fat fraction measurements at 1.5- and 3-T hepatic MR imaging: same-day agreement among readers and across two imager manufacturers. Radiology 2017; 284: 244-54.

[3] Gandon Y. Dlivié D, Guyder D, et al. Non-invasive assessment of hepatic iron stores by MRI Lancet 363: 357 2004

[4] St Pierre TG, Clark PR, Chua-anusorn W, et al: Noninvasive measurement and imaging of liver iron concentrations using proton magnetic resonance. Blood 2005; 105: 855-61.

[5] Meloni A, Positano V, Keilberg P, et al. Feasibility, reproducibility, and reliability for the T*2 iron evaluation at 3 T in comparison with 1.5 T. Magn Reson Med 2012; 68: 543-51.

[6] Serai SD, Smith EA, Trout AT, et al. Agreement between manual relaxometry and semi-automated scanner-based multi-echo Dixon technique for measuring liver T2* in a pediatric and young adult population. Pediatr Radiol 2018; 48: 94-100.

TR：重复时间；TE：回波时间；GRE：梯度回波；SE：自旋回波；TD：时间延迟

③ 肝脏 MR 弹性成像

舟山 慧

临床成像方法

MR弹性成像（MR elastography）由激励、成像、图像重建这三个步骤构成，通过成功完成这三个步骤，能够以非侵入性的方式对体内脏器的弹性模量分布进行成像。临床实践中，医生会将手放在患者体表进行触诊，而使用MR弹性成像就相当于在虚拟层面实现对身体内部的触诊。

在实际检查中，成功实现激励和成像非常重要。在受检者右前胸部放置一个被动驱动器来进行振动。用弹力绷带牢牢固定被动驱动器，以确保剪切波从胸壁到肝脏的良好传输（图1），并根据体型调整激励强度。

图1 | MR弹性成像检查中的被动驱动器附件

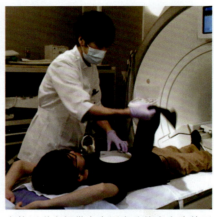

应使用弹力绷带牢牢固定连接在右胸前区的被动驱动器，以确保剪切波能很好地传入肝脏。

在成像时，横截面的设置应尽可能多地包括肝脏组织，同时避开膈肌下方的区域，因为那里剪切波的穿透比较复杂。序列可采用GRE或SE-EPI方法。GRE方法可在一次屏气中获得一张切片，而SE-EPI方法可获得多个切片。

肝脏弹性模量的测量和解读

为了通过MR弹性成像（MR elastography）获得高精度的肝脏弹性模量，需要谨慎地进行弹性模量图像的测量。测量时，需要设置ROI，以使MR弹性成像满足三个构成要素（激励、成像、图像重建）。首先，准备三种图像：强度图像、弹性模量图像（彩色图像，在弹性模量值可信度较低的部位会加上被称为交叉影线标记的×号）和波图像（图2）。然后，按照以下所有条件设置ROI。为了使ROI尽可能大，应使用多边形或手绘方式，而非椭圆形ROI。

①强度图像（图2a）：避开大血管以及肝脏表面易产生部分容积效应的1cm区域。此外，由于肝左叶容易受到心跳的影响，所以应尽可能选择肝右叶。

②波图像（图2b）：选择存在良好剪切波的部位。也就是说，选择红色或蓝色清晰、波平行传播且无缺损、无重叠或交叉的部位。

③弹性模量图像（图3c）：选择没有交叉影线标记、弹性模量值可靠性高的区域。在有肝铁沉积的病例中，由于所获得的信号会减弱，交叉影线区

域容易扩大。对于这类病例，通过质子密度脂肪分数（PDFF）序列获得的R2*图可作为判断的参考。

将最终确定的ROI复制到模量图像上（图2d，灰度图像），以获得弹性模量。QIBA的MR弹性成像共识建议，在测量多个横截面时使用以按ROI面积加权的加权平均值[1]。

关于数值的变动，QIBA共识报告中进行的荟萃分析可供参考。分析结果显示，通过MR弹性成像获得的肝脏弹性模量再现性的95%置信区间为19%。也就是说，如果两次检查间肝脏弹性模量的差异超过19%，就可以认为是有显著变动。在进行检查间的比较时，也需要留意弹性模量重建算法的差异。例如，与2D法相比，3D法得出的值往往会略低。这是因为当剪切波以倾斜角度穿透成像断面时，波长会被高估。

图2｜MR弹性成像获得的图像和测量示例

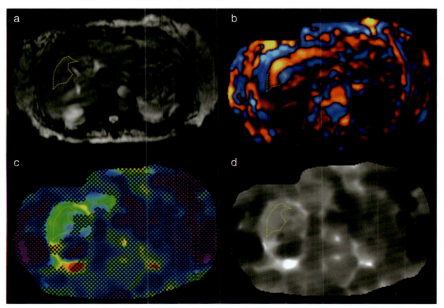

一位 80 多岁正在接受慢性丙型肝炎治疗的女性患者，通过MR弹性成像技术，在肝脏右叶划定的感兴趣区域测量得到肝脏弹性模量为3.6kPa，这一结果反映出其肝脏纤维化正在进展（肝脏活检结果为 F3 阶段）。

肝脏弹性模量的临床应用

肝纤维化诊断

在病毒性肝炎等慢性肝脏疾病中，慢性炎症会导致肝纤维化。肝纤维化在病理学上被分为F0至F4这5个阶段，其中F4意味着肝硬化。正如"肝硬化"这个词所表达的含义，随着慢性肝脏疾病的进展，肝脏会变硬，因此可以使用MR弹性成像来诊断肝纤维化。一项对比MR弹性成像和超声弹性成像的荟萃分析报告称，MR弹性成像在肝纤维化诊断方面更具优势[7,8]。

图3 | 通过MR弹性成像诊断肝纤维化

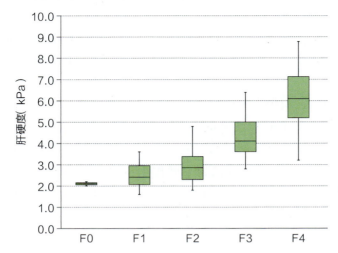

慢性丙型肝炎患者病理肝纤维化分期与MR弹性成像测得的肝弹性模量之间的相关性。可以清楚地看到肝脏随着纤维化的进展而变硬。

（根据参考文献3修改）

在使用肝脏弹性率诊断肝纤维化时，还应注意临床信息。即使肝纤维化的病理阶段相同，丙型肝炎患者的肝弹性率可能较高，而乙型肝炎和非酒精性脂肪肝（NAFLD）患者的肝弹性率可能较低。如果存在活动性肝炎，ALT升高，则该指标也会升高。

其他

由于肝脏弹性模量反映了肝纤维化这一病理变化，因此它不仅可用于诊断肝纤维化，还可用于慢性肝病的预后预测[4]，以及评估丙型肝炎病毒SVR（持续病毒学应答）后发生肝癌的风险[5]。研究表明，该技术还可用于预测Gd-EOB-DTPA对比增强MRI研究中肝实质对EOB的摄取量，这种研究常用于慢性肝病的诊疗[6]。

[1] QIBA profile: Magnetic Resonance Elastography of the Liver. 2019.
https://qibawiki.rsna.org/images/f/f6/MRE-QIBA_Profile-2019-06-06-CONSENSUS-maintenance.pdf
[2] Morisaka H, Motosugi U, Glaser KJ, et al. Comparison of diagnostic accuracies of two- and three-dimensional MR elastography of the liver. J Magn Reson Imaging 2017; 45: 1163-70.
[3] Ichikawa S, Motosugi U, Ichikawa T, et al. Magnetic resonance elastography for staging liver fibrosis in chronic hepatitis C. Magn Reson Med Sci 2012; 11: 291-7.
[4] Takamura T, Motosugi U, Ichikawa S, et al. Usefulness of MR elastography for detecting clinical progression of cirrhosis from child-pugh class A to B in patients with type C viral hepatitis. J Magn Reson Imaging 2016; 44: 715-22.
[5] Tamaki N, Higuchi M, Kurosaki M, et al. Risk assessment of hepatocellular carcinoma development by magnetic resonance elastography in chronic hepatitis C patients who achieved sustained virological responses by direct-acting antivirals. J Viral Hepat 2019; 26: 893-9.
[6] Mori Y, Motosugi U, Shimizu T, et al. Predicting patients with Insufficient liver enhancement in the hepatobiliary phase before the injection of gadoxetic acid: A practical approach using the bayesian method. J Magn Reson Imaging 2020; 51: 62-9.
[7] Hsu C, Caussy C, Imajo K, et al. Magnetic Resonance vs Transient Elastography Analysis of Patients With Nonalcoholic Fatty Liver Disease: A Systematic Review and Pooled Analysis of Individual Participants. Clin Gastroenterol Hepatol 2019; 17: 630-637.
[8] Xiao H, Shi M, Xie Y, et al. Comparison of diagnostic accuracy of magnetic resonance elastography and Fibroscan for detecting liver fibrosis in chronic hepatitis B patients: A systematic review and meta-analysis. PLoS One 2017; 12: 1-14.

GRE：GRadient Echo；SE-EPI：Spin Echo-Echo Planer Imaging；ROI：Resion Of Interest；PDFF：Proton Density-based Fat Faction；QIBA：Quantitative Imaging定量成像生物标志物联盟®

④ 多时相动脉期成像

市川新太郎

概述

在肝细胞癌的诊断中，使用肝脏特异性对比剂钆塞酸二钠（EOB）的 EOB-MRI是不可或缺的检查项目之一。随着MRI高速成像技术的发展，实现了多期动脉期成像。本文将概述多期动脉期成像的临床应用。另外，本院曾有一段时间使用笛卡尔有序差分欠采样（DISCO）技术，在一次屏气的情况下完成6期动脉期成像，下面将展示相关病例。

为什么需要多时相动脉期成像？

适当的动脉期成像时间

EOB与细胞外液性对比剂相比，钆浓度为后者的一半（0.25mmol/mL 对 0.50mmol/mL）、给药剂量为后者的一半（0.1mL/kg对0.2mg/kg）。因此，能够拍摄到最佳动脉期影像的时间比传统细胞外液性对比剂更短。动脉期影像在肝细胞癌的诊断中是最为重要的影像，获取合适的动脉期影像成为准确诊断肝细胞癌的第一步。传统的动态研究只能拍摄一个动脉期影像，所以一旦这一次拍摄失败就无法重新进行。相比之下，多时相动脉期成像具有优势，它可以在一次屏气的过程中多次拍摄动脉期影像，这样就很有可能至少获得一个合适的动脉期影像。合适的动脉期（即所谓的后期动脉期）指的是"肝动脉和门静脉充分显影，而肝静脉尚未显影的时机"（如图1b）。如果是肝动脉显影但门静脉几乎未显影的时机，说明成像过早（即所谓的早期动脉期，如图1a）；如果肝静脉都已经显影了，那就说明成像过晚。在传统的动态研究中，采用团注追踪法来优化成像时机，但存在一些难以把握最佳时机的病例（如心功能下降的病例等）。本院的研究显示，传统动态研究中约 10%的病例无法拍摄到合适的动脉期影像。对于这类病例，多时相动脉期成像是有效的。

屏气不良病例

传统的动态研究是在屏气15～20秒的情况下进行的。除了许多高危肝细胞癌患者是老年人这一事实外，瞬时剧烈运动（已知是EOB的特征）也会因憋气失败而导致呼吸伪影问题（图2a），既往研究表明，约10%的病例会出现这种短暂剧烈运动[2, 3]。即使在这种情况下，多时相动脉成像也有一个优点，即一次屏气可以捕捉到多个动脉相位，从而增加了在成功屏气的情况下获得至少一个动脉相位的可能性（图2b）。

图1丨多时相动脉期成像技术在获取恰当时机的动脉相位方面的作用

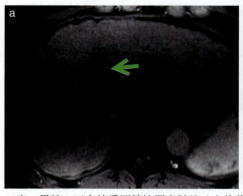 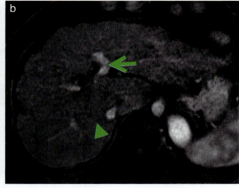

60岁，男性，正在接受酒精性肝炎随访（之前曾接受过肝细胞癌治疗）。
在以往的动态研究（传统 LAVA 序列）进行的常规动态扫描（a）中，由于过去存在动脉期成像时间过早的情况，因此采用 DISCO 技术进行了多期相动脉期成像（6 期相，成像时间：22～26s，时间分辨率：约 4s）（b）。在第 5 期相成功获得了合适时间的动脉期图像。在图像a中，门静脉（→）几乎没有显影，作为动脉期成像来说，成像时间过早（即所谓的早期动脉期）。而在图像b中，门静脉（→）充分显影，肝静脉（▶）未显影，所以可以判断为合适的动脉期成像时间（即所谓的晚期动脉期）。

图2丨多时相动脉成像在屏气不良病例中的应用

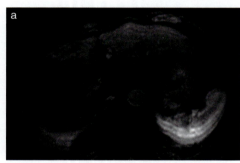 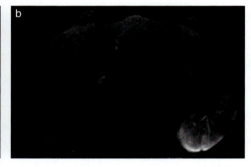

70岁，女性，正在接受慢性丙型肝炎随访。
患者之前在传统的动态研究（常规 LAVA 序列）成像时，由于屏气不佳，动脉期图像质量较差。因此，此次采用 DISCO 技术进行多期相动脉期成像（6 期相，成像时间：22～26s，时间分辨率：约 4s）。在第 3 期相时，没有呼吸伪影，成功获得了合适时机的动脉期图像。

未来展望

　　多时相成像是为了拍摄合适的动脉期影像而采用的一种有用方法。不过，即便进行多时相成像，仍存在一些病例无法获取合适时机或屏气状态下的影像。对于这类病例，在自由呼吸状态下进行动态成像是有用的，但目前这种方法尚未普及，期待其未来能得到进一步发展。

[1] Saranathan M, Rettmann DW, Hargreaves BA, et al. DIfferential subsampling with cartesian ordering（DISCO）：A high spatio-temporal resolution dixon imaging sequence for multiphasic contrast enhanced abdominal imaging. J Magn Reson Imaging 2012; 35: 1484-92.
[2] Motosugi U, Bannas P, Bookwalter CA, et al. An investigation of transient severe motion related to gadoxetic acid-enhanced MR Imaging. Radiology 2016; 279: 93-102.
[3] McClellan TR, Motosugi U, Middleton MS, et al. Intravenous gadoxetate disodium administration reduces breath-holding capacity in the hepatic arterial phase: A multi-center randomized placebo-controlled trial. Radiology 2017; 282: 361-8.

① 4D-Flow MRI（3D电影相位对比MRI）

竹原康雄，寺田理希

4D-Flow流量测量法的主要特点是，可以分块提取三维数据（如果包括时间轴，则为四维数据），并在任何方向上进行回溯测量（回溯流量测量法），各种流量指标按时间和相位划分。

有关4D-Flow获取的信息

①流动的定量化（流速、流量）

②流动矢量（③、速度）可视化（流线、路径线、粒子轨迹等）

③与血流动力学对血管壁和内皮的影响有关的辅助信息（WSS、OSI、GON、涡度等）。

④流动中的能量损失（湍流中速度能量转化为热量造成的能量损失）评估。

⑤血管的三维形态学图像（相位对比三维磁共振血管造影）。

成像方法

成像序列：ECG同步　3D cine相位对比MRI

4D-Flow成像序列采用心电图门控（前瞻性和回顾性）3D cine PC方法。基于三维GRE方法，这种三维cine PC MRI在x、y和z方向上分别进行相位编码，并通过心电图门控进行时相分割。不进行相位编码的参考编码与三个轴向的速度编码相加的时间（4TR），是成像的最小单位（图1）。将TR缩短至约5ms，就能够缩短成像时间。在短TR情况下施加RF会给设备带来很大负担，所以缩短成像时间是必要的。此外，在躯干区域还可以进行呼吸校正，以此作为应对呼吸伪影的措施。成像时间还取决于心率，而速度编码值（VENC）的最优值则取决于目标血管的流速。通过这种成像方法，可以获得随时间变化的三维图像，包括幅度图像以及在x、y、z方向分别进行速度编码得到的三个相位（流速）图像。因此，能够得到每个体素都包含血流速度三个分量信息的随时间变化的三维图像数据（空间三维加上时间维度构成四维），这种成像技术被称为4D－Flow MRI。

k数据填充方法

● 笛卡尔法（大多数4D-Flow MRI都采用此法）

● 非笛卡法（VIPR等）

成像要点

①高效、快速的3D数据采集

- 使用并行成像。
- k-t SENSE。
- 每段使用View。
- 压缩感知。
- k空间数据的部分采样。

②选择正确的速度编码（VENC）

- 过大➡缓慢血液信号降至噪音水平。
- 过小➡出现速度折叠（混叠）。
  - ➡需要进行预成像以确定VENC，例如使用Cine PC方法。

在4D-Flow（直流）系统中，降低速度噪声 $[(\sqrt{2}/\pi)(VENC/SNR)]$ 可实现高精度和高准确度的数据采集。提高SNR或调低VENC均可有效减少速度噪声，通常将VENC设置为待测量血管的最大流速，但这会导致对血管壁附近和舒张期低速成分的测量不准确。

图1 | 4D-Flow数据收集方案

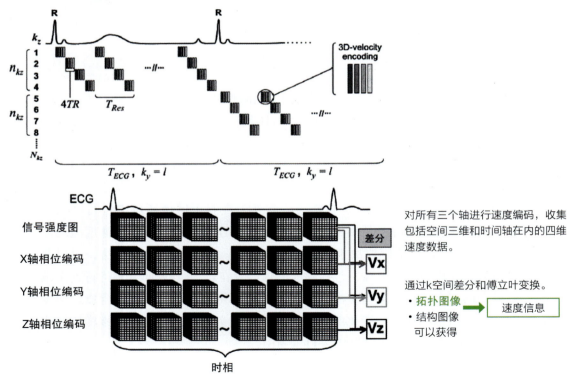

对所有三个轴进行速度编码，收集包括空间三维和时间轴在内的四维速度数据。

通过k空间差分和傅立叶变换。
- 拓扑图像
- 结构图像可以获得 ➡ 速度信息

在三维坐标中，利用心电图门控对血流矢量信息进行时相分割，并进行非常紧凑的数据采集。数据的最小单位是重复时间（TR）×4，它由在x、y、z三个方向施加相位编码后接收到的信号，再加上相位编码为0时接收到的信号组成。要在三维空间中全面进行测量，而为了实现时相分割，还需要错开心脏时相来采集信号。如果不利用高速成像技术进行这项测量，腹部成像大约需要1小时左右。因此，需要通过各种方法缩短重复时间（TR），提高占空比，充分运用并行成像和压缩感知等高速成像技术来缩短测量时间。

（改编自参考文献1）

> ● 双速度编码（Dual-VENC）

　　双VENC方法允许两种VENC设置，一种用于最高流速，另一种用于最低流速（图2）。7个TR虽然时间分辨率会因Dual-成像而降低，但它可以与上述高速成像方法结合使用。这可以用于单VENC相同或稍长的成像时间进行测量。

图2 | 采用Dual-VENC数据采集技术的腹腔动脉狭窄4D-Flow成像病例

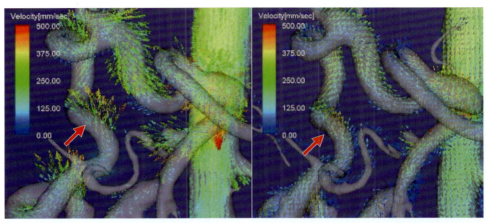

a　低VENC（50cm/s）数据的三维矢量图　　　b　高VENC（150cm/s）数据的三维矢量图

（a）VENC为50cm/s时的速度分辨率比（b）VENC为150cm/s时的速度分辨率高。
从血流矢量来看，可以发现胰十二指肠弓内部的血流动力学是向肝性的，而肝总动脉内的血流动力学方向是朝向脾动脉（→）。

流动可视化的表现形式

　　获得的速度数据如果重叠就很难理解，因为感兴趣区域内的所有速度矢量都是按原样显示的。因此，如果要检查感兴趣区域内的血管，应使用血管的解剖形态信息进行分割。以下是用于获取解剖信息的方法。

> 用于构建血管外观的图像
> ● PC MRA（根据成像过程中获得的强度和相位图像重建）
> ● 对比增强MRA
> ● 非对比MRA（如ASL方法、水加权成像、TOF方法）

后处理：流量可视化和评估的表示方法

①流线图像

　　在某一时刻，将速度矢量连续连接所形成的曲线（即绘制出的曲线，其线上各点的流速方向与曲线的切线方向一致），即流线图像。针对每个心动周期的时相分别绘制流线图，并使用颜色来表示血液的流速（如图3a、图5a所示）。

②血管壁剪切应力（WSS）三维分布图

可以想象成沿着血管壁流动的黏稠血液所引起的摩擦力。这可以通过在距血管壁微小距离 dx 处沿血管壁的速度分量 dv 的比值（剪切速率：dv/dx）与血液粘度的乘积来求得（图4）。可以将其以彩色地图的形式编码显示在血管壁上。在具备三维空间速度矢量数据的 4D – Flow 技术中，这很容易计算。在 WSS 较高的部位，内皮细胞会释放诱导动脉粥样硬化的物质，从而促进动脉硬化（图3c、图5b、b'）。

③振荡剪切指数（OSI）

表示WSS在时间轴上波动的一个指标是OSI（图3b，图5c）。

图3 ┃ 椎动脉动脉瘤

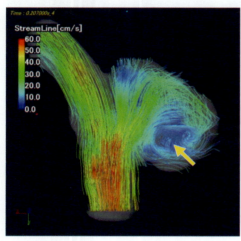

a 流线图（流线）

b 振荡剪切指数图（OSI）

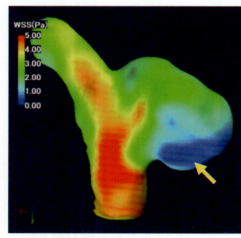

c 剪切应力图像（WSS）

d 血管壁剪应力速度矢量图

这是一例颈部区域的右椎动脉瘤病例。该动脉瘤从颈椎第2节段（C2）向上突出，最大直径为 3.5 mm。在流线图像中，血流部分出现紊乱，但未观测到稳态的涡流和螺旋流。在"➜"所指的部位存在低速螺旋流的顶点，该部位出现剪切应力降低、OSI（振荡剪切指数）值升高（剪切速度矢量的时间波动较大）的情况，因此怀疑会对内皮细胞产生不良影响。此外，从血管壁剪切速度矢量图（平均值）也可以看出，在 OSI 值高的部位存在微小旋转的剪切速度矢量（箭头）。

图4 | 血管壁剪应力

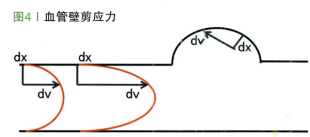

血管壁剪切应力=（黏度）·dv/dx
剪切速率=dv/dx
dv=沿血管壁的流速
dx=从血管壁到上述流速测量点的距离

图中展示了普通血管和动脉瘤模式下，与血管壁剪切应力相关的、距离血管壁的微小距离 dx，以及沿血管壁的速度分量 dv。

图5 | 腹主动脉瘤的血液动力学分析

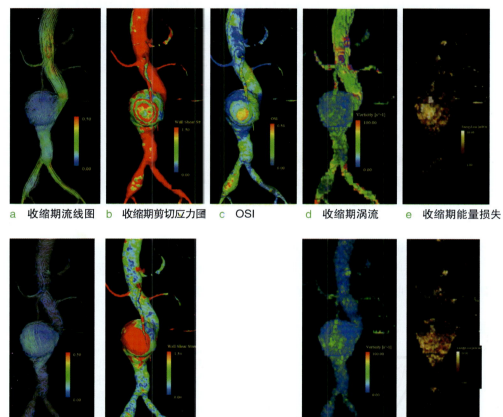

a　收缩期流线图　　b　收缩期剪切应力图　　c　OSI　　d　收缩期涡流　　e　收缩期能量损失

a'　舒张期流线图　　b'　舒张期剪应力图　　　　　　d'　舒张期涡流　　e'　舒张期能量损失

在重建图像中，只分别提取收缩期和舒张期的正面图像。实际上，每个心动周期可获得20～25个时相。

a：收缩期流线图。可以看出，非扩张区域的血流为层流，但在瘤体内有明显的涡流。

a'：舒张期流线图。动脉瘤内涡流保持存在。

b：收缩期壁内剪应力图。从图中可以看出，非扩张区保持着大于1.5Pa的正常剪应力，而在主动脉瘤内，血管壁剪应力几乎远低于维持健康血管的水平。这表明，在腹主动脉瘤中，使血管壁变得更脆的动脉粥样硬化变化正在起作用。

b'：舒张期壁剪切应力图。在舒张期，相反地，瘤内的涡流变得显著，因此壁剪切应力升高。

c：振荡剪切指数（OSI）。它反映了心动周期内血流产生的波动（血流的不规则性）。可以看出瘤内的 OSI 最高。

d：收缩期涡流。除了动脉瘤，还能观察到局部涡流的产生。

d'：在舒张期，动脉瘤内的涡流很明显。

e：收缩期能量损失图。可以看出瘤内的能量损失很高。

e'：舒张期能量损失图。无论心动周期如何，几乎所有的能量损失都发生在主动脉瘤内。

技术事项

临床应用　V

在血流不稳定的区域，该值偏高；在OSI较高的区域，内皮细胞会产生诱发动脉粥样硬化的物质，从而加速动脉粥样硬化进程。

OSI由以下公式得出：

$$OSI = \frac{1}{2}\left(1 - \frac{|\int \overrightarrow{WSS(t)}\,dt|}{\int |\overrightarrow{WSS(t)}|\,dt}\right)$$

④能量损失

循环系统的主要功能是将血液从中心输送到末梢。如果血流通路中存在像主动脉瘤这样的扩张部位，层流会在扩张处失去动能，变成涡流或螺旋流等非层流状态，从而导致血液运输停滞。在这种非层流的通道中，由于粘性摩擦，动能会转化为热能，这意味着心脏在做额外的功，效率低下。对于主动脉瘤，可以将这种能量损失可视化和量化（图5e、e'）。它作为一种有可能反映心脏和血管负荷的指标，正受到关注。能量损失由以下公式表示：

$$EL(mW) = \sum_{ij}\frac{1}{2}\eta\left(\frac{\partial U_i}{\partial x_j} + \frac{\partial U_j}{\partial x_i}\right)^2 dV \qquad \eta:粘性$$

⑤表示流量特征的其他指标

此外，还有与流线分析看似相似实则不同的轨迹线图像。它是流体粒子在一次心跳过程中移动时所描绘出的轨迹（在稳定流动时，流线和轨迹线是重合的）。在通过流线分析大致了解整体的血液流动情况后，可以利用轨迹线来判断个别部位的血液流向位置（图6）。

还存在涡度（图5 d、d'）和螺旋度等指标。这些指标的意义将在今后的研究中进一步明确。据报道，心脏涡流与心脏功能的好坏有关。

图6丨

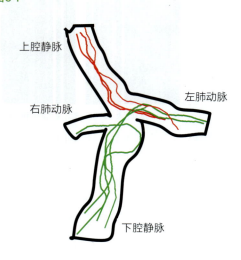

上腔静脉

右肺动脉

左肺动脉

下腔静脉

在单心室手术中会实施Fontan手术。通过这个手术，将上腔静脉和下腔静脉与肺静脉相连接。术后，肺循环和体循环会呈串联连接，由于动脉血和静脉血不再混合，紫绀症状会得到消除。不过，这种循环不依赖心脏的泵血功能，血液流动只能依靠静脉压。所以，人们会担心肺动脉是否能如预期那样分配血流。在这种情况下，pathline显示技术可以将下腔静脉的血流和上腔静脉的血流区分开来（例如进行颜色区分），从而了解血流的分配情况。从显示中可以看到，红色代表上腔静脉的血流，大部分分布在左肺动脉。从示意图中能看出，绿色代表的下腔静脉血流大部分流入左肺动脉，只有一小部分流入右肺动脉。

4 D-Flow的意义和展望

通过MR测量血流量

人们通常认为，利用MR的相位对比法进行流速测量是一项已经成熟的技术，但实际上并非如此。例如，我们甚至没有认识到，要准确测量某一血流通道中的流速，测量段的流动必须是层流。在流道的弯曲部位，流体可能会形成非层流状态。所以，不能将弯曲部位作为测量点，必须选择在弯曲部位之后，流体再次形成层流的直线部分进行测量，才能准确测得流速（图7）。解决办法是，在测量流速时，可以通过流线分析来避开产生湍流的部分，从而设置合适的测量断面。从这个意义上来说，以往未进行流线分析就开展的流速测量所得到的数据，有必要重新评估。

图7丨肠系膜上动脉血流分析的适宜测量截面和不适宜的测量截面

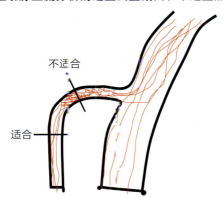

不适合

适合

对于血流通路陡峭的肠系膜上动脉等血管，首先查看流线图，避免将测量断面设置在出现湍流（层流）的部位，这是进行准确的流速和流量测量的重要事项。

医疗应用

通过最大限度地利用 4D-Flow 所获取的信息，并结合各种图像分析，有望为因血流动力学引起的病变的发生部位判断、预防、诊断、预后判断、治疗方案的确定以及治疗后的评估等方面提供重要信息。截至目前，已有关于更高效准确地测量脏器血流、脑动脉瘤的预后分析、二尖瓣等异常血流动力学的分析，以及腹主动脉支架移植物植入术（Endovascular Aortic Repair，EVAR）后内漏评估等与血流相关的各种病症的报告。

与CFD联合使用

通过使用基于 4D-Flow 的体内流体分析，并与基于计算流体动力学（CFD）的计算机模拟相结合，获取更准确的定量数据以及与医疗直接相关的证据是非常重要的。

[1] Markl M, Chan FP, Alley MT, et al. Time-resolved three-dimensional phase-contrast MRI. J Magn Reson Imaging. 2003; 17: 499-506.

PC：相位对比；ECG：心电图；GRE：梯度回波；TR：重复时间；VENC：速度；ENCoding；SENSE：灵敏度编码；SNR：信噪比；ASL：动脉自旋标记；TOF：时间飞跃；WSS：壁共享应力；OSI：振荡剪切指数

技术事项

临床应用 Ⅴ

② FBI，TRANCE，Native 和 Inhance delta

松島孝昌

FBI（新鲜血液成像）

非对比增强血管成像技术。

成像要点
- FASE方法（HASTE、SSFSE、单次激发TSE）
- 流空效应
- 无运动伪影效应
- 心动周期相位

FBI法

FBI法是一种利用水加权图像，根据心动周期血流速度不同导致的信号强度差异来分离和显示动静脉血管的技术。

FASE方法缩短了FSE方法的回波间隔（ETS），是一种强调静止水成分的成像方法，用于MRCP和MRU等检查中。

然而，由于回波时间间隔（ETS）长达10ms，流速较快的血液因流空效应而难以成像。但通过将ETS大幅缩短至5ms，就能获得一种让流动的血液看起来像是静止的"运动冻结"效果（图1）。

图1 | 不同的ETS显像

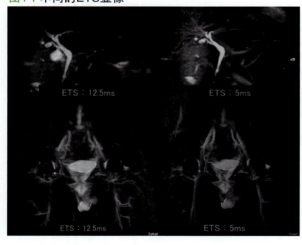

当ETS为12.5ms时，就像磁共振胆胰管造影（MRCP）那样，几乎只会强化静止的水成分，但血管的显影并不充分。而当ETS短至5ms时，血管的信号也能被显影出来。可以通过联想相机的快门速度来更轻松地理解ETS。

此外，由于能够缩短实际采集时间，所以可以利用心电同步或脉搏波同步分别获取舒张期和收缩期的数据，从而描绘出从心脏泵出的血液情况。

流速较快的动脉在舒张期时血流速度变慢，会呈现高信号影像；而在收缩期则会出现流空现象，呈现低信号影像。静脉不受心动周期的影响，因此始终呈现高信号影像（图2）。

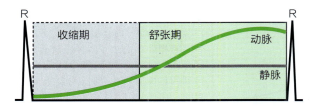

图2丨收缩期和舒张期

当FASE 法与心脏周期同步进行数据采集时，流速快的动脉（绿线）呈现低信号，而在流速变慢的舒张期则表现为高信号。静脉（灰线）无论处于心脏周期的哪个时相，始终呈现高信号。

在FBI方法中，通过对舒张期的动静脉图像和收缩期的静脉图像进行差分，就能轻松获得动静脉分离图像（图3）。

图3丨动静脉分离

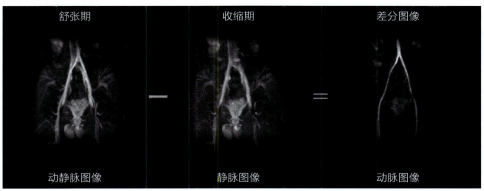

通过对舒张期获得的动静脉图像与收缩期获得的静脉图像进行差分处理，就能够仅描绘出动脉图像。在收缩期，由于动脉内血液流速较快，会出现流空现象（flow void），因此只有流速较快的静脉能够被显示出来。

动脉

通过改变心电图预处理或PPG预处理扫描的延迟时间，对每个相位进行成像。使用收缩期（纯静脉）图象作为参考图像，并与舒张期（动静脉）图像进行差分，就能获得动脉的动静脉分离图像。

最近开发的软件可分析预处理图像并自动确定最佳延迟时间，从而方便检查（图4、图5）。

图4丨去相脉冲的效果

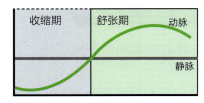 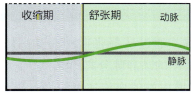 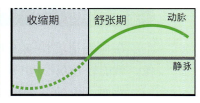

a：在流速较高的区域，如躯干，动脉信号值在收缩期和舒张期之间发生变化，因此可以通过减法进行动静脉差分。

b：在流速较慢的区域，如股体末端血管，很难进行动静脉分离，因为动脉信号值在收缩期和舒张期之间几乎没有变化。

c：在b处施加血流去相位脉冲，以降低收缩期动脉的信号值，从而通过减法分离动静脉。

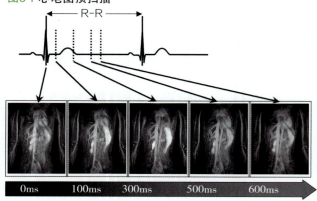

图5 | 心电图预扫描

R-R

0ms　100ms　300ms　500ms　600ms

通过使用能够在同一层面上收集多个时相数据的ECG – prep扫描[2]，可以获得不同时相的单次激发图像，从而能够掌握合适的时相。将通过ECG – prep扫描得到的目标血管适当时相的心电图延迟时间，用作3D FBI扫描的心电图延迟时间。

静脉

在收缩期，只有静脉会出现高信号，因为快速流动的动脉会因血液流空效应而出现低信号。此外，由于静脉的血流动力学受呼吸影响，因此联合呼吸同步成像也能提高成像效果。

使用 FBI 法进行的非对比血管成像，对每种设备都已充分探讨了最佳条件，如今已能相对轻松地实现血管显影。然而，由于受检者个体存在差异，实际操作中也常常会遇到成像效果不佳的情况。

FBI法的应用范围广泛，涵盖了胸部和腹部血管、上肢和下肢血管等多个部位。

● **FBI的优点**
  • 与心动周期同步，实现动静脉分离。
  • 反映与心动周期相对应的血流状态的T2加权图像。
  • 与TOF方法的GE系统不同，由于采用SE序列，不受磁感应强度的影响。

● **FBI的缺点**
  • 如果存在心律不齐、浮肿等情况，血管显影会很困难。
  • 对于末梢血管、侧支循环等血流速度缓慢的血管，显影能力较差。
  • 消化道内的残留物、膀胱发出的信号可能会产生影响。
  • 成像时间较长。

流动去相位FBI

在血流速度快的区域，通过从舒张期动静脉图像中减去收缩期静脉图像，就能轻松获得FBI方法中的动静脉分离图像。

然而，由于下肢和四肢末端的血流速度较慢，导致收缩期和舒张期的动脉信号都较高，因此很难进行动静脉分离。

通过在FBI方法的读出方向上应用流动去相位脉冲并对其进行优化，可以增强流空效应。这样，即使在低血流速度的情况下也能实现动静脉分离（图6和图7）。

在FBI法中，在末梢血管等血流缓慢的部位，由于收缩期和舒张期动脉与静脉的信号值变化较小，通过减法运算（即影像处理中的减影法）时，可以把动脉信号消除掉。因此，通过施加流动去相位脉冲，使收缩期动脉的信号值降低，从而在减影过程中实现动静脉分离（图4）。

由于流动去相位脉冲对低流速血管没有影响，所以与 FBI 法相比，能够获得末梢动脉影像（图8）。

图6 I 流动去相位FBI序列

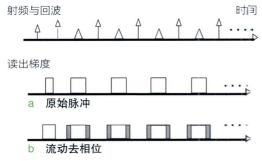

a 原始脉冲

b 流动去相位

读出方向上的流动去相位脉冲

（图6和图7：经Mitsue Miyazaki博士授权改编自参考文献1）

图7 I 下肢动静脉信号变化

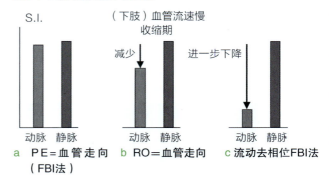

a PE＝血管走向（FBI法）　b RO＝血管走向　c 流动去相位FBI法

图8 I FBI和流动去相位FBI

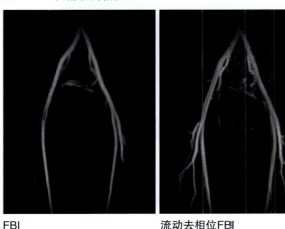

FBI　　　　　流动去相位FBI

流动去相位脉冲对外周血管中低速血流没有影响。

临床应用示例1（腹主动脉瘤F3I）

如果怀疑是动脉瘤，动脉瘤在收缩期没有血流流空现象，信号在减影时会消失。原始FBI图像非常重要，因为需要评估附壁血栓（图9）。

临床应用示例2（闭塞性动脉硬化症）

FBI可以非常详细地显示闭塞性动脉硬化症的侧支循环（图10）。

临床应用示例3（右髂动脉闭塞）

与对比增强MRA相似，FBI方法无需对比剂即可准确显示出狭窄部位（图11）。

图9 丨 FBI原始图像（动脉瘤）

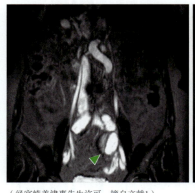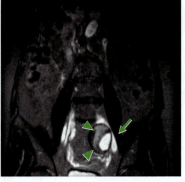

可以清楚地观察到附壁血栓的状态（→）。

（由济生会熊本医院提供）

（经宫崎美津惠先生许可，摘自文献1）

图10 丨 闭塞性动脉硬化症　　　### 图11 丨 髂右动脉闭塞

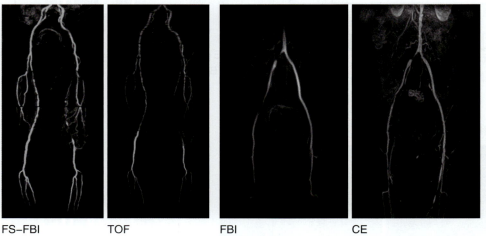

FS–FBI　　　TOF　　　FBI　　　CE

FBI展望

采用AiCE技术的FBI

要对下肢进行非对比MRA成像，需将从肾动脉下端到小腿的区域分为3个扫描部位进行成像。每个扫描部位的成像大约需要4分钟，作为加快成像速度的一种方法，正在考虑使用AiCE技术。

AiCE是一种利用深度学习的去噪重建技术。它能够从低SNR的图像中去除噪声，将其重建为高信噪比的图像。

缩短成像时间或提高图像精细度时，图像中的噪声会比较明显，但通过进行AiCE重建，可以获得高质量的临床图像。

这里展示的是改变了下肢MRA成像条件后的图像。由于缩短了成像时间，图像中的噪声较多，但应用AiCE技术后，噪声被去除，信噪比得到了提高（图12）。

将AiCE应用于传统图像，可减少切片厚度和时间，从而清晰地勾勒出血管轮廓（图13）。

图12 |

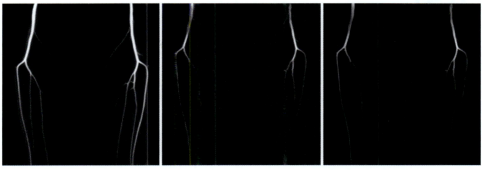

DEFAULT
时间3.32 3 R（3次心脏搏动）
TR：3309ms
PE×RO=256×256
FOV 40×40cm
切片3mm
Speeder= 2

AiCE（－）
时间1.11 1R（1次心脏搏动）
TR：1103ms
PE×RO= 256×256
FOV40×40cm
切片3mm
Speeder=2

AiCE（＋）

图13 |

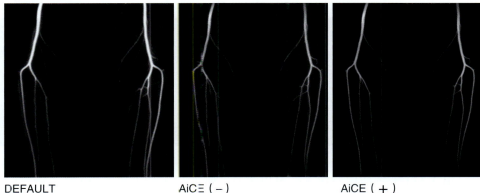

DEFAULT
时间3.32　3R（3次心脏搏动）
TR：3309ms
PE×RO=256×256
FOV 40×40cm
切片3mm
Speeder=2

AiCE（－）
时间2.22　2R（2次心脏搏动）
TR：2206ms
PE×RO=400×400
FOV 40×40cm
切片2mm
Speeder=3

AiCE（＋）

　　由于FBI方法使用最大值投影法构建图像，因此成像条件的细微变化不会导致图像质量的显著下降；而使用AiCE可以进一步缩短时间和获取高分辨率图像。此外，通过不断改变条件，有望不仅能描绘出末梢血管，甚至连细微之处也能清晰呈现。

[1] 淀　健治, 宫崎美津惠. FBI/TRANCE/Native/In hance delta, MRI应用自在 第3版. メジカルビュー社, 2013, 401-4.
[2] Miyazaki M, Sugiura S, Tateishi F, et al. Non-contrast-enhanced MR angiography using 3D ECG-synchronized half-Fourier fast spin echo. J Magn Imaging 2000; 12: 776-83.

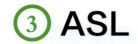

③ ASL

中村理宣

什么是ASL（动脉自旋标记）？

● 无需使用对比剂即可获得灌注图像的技术。 ●利用射频脉冲进行血液标记。
● 有脉冲式ASL和连续式ASL两种方式。

图1 | ASL概念

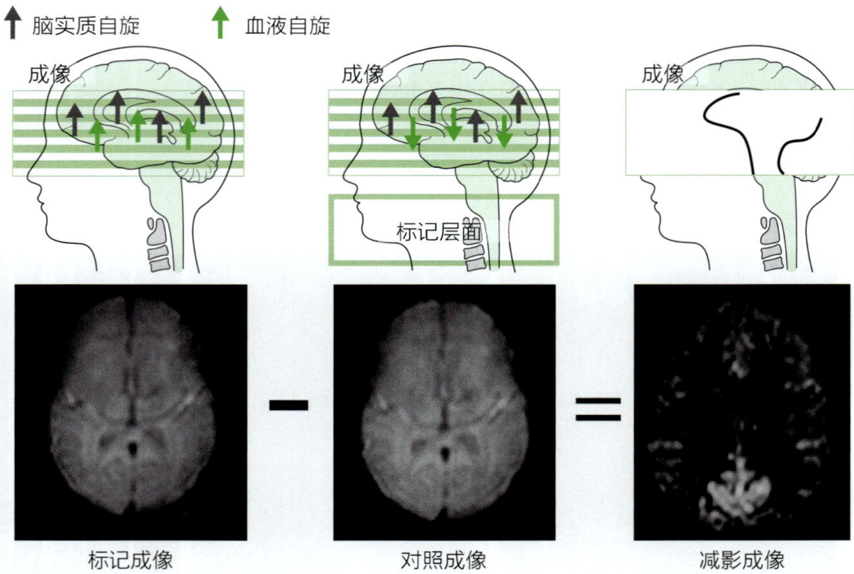

↑ 脑实质自旋 　↑ 血液自旋

成像 　　　　　成像 　　　　　成像

标记层面

标记成像 　　　　　对照成像 　　　　　减影成像

由于ASL无需使用对比剂，可以说是一种非侵入性方法。ASL是一种将成像对象上游（在头部成像的情况下，指流经颈部的动脉）血液中的氢质子自旋进行磁化标记，把血液本身作为示踪剂来获取灌注图像的技术。由于被标记的血液与静止组织之间的信号差异非常小，因此需要拍摄未进行标记的对照图像，然后用标记图像减去对照图像。通过这种相减操作，可以排除静止组织的信号，从而得到仅反映被标记自旋信号的图像。

ASL的类型

表1 | ASL的概念

ASL技术大致可分为两类：一类是持续RF来反转自旋的连续动脉自旋标记（CASL）；另一类是通过单次RF脉冲来反转自旋的脉冲动脉自旋标记（PASL）。在这两类技术中，又衍生出了更多的序列。

连续式 ASL	脉冲式 ASL	
1. 一个线圈，一层切片	1.FAIR	6.TILT
2. 调幅控制	2.UNIFAIR	7.PICORE
3. SPDI	3.BASE	8. QUIPSS II
4. 双线圈、多切片	4.EPISTAR	9.Q2 TIPS
5. 连续追踪式 ASL	5.PULSAR	

*PULSAR

PULSAR 是使用绝热反转脉冲的多层面 EPISTAR（基于回波平面成像的动脉自旋标记技术）。其标记方法与EPISTAR 相同，但在标记前会施加多个不同翻转角的射频脉冲，标记后会施加饱和脉冲。通过这种方式，可以使脑实质的信号饱和，从而提高灌注信号[3]。

表2	CASL和PASL 的比较	CASL	PASL
SNR		由于持续照射，温度较高	低电平，因为它是单脉冲
SAR		高（对射频辐照造成限制）	低（设备无负载）
多切片		可能	可能
血管选择性标记		不可能	可能
噪音		大	小

ASL原理

CASL（连续式ASL）

图2 | CASL原理

CASL持续照射射频2-4秒，同时施加与血流方向平行的梯度磁场。在梯度磁场的影响下，通过标记层的血液在经历了关闭共振→共振→关闭共振后流入成像区域。

在对照图像中，将经过正弦调制的RF照射到与标记相同的位置。由于这一操作会同时使两个横截面发生反转，所以被反转的自旋会立即恢复到原来的状态，最终呈现出未被标记的状态[1]。

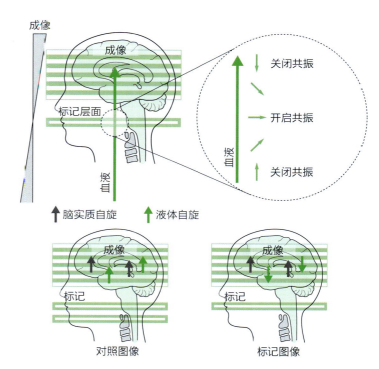

EPISTAR（脉冲式ASL的代表）

图3 | EPISTAR原理

向100mm以上的广阔范围发射脉冲RF，使该范围内的自旋发生反转。为了让标记图像和对照图像获得同等的磁化传递（MT）效应，标记时使用通常两倍的绝热反转脉冲，而在对照图像使用了两次照射能量减半的180°脉冲。

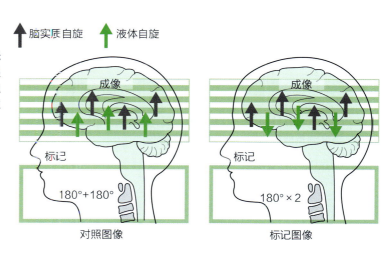

FAIR

图4 | FAIR原理

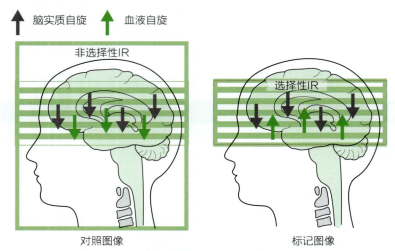

FAIR是以与CASL和EPISTAR相反的机制进行标记的。首先,标记图像是向成像区域施加选择性反转脉冲(slice selective IR),而对照图像则施加非选择性反转脉冲(non-selective IR)。在标记过程中,未被激发的血液自旋流入成像区域,而脑组织实质自旋被反转;在对照图像中,所有自旋都被反转。通过对这两种情况的数据进行差分处理,就可以仅显示出血液自旋信号[4]。

Q2 TIPS

图5 | Q2 TIPS原理

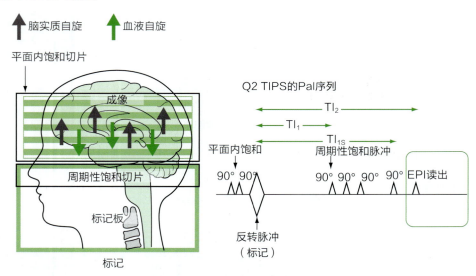

Q2 TIPS通过标记脉冲反转血液自旋,然后在标记区域的远端施加一系列饱和脉冲。这就控制了标记血液的波动性,从而测定血流速度。

通过Q2 TIPS的血流

当标记区域在标记后TI_1时间达到饱和时,f(血流量)×TI_1的血液将流入成像区域。在TI_2时间后采集数据,得到的血流量与f×TI_1成正比的血流量。

※可以对数据采集前的T1弛豫进行校正,并使用以下公式表示标记的血液磁化强度。

$$\Delta M = (M_{0B} \cdot f \cdot TI_1) - (M_{0B}(1-2exp[-TI_2/T_{1B}] \cdot q) \cdot f \cdot TI_1)$$

多相ASL

图6 | 多相ASL原理

这是一种使用Look-Locker采样的技术，即在单个标记脉冲之后，在不同的TI时间连续进行一系列数据采集。

在不显著增加成像时间的情况下，可以观察到时间上的变化。还可以评估标记血液到达时间的差异。

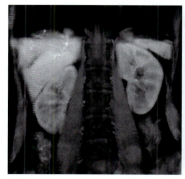

ASL的应用

图7 | 肾脏灌注图像

除了在大脑外，ASL还在多个部位得到应用（如肾脏、乳腺、前列腺、视网膜、胎盘等）。图为通过FAIR和单次FSE获得的肾脏灌注图像。

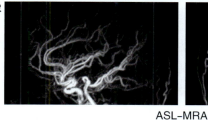

PDW

PDWFAIR+单激发FSE

图8 | 采用ASL技术的MRA图像

通过缩短从标记开始的延迟时间就可以获得 ASL-MRA。通过差分处理能够抑制背景信号，从而可以很好地观察动脉血管（基于FAIR+3D快速扰相梯度回波序列的全脑磁共振血管造影）。

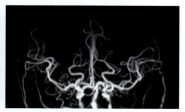

ASL-MRA

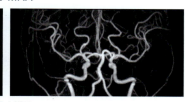

TOF-MRA

技术事项

临床应用 <

[1] Williams DS, Detre JA, Leigh JS, et al. Magnetic resonance imaging of perfusion using spin inversion of arterial water. Proc Natl Acad Sci USA 1992; 89: 212-6.
[2] Edelman RR, Chen Q. EPISTAR MRI: multislice mapping of cerebral blood flow. Magh Reson Med 1998; 40: 800-5.
[3] Golay X, Petersen ET, Hui E, et al. Pulsed star labeling of arterial regions (PULSAR): A robust regional perfusion technique for high field imaging. Magh Reson Med 2005; 53: 15-21.
[4] Kim SG. Quantification of relative cerebral blood flow change by flow-sensitive alternating inversion recovery (FAIR) technique: application to functional mapping. Magh Reson Med 1995; 34: 293-301.
[5] Luh WM, Won EC, Bandettini PA, et al QUIPSS II with thin-slice TI1 periodic saturation: A method for improving accuracy of quantitative perfusion imaging using pulsed arterial spin labeling. Magh Reson Med 1999; 41: 1246-54.

RF：射频；SNR：信噪比；SAR：比吸收率 TI：反转时间

④ PASL 的临床应用

藤間憲幸

脉冲式ASL（PASL）的临床应用

- 与pCASL相比，其标记时间非常短，可实现短时间、低SAR成像。
- 由于标记时间较短，通过多相ASL技术可以方便地对标记后从早期到晚期的血流动力学进行成像。
  - → 多相ASL：单相ASL使用固定的PLD进行单次读出，与之相反，多相ASL可连续收集多个时相的信号。
- 标记区域布局的自由度高，可简单实施血管选择性ASL。
  - → 血管选择性ASL：在PASL中，可对标记片进行空间移动，以便只对所需的目标血管进行标记。
- 无论目标血管相对于标记面的角度和流速如何，都能够进行稳定的标记。并且，pCASL（伪连续动脉自旋标记）技术可应用于全身那些使用 pCASL 对目标血管进行标记较为困难的脏器。
  - → 例如颈动脉、主动脉和肾动脉标记可使用pCASL的平整标记面进行，但前列腺[1]和乳腺[2]由于营养血管的定位解剖位置特殊，很难使用pCASL标记，因此PASL非常有用。

采用单时相还是多时相，取决于成像时间

①单时相
- ➡一般会对到达延迟程度不严重的病例进行评估。
- ➡如今，具有高信噪比的pCASL已成为主流；在单时相成像中优先考虑PASL意义不大。

②多时相
- ➡当重点观察循环动态时，这是一种特别有效的方法，而这正是PASL的专长。
- ➡即使在延迟到达的情况下，也可以对血液循环进行粗略评估。

①单时相

图1 | 单时相ASL序列示意图

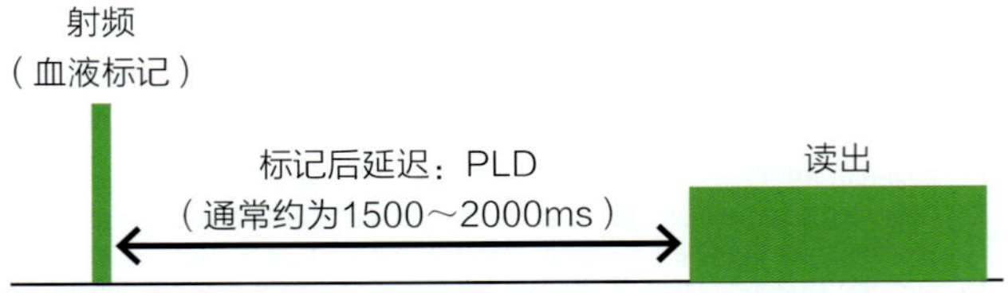

射频
（血液标记）

标记后延迟：PLD
（通常约为1500～2000ms）

读出

- 将PLD设置为大约1500～2000ms，并在一次读出中获取信号。
- 仅进行 1 次读出（read – out），与通过多次读出逐步利用纵向磁化的多相位（multi – phase）方法相比，信噪比（SNR）更高。

②多时相ASL

图2 | 多时相ASL简单序列示意图

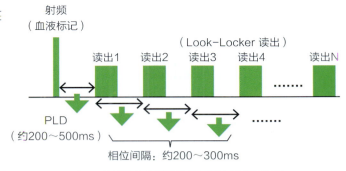

射频
（血液标记）

读出1　读出2　读出3　读出4　　（Look-Locker 读出）　读出N

PLD
（约200～500ms）

相位间隔：约200～300ms

- 将PLD设置为短时间（约200～500ms），以便在早期阶段开始信号采集。
- 信号以200～300ms的相位间隔连续采集（Look-Locker读出）。
- 可进行灌注评估，包括各种血流动力学（快速和延迟到达的血流）评估。
- 适用于需要对血流动力学进行评估的病例→主动脉狭窄、烟雾病、循环动力学缓慢的老年患者、搭桥术后高灌注评估等。

多时相的应用实例

病例：左侧大脑中动脉狭窄

图3 | 左侧大脑中动脉狭窄

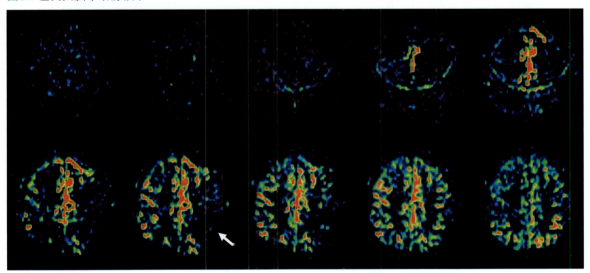

250ms×10个相位的多相位成像，使用2D-EPI进行读出，每个相位的翻转角为30°。该病例的循环动态就存在延迟血流，从第 4 个时相开始才能看到脑表面的血管。在单期相采用的标记后延迟时间（PLD）为 1500～2000 ms 的情况下，左大脑中动脉的背侧区域呈现无信号表现（→）；但在更靠后的时相中，可以确认存在延迟血流（▷）。

多时相的优点

- 可从血流流入时间开始，随时间推移对血流进行成像，有助于了解血液动力学，包括延迟血流。
- 还能估算到达脑实质的时间→可用作预扫描，以优化PLD设置。

- 对于脑表面高信号，通过观察其时间动态变化，确定它是动脉通过信号还是高灌注信号。

- 每个相位的信噪比都很低，因为要根据相位数对单个标记进行多次读出。
- 获得峰值信号的相位随读出设置的不同而变化（例如，在EPI情况下，FA设置越高，观察到峰值的相位越早）。

多时相参数的设定

读出：由于需要多次获取信噪比较低的ASL图像信号，因此建议常规设备采用读出速度快且信噪比高的EPI。

相位数和间隔：根据疾病类型和需要获取的信息而调整；一般情况下，可获取6～10个相位，每个相位间隔200～300ms。但最后一个相位的PLD不应超过3000ms，因为当PLD超过2500～3000ms时，信噪比会明显下降。

翻转角：以EPI为例，设置过低会导致每个相位的信噪比较低，设置过高会导致后期相位的纵向磁化饱和；对于6～10个相位的采集，每个相位的信号通常稳定在20°～30°左右。如果设备允许，采用可变翻转角是有用的。

多时相和单时相的有效利用

在单时相成像过程中，根据病例类型的不同，最佳峰值的时间可能会偏离PLD设置；多相预扫描可以轻松预测最佳PLD。

图4 | 多时相预扫描

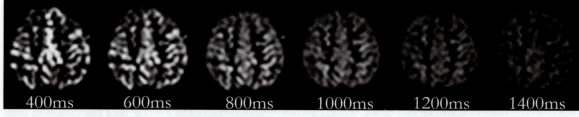

400ms　　600ms　　800ms　　1000ms　　1200ms　　1400ms

可以清晰地观察到，高信号从脑表面动脉内（400～600ms）向毛细血管床过渡的情况（1000～1200ms）。这是小儿病例，其血液循环较快，由此可以预计，将反转时间（PLD）设定在1000～1200ms左右最为合适，此时能观察到信号向毛细血管相的过渡。而之后的PLD值（1400ms），信号已经错过了峰值。

基于标记板三维空间配置的血管选择性ASL技术

pCASL必须与目标动脉正交才能有效标记，而PASL则可以在任何方向上标记，灵活性更高。

→将标记板仅覆盖目标血管，并只描绘目标血管的灌注区。

注：在pCASL中，一种在标记平面的x和y方向上进行编码的点状标记方法（超选择pCASL）已见报道[3]，但尚未普及。

按血管区域显示灌注区的变化

图5｜左内动脉狭窄颈动脉内膜切除术前后灌注区的变化

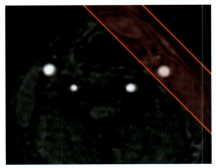

a　左侧颈内动脉区域标记放置示例

左侧颈内动脉区域选择性标记面的放置示例（a：红色标记区域）。左侧颈内动脉有狭窄（b：→），治疗前左侧颈内动脉区域的灌注几乎不可见，但在颈动脉内膜切除术后，狭窄被解除（c：→），灌注区域得以恢复。预计不仅是灌注区域扩大，而且由于血流到达延迟问题的解决，显影也得到了改善。

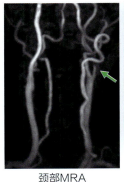 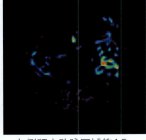

颈部MRA　　　　左侧颈内动脉区域的ASL

b　左侧颈内动脉狭窄术前

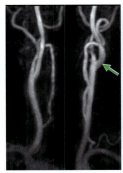 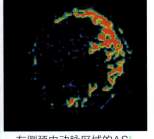

颈部MRA　　　　左侧颈内动脉区域的ASL

c　动脉内膜切除术后

PASL中血管选择性ASL的注意事项

- 如果动脉粥样硬化导致血管迂曲，则很难在空间上选择目标血管。
- 与更常见的全血管选择性PASL相比，因为可纳入标记区域内的血液较少，信噪比也较低。
- 应结合MRA等其他成像方式，以确定灌注区及其信号。

[1] Cai W, Li F, Wang J, et al. A comparison of arterial spin labeling perfusion MRI and DCE-MRI in human prostate cancer. NMR Biomed 2014; 27: 817-25.
[2] Kawashima M, Katada Y, Shukuya T, et al. MR perfusion imaging using the arterial spin labeling technique for breast cancer. J Magn Reson Imaging 2012; 35: 436-40.
[3] Hartkamp NS, de Cocker LJ, Helle M, et al. In vivo visualization of the PICA perfusion territory with super-selective pseudo-continuous arterial spin labeling MRI. Neuroimage 2013; 83: 58-65.

SAR：比吸收率；ASL：动脉自旋标记；pCASL：脉冲－连续ASL；SNR：信噪比；RF：射频；PLD：标记后延迟标记延迟

⑤ pCASL 的临床应用

藤原康博

伪连续动脉自旋标记（pCASL）的原理

- pCASL是一种ASL标记技术[1]。
- 通过将3.0 T和灵敏的相控阵线圈相结合，可生成具有高信噪比的灌注加权图像。

　　pCASL是一种通过在颈部施加1～2秒的短间歇（伪连续）射频脉冲来反转流动血液自旋的纵向磁化技术，目的是对流入脑组织的血液进行标记（图1）[1]。

　　通过采取带有反转纵向磁化的标记图像和未反转的对照图像并进行差分，即可获得灌注加权图像[2]。利用3.0T的高磁场和高灵敏度的相控阵线圈对动脉自旋标记（pCASL）进行成像，能够在大约 3 分钟内拍摄出达到临床可用水平的高信噪比（SNR）图像（图2）。

图1 | pCASL的脉冲序列

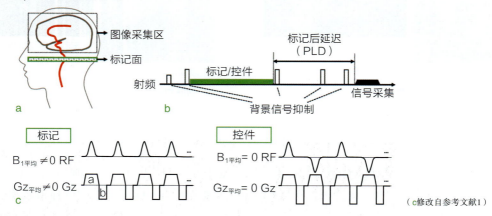

（c修改自参考文献1）

图2 | pCASL灌注加权成像示例（健康受试者）

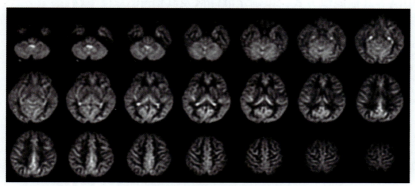

标记

调整射频脉冲之间的梯度场，使通过标记平面的血液自旋产生微小的相位差，从而反转纵向磁化（图1c）。通过交替射频脉冲的极性，拍摄对照图像，使MT效果与标记图像相同。

信号采集

由于需要在标记效应持续存在的情况下快速采集信号，过去曾使用过2D EPI，但存在图像失真和拍摄图像数量的限制。近年来，出现了3D快速SE方法和3D GRASE，使得使用同一PLD获取从颅底到顶叶区域的图像成为可能（图2）。

标记后延迟（PLD）和背景信号抑制

- 建议将PLD设置为2s左右。
- 结合使用背景信号抑制技术可提高信噪比。

当标记的血液自旋到达毛细血管床水平时进行信号采集。这个时间因区域和病理状态而异，但通常在标记结束后等待约2秒后进行信号采集（图1b）[2]。这段等待时间称为PLD：PLD时间越长，到达时间的影响就越小，但由于血液自旋的T1弛豫，信噪比会降低。

在高场强（3.0T）下，延长T1值有利于提高信噪比，因为血液自旋的标记效应持续存在。来自静止组织的信号会被与对照图像的差值抵消，但轻微的移动会成为噪音并降低信噪比。为了减少这种影响，在标记前后应用饱和脉冲和反转脉冲，并在各种组织的纵向磁化处于零点时收集信号，从而抑制来自静止组织的信号（图3）[3]。

图3 | 背景信号抑制

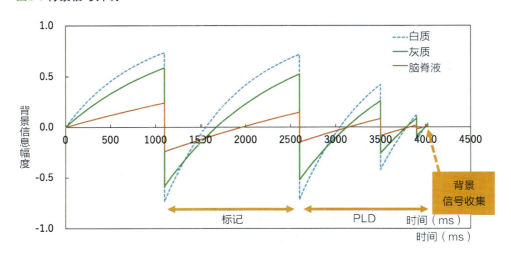

- 可量化局部脑血流量（mL/100mg/min）
- 可用于各种神经系统疾病的临床诊断

ASL的优势在于不仅可以获取灌注加权图像，还可以量化局部脑血流（CBF）。CBF可以通过同时成像的质子密度加权图像应用单室模型进行计算[2]。

病例1　缺血性脑血管病（图4）

图4|

急性脑梗死病例

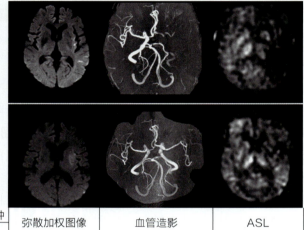

上排　发病后80分钟	弥散加权图像	血管造影	ASL
下排　治疗后			

发病后80分钟的MR血管造影没有显示左侧颈内动脉，而弥散加权图像显示左侧岛叶皮层呈高信号；在ASL中，左侧颈内动脉的供血区域呈低信号，表明存在弥散–灌注不匹配。溶栓疗法使血管重新开放，ASL低信号区域显示为高信号，表明血流得到恢复和维持。

案例2：脑肿瘤（图5）

图5|

胶质母细胞瘤病例

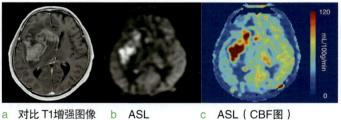

a　对比T1增强图像　　b　ASL　　c　ASL（CBF图）

从右额叶到颞叶可见明显强化的实性肿瘤。该肿瘤在ASL中亦表现为高信号，这表明它是一种恶性度极高的肿瘤。

病例3：炎症病灶（图6）

图6|

疑似疱疹性脑炎病例

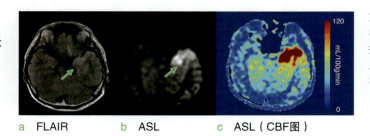

a　FLAIR　　b　ASL　　c　ASL（CBF图）

FLAIR显示左颞叶、岛叶、额叶皮层存在高信号病变，伴有肿胀。ASL也显示出同一区域的高信号和血流增加，提示脑炎。

标记失败（图7）

如果有磁性材料（如假牙或颈动脉支架）在标记平面附近造成磁场不均匀，则无法进行标记，也无法获得合适的图像。有时可以将标记平面设置在颈动脉外周侧，避开磁场不均匀性，从而避免这种情况。

图7 | 标记失效示例

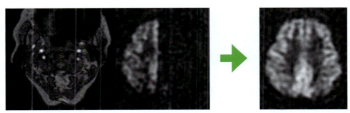

a   MR血管造影   b   ASL（标记失败）   c   ASL（更改标记位置后）

标记的血液自旋到达延迟（图8）

ASL信号不仅取决于灌注情况，还取决于血液自旋到达脑组织所需的时间。例如，如果由于颈内动脉严重狭窄或通过侧支血管灌注等原因导致血流速度明显降低，则在采集信号时血液自旋可能无法到达脑组织。在标记自旋无法到达的区域就不会有信号，从而导致图像质量下降，即使灌注正常。在这种情况下，使用更长的PLD进行额外成像，如果信号增强，就可以判断灌注功能正常。未来，通过计算多个PLD图像的到达时间并进行校正，有望实现高精度的CBF测量，消除到达时间的影响[4]。

图8 |

烟雾病，左颞浅动脉–大脑中动脉搭桥手术后的病例

a: ASL PLD 1.0 s

b: ASL PLD 1.5 s

c: ASL PLD 2.5 s

d：动脉通过时间（ATT）

e：CBF（对ATT进行校正）

f：磁共振血管造影

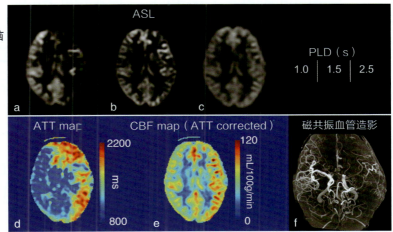

[1] Dai W, Garcia D, de Bazelaire C, et al. Continuous flow-driven inversion for arterial spin labeling using pulsed radio frequency and gradient fields. Magn Reson Med 2008; 60: 1488-97.

[2] Alsop DC, Detre JA, Golay X, et al. Recommended implementation of arterial spin-labeled perfusion MRI for clinical applications: A consensus of the ISMRM perfusion study group and the European consortium for ASL in dementia. Magn Reson Med 2015; 73: 102-16.

[3] Garcia DM, Duhamel G, Alsop DC. Efficiency of inversion pulses for background suppressed arterial spin labeling. Magn Reson Med 2005; 54: 366-72.

[4] Dai W, Robson PM, Shankaranarayanan A, et al. Reduced resolution transit delay prescan for quantitative continuous arterial spin labeling perfusion imaging. Magn Reson Med 2012; 67: 1252-65.

SNR：信噪比；CASL：连续动脉自旋标记；SAR：比吸收率；RF：射频；SE：自旋回波；GRASE：梯度和自旋回波；PLD：标记后延迟；ASL：动脉自旋标记；PASL：脉冲动脉自旋标记

⑥ CINEMA（1）技术说明

中村理宣

CINEMA的特点①

- 是一种无对比剂的4D MRA。
- 使用ASL（FAIR或STAR）和Look-Locker采样器。
- 通过高时间分辨率和高空间分辨率评估颅内血流动力学。

CINEMA（对比剂固有流入增强多相血管造影）是一种时间分辨MRA，无需使用对比剂即可高时空分辨率观察颅内血管血流动力学[1]。

CINEMA原理

CINEMA方法结合了ASL技术的MRA和Look-Locker采样，并以不同的延迟时间进行多次数据采集，从而在单个成像序列中获得时间序列信息。

图1 | INEMA序列图

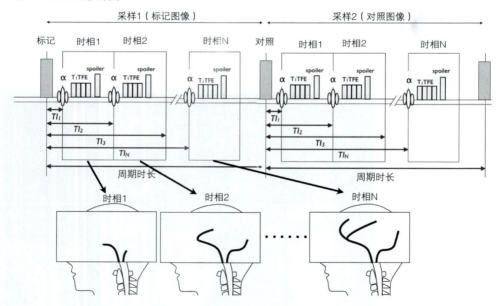

CINEMA方法的标记类型包括STAR和FAIR，每种类型都有自己的特点，可以获得时间分辨MRA。使用2D-TFEPI或3D-T1-TFE结合Look-Locker方法采集数据，从标记完成后到下一次标记开始（周期持续时间）期间重复采集数据，采集不同延迟时间（TI1～TIN）的多个标记图像和无标记的对照图像。数据采集完成后，从对照图像中减去标记图像，以完全消除静止组织的信号，只显示标记的血液信号。

CINEMA的特点②

● 200ms的时间分辨率　　　　　● 全脑大范围成像
● 1.0mm的各向同性空间分辨率

　　CINEMA-FAIR是一种大范围、高空间分辨率的全脑时间分辨MRA。成像时间约为7min，时间分辨率为200ms，各向同性体素大小设定为1mm。实现了在大范围内同时获取高时间分辨率的时间序列信息与高空间分辨率的精细形态信息。

图2 | CINEMA MIP图像（135～1235ms）

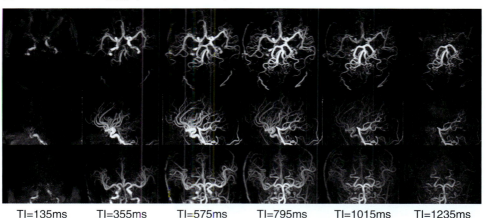

| TI=135ms | TI=355ms | TI=575ms | TI=795ms | TI=1015ms | TI=1235ms |

血管选择性CINEMA（CINEMA-SELECT）

　　CINEMA-SELECT是一种基于RPI技术的时间分辨MRA技术，旨在对左右颈内动脉和后循环动脉进行选择性成像。

图3 | CINEMA-SELECT标记法

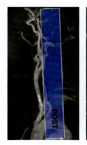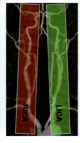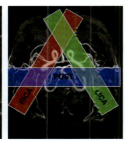

图4 | CINEMA-SELECT图像

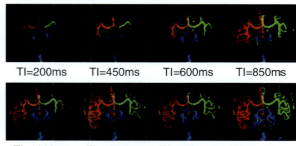

| TI=200ms | TI=450ms | TI=600ms | TI=850ms |
| TI=1000ms | TI=1250ms | TI=1500ms | TI=1750ms |

CINEMA-SELECT使用的标记类型是PULSAR。标记片分别照射左侧颈内动脉（绿色）、右侧颈内动脉（红色）和椎基底动脉（蓝色），以选择性地显影这三个区域的血管。如上所述，使用Look-Locker进行数据采集。

[1] Iryo Y, Hirai T, Kai Y, et al. Intracranial dural arteriovenous fistulas: evaluation with 3-T four-dimensional MR angiography using arterial spin labeling. Radiology 2014; 271: 193-9.

STAR：交变射频信号定位；FAIR：流动敏感交变反转恢复；TFEPI：涡轮场回波Echo-Planar成像；3D-T1-TFE：涡轮场回波；TI：反转时间；RPI：区域灌注成像；PULSAR：PULsed Star；PULSAR：动脉区域的PULsed Star标记

⑦ CINEMA（2）临床应用

井料保彦，平井俊範

CINEMA可用于诊断的疾病

①脑动静脉短路疾病（脑动静脉畸形、硬脑膜动静脉瘘）
②脑动脉闭塞性疾病（颈动脉狭窄/阻塞、烟雾病）
③富血供脑肿瘤（脑膜瘤、血管母细胞瘤）

CINEMA的典型图像

脑动静脉畸形

图1 |

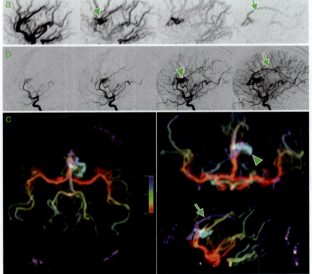

a CINEMA侧位像
b DSA侧位像
c TOA图

在CINEMA（a）中，可以看到大脑前动脉的分支处有疑似畸形血管团（nidus）的结构（▶），并且显影出了疑似引流静脉的下矢状窦（→）。
这与DSA（b）的结果非常吻合。
从到达时间（TOA）图（c）可以看出，血流到达流入道的时间较早，而到达流出道的时间较晚。

硬脑膜动静脉瘘

图2 |

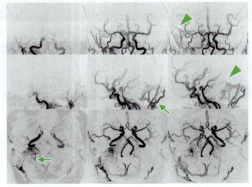
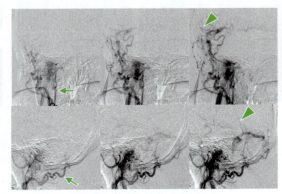

a CINEMA（自上而下，正位像、侧位像和轴位像） b DSA（上排为正位像、下排为侧位像）

在CINEMA（a）影像中，从动脉期开始，S状静脉窦至横静脉窦较早显影。主要的流入动脉（→）为枕动脉和咽升动脉。还可以确认有向皮质静脉的逆流（▶）。这与DSA（b）的影像表现非常吻合。

颈内动脉狭窄（左侧颈内动脉起始部90%狭窄）

图3丨

CNIEMA（a）显示血流通过前交通动脉流向左侧大脑中动脉，并可确认侧支循环的血流方向，与DSA（b）的结果十分吻合。

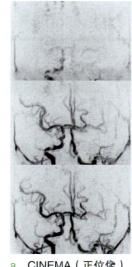

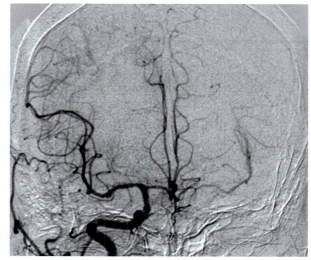

a　CINEMA（正位像）　　　b　DSA（正位像）

脑膜瘤

图4丨

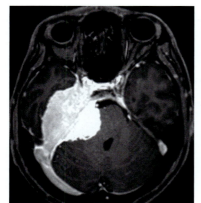

a　对比增强T1加权图像

以右岩锥骨质边缘为中心有一个增强的肿块（a）；在CINEMA中，主要流入动脉——中脑膜动脉（→）与早期动脉相清晰分界（b）。

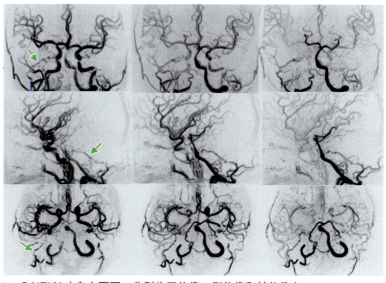

b　CINEMA（自上而下，分别为正位像、侧位像和轴位像）

CINEMA存在的问题

- 空间分辨率和时间分辨率不如DSA。
- 由于受激自旋的弛豫时间较短，基本上只能显影动脉相，正常情况下无法显影静脉相。
- CINEMA很难检测到直径小、血流缓慢的血管。在动静脉短路疾病中，CINEMA仅显示动脉期的特性可能是一个优势。

[1] Iryo Y, Hirai T, Nakamura M, et al. Evaluation of Intracranial Arteriovenous Malformations With Four-Dimensional Arterial-Spin Labeling-Based$_3$-T Magnetic Resonance Angiography. J Comput Assist Tomogr 2016; 40: 290-6.

DSA：数字减影血管造影。

技术事项

临床应用 ＜

⑧ Time-SLIP 法

山本晃義

各公司名称

- Time-SLIP（Time Spatial Labeling Inversion Pulse）： C
- NATIVE TrueFISP（Non-contrast mra ArTerIes and Veins TrueFISP）： S
- B-TRANCE（Balanced SSFP-TRiggered Angiography Non-Contrast Enhanced）： P
- IFIR（InFlow Inversion Recovery）： G
- VASC-ASL（Veins and Arteries Scans Contrast-Arterial Spin Labeling）： H

特点

- ASL的应用方法。
- 通过空间标记描绘流体状态。
- 使用标记脉冲的方法主要有三种：
  - 流入法（新鲜血液自旋流入标记脉冲区域）。
  - 流出法（非选择性红外脉冲和标记血液流出的标记脉冲）
  - 交替标记差分法（重复打开和关闭标记，并对获取的图像进行差分）。
- 以高时间分辨率序列收集数据。
  - SSFP（ture-SSFP）
  - SSFSE（FASE：快速高级自旋回波）

原理

　　Time-SLIP法[1, 2]是ASL方法的一种，无需使用对比剂就能描绘体内水分子（自旋）的动态。它大致可分为以下三种方法：流入法、流出法和交替标记差分法。有些设备允许使用多个标记脉冲，但由于篇幅有限，本文只介绍使用单次标记脉冲的方法。

①流入法

　　被称为标记脉冲的选择性激发反转脉冲（选择性红外脉冲）用于反转纵向磁化矢量，抑制目标血管区域的背景信号。通过采集标记脉冲应用一段时间后流入同一区域的新鲜血液的质子自旋数据，来显示血液信号（图1）。采集时间为BBTI（TI of the Black Blood）*。通过改变这个时间，可以调整流入血液的成像能力。

图1 | SLIP方法显示腹部动脉的示例

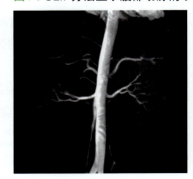

②流出法

为了抑制背景信号，整个成像区域的纵向磁化矢量被非选择性激发反转脉冲（非选择性红外脉冲）反转。随后，目标血管区域上游的血液被标记脉冲（即反转脉冲）标记，从而显影从标记脉冲流出的血液信号。

③交替标记差分法

这种技术通过交替采集标记开启和标记关闭状态，然后对采集到的数据进行差分并抑制背景信号，从而提升血管的显影能力。

*在流入法中，BBTI时间取决于数据采集方法；在FASE方法中，BBTI时间因标记脉冲和翻转脉冲而异。在流出法中，必须考虑BBTI时间，用非选择性红外脉冲取代标记脉冲。

流入法

图2 | 流入法肾动脉区域血管成像示例

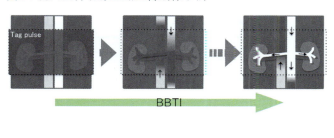

图3 | 血液质子自旋的纵向磁化和数据采集

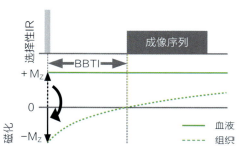

流入法操作简单，广泛应用于脑血管、肺动脉、胸腹动脉和外周血管等不同部位血管的形态诊断和血流动力学观察。对成像的目标区域施加一个用于反转纵向磁化矢量的脉冲，即标记脉冲（选择性反转恢复脉冲，selective IR）（图2）。在标记脉冲区域外流入的新鲜血液的自旋处于流入状态时，采用结合了脂肪抑制或短反转时间反转恢复序列（STIR）的真实稳态自由进动序列（true-SSFP法）、快速不对称自旋回波序列（FASE法）等成像序列来进行成像（图3）。在流入法中，需要注意的是，如果与BBTI过长，背景组织的纵向弛豫会加剧，背景信号会变得明显。

流出法

图4 | 流出法肾动脉区域血管成像的示例

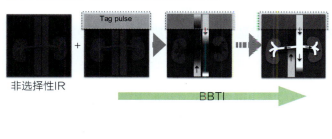

非选择性IR

图5 | 血液质子自旋的纵向磁化和数据采集

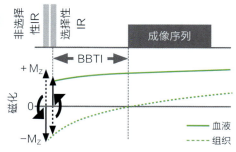

流出法首先通过非选择性IR脉冲反转整个成像区域（−Mz）的纵向磁化矢量。紧接着，用选择性IR脉冲（标记脉冲）对流入目标血管区域的上游血液质子自旋进行标记（图4）。然后以与流入法相同的方式采集流入成像平面的标记血液质子自旋（图5）。在流出法中，被非选择性IR脉冲反转的纵向磁化矢量会被上游的标记脉冲再次反转，从而使血液质子自旋从标记脉冲区域流出的情况得以显示。

交替标记差分法

图6丨使用交替标记法获取的图像，通过差分法描绘出颈动脉血管的一个示例

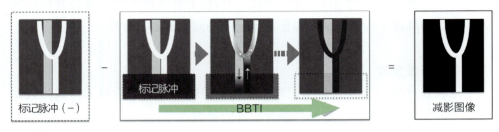

标记脉冲（-） ── 标记脉冲 ── BBTI ── = 减影图像

图7丨血液质子自旋的纵向磁化以及标记开启和关闭期间的数据采集

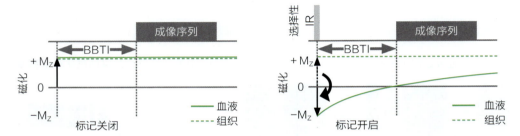

交替标记差分法是一种将标记关闭的图像与标记开启的图像进行差分的方法，以便只显示动脉信号（图6）。

标记关闭图像显示的动静脉血管与成像序列中的true-SSFP和FASE方法相对应，为亮色血液；标记开启图像将即将流入目标区域动脉的上游血液质子自旋的纵向磁化反转，并通过在BBTI之后收集数据，将标记的动脉血（纵向磁化为零）显示为黑色血液（图7）。当两者进行差分后，背景和静脉信号消失，只剩下动脉信号。

使用不同的数据采集方法

FASE方法

在描绘动脉时，FASE法在血流速度变快的情况下，可能会因流空效应而无法进行显示。此时必须同时使用心电图同步法，在心脏舒张期进行数据采集。由于FASE法本质上属于FSE（快速自旋回波）法，所以受磁化率的影响较小，图像质量不易下降。该方法特别适用于显示靠近横膈膜附近的门静脉以及肺血管。

True-SSFP方法

True-SSFP方法在三个轴上进行相位校正，可实现快速数据采集。因此，它不易受流速的影响，便于采集动脉信号，用途广泛。不过，由于磁感应强度的影响，图像质量可能会下降，因此必须进行适当的匀场处理。

获取良好动脉血管图像的要点

要点❶　检查前呼吸练习的重要性

　　图8a和b显示的是同一受试者的肾动脉成像示例，该受试者的数据是通过使用流入法的true-SSFP方法采集的。在这种情况下，标记脉冲设置在肾动脉附近，并在冠状切面上进行成像。在正常呼吸条件下进行成像时，由于呼吸同步性较差，血管显像质量下降（图8a）。如果受检者在检查前充分进行呼吸练习，以确保呼吸幅度和节律恒定，则血管显影效果会有所改善（图8b）。

图8 I 采用流入法结合呼吸同
　　　步法的成像示例（BBTI=
　　　1300ms）

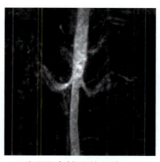
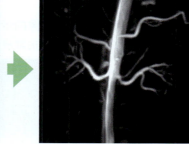

a　呼吸同步性差的影像　　　　　　b　改善呼吸同步的影像

要点❷　BBTI的设置时间会影响血管显影能力

图9 I 不同BBTI对腹部血管显影能力的影响（流入法）

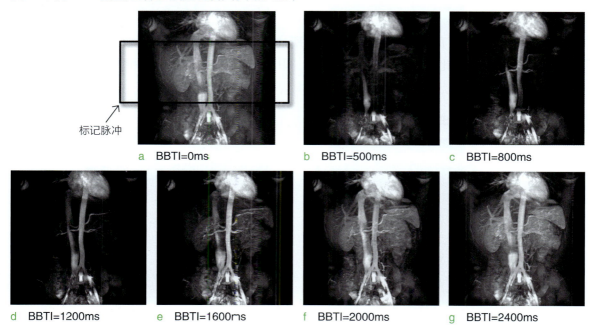

标记脉冲

a　BBTI=0ms　　　　　　b　BBTI=500ms　　　　　　c　BBTI=800ms

d　BBTI=1200ms　　　e　BBTI=1600ms　　　f　BBTI=2000ms　　　g　BBTI=2400ms

　　图9a显示的是未使用标记脉冲时的图像（BBTI为0ms），图9b-g显示的是使用流入法拍摄的不同BBTI（500～2400ms）的图像示例。此处主要描述了动脉血管的显影状态：当BBTI较短（1200ms、1600ms）时，由于未施加标记脉冲的降主动脉以及从心脏区域流入的新鲜血液自旋量较少，所以动脉血

管的显影不佳（图9b、c）。当BBTI变长（1200ms、1600ms）时，新鲜血液自旋的流入量增多，动脉血管能够清晰显影（图9d、e）。当BBTI进一步变长（2000ms、2400ms）时，信号恢复的组织变得明显（图9f、g），与未施加标记脉冲的状态（图9a）类似。因此，使用时间选择性标记反转准备（time-SLIP）法进行动脉血管显影时，需要注意腹部动脉血管的可显影范围取决于BBTI和动脉的平均血流速度。另外，下腔静脉会随着 BBTI 的延长而清晰显影，这可能会对右肾动脉的显影产生影响。作为抑制下腔静脉信号的方法之一，请关注接下来要讲解的"要点❸"。

要点❸　标记脉冲的设置范围和位置不同，所以显示的血管图像也会有所差异

● 使用流入法成像的示例（BBTI=1200ms）

图10 | 标记脉冲位置的常规设置示例

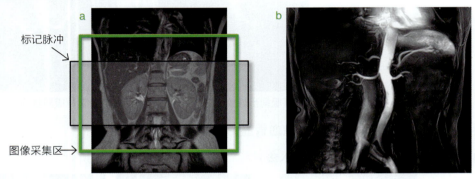

标记脉冲
图像采集区→

图10a显示了本章"流入法"部分所述的应用标记脉冲的常规设置，图10b显示了使用此设置获得的血管图像。图中显示了下腔静脉血管和腹部动脉血管的清晰成像。

图11 | 将标记脉冲设置较宽的示例

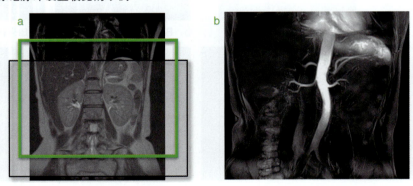

在图11a中，标记脉冲的设定范围比通常情况更向足部一侧扩大。如图11b所示，与图10a相比，这种设定方法能抑制下腔静脉血管的信号，而对腹部动脉血管的显影程度没有影响。这主要是因为从大腿侧流入的血液自旋在进入成像区域前被标记脉冲反转，经过BBTI呼吸间隔时间后流入的血液自旋产生的信号变弱。

注意：即使在大腿外侧施加预饱和脉冲，也无法获得对下腔静脉明显的信号抑制效果。由于预饱和脉冲是在数据采集前即刻施加的，在血流缓慢的静脉中，被饱和的静脉血几乎不会移动，因此不会影响下腔静脉的信号强度变化。

图12 I 将标记脉冲向头侧广泛设置的示例

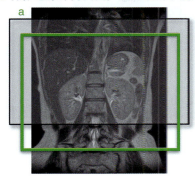 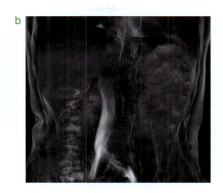

在图12a中，与图11相反，标记脉冲被设置得比通常的设定范围更偏向头侧。如图12b所示，动脉信号被抑制了。采用这种设置方法时，施加标记脉冲的降主动脉和心脏区域的血液自旋流入腹主动脉，动脉信号因此受到抑制。另一方面，由于新鲜的血液自旋不断流入下腔静脉，所以血液信号显示很明显。

正如图10～12中所示，在临床使用时间选择性动脉血标记成像（time–SLIP）法时，除了BBTI之外，还应了解标记脉冲的设定范围和位置不同会导致所显示的血管图像也不同。

采用流入法进行门静脉成像的要点

门静脉显影中FASE法与true–SSFP法的区别

在门静脉显影方面，流入法很有用。在图14、15的病例中，标记脉冲不仅施加于肝脏，还施加于降主动脉和心脏，结果是动脉信号被抑制，门静脉得以良好显影。由于每分钟有1000mL以上的血液流入门静脉主干，因此需要根据高速血流的情况来确定数据采集方法。在FASE法中，门静脉主干内的血液信号不均匀（图13a），而在true-SSFP法中则均匀显影（图13b），所以true-SSFP法更适合门静脉主干的显影。然而，true-SSFP法中横膈膜下的带状伪影往往较为明显（图13d），在S7、8区域的门静脉显影上，FASE法更优（图13c）。因此，对于门静脉主干以及肝内门静脉1级、2级分支的识别，true-SSFP法更合适（图15）；虽然门静脉主干显影效果比true-SSFP法稍差，但如果需要显影到肝内门静脉3级、4级分支，FASE法更为稳定（图14）。

注：不同静磁场强度下的门静脉成像参数差异。

在1.5T MRI设备中，如果将BBTI设置为1700ms以上，随着组织纵向磁化恢复，背景信号会变得明显，经过MIP处理后的血管显影效果会下降。我院采用流出法，在肠系膜上静脉和脾静脉区域施加标记脉冲，并将BBTI设置在900～1300ms来进行门静脉检查。另外，在3T MR设备中，考虑到T1弛豫时间延长，将BBTI设置在900～1700ms较为妥当。

● 使用流入法成像的示例（BBTI=1300ms）

图13 I FASE和true-SSFP方法的原始图像

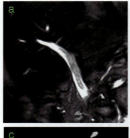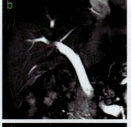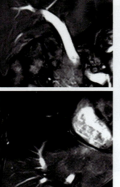

a, c：FASE法　　　b, d：true-SSFP法

图14 I FASE法（MIP）

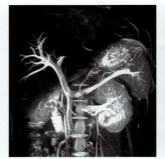

图15 I True-SSFP法（MIP）

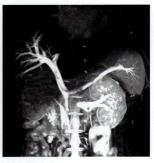

采用流出法显示脑脊液的要点

　　脑脊液存在于脑室内和蛛网膜下腔，体积为120～150mL，主要由侧脑室、第三和第四脑室的脉络丛产生，产生速度约为500mL/天。随着动脉的跳动，脑实质也会反复跳动，从而导致脑脊液的搏动性流动。这种搏动性流动可采用与心电同步的FASE法进行采集，在这个使用流出法的成像示例中，在一个非选择性IR脉冲之后是一个应用于第三脑室区域的斜向标记脉冲。清晰显示了标记的脑脊液从第三脑室流向中脑导水管的过程（图16）[3]。

图16 I 采用流出法（BBTI）显示的脑脊液流动（→）的示例（BBTI=1300 ms）

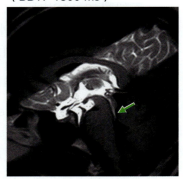

临床应用概要

● 血液质子的运动周期约为2 s，是成像的对象（脑脊液为1.5～5 s）。
● 确定要成像的血管区域的范围，并设置BBTI。
● 注意标记脉冲的范围和位置。
● 在上腹部血管检查中，必须尽量减少呼吸波动的影响。

[1] Miyazaki M, Akahane M. Non-contrast enhanced MR angiography: established techniques. J Magn Reson Imaging 2012; 35: 1-19.
[2] Wheaton AJ, Miyazaki M. Non-contrast enhanced MR angiography: physical principles. J Magn Reson Imaging 2012; 36: 286-304.
[3] Yamada S, Miyazaki M, Kanazawa H, et al. Visualization of cerebrospinal fluid movement with spin labeling at MR imaging: preliminary results in normal and pathophysiologic conditions. Radiology 2008; 249: 644-52.

ASL：动脉自旋标记；SSFP：稳态自由前冲；FASE：快速不对称自旋回波；IR：反转恢复；FSE：快速自旋回波；MIP：最大强度投影

450

⑨ 血管壁成像（斑块成像）

中 孝文

● 用于斑块诊断。

➡ 众所周知，颈动脉斑块是导致脑栓塞的原因之一，MRI对诊断斑块的存在和性质非常有用。

● 采用使血管呈现流空信号的成像方法。

● 近年来，不仅使用了二维成像技术，还使用了三维成像技术。

● 3D GRE方法适用于急诊检查。

● 斑块特征

· 稳定斑块：以钙化、纤维组织为主，纤维包膜较厚。

· 不稳定斑块：富含粥样斑块、脂质和血肿，纤维包膜较薄。

● 识别不稳定斑块，也就是高风险斑块非常重要！

成像序列和ROI

3D TOF MRA

成像区域应以颈内动脉分叉部为中心，包括斑块；在MRA上，斑块显示为狭窄区域。

3D VRFA T1加权像（CUBE、SPACE、VISTA等）

VRFA型3D FSE法是一种直接血栓成像技术，可同时观察两侧颈动脉，并通过设置较低的重聚焦翻转角实现血液信号抑制。

2D SE T1加权像

在3D TOF MRA中，使用传统SE或FSE方法在T1加权像上进行垂直于狭窄部位的成像。适当的脂肪抑制和血液信号抑制非常重要；采用PROPELLER等径向扫描可有效抑制运动伪影并实现血液信号抑制。

2D FSE T2加权图像

与2D SE T1加权像一样，在3D TOF MRA上应垂直于狭窄部位进行成像。适当的脂肪抑制和血液信号抑制非常重要。

图1 I 颈动脉斑块成像方案

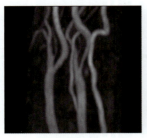
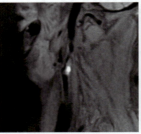
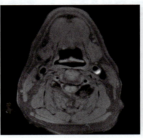
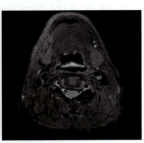

3D TOF MRA　　　　3D VRFA T1加权像　　　　2D SE T1加权像　　　　2D FSE T2加权像

斑块的信号强度

　　SIR用于测量T1加权像中斑块和胸锁乳突肌的信号强度，以评估斑块的性质，据报道，SIR越高，即斑块的信号强度越高，斑块的不稳定性就越高。

		T1 加权像	T2 加权像
稳定斑块	钙化	低信号	低信号
	纤维组织	低信号	低至等信号
不稳定斑块	血肿	高信号	等至高信号
	脂质	等至高信号	等至高信号

紧急检查时的注意事项

　　因怀疑脑梗死而进行紧急头部MRI扫描时，经常会遇到如图2a所示的多发性栓塞病例。当一个大脑半球出现多发性栓塞时，应怀疑颈动脉中存在不稳定斑块。在这种情况下，采用动态研究中使用的3D GRE T1加权像对颈部进行成像（如图2b所示），可在10～20s的短时间内检测到斑块。虽然血液信号抑制通常被认为是颈动脉斑块检查的必要条件，但即使未抑制血液信号，也能检测到高信号的不稳定斑块。

图2 I 右颈动脉斑块导致多处脑栓塞

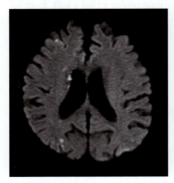
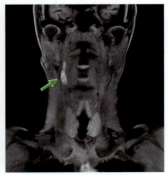

a　DWI　　　　b　LAVA-flex（水成像）

TOF：时间飞跃；VRFA：可变再聚焦倾斜角；FSE：快速自旋回波；SIR：信号强度比

⑩ QISS 方法的特点

山本晃義

- 非对比MRA序列。
- 主要用于诊断下肢外周动脉疾病（PAD）。
- 需结合心电门控技术。
- 与其他下肢非对比MRA序列相比，成像时间更短。
- 无需减影处理。
- 采用SSFP采集数据（也可采用GRE采集数据）。

　　QISS（静息期单次激发）法是一种采用联合心电门控的单次激发真实稳态自由进动（SSFP）序列的成像方法。它利用背景抑制脉冲来抑制背景信号，借助流入效应使血液信号以高对比度显示出来。此外，由于该方法在一次R–R间期内以单次激发的方式获取一层图像的数据，所以成像时间较短（对全下肢进行成像大约只需15～20分钟）。在这个过程中，心电门控的作用是抑制因心脏搏动对血液信号产生的不均匀影响。而且，由于不进行减影处理，所以不会出现配准错误的问题，并且在检查过程中受患者身体移动的影响较小。

图1 | QISS方法的数据采集方法

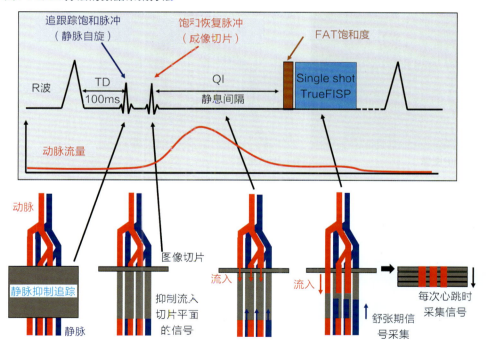

① 利用心电门控捕捉动脉搏动时间。
② 在R波触发动脉脉冲之前，对下层切片进行静脉抑制追踪饱和，从而抑制流入切片平面的静脉信号。
③ 接下来，在切片平面上应用饱和恢复脉冲来抑制背景信号。抑制背景信号可提高流入切片平面的动脉信号的对比度。

④在切片面内的动脉血因搏动而完成交换后，在血液相位分散较小的舒张期采集数据（数据以每个R波周期采集1个切片，采用单次激发方式收集）。由于R波刚出现后血流速度较慢，大约100ms后流速较快的血液才会流入，所以要在舒张期的合适时机进行数据采集。

⑤按照上述①至④的步骤，在每个R－R间期内，逐一切片移动并采集数据。

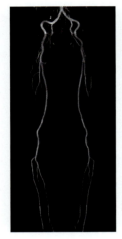

图2丨采用QISS方法显示下肢动脉示例（MIP图像）

髂总动脉到小腿动脉均清晰显影。

骨盆区域的2～3层图像采用屏气的方式采集，以减少运动伪影。

【成像条件】

- TR=1RR，TE=1.74ms，切片厚度=3mm，切片数/片=50张
- 层组数= 9，体素尺寸= 0.5×0.5×3.0mm，成像时间：20min。

图3丨QISS病例1

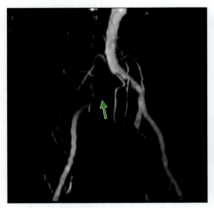

a　QISS MIP图像

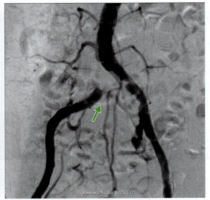

b　DSA图像

右髂总动脉闭塞（→），DSA图像（b）中也有类似显示。

图4丨QISS病例2

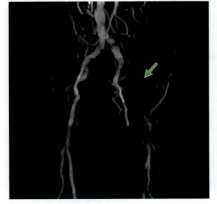

a　QISS MIP图像

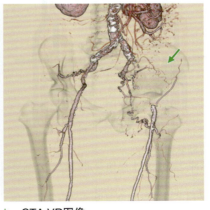

b　CTA VR图像

左侧髂外动脉闭塞，通过髂内动脉经侧支循环通路使股浅动脉显影。在CT血管造影（CTA）的容积重建（VR）图像（b）中也呈现出同样的显影情况。

⑪ MR 静脉造影 −2D TOF 联合呼吸补偿

秦 博文

技术事项

成像序列

①使用2D TOF（2D GRE）方法　②同时使用呼吸补偿法（低排序模式）*1

*1 呼吸补偿（G）：读取呼吸波形，处理相位编码梯度场的强度并对相位编码进行排序。分为两种类型：低排序模式（图1）和高排序模式（图2）。

图1 I 低排序模式

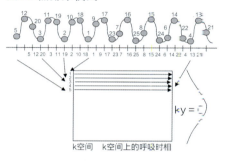

图2 I 高排序模式

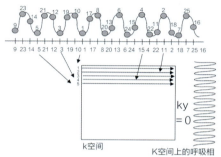

这是一种在 k 空间中对相邻傅里叶线进行排序的方法，使得呼吸周期中的相位偏移量减少。因此，理想情况下，k 空间内由呼吸引起的相位变化，看起来像是在一个呼吸周期内发生的位移。因此，由呼吸产生的运动伪影往往会被限制在一个像素之内。

这是一种在 k 空间上对相邻的傅里叶线进行排序的方法，排序规则是让呼吸周期中的相位偏移量增大。在 k 空间里，这样操作会使看起来的呼吸次数比实际的呼吸次数多。而在图像上，由于这种排序方式，呼吸所导致的运动伪影就不太容易重叠到目标部位上。根据序列图重复序列，重复进行用户为填充所设定的 k 空间所需的数据采集次数。

结合使用呼吸补偿法的目的

①减少呼吸造成的运动伪影　②均匀静脉信号。

　　下肢静脉血流速度的变化与呼吸同步[1]。利用呼吸校正法，每个成像截面中k空间中心附近的呼吸相位趋于一致，静脉信号强度变得均匀。在靠近中心的位置（骨盆区域），这种效果更大。该方法还能减少呼吸造成的运动伪影，这也是其常规使用的目的。此外，呼吸补偿法与呼吸同步法不同，它不会延长成像时间。

图3 I

未联合使用呼吸补偿法的骨盆区域图像

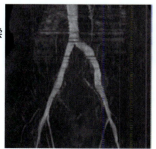

骨盆区域的静脉信号不均匀。

图4 I

联合使用呼吸补偿法的骨盆区域图像

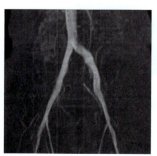

骨盆区域的静脉信号均匀一致。

临床应用 V

成像特点

● 加热下肢[2]

加热下肢可促进下肢静脉的血液循环，增强流入效果。

● 优化成像体位[3]

抬高患者的足部，使其处于不会压迫腘窝后侧和小腿的位置，这样就能很好地显示腘静脉和小腿深部静脉。应使用屈曲垫等辅助工具，以避免膝关节过度伸展。

图5 |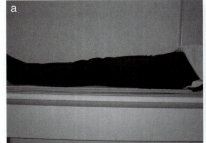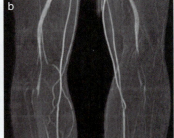

a 传统体位
b MRV

即使是正常的仰卧姿势，膝窝到小腿后侧也会受到压迫，从而导致显影深静脉的能力下降。

图6 |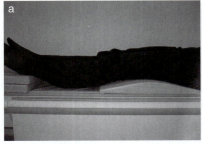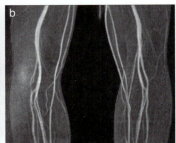

a 此方法的体位
b MRV

抬高足部并轻微屈曲膝关节，可提高显影深静脉的能力。将屈曲垫放在腘窝的头侧也很重要（以避免压迫腘静脉）。

案例1：正常对照　　案例2：深静脉血栓病例

图7 |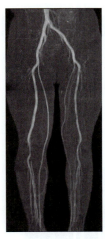

髂总静脉至小腿深静脉均清晰显影。

图8 |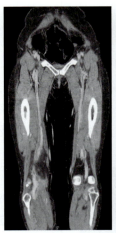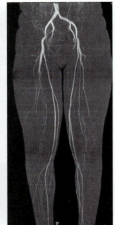

a MRV图像　　　　b MDCT图像

双侧股静脉和小腿深部静脉显示不良。在该病例的MDCT图像（b）中，确认了该部位存在血栓。

1）佐藤　洋，ほか. 臨床画像 2003; 19(11增刊号)：80-9.
2）永吉　健介，ほか. 日本医放会誌 1997; 57(11)：647-52.
3）秦　博文，ほか. 日本放技会誌 2005; 61(1)：118-25.

TOF：时间飞跃；GRE：梯度回波；MRV：磁共振静脉成像；MDCT：多探头排阵CT

① 肺部 MRI

大野良治

肺部磁共振成像的现状和意义

在20世纪90年代初，由于MRI难以清晰成像肺部等区域，在肺癌等呼吸系统疾病的应用方面，其临床适应证一直局限于Pancoast肿瘤、纵隔肿瘤以及部分胸壁或胸膜肿瘤。

然而，进入21世纪后，随着MR设备的进步、各种成像技术的发展以及钆（Gd）对比剂的使用，MRI已从单纯的形态诊断发展成为一种能够进行功能诊断和分子成像的诊断方法。在欧美，除血管性疾病外，MRI在其他疾病的诊断应用也被纳入医保范围。同时，有研究表明，与氟代脱氧葡萄糖（FDG）正电子发射断层显像（PET）或PET/CT相比，MRI也具有一定优势。目前，MRI作为一种检查方法，在全球范围内的临床应用正日益广泛。

肺部磁共振成像的主要适应证和最佳成像方法

①肺结节和肿块以及纵隔和胸膜肿瘤的定性诊断。
②肺癌、纵隔肿瘤和胸膜肿瘤的分期和进展程度评估。
③肺血管疾病的诊断[1-5]。

表1列出了每种检查目的的最佳成像方法和注意事项，实际应用时应加以参考。

[1] Koyama H, Ohno Y, Seki S, et al. Magnetic resonance imaging for lung cancer. J Thorac Imaging 2013; 28: 138-50.
[2] Ohno Y. New applications of magnetic resonance imaging for thoracic oncology. Semin Respir Crit Care Med 2014; 35: 27-40.
[3] Ohno Y, Kauczor HU, Hatabu H, et al. International Workshop for Pulmonary Functional Imaging (IWPFI). MRI for solitary pulmonary nodule and mass assessment: Current state of the art. J Magn Reson Imaging 2018; 47: 1437-58.
[4] Ciliberto M, Kishida Y, Seki S, et al. Update of MR Imaging for evaluation of lung cancer. Radiol Clin North Am 2018; 56: 437-69.
[5] Tsuchiya N, van Beek EJ, Ohno Y, et al. Magnetic resonance angiography for the primary diagnosis of pulmonary embolism: A review from the international workshop for pulmonary functional imaging. World J Radiol 2018; 10: 52-64.

技术事项

临床应用 VI

表1 | 根据测试目的确定的最佳成像方法和注意事项

检查目的	检查顺序	成像方法	注意事项
定性诊断	1	心电或脉搏同步 T1 增强 SE 或 TSE 法	横切面和冠状切面图像的层厚为 5mm。必要时可考虑屏气扫描。
	2	心电或脉搏同步和呼吸同步 T2 增强 TSE 法	仅以 5mm 层厚采集横断面图像。
	3	呼吸同步（以及心电或脉搏同步）STIR 涡轮增压 SE 法	以 5mm 层厚采集横切面和冠状切面图像。
	3'	屏气双相 T1 增强 GRE 方法	用于鉴别诊断胸腺瘤和胸腺增生。以 5mm 层厚采集横断面图像。
	4	心电或呼吸同步弥散加权成像（DWI）或非同步 DWI	横断面图像以 5mm 层厚成像，并以最大密度投影和多平面重组显示。
	5	动态磁共振成像	SE 或 TSE 方法，或通过动态灌注成像和快速三维 T1 增强 GRE。可通过屏住呼吸约 30 秒进行成像
	6	对比后心电或脉冲同步 T1 增强 SE 或 TSE 法	动态 457 MRI，然后根据成像方法 1 进行成像，对内部特征和结构进行评估。
	7	对比后心电同步 3D T1 增强 GRE 技术（VIBE、THRIVE、Quick 3D 等）	横断面图像的层厚为 2 ～ 3mm，并追加多平面重组（MPR）。
疾病的分期和程度	1	心电或脉搏同步 T1 增强 SE 或 TSE 方法	横断面和冠状图像的层厚为 5mm。必要时可考虑屏气扫描。
	2	心电或脉搏同步和呼吸同步 T2 增强 TSE 法	只有横向图像以 5mm 层厚成像。
	3	呼吸同步（以及心电或脉搏同步）STIR 涡轮增压 SE 法	横切面和冠状切面图像的层厚为 5mm。
	4	心电或呼吸同步弥散加权成像（DWI）或非同步 DWI	横断面图像以 5mm 层厚成像，并追加最大密度投影和多平面重组显示。
	5	时间分辨磁共振血管造影	以尽可能高的空间分辨率进行成像。必要时进行横断面成像和矢状面成像。
	6	对比后心电或脉冲同步 T1 增强 SE 或 TSE 法	在进行时间分辨磁共振血管造影后，按照成像方法 1 进行成像，以评估内部特征和结构。
	7	对比后心电同步 3D T1 增强 GRE 方法（VIBE、THRIVE、Quick 3D 等）。	横切面像的层厚为 2 ～ 3mm，并追加多平面重组显示。
肺血管疾病	1	心电或脉搏同步 balance-FFE 或 true-FISP 方法	成像方法应设置为尽可能高的空间分辨率，采集横断面和冠状面图像。
	2	动态磁共振灌注成像	时间分辨率设置为 1.0 ～ 1.3s 时，以尽可能高的空间分辨率进行成像。
	3	时间分辨磁共振血管造影	时间分辨率尽可能设置为 4s 左右，以尽可能高的空间分辨率成像。

E：自旋回波；TSE：涡轮自旋回波；STIR：短 TI 反转恢复；GRE：梯度回波；DWI：弥散加权图像

② 肺癌 MRI 成像

大野良治

> **MRI肺部成像的目的：**
> ①肺结节的检测　②肺结节和肿块的定性诊断　③肺癌分期

　　它与薄层CT和对比增强CT的CT诊断以及氟脱氧葡萄糖（FDG）正电子发射断层扫描（PET）及FET/CT互为补充。

检测肺结节

　　关于肺结节的检测，自20世纪90年代起就已开始尝试，但总体而言，MRI的检测能力比CT低。不过，2008年Kamiyama等人通过使用STIR TSE法发现，虽然肺结节检测能力与CT相比仍显著较差，但在恶性肿瘤的检测方面无显著差异，而且在检测出的结节预后方面与CT相比也无显著差异。这一发现使得MRI在肺结节检测中的有用性逐渐受到关注[1]。然而，也有研究暗示，在结节检测方面，弥散加权成像（DWI）不如STIR TSE法。因此，采用合适的成像方法对于保持和提高诊断精度至关重要[2]。在这种情况下，TE小于200μs的肺部薄层MRI不仅能够清晰显示肺实质，而且对于长径4mm以上的磨玻璃结节、部分实性结节和实性结节，其检测能力与标准剂量和低剂量CT相比无显著差异（图1）[3,4]。因此，在未来的肺结节检测中，MRI有望像CT一样广泛应用。鉴于欧美国家已将其应用于肺癌筛查等领域[5]，MRI作为一种新的肺癌检测手段，有望在临床上得到更广泛的应用。

图1 | 肺腺癌（80岁，男性）

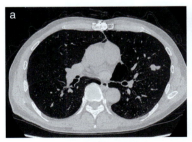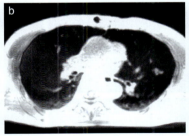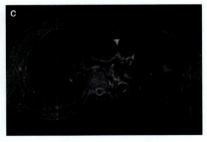

a：薄层CT显示左上叶有一个13mm的实性结节。
b：超短回波（UTE）肺部MEI显示左上叶有一个长径12mm的实性结节。
c：STIR涡轮SE（TSE）成像显示左上叶有一个长径13mm的高信号结节。

（经授权转载自参考文献8）

肺结节和肿块的定性诊断

　　肺部结节和肿块通常通过CT和PET/CT进行检查，但由于其诊断能力有限，MRI是这些检查的补充[6-8]。在胸部MRI中，一些囊性病变可通过T1加权和T2加权图像诊断，但大多数囊性病变在T1加权图像上表现为与肌肉相当的低信号，而在T2加权图像上则表现为高于肌肉的高信号，因此仅靠简单的信号强度分析难以鉴别良恶性[6-8]。虽然有人提出了DWI具有实用性，但DWI的空间分辨率普遍较低，因此，多采用动态MRI和对比增强MRI互补方式，后者是利用Gd对比剂造影前后的信号强度变化来鉴别良恶性。目前有一种使用快速GRE方法的技术，研究认为通过使用灌注MRI技术，其诊断性能相当于或优于动态CT、PET或PET/CT[6-8]（图2）。

图2 | 肺腺癌（60岁，男性）

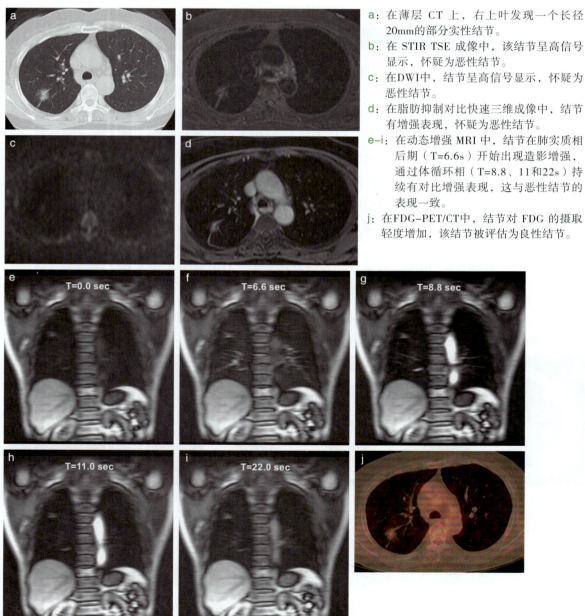

a：在薄层 CT 上，右上叶发现一个长径20mm的部分实性结节。

b：在 STIR TSE 成像中，该结节呈高信号显示，怀疑为恶性结节。

c：在DWI中，结节呈高信号显示，怀疑为恶性结节。

d：在脂肪抑制对比快速三维成像中，结节有增强表现，怀疑为恶性结节。

e-i：在动态增强 MRI 中，结节在肺实质相后期（T=6.6s）开始出现造影增强，通过体循环相（T=8.8、11和22s）持续有对比增强表现，这与恶性结节的表现一致。

j：在FDG-PET/CT中，结节对 FDG 的摄取轻度增加，该结节被评估为良性结节。

（经授权转载自参考文献8）

460

肺癌分期

肺癌的TNM分期诊断对于肺癌的治疗和预后评估至关重要。在T分期诊断方面，正如1991年RDOG报告所示，CT和MRI的诊断能力并无差异，而胸部MRI仅因其较高的组织对比度，在判断纵隔浸润和胸壁浸润方面被认为具有一定的实用性。然而，2000年以后，新开发的对比增强磁共振血管造影被报道对提高左心房浸润以及纵隔、肺门部浸润的诊断能力有帮助，这也促使新的成像方法在T分期诊断中进行临床应用尝试。

另一方面，胸部MRI在肺癌等胸部恶性肿瘤的N分期诊断方面的有效性相继被报道，目前被认为是最具临床应用价值的检查手段。在N分期诊断中，STIR TSE法和DWI的有效性得到了证实。一般来说，在STIR TSE法和DWI中，转移淋巴结表现为高信号，非转移淋巴结表现为低信号。近年来，DWI和ADC的有效性也得到了验证，其诊断能力与FDG-PET或PET/CT相当。

对于包括肺癌在内的胸部肿瘤，自2000年代后期开始，全身MRI在M分期诊断中的有效性逐渐被认识。全身MRI能够进行M分期诊断，其诊断能力被认为与FDG-PET或PET/CT相当甚至更优，随着未来技术系统的不断进步，其在临床的应用范围有望进一步扩大。

图3 | 肺腺癌伴右侧肺门淋巴结转移（60岁，男性）

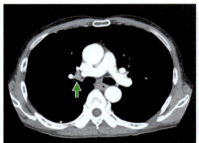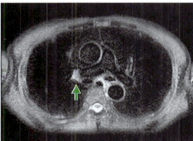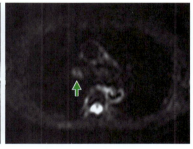

胸部对比增强CT、STIR TSE和DWI。对比增强CT观察到右肺门淋巴结（→），但其短径为8mm，无法诊断为转移淋巴结。然而，同一淋巴结在STIR TSE和DWI上呈高信号，可诊断为转移淋巴结。

STIR：短TI反转恢复；SE：自旋回波；DWI：弥散加权图像；TE：回波时间；GRE：梯度回波

图4 | 肺腺癌伴腰椎和左侧髂骨多处骨转移（70岁，男性）

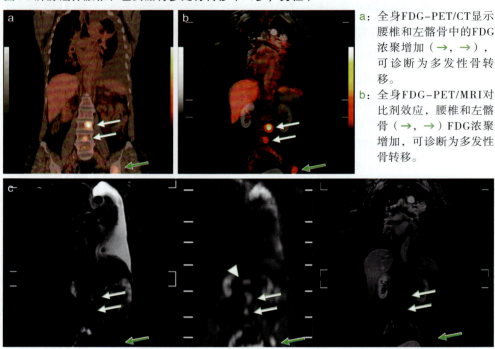

a：全身FDG-PET/CT显示腰椎和左髂骨中的FDG浓聚增加（→，→），可诊断为多发性骨转移。

b：全身FDG-PET/MRI对比剂效应，腰椎和左髂骨（→，→）FDG浓聚增加，可诊断为多发性骨转移。

c：在全身 STIR 像（左）、DWI（中）以及造影 Quick 3D 双脂肪抑制像（右）上，可观察到左侧髂骨转移灶（→）呈现高信号及造影增强效果。同时，腰椎转移灶在 DWI 上表现为清晰的高信号（▷），但在 STIR 像和造影 Quick 3D 双脂肪抑制图像上，其显示不如 DWI 清晰。

[1] Koyama H, Ohno Y, Kono A, et al. Quantitative and qualitative assessment of non-contrast-enhanced pulmonary MR imaging for management of pulmonary nodules in 161 subjects. Eur Radiol 2008; 18: 2120-31.

[2] Koyama H, Ohno Y, Aoyama N, et al. Comparison of STIR turbo SE imaging and diffusion-weighted imaging of the lung: capability for detection and subtype classification of pulmonary adenocarcinomas. Eur Radiol 2010; 20: 790-800.

[3] Ohno Y, Koyama H, Yoshikawa T, et al. Pulmonary high-resolution ultrashort TE MR imaging: Comparison with thin-section standard- and low-dose computed tomography for the assessment of pulmonary parenchyma diseases. J Magn Reson Imaging 2016; 43: 512-32.

[4] Ohno Y, Koyama H, Yoshikawa T, et al. Standard-, Reduced-, and No-Dose Thin-Section Radiologic Examinations: Comparison of capability for nodule detection and nodule type assessment in patients suspected of having pulmonary nodules. Radiology 2017; 284: 562-73.

[5] Allen BD, Schiebler ML, Sommer G, et al. Cost-effectiveness of lung MRI in lung cancer screening. Eur Radiol 2020; 30: 1738-46.

[6] Ohno Y. New applications of magnetic resonance imaging for thoracic oncology. Semin Respir Crit Care Med 2014; 35: 27-40.

[7] Ohno Y, Nishio M, Koyama H, et al. Dynamic contrast-enhanced CT and MRI for pulmonary nodule assessment. AJR Am J Roentgenol 2014; 202: 515-29.

[8] Ciliberto M, Kishida Y, Seki S, et al. Update of MR Imaging for Evaluation of Lung Cancer. Radiol Clin North Am 2018; 56: 437-69.

[9] Webb WR, Gatsonis C, Zerhouni EA, et al. CT and MR imaging in staging non-small cell bronchogenic carcinoma: report of the Radiologic Diagnostic Oncology Group. Radiology 1991; 178: 705-13.

[10] Takahashi K, Furuse M, Hanaoka H, et al. Pulmonary vein and left atrial invasion by lung cancer: assessment by breath-hold gadolinium-enhanced three-dimensional MR angiograph Comput Assist Tomogr 2000; 24: 557-61.

[11] Ohno Y, Adachi S, Motoyama A, et al. Multiphase E triggered 3D contrast-enhanced MR angiography: utility evaluation of hilar and mediastinal invasion of bronchog carcinoma. J Magn Reson Imaging 2001; 13: 215-24.

[12] Ohno Y, Hatabu H, Takenaka D, et al. Metastase mediastinal and hilar lymph nodes in patients with non-small lung cancer: quantitative and qualitative assessment with S turbo spin-echo MR imaging. Radiology 2004; 231: 872-9.

[13] Ohno Y, Koyama H, Yoshikawa T, et al. N stage diseas patients with non-small cell lung cancer: efficacy of quantita and qualitative assessment with STIR turbo spin-echo imag diffusion-weighted MR imaging, and fluorodeoxyglucose P CT. Radiology 2011; 261: 605-15.

[14] Ohno Y, Koyama H, Nogami M, et al. Whole-body MR imaging FDG-PET: comparison of accuracy of M-stage diagnosis for cancer patients. J Magn Reson Imaging 2007; 26: 498-509.

[15] Yi CA, Shin KM, Lee KS, et al. Non-small cell lung can staging: efficacy comparison of integrated PET/CT versus 3 whole-body MR imaging. Radiology 2008; 248: 632-42.

[16] Ohno Y, Koyama H, Onishi Y, et al. Non-small cell lung can whole-body MR examination for M-stage assessment--ut for whole-body diffusion-weighted imaging compared v integrated FDG PET/CT. Radiology 2008; 248: 643-54.

[17] Takenaka D, Ohno Y, Matsumoto K, et al. Detection of b metastases in non-small cell lung cancer patients: compar of whole-body diffusion-weighted imaging（DWI）, whole-b MR imaging without and with DWI, whole-body FDG-PET, and bone scintigraphy. J Magn Reson Imaging 2009; 30: 2 308.

[18] Ohno Y, Koyama H, Yoshikawa T, et al. Three-way compar of whole-body MR, coregistered whole-body FDG PET/MR, Integrated Whole-Body FDG PET/CT Imaging: TNM and st assessment capability for non-small cell lung cancer patie Radiology 2015; 275: 849-61.

③ 前列腺癌的 MRI 诊断

片平和博

技术事项

前列腺磁共振成像所需的成像方法及其各自的目标部位和重要性

①T2加权图像：诊断前列腺移行区癌的主要手段（非常重要）。

②高b值弥散加权成像（DWI）：诊断前列腺外周区癌的主要手段（非常重要）。

③对比增强动态检查（DCE）：如果在①和②中诊断不明确，则有必要进行。用于精囊腺侵犯的诊断（T3b）。

④T1加权图像：确定是否存在出血，诊断骨转移（M1b）。

⑤高分辨率T2加权成像（HR-T2加权成像）：诊断微小型前列腺癌及包膜外浸润（T3a）。

⑥腹部至骨盆广泛STIR-DWI：诊断淋巴结转移（M1a）和骨转移（M1b）。

⑦TSE-DWI：当CHESS-DWI因直肠气体而失真时，可选择进行成像。

⑧从腹部到骨盆的各向同性T1加权图像：联合扫描对诊断淋巴结和骨转移非常有用。

⑨同/反相位成像（包括mDixon序列）：在T1加权像上呈低信号、弥散加权成像（DWI）上呈高信号的骨病变，除骨转移外，红骨髓也需要鉴别，因此属于可选成像序列（红骨髓在反相位图像上信号降低）。不过，急性压缩性骨折等良性病变有时也会呈现出类似转移的影像表现，所以诊断需要进行综合评估。

主要成像方法要点

①T2加权像：在移行区，为了与增生结节相鉴别，对比度尤为重要，不能一味追求缩短时间。特别是为缩短时间而采用较短的重复时间（TR）和较高的快速自旋回波（TSE）因子的T2加权像，会使图像对比度下降，从而降低诊断水平（图1）。

②高b值DWI：约b=2000的超高b值弥散加权成像很有用，但前列腺影像报告和数据系统（PI-RADS）推荐b值在1400以上。为保证超高b值下降低的信噪比（SNR），需要采用短TE或降低分辨率等方法。最佳条件取决于MRI设备的梯度磁场强度和切换率。当信噪比保证存在限制时，也可以采集b=0、1000的图像，然后通过计算弥散加权成像（computed DWI）在保证信噪比的情况下生成b=2000的图像。

③动态对比增强磁共振成像（DCE）：建议每15秒或更短时间进行一次扫描。对于DCE来说，对比度比成像方法更重要。因为有不少病例是通过DCE发现病变的，所以将非造影检查作为常规的医疗机构应牢记，这会增加前列腺癌诊断的假阴性率。

临床应用 Ⅵ

④T1加权像：在前列腺MRI成像中重要性较低。即使缩短成像时间，也可以诊断骨转移和出血情况。本院前列腺MRI的T1加权像成像时间为27秒。

⑤HR-T2加权像：进行各向同性采集（本院采用1.2mm各向同性），通过图像重建可对任意断面进行评估。由于移行区癌的诊断中形态很重要，所以各向同性数据对前列腺MRI是必要的成像方法。对于微小前列腺癌的检测以及包膜外浸润的诊断也很有用。另外，由于要重视空间分辨率，所以不能省略对比度分辨率高的 TSE-T2加权像。

图1丨增生结节（90岁，男性）

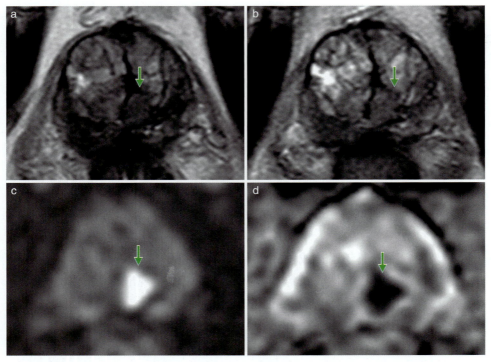

为明确膀胱肿瘤诊断，患者接受了膀胱MRI检查。前列腺在DWI上有一个高信号结节（→），被诊断为增生性结节；表明T2加权像的成像方法对诊断有影响（本应使用注重对比度的成像序列）。

a：膀胱专用协议T2加权图像（TR 4000 ms，TSE因子17），显示移行区低信号结节。PI-RADS评分为2分。

b：使用前列腺专用扫描方案（TR 7000 ms， TSE因子8）再次成像，移行区结节显示为淡薄高信号， PI-RADS评分为1分（移行区信号正常）。

c：DWI信号明显偏高。

d：ADC明显偏低，PI-RADS评分4分；非优化T2加权成像（a）的PIRADS总评分为3分，需要进一步检查；优化T2加权成像（b）的PIRADS总评分为1分，不需要进一步检查。为避免不必要的活检，获取高质量的T2加权成像非常重要。

阅片方法的要点

①移行区癌的关键序列是T2加权像，典型的移行区癌表现为透镜状或轮廓不清晰的均匀中等低信号。在PI-RADS ver 2.1中，被包膜完全包裹的结节评分为1分，属于良性结节；包膜包裹不完全的结节、边界清晰但无包膜的均匀结节以及结节间均匀的中等低信号评分为2分，基本属于良性结节，但如果DWI

呈显著高信号、ADC呈显著低值，则评分为3分，提示有前列腺癌的可能性（图2）。按照这一标准，阅片者之间的差异会减少，诊断能力也会提高，是推荐使用的影像解读方法。

②边缘癌的关键序列是DWI，呈现明显高信号、ADC明显低值的区域是典型影像表现，但线状、楔形区域应考虑为良性阴影（前列腺炎）。当因直肠气体等因素无法通过 DWI 进行评估，或者通过 DWI 无法确诊时（图3），DCE就显得尤为重要。即使是边缘区癌的假阴性病例，DCE 检查往往也能发现异常，复查DCE 有异常发现的部位在 T2 加权像和 DWI 上的表现，有时可以识别出病变。因此，DCE 在防止边缘区癌病变漏诊方面发挥着重要作用。

③诊断包膜外浸润（T3a）时，必须从多个方向进行观察，各向同性高分辨率 T2 加权像很有用。诊断精囊腺浸润（T3b）时，T2 加权像上的低信号表现往往存在较多假阳性，应将 DWI 高信号、结节状强化效应作为诊断标准。如前文所述，诊断淋巴结转移（M1a）和骨转移（M1b）时，半身弥散加权成像（half body DWIBS）和各向同性 T1 加权像等对诊断有帮助（图4）。

技术事项

图2 | 前列腺移行癌（60岁，男性）

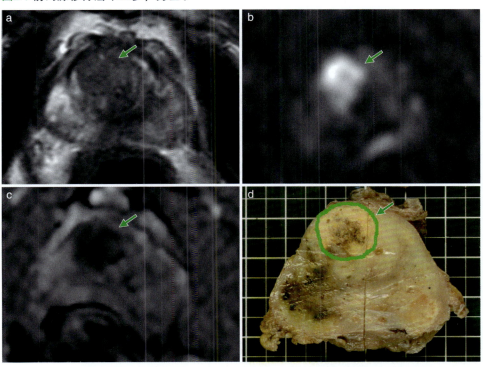

患者接受了前列腺全切除手术，被诊断为Gleason评分为3 + 5=8的前列腺移行区癌。这是一个在移行区有结节（→）的病例，在T2加权像上对前列腺癌的诊断存在一定难度，但通过DWI和ADC成像能够诊断出前列腺癌。

a：移行区出现结节阴影，无法追踪整个包膜，PI-RADS评分2分。

c：ADC明显偏低，DWI/ADC的PI-RADS评分为4分，总评分为3分。

d：全前列腺切除术时在该区域发现前列腺癌。

临床应用 Ⅳ

图3 | 前列腺边缘癌（70多岁，男性）

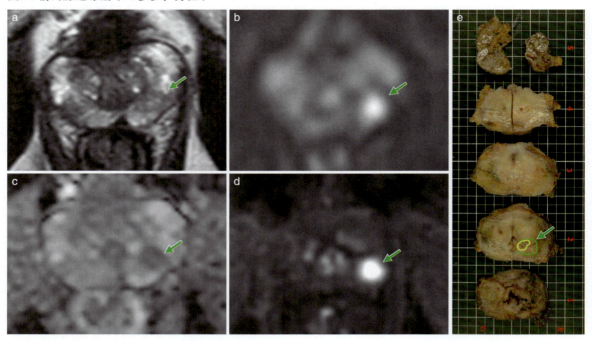

全前列腺切除术后，患者被诊断为前列腺边缘癌（→），Gleason评分为3+4=7。即使T2加权图像和DWI因边缘阴影异常而无法确诊，DCE也能帮助确诊前列腺癌。

a：T2加权图像无法识别前列腺癌；b：DWI呈明显高信号；c：ADC呈轻度低信号，ADC/DWI的PI-RADS评分为3分；d：DCE显示结节状早期强化区域，这是前列腺癌的表现（+），总评分为4分，诊断为高度疑似前列腺癌。如果不进行DCE检查，则有可能被诊断为前列腺炎。

图4 | 前列腺癌多发性骨转移和多发性淋巴结转移（70岁，男性）

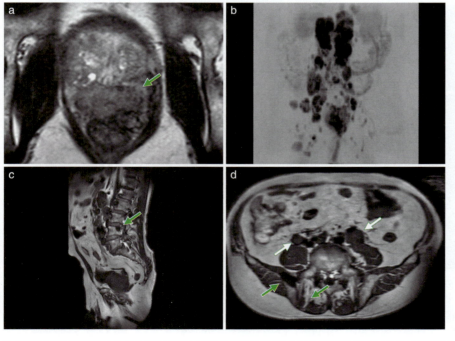

a：T2加权图像可显示前列腺癌（→）。

b：半身DWI显示多处骨转移和多处淋巴结转移。

c：宽幅各向同性T1加权图像，显示腰椎的骨转移灶（→）。

d：各向同性T1加权的横断面重建图像清晰显示多发骨转移灶（→）和多发淋巴结转移灶。

DCE：动态对比增强转恢复；TSE：涡轮自旋回波；SNR：信噪比；PIRADS：前列腺成像报告和数据系统

④ DWIBS 诊断骨转移

吉田宗一郎

在骨转移的诊断方面，DWI与 T1 加权像和STIR像一样出色。溶骨型骨转移和成骨型骨转移在图像上会呈现为清晰的高信号。因此，DWI 在骨转移诊断，包括骨髓内转移的诊断方面表现优异，通过追加DWIBS，检测敏感度会得到提高[1]。

评估骨转移的成像序列

必要序列

1）全脊柱T1加权图像（原则：矢状切面）

2）全脊柱STIR图像或脂肪抑制T2加权图像（原则：矢状面）

3）全身T1加权图像（横断面或冠状面）

4）DWIBS方法，b值：0～100，300～1000s/m² （原则：横断面联合并行成像）。

选项序列

5）全身T2加权图像（与成像方向或是否添加脂肪抑制无关）

● 全身T1加权图像首选Dixon方法，但也可采用同相/反相位GRE方法。

● DWIBS方法的成像范围必须包括整个脊柱和躯干骨骼；颅骨和四肢为可选项目。使用单指数模型生成ADC图，并对b值为800～1000 s/mm² 的图像进行冠状面、矢状面等多方位MIP处理。

● DWIBS方法也可以通过冠状位和矢状位进行成像[2]。

DWI 显示阳性的骨病变

● 转移性骨肿瘤　　● 良性压缩性骨折等引起的水肿　　● 红骨髓

在鉴别转移性骨肿瘤和红骨髓时，使用GRE序列的同相位（IP）图像和反相位（OP）图像来确认脂肪的存在是很有用的。

· OP图像信号低于IP图像：红骨髓。

· 与IP图像相比，OP图像未显示低信号：转移性骨肿瘤、良性压缩性骨折等引起的水肿。

技术事项

临床应用 Ⅵ

图1 | 膀胱癌，骨转移灶

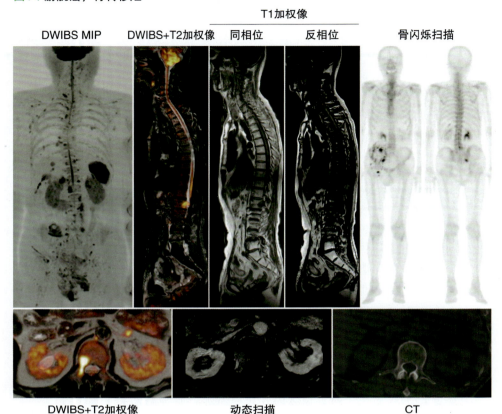

70岁男性，患有肌层浸润性膀胱癌。在进行膀胱全摘除及回肠导管造口术后，出现多发淋巴结转移，正在使用可瑞达®（帕博利珠单抗）治疗过程中，出现了小梁间型骨转移。虽然DWIBS显示包括腰椎转移在内的多发骨转移，但骨闪烁扫描和CT检查未发现病变。

图2 | 肾细胞癌，溶骨性骨转移

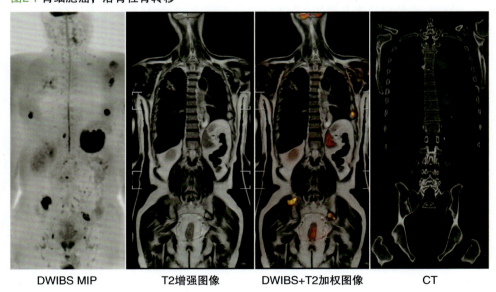

男性，70岁。右肾细胞癌术后。多发椎骨、肋骨、髂骨溶骨性转移和右上叶肺转移；DWIBS清晰显示溶骨性转移灶高信号。

前列腺癌骨转移的评估

2020年对报销制度的修订规定了用于诊断前列腺癌骨转移的全身MRI扫描的额外费用，主要是弥散加权图像，也包括全身（包括整个脊柱）的T1加权和T2加权图像。

为规范晚期前列腺癌的全身磁共振成像和评估方法，提出了转移报告和数据系统（MET-RADS-P）[3]。

MET-RADS-P

- 包括全身MRI的成像条件、标准成像方法、评估标准和疗效判定方法。
- 将全身分为14个区域（前列腺、7个骨骼区域、3个淋巴结区域、肝脏、肺部和其他区域）进行评估。
- 骨病变被列入疗效评估的目标器官。

骨转移瘤的治疗效果是根据DWI信号和ADC值的变化来评估的，与传统的"无进展"和"进展"评估不同，重要的是进行"缓解"、"稳定"和"进展"这些治疗反应的评估。

软组织治疗效果根据实体瘤疗效评价标准（RECIST）1.1版进行评估。

通过DWIBS评估骨转移病灶的疗效

当治疗导致细胞膜破坏或细胞死亡引发细胞密度降低时，治疗效果表现为DWI信号的降低或消失，这反映出由于细胞外液腔相对增加，水分子在肿瘤内的扩散速度加快。因此，DWIBS信号对转移性骨病变（包括前列腺癌和乳腺癌的成骨型转移）的疗效评估有显著优势[4]。

[1] Nakanishi K, Kobayashi M, Nakaguchi K, et al. Whole-body MRI for detecting metastatic bone tumor: diagnostic value of diffusion-weighted images. Magn Reson Med Sci 2007; 6: 147-55.
[2] 日本磁気共鳴医学会ホームページ．(http://www.jsmrm.jp/modules/other/index.php?content_id=5)
[3] Padhani AR, Lecouvet FE, Tunariu N, et al. METastasis Reporting and Data System for Prostate Cancer: Practical Guidelines for Acquisition, Interpretation, and Reporting of Whole-body Magnetic Resonance Imaging-based Evaluations of Multiorgan Involvement in Advanced Prostate Cancer. Eur Urol 2017; 71: 81-92.
[4] Taouli B, Beer AJ, Chenevert T, et al. Diffusion-weighted imaging outside the brain: Consensus statement from an ISMRM-sponsored workshop. J Magn Reson Imaging 2016; 44: 521-40.

DWIBS：带背景体信号抑制的弥散加权全身成像；DWI：弥散加权成像；STIR：短TI反转恢复；GRE：梯度回波；MIP：最大密度投影

⑤ 女性骨盆 MRI 检查

高津安男

扫描前的准备工作

①使用解痉剂（如丁溴东莨菪碱®、胰高血糖素®）：抑制胃肠蠕动。

②线圈选择：注意灵敏度范围，使用高灵敏度相控阵线圈。

③固定：抑制呼吸运动。

④解释：保持平静呼吸。

⑤优化序列（如调整个别参数，考虑运动补偿）。

- 注意解痉剂的使用禁忌。
- 有些肿瘤可能需要相当大范围的成像。应根据先前的信息和下腹部肿胀的程度来选择线圈。
- 如果可能，用腹带压住腹壁，抑制身体运动（呼吸）。不过，在出现疼痛或肿胀时应谨慎。

SSFP（稳态自由进动序列）

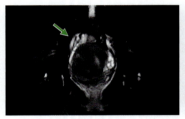

右卵巢位置

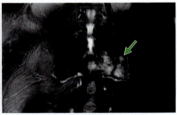

骨转移灶

定位图像后，拍摄短时SSFP（单次激发，脂肪抑制）图像。它可以确认卵巢的大小和位置，并初步评估病灶（→）。

肌性病变

- 肌瘤（浆膜下肌瘤、肌壁间肌瘤和黏膜下肌瘤）、肉瘤和腺肌病

①T2加权像显示边界清晰的低信号。

②多方位或三维成像。

③变性的特征：水肿性变性、红色变性。

黏膜下肌瘤

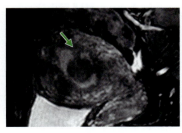

MPR：3D SSFP

粘连部分的显示非常重要。三维成像（3D）和MPR重建图像有助于对微小和复杂结构进行解剖学评估。附着区域（→）。

※如果它突出于宫颈内口并进入宫颈管，则称为肌瘤脱出。

黏膜下肌瘤：桥接血管征

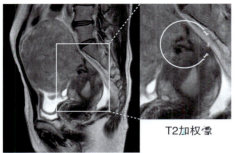

从肌肉层到肌瘤的营养血管中可见流空信号（○）。

*有助于与其他盆腔肿瘤进行鉴别诊断。

T2加权像

变性的特征

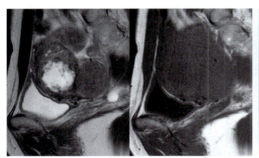

T2加权像　　　　T1加权像

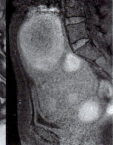

T2加权像　　T1加权像　　脂肪抑制T1加权像

水肿性变性：在T2加权像上有明显的高信号。

红色变性：瘀血导致的一种静脉梗塞。（脂肪抑制）T1加权像显示肿块中的高信号区。

肉瘤

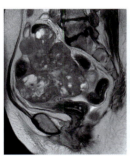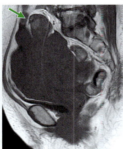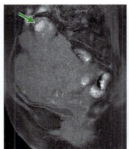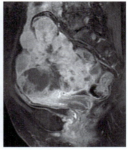

T2加权像　　　　T1加权像　　　　脂肪抑制T1加权像　　增强扫描（脂肪抑制）

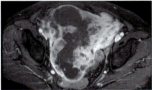

造影（脂肪抑制）

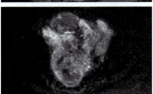

DWI

在子宫后壁肌层向子宫外有较大范围生长的不规则且呈分叶状的肿瘤，这与边缘光滑的浆膜下肌瘤表现不同。在T2加权像上，肿瘤内部呈现中等强度信号，且呈混杂高信号。在T1加权像上，能看到肿瘤头端有出血导致的高信号区域（→）。DWI显示，肿瘤内部有低信号区域；在脂肪抑制造影检查中，能观察到肿瘤内部有很多不规则的地图状造影不佳区域，这提示肿瘤内部存在坏死。基于这些影像表现，高度怀疑是平滑肌肉瘤。

子宫腺肌症

> ①T2加权像上的点状高信号：异位子宫内膜、出血。
> ②T1加权图像上的点状高信号：出血。
> ③肌肉层病理性增厚，T2加权像上显示边界不清的低信号；交界区增厚（若达12mm，需怀疑）。
> ④需与收缩相鉴别。

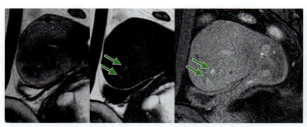
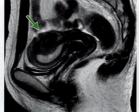
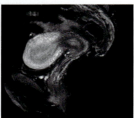

T2加权像　　　　T1加权像　　　脂肪抑制T1加权像

子宫内膜细胞呈霜降状侵入子宫肌层并增殖（异位子宫内膜），导致部分子宫壁变硬如凸块或整个子宫肿胀。子宫内膜脱落并在月经周期中出血。子宫腺肌症也会出血（→）。

T2加权像　　　　　增强扫描（脂肪抑制）

收缩：与腺肌症和肌瘤相似，容易混淆（→）。可通过不同时间的成像（如不同切片）进行区分。
※对比后图像是在拍摄T2加权像约10min后拍摄的。此时收缩已经消失。

癌症成像

> ● 子宫癌：动态成像　　　● 宫颈癌：基质环成像

子宫癌

评估分期，包括子宫癌对子宫肌层的侵犯。评估子宫内膜和子宫肌层之间边界区域的染色情况，确认浸润深度；有时也可使用T2加权像进行评估，但动态增强成像更清晰。

宫颈癌

与宫颈区域正交的T2加权像中显示基质环。基质环：T2加权成像显示为高信号的宫颈内膜区域，周围是低信号的宫颈基质。用于评估是否有基质侵犯。（→）

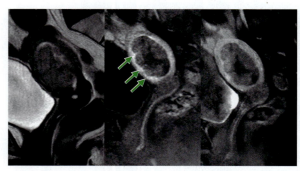

T2加权像　　　动态早期相　　　平衡相

在动态早期相，前壁内膜–肌层边界（→）的不规则性表明存在浸润，与T2加权和平衡相图像相比，显示浸润的轮廓更加清晰。

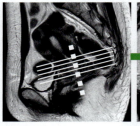
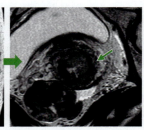

T2加权像：Sg　　　　　与宫颈正交的T2加权像

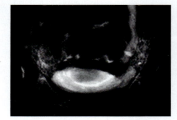

MR尿路造影

输尿管浸润（→）：如果看到输尿管扩张，可增加MR尿路造影以更好地了解解剖结构。

472

附件病变

①有助于鉴别囊性病变。

如果在T1加权图像上看到高信号，则需加扫脂肪抑制T1加权图像

- 内膜异位囊肿：无需脂肪抑制图像
- 卵巢畸胎瘤：脂肪抑制成像

②如果怀疑有实质性成分，则可能是恶性的：应行对比剂增强扫描进一步检查。

③急腹症（扭转、卵巢输卵管脓肿）：对比增强扫描可能有助于诊断。

④宫外孕：识别胎囊很重要。

子宫内膜异位囊肿

子宫内膜异位症的一种：巧克力囊肿

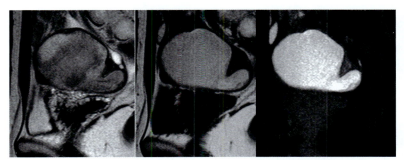

T2加权像　　　　　　　T1加权像　　　　　　　脂肪抑制T1加权像

T2加权像可见高信号区域内存在低信号"阴影"（凝血块）；T1加权图像显示为高信号（高铁血红蛋白）。

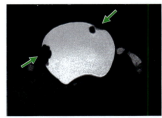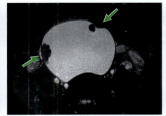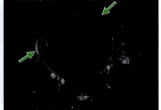

对比前脂肪抑制T1加权像　　对比后脂肪抑制T1加权像　　减影图像

如果可见内容物（→），则可通过减影技术确定是肿瘤还是凝血块。它还可以确认是否存在边缘侵犯。

卵巢畸胎瘤（皮样囊肿）

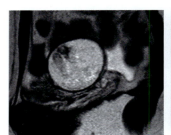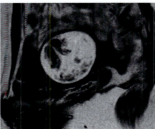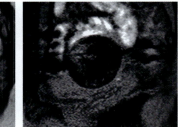

T2加权像　　　　　　　T1加权像　　　　　　　脂肪抑制T1加权像

可与脂肪抑制结合使用以进行区分，因为它含有脂肪成分。

输卵管脓肿

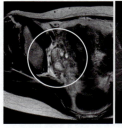 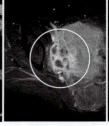 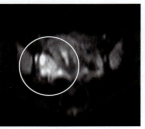

T2加权像　　　　　对比增强（脂肪抑制）　　DWI

输卵管壁（○）对比度增强，内部因液体潴留导致对比度差；DWI高信号。

卵巢扭转

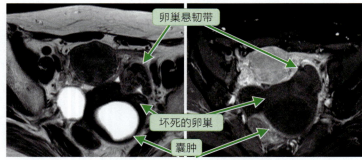

卵巢悬韧带

坏死的卵巢

囊肿

T2加权图像　　　　　　　对比增强（脂肪抑制）

在子宫和卵巢之间发现了扭转的蒂（可观察到扭转的卵巢悬韧带）。梗死的卵巢实质和扭转的蒂部没有对比增强效果。

宫外孕

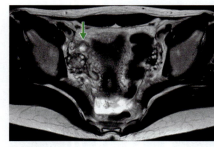 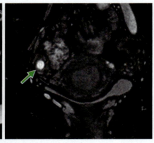

T2加权像　　　　　　　3D SSFP

如果不能排除正常妊娠的可能性，则不应使用对比剂。

输卵管高信号，可能是妊娠囊（GS）。（→）

3D成像有助于识别精细结构。

其他：前置胎盘

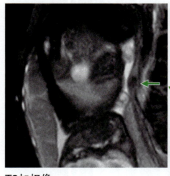 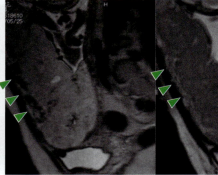

T2加权像

T2加权像　　　　　　　SSFP

前置胎盘是导致大出血的原因之一。可通过胎盘内低信号（T2暗带）（→）或血管增生（▶）来判断胎盘前置的可能性。异常血管增生在T2加权图像上表现为血流流空信号，在SSFP图像上表现为高信号。

MPR：多平面重建；DWI：弥散加权成像；WI：加权图像

⑥ 急性小肠梗阻

高原太郎，福島　徹

急性小肠梗阻的成像[1]

- 诊断是否存在绞窄现象尤为重要。
  - ▶存在绞窄➡即使在夜间也要进行紧急手术
  - ▶没有绞窄➡插入肠梗阻引流导管进行病情观察
- 增强CT显示"有增强"，也不能排除绞窄的可能性
  - ▶70%的绞窄病例＝可见增强

图1 | 进行造影，以鉴别绞窄

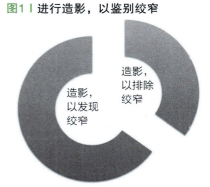

造影，以排除绞窄

造影，以发现绞窄

- 疑似因呕吐、腹胀、既往腹部手术史等情况引发的小肠梗阻，通过CT平扫发现"小肠扩张（直径 > 2.5cm）部位与塌陷部位同时存在"即可作出诊断。接下来重要的是判断是否存在绞窄情况。虽然显示梗阻部位、梗阻原因（如是否为内疝或束带绞窄等）也很重要，但无法与判断是否存在较窄的重要性相提并论，因为只要存在绞窄，就应该尽快进行开腹手术。因此，不应为了作出除绞窄以外的诊断而无端浪费时间（在外科手术中，仅次于判断绞窄重要性的是了解是否存在会增加开腹难度的腹壁粘连情况）。

- 绞窄（血管受压）时，如果压力超过动脉压就会导致缺血（造影不显影），但仅超过静脉压程度（淤血）时造影仍可显影。后一种情况在70%病例中会出现，并且会寻致肠管坏死，所以紧急手术的必要性与缺血情况相同。明显的"造影延迟"是在幸运病例中才能观察到的相对罕见表现。因此，对比增强CT（利用对比度诊断绞窄的能力）仅对淤血型绞窄的诊断有一定价值。另一方面，已知发生绞窄时肠管会停止蠕动，所以，依据肠管蠕动的有无而非静止图像表现来做出判断更为合理。

急性小肠梗阻的MRI诊断

- 检查时间（包括患者准备）<10min
- 只进行两次成像（检测蠕动功能）
  - ▶屏气电影MRI（3幅）＝20s×3
  - ▶自由呼吸低b值DWI（10幅）<1min
- 确定绞窄所需的诊断时间<2min
- 即使是没有临床经验的人员（夜间，由非放射科医生和实习医师进行），诊断绞窄的ROC曲线下面积（Az）也≥0.93。

技术事项

临床应用　Ⅵ

通过Cine MRI进行诊断

- 通过蠕动间隙征诊断[2]
  - ▶没有蠕动的区域与边界清晰的蠕动区域相邻（蠕动间隙征阳性=存在绞窄）
  - ▶在YouTube上搜索"Cine、low b、小肠梗阻"的视频。

通过低b值DWI诊断[3]

- 交替显示b=0和b=50的图像
  - ▶如果出现"闪烁"，则存在蠕动=非绞窄。
  - ▶如果"持续高信号"，则无蠕动=绞窄。
- 定量分析
  - ▶如果SI（b=50）>SI（b=0）×0.7，则存在绞窄（没有蠕动，就不会出现信号下降）

图2｜蠕动间隙标志

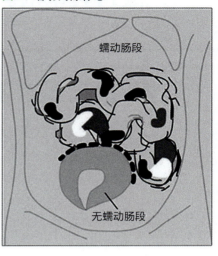

蠕动肠段

无蠕动肠段

图3｜信号残差[SI（b=50）/SI（b=0）]

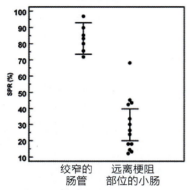

绞窄的肠管 ／ 远离梗阻部位的小肠

绞窄处的蠕动性很差，因此会残留70%以上的信号。

（根据参考文献2修改）

图4｜低b值DWI对绞窄肠道的选择性高信号显示

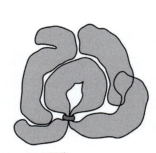

a　b=0图像

绞窄和无绞窄的肠道都会出现高信号。

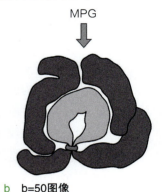

MPG

b　b=50图像

无绞窄肠道的信号被抑制，只有绞窄肠道的信号被突出显示。

- 如果单纯通过 CT 诊断为小肠梗阻，并且根据 CT 所见[*1]、症状以及检查结果，均提示可能存在绞窄情况，那么应毫不犹豫地进行 MRI 检查（在 CT 检查上纠结 20 分钟的时间里，MRI 的成像和诊断就已完成了）。

- 将患者移至检查台时，呕吐发生率在5%以下。即便出现呕吐的情况，等待约3分钟后，患者在检查过程中就不会再呕吐，能够很好地耐受检查（对患者说"这项检查可以明确诊断，所以请坚持一下"，让患者看到希望，他们就会配合检查）。

- 进行屏气电影 MRI 检查时，如果患者无法屏气，即使不屏气进行检查也几乎不会影响诊断。弥散加权成像则无需屏气。

- 如果使用上述标准来判断是否存在绞窄，即使没有经验的技术人员也能在2分钟内做出诊断。

[*1] 指肠系膜血管扩张、肠系膜水肿、大量腹水、肠壁增厚等。另外，肠壁内高信号是提示出血的高度可靠的表现，这种情况下无需进行 MRI 检查。

序列协议

	Cine MRI	低 b 值 DWI
拍摄时间	20s × 3	44s
屏气	需要（3 次）	不需要(自由呼吸)
拍摄方向	冠状面	冠状面
序列名称	bTFE*2	Single shot SE EPI
脂肪抑制	SPIR	SPIR
FOV（SI × RL）	380 × 380cm	405 × 315mm
切片厚度	10mm	9mm
间隙	—（30mm）	1mm
拍摄次数	1 次（×3）	12 次
矩阵（F × P）	192 × 256	256 × 160
NEX	1	2
TR/TE/FA	3.7/1.33/80	4000/60/90
SENSE 因子	1.7	2
b 值	—	0 和 50mm²/s
MPG 方向	—	3 个方向

①定位图像
②Cine MRI
③低 b 值 DWI

*2　bTFE（平衡 TFE）
　　= P命名法
其他序列名称如下
G: FIESTA.
S:true FISP。
C:true SSFP。

成像方法和案例

有绞窄的梗阻肠管

原本应通过动态影像（cine）观察，但这里展示的是减影图像（掩膜图像选择动态影像拍摄开始后的第 2～3 张，这是为了排除饱和效应的影响）。梗阻肠管区域未观察到蠕动。

➡ 即便没有资深的外科医师在场，也请他们前来从临床角度评估紧急手术的适应证。

图5 | 绞窄病例

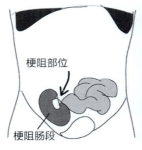
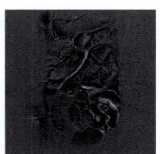

梗阻部位
梗阻肠段

无绞窄的梗阻肠管

在梗阻肠管区域可观察到蠕动（由于这是一张减影图像，因此可以看到肠管梗阻导致的征象变化）。

图6 | 未绞窄病例

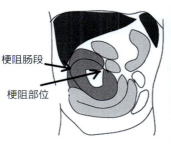
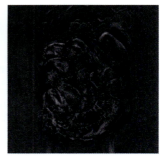

梗阻肠段
梗阻部位

图7 | 如何创建减影图像

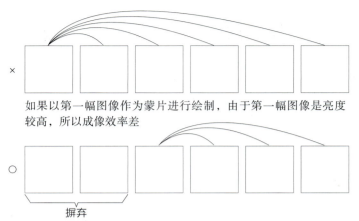

× 如果以第一幅图像作为蒙片进行绘制，由于第一幅图像是亮度较高，所以成像效率差

○ 摒弃

如果把第2～3张图像作为蒙片，就可以成功绘制出图像。

制作减影图像时的运动观察：
①没有双线（配准不良）。
②肠管腔信号没有变化（与背景相同）。

图8 |

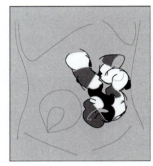

没有双线。
与背景信号强度相同。

通过①（无双线）可以直观地判断是否存在蠕动。我们再来看看②。

存在蠕动→管腔内肠液量发生变化→在减影图像中出现亮色（增加）或黑色（减少）。

图9 | 通过低b值DWI选择性高信号显示绞窄环

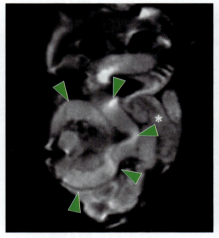
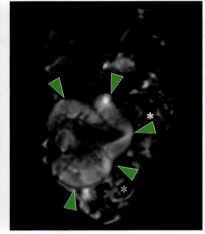

a　b=0图像（T2加权像）　　　b　低b值DWI（b=50）

▶被包裹的绞窄肠袢即使在低 b 值DWI（b）上也保持高信号。另一方面，其他肠管由于存在蠕动，信号被抑制（*）。这一结果使得只有绞窄肠袢被凸显出来，不仅能够明确绞窄的存在，还能清晰诊断出绞窄肠袢的长度以及其呈现何种形状。
在实际的影像判读中，交替显示 b=0 和 b=50 的图像会让诊断更加直观（请参考视频）。

[1] 高原太郎，山脇　優，松岡弘芳，ほか. MRIを用いた急性腹症小腸閉塞診断. 臨床画像2012; 28: 444-51.
[2] Takahara T, Kwee TC, Haradome H, et al. Peristalsis gap sign at cine magnetic resonance imaging for diagnosing strangulated small bowel obstruction: feasibility study. Jpn J Radiol 2011; 29: 11-8.
[3] Takahara T, Kwee TC, Stato S, et al. Low b-value diffusion-weighted imaging for diagnosing strangulated small bowel obstruction: a feasibility study. J Magn Reson Imaging 2011; 34: 1117-24.

MPG：运动探测梯度。

⑦ 小肠及其他

高原太郎

利用信号强度进行观察

- 识别大肠和小肠
- 梗阻部位（小肠梗阻）
- 对比效果优于CT
- 便秘和腹泻的状态
- 鉴别纤维化和活动性炎症

识别大肠和小肠

关注点1：均匀还是不均匀？ 脂肪抑制T1加权像

在脂肪抑制T1加权像中，结肠中的粪块（→）显示出不均匀高信号。而小肠（○包围区域）显示出均匀且微弱的高信号。利用这一特征进行识别（图1）。

关注点2：中央还是边缘？ 脂肪抑制T1加权像

结肠位于身体的边缘部位（在骨盆内），可以利用这一特点来对其进行识别。该方法可用于区分与结肠呈现类似不均匀高信号的"残渣征"，还能用于判断结肠的后腹膜固定情况是否良好等（图2）。

图1｜脂肪抑制T1加权像

图2｜脂肪抑制T1加权像（MIP）

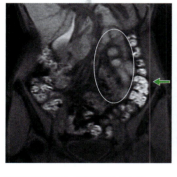
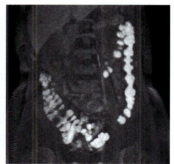

判断便秘和腹泻的状态

关注点1：均匀还是不均匀？

脂肪抑制T1加权图

进行 MIP检查可以了解大肠内容物的分布情况，用于便秘的诊断（图3）。另外，当存在结肠梗阻时，梗阻部位口侧（靠近口腔方向）会呈现腹泻状，所以通过观察均匀与不均匀的边界，就能知道肿瘤的位置［图4；升结肠呈均匀状态（腹泻状），降结肠呈不均匀状态（正常的粪块）］。

图3｜脂肪抑制T1加权像（MIP）、便秘　图4｜脂肪抑制T1加权像（MIP）、横结肠癌

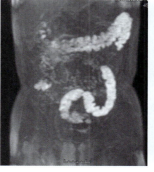

肿瘤

关注点2：黑还是白？  T2加权像

正常的结肠内容物（粪块）在T2加权像上呈低信号（→）（例如：升结肠=水分没有充分吸收）。如果显示高液体信号，则可判断为腹泻（图5）。

图5 | T2加权像

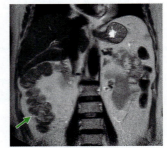

诊断梗阻部位（小肠梗阻）

残渣征

在梗阻部位的前方可见。定义和意义如下：

> **定义** ①存在于扩张的小肠中。
> ②不均匀高信号（脂肪抑制T1加权像）
> ③通常不出现在边缘部。

不符合上述定义的情况都不能被视为残渣征。例如，在脂肪抑制T1加权像上，正常小肠内容物在水分较少时，有时会呈现出相对高信号，但由于其表现为"未扩张"和"均匀"的高信号，因此可与"残渣征"相区分。另外，边缘部位出现的高信号通常来自大肠（可参考"大肠与小肠的鉴别"相关内容）。

> **意义** ①相当于天然对比剂。
> ②是功能性而非形态学的判断依据（是对形态学诊断的补充）。
> ③即使是复杂的梗阻形态也能判断。
> ④在入院12小时内拍片的，阳性率为70%。

残渣征实际上是肠内容物，可谓是一种天然的对比剂。由于它不是形态学方面的信息，所以即便在形态信息（例如过渡区）不太明确的情况下，也能作为新的判断依据。此外，由于能够获得犹如小肠追踪扫描般的图像，因此在多发性肠梗阻（狭窄）的情况下，它就能发挥出很大的作用。

表1 | 正常小肠内容物→残渣征→结肠内容物的信号变化

	T1 加权图像	T2 加权图像	均匀性
正常小肠内容物	轻度高信号	高信号	均匀
残渣	高信号	低信号	不均匀
结肠内容物（粪块）	相对高信号	不均匀	不均匀

在T1加权像中，当内容物中的水分减少、黏稠度增加时，会发生T1缩短现象，从而呈现高信号。此外，对于粪块而言，表面效应似乎也会进一步增强T1缩短的效果。在T2加权像中，随着内容物水分的减少，信号会逐渐变低。其均匀性会随着内容物的淤积而逐渐丧失，变得越来越不均匀。

480

图6｜残留梯度（1）

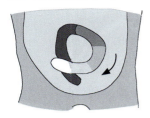

由于残渣朝着堵塞部位的方向浓度变高（变得黏稠），所以有时会出现如图所示的浓度梯度。在这种情况下，可以判断高信号（在脂肪抑制T1加权像时）的一侧为肛门侧。

图7｜残留梯度（2）

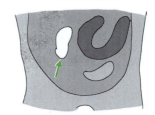

当平面内有3个相互分离的环状回路时，能够判断出哪个是最接近阻塞部位的（→部分）。

图8｜残留标志的制作过程

这是一个回肠炎病例。本病例表现为麻痹性肠梗阻，而非小肠梗阻，但由于很好地展示了残渣征产生的过程，所以予以呈现。在炎症最严重的右下腹（在T2加权像上可见周围有腹水），从空肠送来的小肠内容物出现通过障碍。因此，在脂肪抑制T1加权像上呈现"不均匀"的"高信号"（→）。相比之下，左上腹的空肠没有出现通过障碍，所以内容物"均匀"且呈"轻度高信号"（▶）。

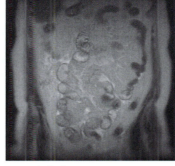

a　T2加权像

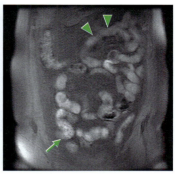

b　脂肪抑制的T1加权像

图9｜残留梯度（小肠梗阻）

向阻塞部位（→）逐渐降低的信号（STIR）或升高信号（脂肪抑制T1加权像）。可以确定蠕动的方向。

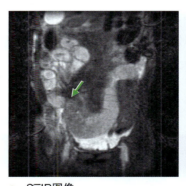

a　STIR图像

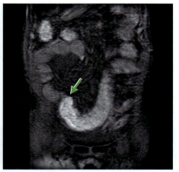

b　脂肪抑制T1加权像

图10｜多处狭窄

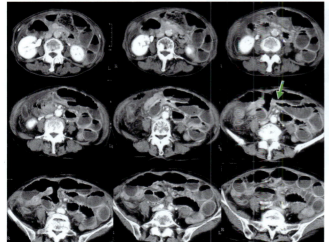

a　CT

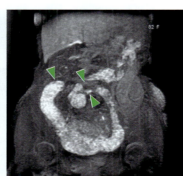

b　脂肪抑制T1加权像（MIP）

残渣的作用相当于对比剂，可以揭示复杂的梗阻形态（▶）；CT虽可以显示过渡区（→），但这种复杂的形态在三维空间中无法看到，也难以识别。

鉴别纤维化和活动性炎症

关注点：黑色还是亮色 `T2加权像`

　　肠道的肠管壁会呈现为厚度在3mm以下的一层低信号带，但有时会因病变的存在而增厚。这对于了解克罗恩病等疾病的情况很有帮助。

图11 | T2加权像，克罗恩病（活动性炎症）

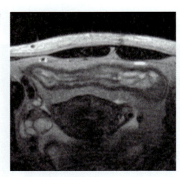

当在肠壁内观察到高信号（说明黏膜下层的水肿）时，意味着存在活动性炎症（也就是说，当炎症得到改善时，肠腔狭窄的比例也有可能随之改善）。当肠壁增厚且整体呈现低信号时，则主要是纤维化病变（即这种情况下肠腔狭窄不太可能得到改善）。

与CT相比的对比增强效果

关注点：MRI具有更清晰的对比增强效果 `脂肪抑制T1加权图像`

　　这在教科书中并不经常提及，但当扩张的肠壁较薄时，在CT上往往很难判断是否存在对比剂效应。要知道，同样是"对比剂效果差"，在识别的难易程度上还是有相当大的差别，应积极加以利用（绞窄性小肠梗阻病例）*。

图12 | 对比增强CT

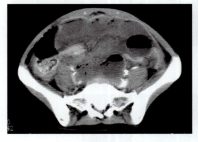

图13 | 对比增强MRI（脂肪抑制T1加权像）

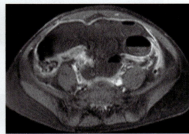

这个病例由于缺乏对比增强效果，所以可以确切判断为绞窄性肠梗阻。顺便提一下，实际上像这样呈现完全梗阻的病例很少，要知道需要进行肠切除的绞窄性小肠梗阻的多数情况（70%以上）是会有对比增强的（也就是说，不能因为有对比增强就判断没有绞窄）。

利用Cine MRI进行动态观察

适应证　①诊断肠道与周围器官等的粘连。
　　　　　②判断是否存在小肠绞窄。

　　动态磁共振成像（Cine MRI）在粘连诊断方面非常出色。它能提供静态图像完全无法显示的惊人的信息，所以一定要利用起来。另外，小肠在腔内含有液体的情况下一定会蠕动，如果蠕动停止，就要考虑是肠绞窄或麻痹性肠梗阻〔两者的区别在于是否存在明确的正常/异常边界带（→ 参照第476页"蠕动间隙征"）〕。

成像序列

- 采用相干型GRE（如bTFE、TrueFISP）。

  是➡①多切片法（5～10个切片，时间分辨率为2～4 s）

  　　②单切片法（时间分辨率1 s或更低）

  否➡③单切片法

  　　（单次高速SE方法：时间分辨率＞3 s）
- 存在炎症/腹水或需突出显示小肠➡加FS（＋）
- 无炎症/腹水且需要突出显示实质器官➡不加FS（－）

　　目前的趋势是①（或②）。所获得的数据最好能在支持cine MPR的工作站中查看，但如果无法做到这一点，则应使用简单的连续cine显示或每个切片的单独cine显示。

屏气法

区分使用两种类型：

①仅屏住呼吸➡观察肠蠕动（例如是否存在绞窄）

②反复最大吸气、最大呼气后屏气➡检查有无粘连

▶使用方法②时的要点

　　连续反复进行最大吸气和呼气时，所有的影像帧都会出现移动（也就是产生晃动），从而无法进行诊断。关键在于，在最大吸气和最大呼气状态下，分别至少要保持 2 帧的静止。只有做到这一点，才能观察到运动情况。

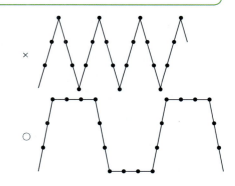

急性小肠梗阻的诊断

　　→见第476页"急性小肠梗阻蠕动间隙征"。

慢性假性肠梗阻的诊断[*1]

▶慢性假性肠梗阻（CIPO）

　　☆尽管没有机械阻塞机制，但由于肠道蠕动受阻，导致腹胀、腹痛和呕吐等肠梗阻症状的疾病。

▶Cine MRI显示异常收缩率[1]。

*1　慢性假性肠梗阻信息网站：http:cipo-information.com/cipo.htmL

图14 ┃ Cine MRI显示的收缩能力①

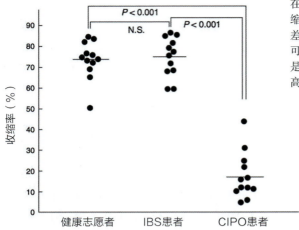

在正常人以及肠易激综合征（IBS）中，收缩率〔（最大径－最小径）／最大径〕没有差异，但在慢性假性肠梗阻（CIPO）中，可观察到明显的收缩能力异常。值得注意的是，（该指标）不存在重叠情况，显示出极高的诊断效能。

（改编自参考文献1）

图15 ┃ Cine MRI显示的收缩能力②

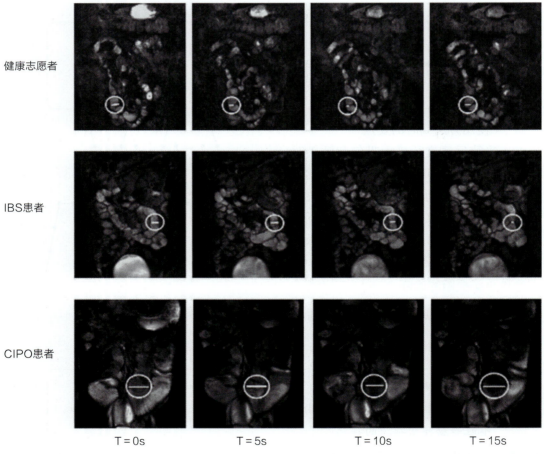

从每1秒间隔的cine MRI拍摄的数据集中，每5秒显示一次。很明显，CIPO的收缩能力明显减弱。

（引自参考文献1）

[1] Ohkubo H, Nakajima A, Takahara T, et al. As-sessment of small bowel motility in patients with chronic intestinal pseudo-obstruction using cine-MRI. Am J Gastroenterol 2013; 108: 1130-9.（表紙採用）

MIP：最大强度投影；CIPO：慢性肠道假性梗阻；IBS：肠易激综合征

⑧ 心脏 MRI 检查

横山健一

心脏MRI作为心脏疾病的主要检查方法之一，正变得越来越重要。由于MRI可以提供多方面的信息，可应用于各种临床情况。

可获得的信息

- 室壁运动、心脏功能、心肌应变[*1]。
- 心肌血流量。
- 心肌特征：有无梗死、纤维化，存活能力等。
- 冠状动脉形态：是否存在狭窄、斑块性状等。

[*1] 它是将从相邻两点的运动速度得出的局部心肌的伸缩（心肌长度的变化）进行数值化后的指标，用于评估局部心肌功能。

目标疾病

- 缺血性心脏病：心肌梗死、心绞痛。
- 特发性心肌病：如肥厚型心肌病、扩张型心肌病。
- 继发性心肌病：结节病、淀粉样变性等。
- 炎症性心脏病：心肌炎、缩窄性心包炎、感染性心内膜炎等。
- 心脏肿瘤。
- 先天性心脏病。
- 心脏瓣膜病。

最初，MRI主要应用于缺血性心脏病，但现在已被临床应用于多种心脏疾病。

检查方法（相对常用的方法）

Cine MRI

它用于室壁运动和心功能分析。
bSSFP方法是主要的成像方法。

通常与心脏同步相结合，但也可使用k-t BLAST或压缩感知进行非心脏同步成像（实时动态成像）。

图1 | 陈旧性心肌梗死

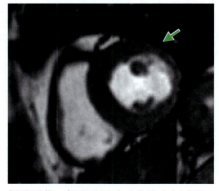

侧壁不薄，但室壁运动（收缩力）减弱。（→）。

技术事项

临床应用 Ⅵ

心肌灌注MRI

快速静脉注射钆对比剂，根据其首次循环动力学评估是否存在心肌缺血。使用腺苷或ATP进行药物负荷试验。

STEADY STATE稳态系统的GRE法是成像的主要方法。

图2 | 心绞痛

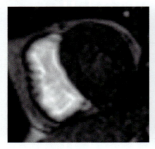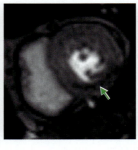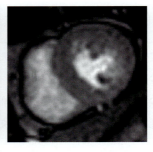

下壁缺血导致的造影缺损。（→）

T2加权MRI

心肌水肿和心肌缺血导致的心肌炎显示为高信号。例如，使用STIR-黑血TSE方法进行成像。

图3 | 急性心肌梗死

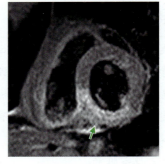

下壁水肿导致高信号区。（→）

延迟对比增强MRI

静脉注射钆对比剂后达到平衡状态时的成像。

可以通过心肌梗死和纤维化（如心肌病）的深度来评估存活能力。

例如，可使用GRE方法结合IR方法进行成像。

图4 | 心肌梗死

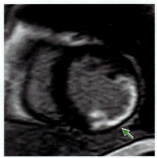

从下壁到侧壁的梗死增强效应。（→）

冠状动脉形态学评估：冠状动脉MRA

可诊断冠状动脉狭窄和冠状动脉起始部位的异常。全心三维成像是在自由呼吸状态下结合高精度呼吸同步（如添加T2预处理的SSFP）条件下进行成像的主要方法。

图5 | 正常示例

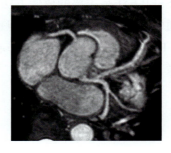

成像协议

● 酌情组合使用上述测试方法。

根据相关疾病以及各机构和成像模式的具体情况，操作规程会有所不同，但国际心脏磁共振学会（SCMR）提出的标准化操作规程可作为参考。

[标准化心血管磁共振成像（CMR）方案：2020年更新]。

心脏MRI检查所需的标准切面

图6 | 基准断面设定流程（正常示例）

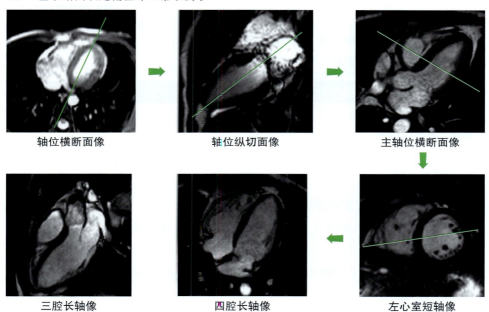

轴位横断面像　　　　　　　　　轴位纵切面像　　　　　　　　主轴位横断面像

三腔长轴像　　　　　　　　　四腔长轴像　　　　　　　　左心室短轴像

心脏的形态因人而异，形状复杂，尤其是在伴有疾病的情况下。首先要拍摄横截面图像，然后确定心尖和左房室瓣等结构，同时设置每个切面。

冠状动脉MRA与冠状动脉MDCT比较

MRA

- 无需对比剂。
- 无辐射。
- 钙化没有影响。
- 诊断准确性不足。
- 空间分辨率低。
- 成像时间长。
- 支架部位信号丢失，难以评估。

MDCT

- 诊断准确率高。
- 空间分辨率高。
- 检查时间短。
- 可对支架腔进行评估（但对小型支架难以评估）。
- 需要使用对比剂。
- 有辐射（但最新设备已显著降低）。
- 受钙化影响较大。

心脏MRI在实践中的应用：3T设备与1.5T设备孰优孰劣？

- 1.5T设备是标准配置，但使用3T设备进行检查的情况正在增加。
- 3T设备很难实现心电同步。
- 3T具有更高的信噪比：在心肌灌注MRI和延迟对比MRI中具有优势，同时还提高了标记MRI和4D flow的图像质量。
- Cine MRI（bSSFP方法）需要仔细进行匀场，因为在3T设备上很可能出现暗带和血流伪影。
- 被认为在1.5T设备中安全兼容的装置，在3T设备中不能保证安全，所以需要加以注意。

图7 | 3T MRI

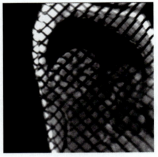

延长T1弛豫时间可使磁信号的持续时间更长。

心肌特性的定量评估

心肌T1 mapping

通过测量心肌T1值，对心肌损伤（纤维化、异常蛋白沉积、水肿等）进行定量评估。

- Native T1：非对比增强评估。
- 细胞外容积分数（ECV）：通过用血细胞比容（Ht）值校正对比前后的T1值来计算。
- 成像方法：IR法（如MOLLI）、SR法（如SASHA）和组合法（IR/SR）（如SAPPHIRE）。

例如，通过T1 mapping进行心肌病的鉴别诊断

- · T1显著升高：心脏淀粉样变性。
- · T1升高：如肥厚型心肌病、扩张型心肌病（许多心肌病都会出现T1升高）。
- · T1降低：Fabry病，铁沉积症。

*请注意，正常值因成像设备、磁场强度（1.5T或3T）和成像方法而异。

其他临床应用包括T2 mapping和T2* mapping。

图8 | T1 mapping（MOLLI法，Native T1）

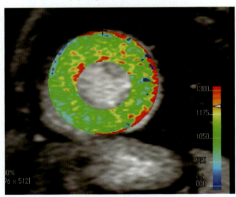

整个左心室心肌高于正常值，随后的心肌活检诊断为心脏淀粉样变性。

---

bSSFP：平衡稳态自由前冲；STIR：短TI反转恢复；TSE：涡轮自旋回波；IR：反转恢复；SNR：信噪比；SR：饱和恢复

⑨ 心肌缺血和心肌梗死的诊断

奥田茂男

- 由于心脏周围是空气，很可能出现磁敏感伪影，因此磁场均匀度高的1.5 T系统通常更有可能生成稳定的图像。如果在非对比冠状动脉MRA中使用bSSFP方法，则应使用1.5T设备。另一方面，3T设备具有提高空间分辨率和信噪比的优势，因此应在了解成像系统的性能和特点以及检查目的的基础上选择合适的磁场强度。
- 因为经常会遇到植入人二瓣膜、开胸手术后的胸骨钢丝、冠状动脉金属支架和有条件的MRI兼容起搏器/除颤器等设备的患者，需要注意适应证和场强选择。
- 建议使用元件数至少为8个的多通道接收器线圈。
- 本文重点介绍慢性冠状动脉疾病的心脏MRI，并对急性至亚急性冠状动脉疾病进行补充说明。
- 心血管磁共振学会（SCMR）推荐了一个标准化协议，建议参考[1]。
- 传统的并行成像技术在心脏MRI中得到了广泛的应用，但近年来，由于更快的成像方法得到了发展，缩短时间的成像方案可能在不久的将来就会实现。图1所示的方案附有通过高速成像技术缩短协议时长的概念。

图1 | 心肌缺血/梗死的MRI成像方案

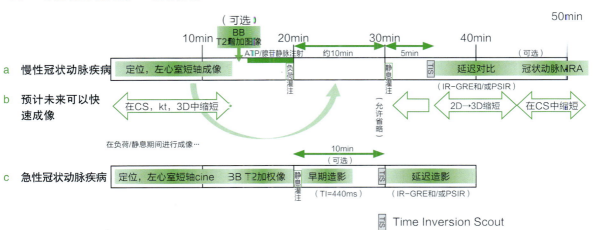

a：针对慢性冠状动脉疾病的标准心脏MRI成像方案。
b：即将纳入的通过提高速度节省时间的概念。
c：用于急性冠状动脉疾病的心脏MRI成像方案。加速序列既有商用的，也有正在研究的，其是否可行主要取决于设备和版本，但它们在缩短心脏MRI检查所需时间方面大有可为。

慢性冠状动脉疾病中心脏MRI的方法和意义

- Cine MRI　　　　　　➡评估心脏容积、区域室壁运动和心脏功能。
- 脂肪抑制T2加权像　　➡检测心肌水肿（区分急性和亚急性心梗）。
- 负荷灌注　　　　　　➡检测心肌缺血。
- 延迟造影　　　　　　➡检测心肌梗死，评估心肌活力。
- 冠状动脉MRA　　　　➡评估冠状动脉（发现明显狭窄）。

慢性冠状动脉疾病成像研究的趋势

- 在对慢性冠状动脉疾病进行成像时，重要的是要评估以下三点：①冠状动脉是否有明显狭窄；②心肌是否缺血；③心肌是否有活力（≈梗死深度）。
- CTA在评估冠状动脉狭窄方面发挥着重要作用，最近又出现了一种名为CT血流储备分数（FFR）的技术，通过结合冠状动脉的走行，狭窄的类型、范围和程度，估算狭窄病变造成的血流阻塞程度。此外，CT灌注和延迟造影也在探索之中，这将进一步提高CT在冠状动脉疾病中的作用。
- 以往，诊断心肌缺血通常采用负荷心肌血流闪烁显像，但这种方法存在一些问题，比如在影像判读时需要考虑因患者体格差异导致的放射线吸收情况，而且难以检测出呈现全周性灌注不足的三血管病变等。在海外的大规模研究中，也有报告指出心脏MRI检查比核医学检查能更准确地检出病变[2]。
- 心脏MRI检查的优点包括：①作为一站式检查，一次检查即可获得心功能、心肌缺血、心肌活力和冠状动脉狭窄的信息，非常方便；②无辐射暴露；③可以极好地显示出内膜下缺血，而核医学检查很难做到这一点；④钙化不会干扰冠状动脉的显示。然而，由于总检查时间较长，很少有机构能够采用这种方法。

慢性冠状动脉疾病的心脏MRI检查方案（图1）

- 定位图像→轴位横断面图像→轴位纵切面图像→主轴位横断面图像。
- Cine MRI左心室短轴成像。
- （可选）成像黑血FsT2-增强图像。
- 开始使用血管扩张剂，当这些药物起效时，如心率加快，则迅速静脉注射钆对比剂，并进行负荷灌注成像。
- 间隔一段时间后，对静息灌注进行成像。
- （可选）追加Gd对比剂。
- 使用Look-Locker或类似序列来确定最佳TI。
- 延迟对比成像。
- （可选）冠状动脉MRA成像。

Cine MRI

优点/意义

- 不使用对比剂也能很好地对比显示管腔和心肌。
- 通过在左心室短轴图像上追踪心肌的内缘（心内膜）和外缘（心外膜），并用Simpson法将其叠加，即可计算出左心室容积和心肌容积（×1.05mg/mL=心肌重量）。
- 它被视为容积测量的金标准，因为即使左心室严重变形，它也能准确测量容积。
- 近年来，心肌的伸缩也可以通过特征跟踪法（feature tracking）进行量化。

成像方法

- 采用心电图同步bSSFP方法进行回溯重建。

注意事项

- 由于信号是分多个阶段采集的，如果成像过程中出现心律失常，图像质量就有可能因运动伪影而下降。
- 即使在高心率的情况下也可以进行成像，但需通过减少每个节段的视图来提高时间分辨率。
- 心脏周围是空气，容易受到磁敏感性的影响。特别是使用3T设备时，应仔细调整匀场，以避免心脏出现带状伪影。
- 仅通过"磁敏感性的影响"难以解释的条纹状表现，有时是由脂肪沉积所导致的。可以结合其他序列，如黑血 T1 加权像和延迟造影等，来判断是否存在脂肪。

测量体积和功能时的注意事项

- 通常将乳头肌和肉柱结构包括在心内膜腔内进行测量[3]，但在心肌和乳头肌增厚的病例中，更难确定收缩期的边界。
- 在跳动活跃的心脏中，心基底的边界可能会在收缩期和舒张期之间移动约一个切面的位移，因此应注意确定心基底部的范围。
- 一般来说，射血分数（EF）是收缩能力的指标。另一方面，舒张能力可以用时间–容量曲线的最大斜率（峰值充盈率：PFR）来表示，但需要注意的是，与超声心动图或核医学心脏功能检查相比，MRI由于时间分辨率的限制可能导致测量结果不够精确。
- 正常值范围取决于年龄和性别，每种情况都应参考文献值。

负荷灌注

优点/意义

- 使用心电图同步、脂肪抑制T1加权像进行动态成像，每隔一或两次心跳拍摄多张切片（图2）。

- 它比核医学检查具有更高的空间分辨率，在显示内膜病变方面更胜一筹。因此，3分支病变导致的缺血也可因表现为全周性心内膜下灌注不足而被检测到。
- 据Meta分析报告，此方法检测50%以上冠状动脉狭窄的敏感性和特异性分别约为90%、79%（3T设备）以及82%、75%（1.5T设备）[4]。

图2 | 劳力性心绞痛

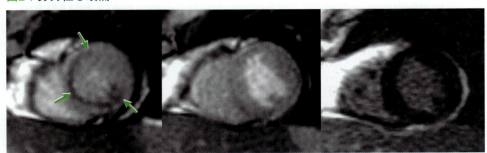

a　负荷灌注　　　　　b　静息灌注　　　　　c　延迟对比

男性，50多岁。负荷灌注（a）显示前壁至室间隔和心内膜下壁存在对比度降低。静息灌注（b）未显示灌注减少的证据，延迟对比（c）未显示心肌梗死的对比效果。提示右冠状动脉、左冠状动脉和前降支区存在心肌缺血。

成像方法

- 在成像前开始使用血管扩张剂，然后进行成像。
- 为提高时间分辨率，使用SR-GRE法T1加权成像或bSSFP或GRE和EPI混合方法进行成像。
- 建议切片厚度为8~10mm，平面内空间分辨率小于3mm，读出时间分辨率小于100~125ms。
- 成像持续约1min。
- 负荷后，与静息灌注之间应间隔约10min。如果能在这段时间内进行cine成像，就能节省检查时间。有些中心会省略静息灌注，因为它提供的信息很少。

注意事项

- 对比剂流入左心室时可能会出现心内膜下低信号伪影。这被认为是由于傅立叶变换在有限截断时产生的，可以通过提高空间分辨率来改善。
- 其鉴别要点是：①真正的缺血一直持续到成像后期，但伪影只在对比剂流入时才突出；②出现在频率编码方向；③信号强度低于原始心肌信号（图3）。
- 如果在负荷和静息状态下都存在异常，且没有延迟对比度增强（非梗死），也会被认为是伪影。

图3｜心内膜下灌注伪影（负荷灌注）

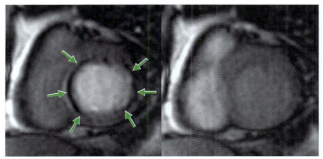

a 早期（对比剂刚流入左心室）　　b　晚期

70岁男性。其影像表现易与心内膜下缺血相混淆。在早期（a），可观察到室间隔和侧壁的心内膜下有低信号，但该低信号比原本的心肌信号更低，且是在频率编码方向上出现的，不会持续到后期（b）图像等特征，因此考虑是伪影。

血管扩张剂

- ATP或腺苷0.14mg/（kg·min）。

- 禁忌证包括过敏史、不稳定型心绞痛、二度或三度房室传导阻滞、窦性心动过缓（<40bpm）、低血压（<90mmHg）、高血压（>220/120mmHg）和支气管哮喘。

- 咖啡因会拮抗血管扩张剂，因此在检查前12小时内应禁食含咖啡因的食物和饮料，如咖啡、日本茶、红茶、可乐和巧克力。

- 如果给药2~3min后仍未观察到血管扩张效果，如心率加快（10bpm）或血压降低（<10mmHg），则可考虑将剂量增加到0.21mg/（kg·min）（医疗机构内部应充分讨论增加剂量的利弊）。

- 即使未见效果，也应在开始给药后5min左右进行造影。血管扩张剂的效果也可通过脾脏信号[5]证实（图4）。

- 脾信号衰减是指在施加足够的药物负荷时，脾信号在负荷期间低于静息时的一种现象。相反，如果负荷和静息时的脾脏信号相似，则认为血管扩张效果不足。

图4｜脾脏信号衰减

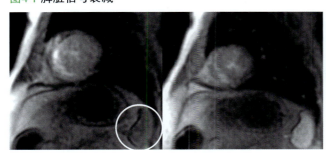

a　负荷灌注　　　　b　静态灌注

男性，60岁。这是为评估心肌缺血而进行的负荷灌注。与静息时（b）相比，负荷时（a）脾脏信号较低（○内）。表示药物负荷充足。

对比剂给药

- 确保与血管扩张剂使用不同的静脉通路。

- 0.05mmol/kg（Gadovist®为0.05mL/kg，其他对比剂为0.1mL/kg），以4mL/s的速度快速静脉注射，并以同样的速度注入20~30mL生理盐水。

- 在负荷和静息状态下，使用相同的容量和相同的注入速度。

- 若要使用Patlak Plot法进行定量分析，则应在成像前注射少量对比剂，以获得信号–时间曲线。
- 使用对比剂后，立即开始灌注成像，并持续成像1min。
- 告诉受试者一开始要用力屏住呼吸直至极限，待感到呼吸困难时再慢慢恢复呼吸。
- 静息灌注成像完成后，如有必要，可额外使用对比剂进行延迟造影（国外建议使用0.2mmol/kg的双倍剂量，以提高延迟造影的对比度，但在日本不在医保范围内）。

延迟对比增强MRI

优点/意义

- 在慢性冠状动脉疾病中，它可以清晰地显示心肌梗死的范围。尤其擅长显示其他成像方式则很难捕捉的心内膜下心肌梗死（图5）。

图5 | 陈旧性心肌梗死

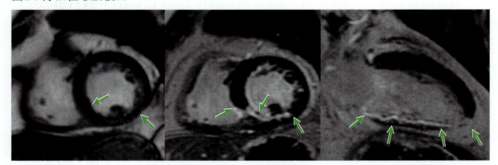

a　Cine MRI　　　　　b　延迟对比（左心室短轴图像）　c　延迟对比（左心室垂直长轴图像）

男性，70岁，Cine MRI（a）显示下壁轻度变薄。延迟对比（b、c）显示从心底到心尖的下壁心内膜侧观察到强化效应，这表明右冠状动脉区域发生了梗死。

成像方法

- IR–GRE方法是最原始的方法，但也可选择bSSFP方法或对TI影响较小的PSIR方法，以及2D或3D方法。在心律失常或难以屏气的情况下，也可使用单次bSSFP方法。
- 预TI扫描（如Look-Locker方法）是一种在单次屏气期间获取多张TI图像的方法，最佳TI值是在主成像前先行成像确定的。然而，预扫描和主扫描的最佳TI值会发生偏移（约50ms），因此必须考虑到这一点。在延迟对比度增强成像过程中，最佳TI值也会随时发生变化，因此如果对比度发生变化，则应及时精细调整TI。
- 时间延迟与扩展相位对齐。

注意事项

- SCMR指南要求在使用0.1～0.2mmol/kg的钆对比剂后等待10 min。在日本，如果使用的对比剂较少，建议在10min内开始造影，以便优先确保对比效果。
- 在负荷灌注和静息灌注成像时，在注射第二剂对比剂约5min后进行成像。
- 延迟造影中的"浓染"本身是一种非特异性表现，在心肌病、心肌炎等非冠状动脉疾病中也能观察到。如果延迟造影呈现以下特征：①与血管供血区域相符；②呈心内膜下为主或透壁性分布，那么这些表现就支持冠状动脉疾病的诊断。而以心肌中层为主或者以心外膜侧为主的分布情况，则是考虑非冠状动脉疾病的依据。

图6｜扩张型心肌病

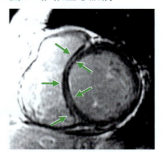

70多岁的男性。在延迟造影中，可观察到室间隔中层有细微的对比效应。这是一种与常见的心内膜下或透壁性浓染不同的浓染模式。

冠状动脉MRA

优点/意义

- 无需使用对比剂即可获得冠状动脉图像。
- 在需要使用对比剂（如延迟造影）的情况下，造影后成像可进一步提高冠状动脉造影效果。

成像方法

- 在传统的3T设备中，bSSFP法中血液的对比度较低。因此，非造影冠状动脉MRA推荐使用1.5T设备进行成像，对于3T设备，也在考虑使用造影后3D GRE法。近年来，随着磁场均匀性的改善以及能够将TE设置得更短等技术进步，即使是3T设备也能够使用bSSFP法进行非对比MRA成像了。
- 成像前进行高时间分辨率cine MRI扫描，以选择冠状动脉运动最少的相位。
- 将整个心脏作为三维成像区域（全心冠状动脉MRA）。在右横膈膜上方放置导航回波，以跟踪右横膈膜的位置，仅使用其位置在可接受范围内时的数据（图7）。

图7｜全心冠状动脉非对比MRA（1.5 T设备）

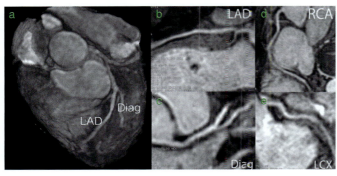

a：体积渲染。

b-e：通过Curved MIP分别显示左前降支（LAD）、第一对角支（Diag）、右冠状动脉（RCA）、回旋支（LCX）。

男性，40岁。主诉劳累时胸痛。非对比MRA未发现明显狭窄。非对比MRA具有较高的阴性预测值（NPV）。

注意事项

- 随着检查时间的延长，成功率也在降低。
- 据报道，日本一项使用1.5T设备的多中心研究显示，对于显著狭窄病变的检出灵敏度、特异度、阳性预测值和阴性预测值分别为88%、72%、71%和88%[6]。

急性冠状动脉疾病

- Cine MRI、黑血FsT2加权成像、静息灌注成像、早期对比和延迟对比成像（图8）。

图8 | 亚急性（PCI支架植入后7天）和慢性（6个月）心肌梗死

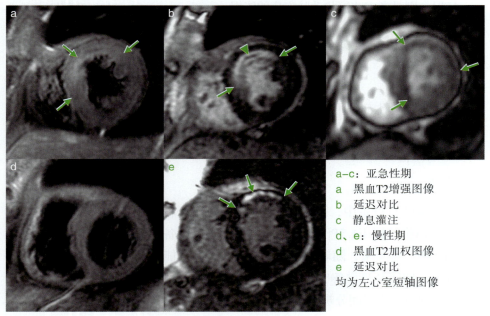

a–c：亚急性期
a　黑血T2增强图像
b　延迟对比
c　静息灌注
d、e：慢性期
d　黑血T2加权图像
e　延迟对比
均为左心室短轴图像

男性，50岁。因急性心肌梗死（前降支阻塞）接受PCI（支架置入术）治疗。
一周后，黑血T2加权图像（a）显示心内膜从前室间隔到前壁有轻度高信号，提示心肌水肿。延迟对比（b）显示心内膜下对比效应的范围相似。暗染色中的低信号提示有壁内血肿（▶）。静息灌注（c）比延迟对比（b）显示出更大范围的强化效果减弱，提示微循环障碍（MO）；6个月后，黑血T2加权图像（d）显示无高信号，延迟造影（e）范围比亚急性期（b）缩小。

黑血FsT2加权图像

优点/意义

- 抑制心血管腔内的血液信号，以显示心肌和血管壁。
- 高信号被认为反映心肌水肿，可用于鉴别陈旧性心肌梗死和急性至亚急性心肌梗死，评估结节病的炎症活动，评估心肌炎的活动性等。

成像方法

● 应用非选择性180°脉冲后，立即施加切片选择性180°脉冲，在血液信号为零（null），约650ms处，开始用FSE方法采集数据（图9）。

● 近年来，T2弛豫时间映射（T2 mapping）也开始应用。

图9｜黑血法序列概念

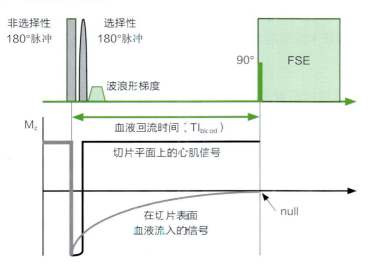

在非选择性180°脉冲和随后的选择性180°脉冲应用后，在血液信号为零时采集数据。在血液信号被抑制的情况下，可显示心肌和血管壁。

注意事项

● 由于乳头肌和肉柱之间血流容易出现淤滞，所以信号抑制不均匀的情况容易发生。可能会残留高信号，有时会难以与病变区分。

● 在急性期至亚急性期梗死的病例中，有观点认为延迟造影显示梗死的范围比黑血脂肪抑制T2加权像高信号范围窄，并将两者之间的范围定义为"危险区（area–at–risk）"，但也有反对意见[7、8]。

● 微循环障碍（microvascular Obstruction：MO）在静息灌注或早期造影MRI中可表现为低信号区域，且有时难以与心肌内血肿区分。MO在延迟造影中可能会被低估。

其他序列

快速成像

● 最近有报道称，使用kt和CS方法可缩短成像时间，从而缩短检查时间并实现非呼吸同步成像。

● 不过，对于短时间成像法Cine，应考虑特征跟踪法对分析的影响。

- 通过缩短最耗时的cine成像检查时间，例如利用延迟造影的等待时间来进行电影成像等，有可能缩短心脏MRI检查时间，并提升效率。
- 有报告称在冠状动脉MRA中也使用了压缩感知（CS）技术，检查时间的缩短也有助于提高成功率。

冠状动脉斑块成像

- 据报道，一种利用黑血脂肪抑制T1加权图像对冠状动脉进行成像的技术可捕捉到作为风险因素的高密度斑块（HIP）。虽然这项技术耗时较长，但作为一种斑块成像技术正引起人们的关注[9]。

Flow成像

- 有报告称，采用二维相位对比法测量静息/负荷状态下的冠状静脉窦血流量，以此来评估肝血流储备能力。
- 4D flow是具有三维血流信息的图像数据。目前，它还没有被用于冠状动脉疾病的检查，但已经设计出了一种用自动测量来取代cine MRI的方法，并正在国外使用。

[1] Kramer CM, Barkhausen J, Bucciarelli-Ducci C, et al. Standardized cardiovascular magnetic resonance imaging（CMR）protocols: 2020 update. J Cardiovasc Magn Reson 2020; 22: 17.
[2] Schwitter J, Wacker CM, Wilke N, et al: Superior Diagnostic Performance of Perfusion-Cardiovascular Magnetic Resonance Versus SPECT to Detect Coronary Artery Disease: The Secondary Endpoints of the Multicenter Multivendor MR-IMPACT II（Magnetic Resonance Imaging for Myocardial Perfusion Assessment in Coronary Artery Disease Trial. J Cardiovasc Magn Reson 2012; 14: 61.
[3] Schulz-Menger J, Bluemke DA, Bremerich J, et al. Standardized image interpretation and post-processing in cardiovascular magnetic resonance-2020 update: Society for Cardiovascular Magnetic Resonance（SCMR）: Board of Trustees Task Force on Standardized Post-Processing. J Cardiovasc Magn Reson 2020; 22: 19.
[4] Kiaos A, Tziatzios I, Hadjimiltiades S, et al. Diagnostic performance of stress perfusion cardiac magnetic resonance for the detection of coronary artery disease: A systematic review and meta-analysis. Int J Cardiol 2018; 252: 229-33.
[5] Manisty C, Ripley DP, Herrey AS, et al. Splenic Switch-off: A Tool to Assess Stress Adequacy in Adenosine Perfusion Cardiac MR Imaging. Radiology 2015; 276: 732-40.
[6] Kato S, Kitagawa K, Ishida N, et al. Assessment of coronary artery disease using magnetic resonance coronary angiography-A national multicenter trial. J Am Coll Cardiology 2010; 56: 983-1.
[7] Croisille P, Kim HW, Kim RJ. Controversies in cardiovascular MR imaging: T2-weighted imaging should not be used to delineate the area at risk in ischemic myocardial injury. Radiology 2012; 265: 12-22.
[8] Arai AE, Leung S, Kellman P. Controversies in cardiovascular MR imaging: reasons why imaging myocardial T2 has clinical and pathophysiologic value in acute myocardial infarction. Radiology 2012; 265: 23-32.
[9] Noguchi T, Yamada N, Higashi M, et al. High-intensity signals in carotid plaques on T1-weighted magnetic resonance imaging predict coronary events in patients with coronary artery disease. J Am Coll Cardiol 2011; 58: 416-22.

⑩ 脏器成像中的 T1 mapping——
聚焦心肌 T1 图谱系统成像

片平和博

常规心脏MRI方法（使用频率较高的成像方法）

①Cine MRI、tagging MRI。
②T2加权图像。
③灌注MRI。
④延迟对比增强MRI。
⑤冠状动脉MRA、血管壁成像。

虽然延迟对比增强MRI一直是心肌成像的主流，但它也有其局限性，如需要对比剂、难以检出轻度心肌损伤、无法量化病变，有时还难以显示弥漫性心肌损伤。为了克服这些局限性，人们开发了定量图像。

心肌定量成像（高频成像法）

①T1 mapping（反映心肌损伤→细胞内和细胞外信息）。
②T2 mapping（反映心肌水肿和炎症情况）。
③T2* mapping（反映心肌内铁沉积情况）。
④T1rho mapping（反映心肌纤维化）。
⑤ECV图像（需要对比剂→反映心肌细胞外容积）。

①T1 mapping、②T2 mapping和③ECV（细胞外容积分数）图像在日常临床实践中经常使用。即使在难以进行对比度增强成像的情况下，使用T1和T2 mapping进行非对比成像也具有很高的临床实用性，因为这样可以了解心肌的特征。

心肌T1 mapping的临床实用性（与延迟对比增强MRI相比较）

①无需使用对比剂。
②可以量化。
③在某些病例中，可检测到难以用延迟对比检出的轻度纤维化病变。
④检测弥漫性心肌病变的能力很强。

延迟增强MRI是通过使正常心肌呈低信号来显示异常信号的"相对图像"（T2加权像和心肌SPECT也是如此），因此在诊断弥漫性心肌疾病时可能会遇到困难。T1 mapping成像则是可进行量化的"绝对值图像"，所以即便对于弥漫性心肌疾病，诊断也相对容易。虽然在疾病特异性方面较低，但在诊断中也有一定作用，例如呈现显著高T1值的心脏淀粉样变性以及T1值缩短的Fabry病等。从本质上来说，它在评估心肌是否存在损伤以及损伤程度方面具有很大的优势。

心肌T2 mapping的临床实用性（与T2加权像相比）

①可以量化。
②可清晰显示弥漫性心肌水肿/炎症。

与T1 mapping一样，在弥漫性心肌水肿/炎症的情况下，绝对T2 mapping比相对T2加权像具有更高的病变检出能力。

EVC校正成像的临床实用性

它是通过使用造影前后的 T1 mapping，并根据血细胞比容值（ECV）校正的计算公式来算出。由于是用心腔内的 T1 值进行校正，所以即使在不同磁场强度的设备或不同的成像模式之间也具有恒定性。这是原始T1映射所没有的优点（原始T1在1.5T 设备和 3T 设备上的正常值不同）。在细胞外液分数增加的各种病理状态下该指标会呈现高值。随着年龄增长，ECV 有呈现高值的倾向。该指标值升高时，对应的病理状态多种多样，从心肌梗死到弥漫性心肌病都有涉及。

定量心肌成像可用于治疗的疾病

①缺血性心脏病（图1）：即使造影困难，也能显示心肌受损区域。
②肥厚型和扩张型心肌病：是否存在心肌损伤和程度，以及预后预测（图2）。
③通过定量值可预测疾病的病理状态［如淀粉样变性（图3）和Fabry病］。
④心肌炎的诊断（图4）及其后续治疗。
⑤糖尿病、高血压、瓣膜病等导致的心肌损伤及其与心衰加重的关系。

特别是在弥漫性心肌疾病中，由于使用传统的定性图像难以呈现与正常心肌的对比，所以诊断常常会遇到困难。因此，以"绝对值"显示的定量图像具有很高的实用性。此外，近年来，有报告指出使用 T1 值和 ECV 值与预后预测存在相关性，希望今后能在更多的医疗机构中得到应用。

心肌定量成像的注意事项

①T1映射图像需要在屏气状态下采集多次数据以获得T1弛豫曲线，因此屏气的准确性非常重要。我院经过研究发现，在发出屏气信号4秒后再发出停止呼吸的信号，就能在稳定的屏气时相进行成像，从而获得可靠性高的T1映射图像。

图1 | 急性冠状动脉综合征（80岁，男性）

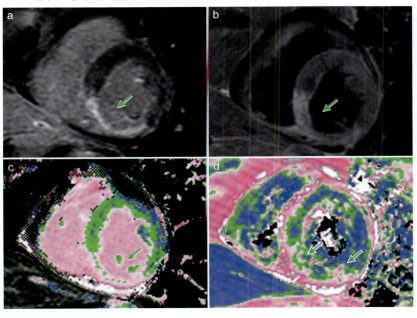

右冠状动脉闭塞导致的急性冠状动脉综合征显而易见。

a：延迟对比增强MRI（→心肌梗死部位）。

b：T2加权图像（→心肌水肿区域）。

c：T1 mapping（蓝色：正常区域；绿色：轻度至中度T1延长；粉红色：明显的T1延长）。

d：T2 mapping（蓝色：正常范围；绿色：轻度至中度T2延长；粉红色：明显T2延长）。

图2 | 扩张型心肌病病例（90岁，男性）

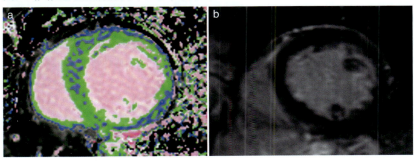

a：T1 mapping图像，整个心肌的T1延长。

b：延迟对比MRI成像，未发现异常的延迟对比心肌。T1映射图像显示的心肌损伤阶段早于延迟对比MRI显示的阶段。

图3 | ATTR型心脏淀粉样变性病例（80岁，男性）

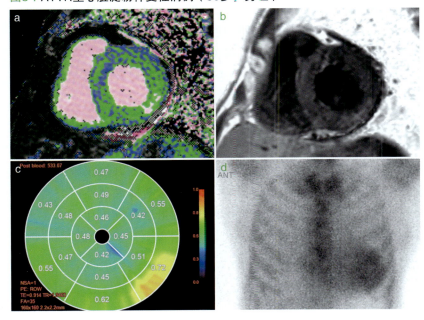

a：原始T1 mapping图像显示心肌弥漫性T1延长。

b：在延迟造影MRI检查中，由于心肌呈现弥漫性异常，所以无法明确显示延迟造影的心肌部位。不过，心腔内对比剂的廓清现象是淀粉样变性的特征性表现。

c：ECV图像，可量化心肌损伤的存在和程度；ECV值明显偏高，约为50%，处于淀粉样变性的可疑范围内。

d：焦磷酸闪烁扫描，ATTR型淀粉样变性导致心肌摄取明显。

图4 | 心肌炎（60岁，女性）

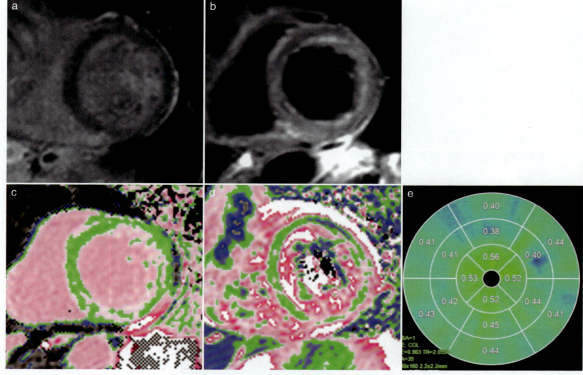

患者出现前胸痛、恶心和晕厥，由于肌钙蛋白、肌酸激酶升高和心电图异常，初步怀疑为心肌梗死。

a：由于弥漫性心肌损伤，延迟对比增强MRI无法显示异常心肌。

b：T2加权图像，因弥漫性心肌水肿，无法呈现异常信号。

c：原始 T1 mapping定量图像，显示T1延长心肌。

d：T2 mapping定量图像，显示弥漫性心肌水肿。

e：ECV图像证实心肌弥漫性损伤。根据整体图像，可以诊断为心肌炎而非心肌梗死。经心肌炎治疗后症状缓解（T2中度延长，粉红色：T2明显延长）。

　　②由于ECV图像是根据造影前后的T1映射图像创建的，所以在工作站上对心肌进行追踪非常重要。如果追踪时包含了心肌内腔或心肌外部，ECV值就会不准确，因此从心肌边缘留出一定余量进行追踪很关键。

　　③在影像判读时，也有必要确认该映射图像是否可用于诊断以及是否存在位置偏移。

定量成像（包括T1 mapping）在非心脏疾病中的作用

　　以T1 mapping为主的定量成像在心肌成像领域最为普及，不过在其他领域的有效性也有相关报告。T1 mapping可以为肝癌和胰腺癌的诊断提供额外信息；T2 mapping可用于前列腺癌的定性诊断；ECV可用于预测肝脏纤维化和胰腺癌化疗效果等。

ECV：细胞外体积分数

⑪ 儿科和胎儿 MRI 检查的注意事项

丹羽　徹

儿科MRI检查的注意事项

①由于检查过程中可能被迫口断，应从必要的项目开始成像。
②由于疾病种类繁多，个体差异较大，因此必须提前评估疾病。
③根据年龄和检查部位，提前为儿童准备好专用序列。

　　随着 MRI设备的改进和发展，信号噪声比不断提高，因此可以使用并行成像和压缩传感等技术，将每个序列的成像时间设定得不会过长。要根据病情考虑增加薄层扫描、SWI、三维成像法等额外的序列。若身体运动产生的伪影较为明显，除了重复成像外，还需要考虑采用运动校正法（如PROPELLER法、multiVane 法、BLADE 法，见图1）以及单次激发成像法。另外，如果条件允许，也应考虑采用静默序列。

　　近年来，通过超短TE法在一定程度上可以对肺部病变进行成像（图2）。由于儿童对辐射较为敏感，如果能将 MRI 用于病情的随访观察等，就可以减少儿童因 CT检查而受到的辐射。

图1 | 肝母细胞瘤化疗后，身体运动补偿法（1岁，女孩）

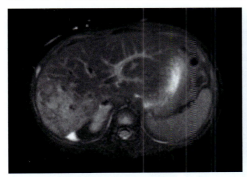 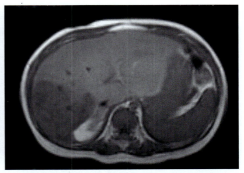

a　使用MultiVaneXD方法的T2加权成像　　　　b　使用MultiVaneXD方法的T1加权成像

对于无法屏气的儿童，使用身体运动补偿方法可以获得相对较好的图像。

（神奈川儿童医疗中心病例）

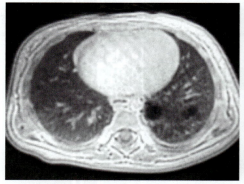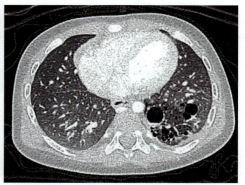

a　超短TE法（PETRA）　　　　　　b　同一天的CT

超短TE法（PETRA）显示左肺下叶囊性病变的显示较为清晰。

胎儿检查的注意事项

①单次序列（HASTE、SSFP、平衡TFE等）是基本方法，因为胎儿在检查过程中会移动。

②必须根据胎儿的体型进行三维成像（轴位、结肠位和矢状位）。在某些情况下，可能会出现多个病灶，因此要以娴熟的方式高效进行成像（图3）。

③在胎儿MRI中，主要以形态评估为主，T2加权像为基础。T1加权像虽然较难显现对比度，但对于像胎便这类呈现高信号的物质则比较容易显示出来。

图3｜病例3：结节性硬化病（妊娠29周）

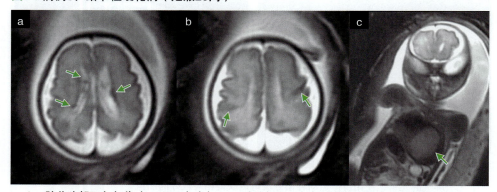

a、b：胎儿头部T2加权像（HASTE方法），c：胎儿躯干T2加权冠状切面图像（HASTE方法）

胎儿磁共振成像可能需要评估多种病变，如胎儿脑部的室管膜下结节（a→）和皮质结节（b→）以及心脏肿块（b→）。

　　胎儿体位变化处理：胎儿在成像过程中体位可能会发生改变，所以要参考上一张图像重新确定成像断面。若胎儿位置大幅变动，就需要重新进行拍摄定位像。当孕妇腹围大，仰卧位检查困难时，可采用侧卧位检查，同时要考虑孕妇的状态，避免检查时间过长。

3D 成像的应用：在对胎儿进行精细的形态评估时，3D 成像有时会很有用。在孕妇屏住呼吸且胎儿不动的情况下，能获取相对较好的图像。不过，3D 成像与单次激发 T2 加权像相比，对比度会降低，所以应作为一种补充成像方法。

　　检查人员要求：由于胎儿 MRI 检查时需要以非常规的方向（如头尾、腹背侧反转等）查看图像来推进检查，所以最好由经验丰富的技师和放射科医生进行操作。

图4｜食管闭锁（妊娠30周）

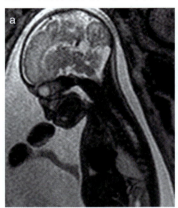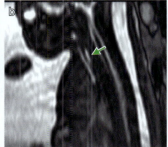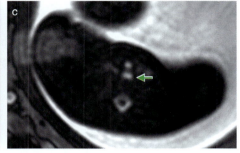

a：胎儿胸部单次T2加权矢状切面图像。
b、c：三维平衡TFE技术重建的胎儿胸部矢状面（b）和横断面（c）图像

单激发T2加权像虽然对比度良好，但纵隔的细微结构难以辨认，有时也难以进行合适的断面设置。
3D平衡式快速稳态进动（3D balanced TFE）法的对比度虽不如单激发T2加权像，但更易于评估纵隔的细微结构，包括MPR。在本例中，观察到气管背侧有扩大的管腔（图b、c→所示，在胎儿MRI中，由于这些腔均充满液体，因此呈现高信号），3D平衡式快速稳态进动法显示出了与食管闭锁相符的表现。

[1] Niwa T, Aida N, Fujii Y, et al. Age-related changes of susceptibility-weighted imaging in subependymal nodules of neonates and children with tuberous sclerosis complex. Brain Dev 2015; 37: 967-73.
[2] Tachibana Y, Niwa T, Kwee TC, et al. Effective performance of T1-weighted FLAIR imaging with BLADE in pediatric brains. Magn Reson Med Sci 2012; 11: 17-25.
[3] Aida N, Niwa T, Fujii Y, et al. Quiet T1-weighted pointwise encoding time reduction with radial acquisition for assessing myelination in the pediatric brain. AJNR Am J Neuroradiol 2016; 37: 1528-34.
[4] Nozawa K, Niwa T, Aida N. Imaging of cystic lung lesions in infants using pointwise encoding time reduction with radial acquisition(PETRA). Magn Reson Med Sci 2019; 18: 299-300.
[5] Niwa T, Nozawa K, Aida N. Visualization of the airway in infants with MRI using pointwise encoding time reduction with radial acquisition(PETRA). J Magn Reson Imaging 2017; 45: 839-44.
[6] 日本医学放射線学会編. 胎児MRIはどのような場合に推奨されるか？ 画像診断ガイドライン2016年度版. 東京, 金原出版, 2016, p431-2.

TE：回波时间；HASTE：半傅立叶采集单次涡轮回波；SSFP：平衡稳态自由预进；TFE：平衡涡轮场回波

⑫ 成像检查技术

高津安男

关于MRI成像检查操作

①旨在协助医生进行诊断和阅片。
②图像定稿前的确认和调整：
- 根据指令内容提供图像信息。
- 准确的辅助信息。
- 适当的图像密度、方向和顺序（序列和成像）。
- 图像的修正并删除不必要的图像。

[日本放射技术学会（编辑）. 2.1版. 2014]

适当的图像数据共享

在读片时，以及在诊疗科室进行观察和向患者解释病情时，要确保所浏览的图像数据在访问时处于适当的状态，也就是要做好相关的准备工作，保证图像数据在使用时是完整、清晰、有序的。

图像调整

将获取的图像调整至合适的状态（密度、对比度、方向和序列顺序）。

图1 | 密度/对比度调整示例

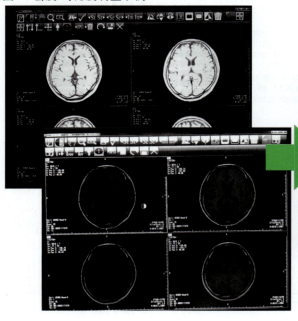

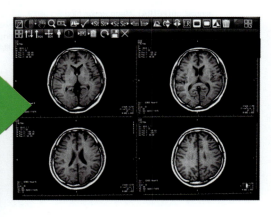

调整图像，使其在打开时已经是清晰、完整、有序的。

辅助信息的调整

由于MRI使用多种序列，因此应注明序列名称和顺序。经图像处理（如MPR和MIP）生成的图像应在补充信息中清楚注明。

图2 | 辅助信息

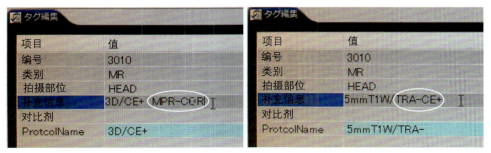

项目	值
编号	3010
类别	MR
拍摄部位	HEAD
补充信息	3D/CE+ MPR-COR
对比剂	
ProtcolName	3D/CE+

项目	值
编号	3010
类别	MR
拍摄部位	HEAD
补充信息	5mmT1W/TRA-CE+
对比剂	
ProtcolName	5mmT1W/TRA-

记录对3 D 图像进行MPR（多平面重建）时的情况（左），以及诸如成像时忘记输入的项目（如造影等）（右）。

操作方法

①MRI设备的确认。
②传输到专用成像系统（使用专用应用程序和软件）。
③使用图像存档和通信系统（PACS）图像查看器。

确认图像的操作

建立用于影像检查的操作体系。

如果服务器无法反映浓度、对比度、切片顺序等信息，根据 MRI设备制造商的情况，就需要使用影像检查终端。此外，使用影像检查终端可以不受检查情况的限制进行影像检查。

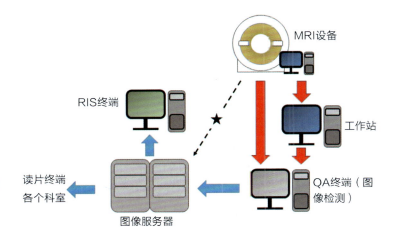

●成像终端使用示例

在将图像传输到图像服务器之前，先将图像发送到专用的图像检查终端进行检查和调整。

＊（直接传输到服务器）可作为发生故障时的应急措施，但通常不使用。如果服务器在MRI设备上反映密度等信息，则有必要在服务器上检查在设备上进行的调整是否适当。

＊检查是否已传输所有必要的序列以及密度/对比度和辅助信息。

MPR：多平面重建；MIP：最大密度投影

技术事项

临床应用 ≤